NOUVELLES

LEÇONS CLINIQUES

SUR LES

MALADIES DE LA PEAU

SCEAUX. — IMP. CHARAIRE ET FILS.

NOUVELLES
LEÇONS CLINIQUES
SUR LES
MALADIES DE LA PEAU
PROFESSÉES
A L'HOPITAL SAINT-LOUIS

PAR

M. LE Dr E. GUIBOUT

MÉDECIN DE L'HOPITAL SAINT-LOUIS

CHEVALIER DE LA LÉGION D'HONNEUR, ETC.

PARIS

G. MASSON, ÉDITEUR

LIBRAIRE DE L'ACADÉMIE DE MÉDECINE

Boulevard Saint-Germain et rue de l'Éperon

EN FACE L'ÉCOLE DE MÉDECINE

1879

A M. LE BARON LARREY

MEMBRE DE L'INSTITUT (ACADÉMIE DES SCIENCES)
ET DE L'ACADÉMIE DE MÉDECINE;
ANCIEN MÉDECIN EN CHEF DE L'ARMÉE;
GRAND OFFICIER DE LA LÉGION D'HONNEUR;
DÉPUTÉ, ETC., ETC.

HOMMAGE D'UNE RECONNAISSANCE

ET D'UNE AFFECTION QUI S'ACCROISSENT AVEC LES ANNÉES

E. GUIBOUT.

PRÉFACE

Le bon accueil que le public médical a bien voulu faire à mes premières Leçons cliniques sur les maladies de la peau, publiées en 1876, a été pour moi un encouragement; et je viens aujourd'hui en soumettre de nouvelles à sa bienveillante appréciation.

Ce livre est divisé en deux parties.

L'importance des maladies de la peau, et leur étude comparative aux différents âges de la vie, chez l'enfant, chez l'adulte, chez le vieillard, tel est le sujet de la première partie.

Après avoir établi l'importance des maladies de la peau, démontrée par leur valeur séméiotique, par leurs causes, par leur fréquence, par la gravité des lésions anatomiques qui les constituent, et par les difformités, trop souvent irrémédiables, qu'elles laissent après elles, nous abordons la dermatologie infantile.

Quel est le caractère général des affections cutanées, et quelle forme revêtent-elles au début de la vie? Quelles sont les plus habituelles à l'enfance? Quelles sont celles qui lui sont en quelque sorte spéciales, et qui découlent de sa constitution anatomo-physiologique?

Comment, par quelles lésions et à quelle époque se manifestent, sur la peau de l'enfant, les affections parasitaires et diathésiques, la gale, les teignes, la syphilis, la scrofule, l'herpétis? Et quel est le traitement à leur opposer, eu égard à l'âge du petit malade? — Voilà ce qui fait, en premier lieu, l'objet de notre étude.

De l'enfance, nous passons à la vieillesse.

Elle aussi a ses dermatoses spéciales, conséquences nécessaires de l'action du temps et du ravage des années, non pas seulement sur la peau, mais sur la constitution tout entière.

Quelles sont donc les maladies de la peau propres au vieillard? Quelle est leur physionomie? Quel est leur caractère? Quelle est leur nature?

Que deviennent, chez lui, les affections cutanées de cause locale, idiopathiques, saisonnières, parasitaires et diathésiques?

Nous sommes là aux deux extrêmes, aux deux pôles de la dermatologie. Tout ce qui leur est intermédiaire appartient à l'âge mûr, dont la pathologie cutanée, différente de celle de l'enfance et de la vieillesse, tient cependant de l'une et de l'autre, et nous mène de l'une à l'autre, par une gradation inverse, sensible et naturelle, en rapport avec les différentes périodes de la vie.

Dans la seconde partie de notre livre, nous discutons

d'abord les grandes questions doctrinales de l'arthritis et de l'herpétis; questions fondamentales, dont la première surtout, défendue et combattue avec la même ardeur, divise encore les dermatologistes.

Puis nous jetons un regard synthétique sur toute la dermatologie, réunie et groupée sous nos yeux, comme en un vaste tableau synoptique; dans ce coup d'œil général, nous embrassons, à la fois, et son ensemble, et ses divisions, et la variété de ses détails.

De ces hauteurs, nous descendons aux particularités, à la nosographie de toutes les affections génériques, qui n'avaient pas trouvé place dans notre premier volume.

Nous étudions successivement l'urticaire, l'érythème, le pityriasis, la varicelle.

Nous plaçons côte à côte les affections qui se ressemblent, soit par leur nature, soit par leurs lésions constitutives.

Dans un premier groupe, nous rangeons les altérations hémorrhagiques de la peau, le purpura, le scorbut, l'hémophilie;

Dans un autre groupe, les altérations hypertrophiques : l'éléphantiasis des Arabes ou pachydermie, les papillômes, les callosités, les cors, les cornes, les squames, l'ichthyose.

Dans un autre, les altérations pigmentaires congénitales ou acquises : les nævi, les lentigines, les chloasmas, le pinto du Mexique, l'albinisme, le vitiligo, la canitie;

Dans un autre enfin, les tumeurs malignes : le

mycosis fongoïde ou lymphadénie cutanée, la mélanose, le cancroïde ou épithélioma, le squirrhe, l'encéphaloïde.

Nos trois dernières leçons sont consacrées à la sclérodermie, à la kéloïde, et au traitement des écoulements vaginaux, qui, dans certains cas, liés à l'herpétis, devaient nous occuper aussi.

Voilà, en quelques mots, tout notre livre.

Nous nous sommes efforcé d'être clair, méthodique et pratique ; c'est la seule manière d'être utile.

Nos excellents internes, MM. Gœtz, Magne, Henri Bastard, Anatole Chauffard, le digne fils d'un père dont le nom reste cher à la science et à notre cœur, ont bien voulu recueillir quelques-unes de nos leçons, ainsi que les observations dont nous avions besoin ; nous les prions de recevoir nos remerciements et l'expression de notre affectueux attachement.

Juin 1879.

E. Guibout.

NOUVELLES
LEÇONS CLINIQUES
SUR LES
MALADIES DE LA PEAU

PREMIÈRE PARTIE

IMPORTANCE DES MALADIES DE LA PEAU

PREMIÈRE LEÇON

Messieurs,

Il y a des médecins, et ils sont malheureusement trop nombreux, qui affectent une déplorable indifférence pour tout ce qui a rapport aux maladies de la peau. Pour eux, la dermatologie est une *spécialité.* Cela dit, cela posé en principe, ils passent outre, sans daigner s'y arrêter davantage, comme si les dermatoses ne valaient pas la peine d'être étudiées, comme si elles n'étaient pas étroitement et indissolublement liées à tout le reste de la pathologie.

C'est contre une pareille erreur que je viens protester aujourd'hui, en vous montrant combien les affections cutanées méritent votre attention. Elles constituent une des branchesles plus intéressantes de toute la pathologie; il est impossible de connaître la plupart des maladies internes, si on ne les connaît pas elles-mêmes: car elles sont un des éléments les plus importants et les plus indispensables de leur diagnostic, elles en sont la lumière.

Tel est, Messieurs, le principe que je viens établir devant vous, et que je vais vous démontrer dans nos premières leçons.

Pour procéder avec ordre et rendre notre démonstration plus évidente, nous établirons l'importance des maladies de la peau :

1° *Sur leur valeur symptomatologique;*

2° *Sur leur gravité intrinsèque;*

3° *Sur les difformités qu'elles produisent et qu'elles laissent après elles;*

4° *Sur le traitement qu'elles exigent;*

5° *Sur leur fréquence.*

Importance des maladies de la peau déduite de leur valeur séméiotique.

Il y a des maladies cutanées qui n'ont aucune racine dans l'économie et qui sont le produit de causes externes et purement locales : ainsi par exemple la manipulation de corps irritants, liquides ou solides, est souvent mal supportée par une peau délicate, qui s'altère à ce contact prolongé; et cette altération se traduit par des lésions variées ; telle est l'affection polymorphe, si commune, que l'on a dénommée *Gale des épiciers*, parce qu'on la rencontre habituellement chez les gens adonnés à cette profession.

D'autres affections cutanées sont encore la conséquence de causes locales, mais siégeant dans l'épaisseur même et dans la trame de la peau. Ce sont les affections dites parasitaires. Que le parasite appartienne au règne animal, que ce soit l'acarus de la gale, ou le pediculus de la tête, du corps ou du pubis ; ou bien qu'il appartienne au règne végétal, que ce soit le tricophyton, ou l'achorion capitis ; la peau, dans le plus grand nombre des cas, ne s'habitue point à cet être étranger, qui s'est établi, qui vit et se développe dans son tissu : elle s'enflamme, et cette inflammation se manifeste par des productions anormales de genres différents.

C'est ainsi qu'autour des cheminements de l'acarus se développent des pustules d'ecthyma, des plaques eczémateuses et lichénoïdes ; c'est ainsi que la phthiriase crânienne ou pubienne est dénoncée par les croûtes de l'*Impetigo granulata ;* tandis que, sous l'action irritante du pediculus corporis, la région supérieure du dos se couvre de larges et nombreuses papules de prurigo.

Dans ces différents cas, Messieurs, les lésions cutanées restent locales, comme les causes qui les ont produites : elles sont *idiopathiques ;* elles n'expriment rien, sinon qu'au lieu même où elles se sont développées, la peau a subi, ou subit encore, une irritation incompatible avec son état physiologique.

Mais les affections cutanées de cette nature sont les plus rares et les moins importantes. Le plus souvent les altérations que nous présente la peau, ses lésions, ou ses maladies, sont l'expression et le signe extérieur d'états pathologiques, tantôt localisés dans un organe interne, et tantôt généralisés, diathésiques, appartenant à la constitution tout entière.

On a dit avec raison que la langue est le miroir de l'estomac; et dans un autre ordre d'idées, dans l'ordre psychique, on dit que les yeux sont le miroir de l'âme; or, on peut, avec tout autant de raison, considérer la peau comme le miroir de la santé. Elle est un vaste champ, sur lequel viennent se refléter et se peindre tous les troubles fonctionnels, aussi bien que les altérations générales de l'économie; elle est un livre ouvert, dans lequel nous devons savoir lire, non pas seulement des désordres organiques, locaux et partiels, mais encore, et surtout, des maladies internes, constitutionnelles et diathésiques.

Considérées à ce point de vue si élevé, qui est le seul vrai, les affections cutanées, vous le voyez, acquièrent une importance capitale; loin d'être une *spécialité*, que vous pouvez à votre gré négliger et dédaigner, elles s'imposent au contraire à votre étude; dans bien des cas, ce n'est qu'avec elles, et par elles, que vous pourrez arriver à un diagnostic; vous les aurez pour votre guide le plus sûr, pour votre fil d'Ariane; car en réalité elles sont un des plus lumineux flambeaux de la pathologie.

Je vous ai dit que, dans certains cas, quelques affections cutanées n'existent que comme symptômes de troubles fonctionnels, de lésions organiques, ou de désordres intérieurs.

Ainsi, par exemple, le tube gastro-intestinal a-t-il été fatigué par des excès de table, par des écarts de régime, par l'usage d'aliments trop épicés, de poissons de mer, de crustacés ; ou bien par l'ingestion de médicaments d'une digestion difficile, tels que l'iodure de potassium, l'huile de foie de morue, le copahu; vous voyez se développer une efflorescence d'élevures d'urticaire aiguë, ou de papules d'érythème.

N'allez pas alors, comme le font des médecins ignorants ou inintelligents, croire que l'affection réelle est celle qui frappe vos yeux et qui constelle la peau ; n'allez pas, sous l'influence de cette erreur de diagnostic, plonger le malade dans des bains, et l'enduire de liniments, qui ne feraient qu'augmenter l'intensité de l'éruption ; envisagez au contraire cette éruption comme n'étant que le symptôme d'une irritation du tube gastro-intestinal ; pensez que la congestion active, inflammatoire du tégument externe, n'est que le reflet et que l'indice d'un état pathologique semblable de la muqueuse de l'estomac et de l'in estin ; et alors dirigez, de ce dernier côté, vos batteries thérapeutiques ; mettez le malade à une diète sagement conduite, donnez-lui un éméto-cathartique ; et, à mesure que les accidents gastro-intestinaux se calmeront, vous verrez pâlir et se dégrader progressivement les teintes rosées de l'urticaire et de l'érythème ; le symptôme disparaît, en même temps que l'affection interne, dont il n'était que la révélation extérieure.

Ce ne sont pas seulement des troubles digestifs, aigus et passagers qui entraînent, à titre de complication, ou de symptôme, des affections cutanées ; vous verrez encore des urticaires chroniques, affectant la forme intermittente, d'une ténacité désespérante, ne persister ainsi que parce que persiste, elle-même, une dyspepsie chronique, dont elles ne sont qu'une des conséquences et qu'un des symptômes : or, dans ce cas encore, ce n'est pas la peau qu'il faut soigner, ce sont les organes intérieurs, dont l'état morbide vous est indiqué par l'affection cutanée.

Beaucoup de phénomènes, ou d'accidents de la vie, ont leur retentissement et leur reflet sur la peau. L'époque menstruelle est annoncée et accompagnée, chez beaucoup de femmes, par une éruption de vésicules d'herpès, de papules d'érythème, ou de pustules d'ecthyma. La grossesse, et quelques maladies utérines chroniques, le cancer, les polypes, les corps fibreux existent souvent, en même temps qu'une hypersécrétion pigmentaire, connue vulgairement sous le nom de *masque*, disposée en larges plaques et donnant à la face, dont elle est le siége habituel, une teinte bistrée, d'un jaune noirâtre des plus remarquables : c'est le *chloasma uterinum*.

L'ivrognerie, la constipation, la suppression des hémorrhoïdes, de la sueur des pieds, une vie trop sédentaire, sont souvent dénoncées par l'acné rosacée, appelée aussi couperose.

Les atteintes graves et profondes portées à la santé générale par toutes les causes d'affaiblissement et de détérioration, tous les genres d'excès, toutes les cachexies; la cachexie de la débauche, de la misère, de la maladie et de la vieillesse, sont exprimées et traduites sur la peau par des affections spéciales, qui en sont la révélation et le cachet pathognomonique. Le purpura, le pemphigus, l'ecthyma, dans une de ses formes (ecthyma cachecticum), et le rupia, en sont les signes et les symptômes indéniables.

Il y a, vous le savez, des états généraux fébriles, qui ne relèvent d'aucune lésion organique appréciable, et qui sont la conséquence d'une altération du sang; ce sont de véritables fièvres essentielles, de véritables pyrexies, comme la variole, la scarlatine et la rougeole. Eh bien ! un grand nombre de ces pyrexies, de ces fièvres éruptives, sont traduites par des lésions ou affections cutanées, d'espèces différentes.

Ainsi l'eczéma rubrum est considéré avec raison par M. Bazin comme un pseudo-exanthème ; il en est de même de l'herpès ; que ce soit le zona, ou l'herpès des lèvres et de la face. Vous voyez encore des courbatures, des anorexies, un état général fébrile parfaitement caractérisé, précéder et accompagner une éruption d'ecthyma, d'impétigo, d'érythème, d'urticaire, de miliaire.

Direz-vous, d'après la théorie des anciens, que ce sont là des *éruptions critiques*, à l'aide desquelles la nature se débarrasse d'une *humeur peccante quelconque*? Ou bien direz-vous, et ne direz-vous pas avec plus de raison, que ce sont là de véritables pyrexies, de véritables fièvres éruptives, et que, s'il existe une fièvre scarlatineuse et une fièvre rubéolique, il y a aussi une fièvre *eczémateuse*, *herpétique*, *ecthymateuse*, *impétigineuse*, *érythémateuse*, *ortiée et miliaire*?

Quelle que soit la manière dont vous interpréterez l'éruption, son importance ne vous échappera pas. Soit que vous considériez cette éruption comme une crise salutaire, comme l'effet et le résultat d'un molimen éliminatoire, expulsif et dépuratif ; soit, au contraire, que vous l'envisagiez comme la traduction, le symptôme et le signe extérieur d'une altération survenue dans la masse du sang ; dans l'un et l'autre cas, elle sera digne de toute votre attention et d'une étude sérieuse de votre part.

Vous voyez facilement, sans que j'aie besoin d'y insister, de quelle valeur sont, pour le clinicien, ces données dermatologiques; sans elles, il ne comprend rien à la scène qui se déroule sous ses yeux; il n'a nullement l'intelligence de son malade, et alors il institue, en aveugle, une médication empirique, quand elle n'est pas désastreuse et insensée. Avec ces précieuses données, au contraire, il voit clairement l'état des choses; les lésions de la peau lui font reconnaître la source profonde et primitive du mal; elles l'éclairent dans son diagnostic et le guident dans sa thérapeutique.

Mais, Messieurs, c'est surtout dans les diathèses que nous pouvons constater l'importance symptomatique des affections cutanées.

La peau et les muqueuses, qui ne sont que la continuation de la peau à l'intérieur, et que la peau du dedans, tel est le terrain principal et primordial de la syphilis. Ce n'est en effet que tardivement, et dans les dernières phases de son évolution, qu'elle envahit les muscles, les os, les viscères; c'est par la peau ou par les muqueuses que la syphilis fait son entrée, qu'elle entre en scène; c'est indistinctement sur l'un, ou sur l'autre, de ces téguments, qu'elle apparaît, qu'elle prend naissance, sous la forme d'une vésiculo-pustule, bientôt remplacée par une ulcération, appelée chancre.

Si la peau et les muqueuses sont encore, l'une et l'autre, le siége de trois des lésions de la syphilis, devenue constitutionnelle : l'induration du chancre, les tubercules muqueux et les ulcérations spécifiques secondaires et tertiaires, simples ou phagédéniques, c'est sur la peau seule qu'elle développe la série si intéressante de ses lésions précoces et tardives.

C'est sur la peau que vous devrez diagnostiquer, non pas seulement la syphilis, mais encore son âge, son ancienneté, la période précoce ou tardive de son évolution; à l'aspect, bien étudié et bien connu par vous, de ses taches rubéoliques, irrégulières ou arrondies, en cercles; de ses papules et de ses tubercules, avec ou sans squames, avec ou sans cette *pupille* épidermique désignée sous le nom de collerette de Biett.

C'est sur la peau qu'il vous faudra poser ce diagnostic, parfois si dangereux, et pour le médecin et pour le malade, de *syphilis;* c'est à la vue de taches, de papules plates ou lenticulaires, d'un jaune cuivré, disséminées sur tout le corps, ou réunies en groupes isolés, que vous devrez déclarer, non-seulement la spécificité, mais encore le degré d'ancienneté de la maladie.

Pour établir ce diagnostic si difficile, si scabreux et pourtant si indispensable, vous n'aurez quelquefois qu'une seule croûte, épaisse, saillante, sèche, verdâtre, persistante, semblable par sa couleur au bronze florentin; vous devrez à une pareille croûte reconnaître le cachet syphilitique. Quelquefois même il vous faudra faire un diagnostic rétrospectif et posthume; et pour fixer vos doutes et vos incertitudes, sur l'existence d'une syphilis passée, mais peut-être incomplétement éteinte, vous ne trouverez, pour vous éclairer, qu'une simple cicatrice. Mais cette cicatrice sera décolorée, blanchâtre, plus pâle, plus mince que la peau ambiante, gauffrée comme la cicatrice vaccinale, sans adhérence aux tissus sous-jacents, sur lesquels vous la ferez facilement glisser. A ces traits, vous reconnaîtrez le stigmate indélébile et pathognomonique de la syphilis.

Ai-je besoin d'insister sur la nécessité de bien connaître toutes ces lésions cutanées, dont quelques-unes, au premier abord, semblent à peine dignes de fixer l'attention, tant elles sont peu de chose en elles-mêmes, tant elles sont exemptes de douleur, de démangeaisons, au point que le malade, souvent, n'a pas conscience de leur existence? C'est parce qu'un grand nombre de médecins, ne comprenant pas l'importance de cette étude, l'ont négligée, que nous avons à constater des erreurs de diagnostic si fréquentes et si déplorables. Tantôt la syphilis est méconnue ; on ne sait pas la discerner là où elle est ; on la laisse passer inaperçue, au grand préjudice, non pas seulement de la santé des malades, mais encore de leur position sociale, de la sécurité et du bonheur des familles.

Ainsi, il y a peu de temps, j'ai fait retarder, de six mois, le mariage d'un jeune homme, atteint d'une roséole, dont le caractère syphilitique n'avait pas été même soupçonné ; on lui disait qu'il ne devait en aucune manière s'occuper de ces taches ; qu'elles n'avaient aucune importance ; qu'elles étaient la conséquence des émotions et des préoccupations morales que lui occasionnait son mariage prochain. Tantôt, au contraire, on croit voir la syphilis, on la diagnostique ; on affirme son existence, là où elle n'est pas, là où elle n'a jamais été. Il suffit qu'une éruption quelconque, un herpès, un érythème, un eczéma, se développe dans la région génitale, pour que, par le seul fait de son siége, cette éruption soit déclarée syphilitique. On apporte ainsi, et de la manière la plus gratuite et la plus coupable, au foyer domestique, le trouble, le chagrin, des soupçons jaloux, des méfiances sans fondement, d'injustes reproches, des remords immérités.

Il y a quelques années, je fus appelé en consultation, pour la femme d'un médecin de province, affectée d'un prurit vulvaire intense et réfractaire. Son mari, qui, dans sa jeunesse, croyait avoir eu quelques démêlés avec la syphilis, s'était imaginé qu'il avait contaminé sa femme. Dans sa désolation, il invoque les lumières d'un confrère, médecin en chef de l'hôpital de la ville voisine; celui-ci n'émet aucun doute sur l'existence de la syphilis, et pendant plusieurs mois la malheureuse femme absorbe des doses considérables de mercure et d'iodure de potassium, sans aucune raison, et sans autre résultat que de fatiguer son estomac; sans diminuer, bien entendu, l'intensité de son prurit vulvaire, qui n'était qu'une simple hyperesthésie nerveuse.

De ce qui précède, il résulte que la syphilis, à tous les âges, à toutes les périodes de son évolution et de son développement, n'a pas de signes révélateurs plus constants et de symptômes plus caractéristiques que les affections ou lésions cutanées qui lui appartiennent en propre. Vous ne sauriez donc étudier ces affections avec trop de soin, sous peine de la méconnaître, ou de la confondre avec d'autres maladies; double erreur qui peut avoir les plus funestes conséquences.

Messieurs, si l'importance séméiotique des affections cutanées est si grande, pour tout ce qui a rapport à la diathèse syphilitique, elle n'est pas moins considérable quand il s'agit de la diathèse scrofuleuse.

Sans doute la scrofule se manifeste, surtout, dans les ganglions cervicaux, qu'elle hypertrophie, qu'elle transforme en tumeurs dures et indolores, ou bien en foyers purulents; sans doute elle s'empare des tissus fibreux péri-articulaires, qu'elle congestionne, qu'elle ramollit, qu'elle dénature, en en faisant de véritables fongosités; sans doute encore, elle envahit le tissu osseux lui-même, qu'elle épaissit, qu'elle enflamme, qu'elle détruit, par la suppuration, par la carie et la nécrose ; mais la peau est aussi son terrain privilégié, et les lésions cutanées, appelées *scrofulides* par MM. Bazin et Hardy, sont tout aussi indispensables à connaître que les *syphilides*.

Les affections cutanées, de nature scrofuleuse, ont des caractères propres et pathognomoniques, que vous devrez savoir discerner. Comme les syphilides, elles ne sont ni douloureuses, ni prurigineuses ; mais elles ont une teinte violacée, d'un rouge foncé, lie de vin, circonscrite, qui se détache nettement des parties saines. Elles ont, pour siége d'élection, le nez, le front, les pommettes ; et quand elles s'y sont établies, elles y restent, pendant dix ans, vingt ans ; elles ne s'éparpillent point, elles ne sont point nomades, comme les syphilides et comme les herpétides ; elles ont, pour caractère, la *fixité*. Leurs ulcérations, au lieu d'être, comme dans la syphilis, régulières, profondes, arrondies et à bords adhérents et coupés à pic, sont plus étalées, plus superficielles, à bords amincis, déchiquetés et décollés ; leurs croûtes ont un aspect grisâtre ; vues de près, elles sont veinées de noir et de blanc sale ; leurs cicatrices sont profondes, à fond inégal, réticulé, strié, traversé par des brides ; elles adhèrent aux tissus sous-jacents, desquels elles ne peuvent pas être détachées.

Tels sont, en quelques mots bien sommaires, bien incomplets, les principaux caractères à l'aide desquels vous pourrez reconnaître et diagnostiquer, dans une affection cutanée, la nature scrofuleuse. Ce diagnostic, le plus souvent facile, est quelquefois d'une grande difficulté, car certaines lésions ulcéreuses de la scrofule ressemblent, à s'y méprendre, aux lésions similaires de la syphilis; et il faut une étude très-attentive pour distinguer, l'une de l'autre, ces deux diathèses, si différentes à tous les points de vue.

La diathèse herpétique, niée à tort par Hébra, mais admise et affirmée par presque tous les dermatologistes, se manifeste, elle aussi, et plus encore que la syphilis et la scrofule, par des lésions cutanées, qui ont leurs caractères distinctifs. Or vous reconnaîtrez que ces lésions appartiennent à l'*herpétis*, lorsque vous les verrez tenaces, d'une durée toujours longue, généralisées, disposées symétriquement, soit sur les membres, soit sur les deux parties correspondantes du corps; lorsque, nomades, mobiles et changeantes dans leur siége, elles resteront, toujours *les mêmes*, dans leurs récidives, souvent opiniâtres; lorsqu'enfin, héréditaires dans leur filiation, jamais contagieuses et jamais inoculables, elles seront, en revanche, remarquables par les sensations douloureuses, variables de forme et d'intensité, qu'elles feront éprouver aux malades.

La diathèse cancéreuse a aussi sa place et son chapitre dans la dermatologie. Je ne parlerai point de ces ulcérations cutanées pathognomoniques, consécutives à des tumeurs cancéreuses profondes, au cancer du sein par exemple; non, mais il y a une forme de cancer dans laquelle on voit poindre, sur la surface de la peau, dans une étendue plus ou moins considérable, un grand nombre de tubercules disséminés. Ces tubercules sont volumineux, saillants, durs, aigus, rocheux. Ils se développent dans l'épaisseur du derme; ils ne tardent point à s'ulcérer, aussi bien que la peau, dont ils sont recouverts et dans laquelle ils ont pris racine; c'est le cancer cutané, généralisé; notre musée vous en offre un beau spécimen.

A côté et en dehors de ces lésions, si manifestement cancéreuses, la peau n'est-elle pas encore le siége d'autres tumeurs et d'autres ulcérations, de nature maligne, qui, de loin ou de près, par voie directe, collatérale ou bâtarde, sont encore de la famille, plus ou moins avouée, du cancer?

N'est-ce pas, en effet, sur la peau que se développent, de préférence, le cancroïde, ou épithélioma, si bien décrit par Lebert? la mélanose, ou carcine mélanée, décrite par Alibert? le mycosis fongoïde, dont je vous présente un si remarquable spécimen, tiré du service de notre collègue, M. Hillairet? l'acné sébacée partielle, dont le caractère ulcératif et malin a été reconnu et indiqué par M. Cazenave?

Parmi tant de lésions, d'espèces diverses, qui affectent la peau, nous ne devons pas oublier ces colorations morbides, qu'elle nous présente dans certains cas, et dont la valeur séméiotique ne saurait vous échapper; ces colorations sont partielles ou générales.

Un état général phlegmasique étant donné, la coloration rouge vive de l'une des pommettes ne vous met-elle pas sur la voie d'une pneumonie, du côté qui lui correspond? Et une coloration rouge rosée habituelle, circonscrite aux deux pommettes, ne vous autorise-t-elle pas, lorsque la constitution du malade le comporte, à soupçonner la tuberculose pulmonaire?

La peau, pâle, verdâtre, décolorée, sur toute la surface du corps, est un des signes de l'anémie, de la chlorose, de l'hydro-hémie, de la leucocythémie. Sa teinte chaude, d'un rouge foncé, vous indique au contraire la pléthore sanguine. Est-elle violacée, noirâtre et turgescente? diagnostiquez une gêne dans la circulation en retour, un obstacle à la circulation veineuse. Est-elle d'un jaune citron ou safrané? c'est l'ictère, simple ou symptomatique ; est-elle jaune, feuille morte ? c'est la cachexie cancéreuse ; est-elle terne, sombre et terreuse? c'est la cachexie paludéenne. Est-elle ardoisée? c'est la maladie d'Addison. Est-elle bistrée, couleur de suie ? c'est le prurigo chronique, herpétique ou parasitaire, c'est la décrépitude sénile.

J'avais donc bien raison de vous dire que la peau est le miroir de la santé, et que ses lésions, ses affections et ses maladies sont de la plus haute importance à bien connaître, puisque, le plus souvent, elles ne sont que la traduction extérieure d'états pathologiques, locaux ou généraux, qui, sans elles, seraient d'un diagnostic difficile, sinon impossible.

DEUXIÈME LEÇON

Importance des maladies de la peau, déduite de la gravité des lésions qui les constituent.

Messieurs,

Dans notre dernière leçon, nous avons établi l'importance des maladies de la peau d'après *leur valeur symptomatologique ;* aujourd'hui je vais vous démontrer que ces mêmes maladies se recommandent encore à votre étude par leur gravité intrinsèque.

L'appréciation de la gravité plus ou moins grande d'une affection cutanée se déduit d'abord de sa nature, c'est-à-dire de son expression séméiotique. En effet, que représente cette affection ? est-elle de cause externe ? est-elle herpétique, syphilitique, scrofuleuse ou cancéreuse ?

Mais ce n'est pas à ce point de vue que nous allons nous placer dans cette leçon ; nous allons apprécier la gravité des dermatoses, considérées en elles-mêmes, sans tenir compte de leur nature, et seulement d'après les lésions qui les constituent.

Envisagées à ce point de vue exclusivement anatomo-pathologique, et, passez-moi le mot, purement matériel, les maladies de la peau peuvent se diviser en deux classes : les unes sont *bénignes* et les autres *malignes.*

Les dermatoses *bénignes* sont toutes celles qui ne dénaturent point la peau, qui ne la détruisent pas, qui n'abolissent pas ses fonctions physiologiques, qui, par la profondeur et l'étendue des lésions qui les caractérisent, ou par l'abondance des sécrétions qu'elles produisent, ne peuvent porter aucune atteinte sérieuse à la santé générale.

Dans cette première classe se rangent toutes les affections représentées : 1° par des taches sanguines congestives, phlegmasiques, compliquées, ou non, de vésicules, de pustules ou d'élevures ; ainsi les différentes variétés d'érythème, de roséole ; l'eczéma rubrum ; l'acné couperosique ; les taches lenticulaires de la fièvre typhoïde ; l'urticaire ; 2° par des taches hémorrhagiques ; ainsi le purpura ; 3° par des taches pigmentaires ; ainsi le lentigo, les éphélides, le chloasma.

Nous considérerons encore comme *bénignes*, mais dans certains cas seulement, que nous spécifierons, les dermatoses, dont la lésion élémentaire, ou constitutive, sera : 1° la vésicule ; ainsi la miliaire, la varicelle, l'herpès, l'eczéma fluent ; 2° la pustule ; ainsi l'impétigo, l'ecthyma ; 3° la squame ; ainsi le pityriasis, le psoriasis, la syphilide squameuse ; 4° la papule ; ainsi la syphilide papuleuse, le lichen, le prurigo.

Nous disons que toutes ces affections sont *bénignes*, parce que les altérations cutanées, en d'autres termes, parce que les lésions anatomo-pathologiques qui les constituent n'ont, par elles-mêmes, aucun caractère grave, soit pour l'état local, soit pour l'état général.

Cependant la dénomination de *bénignes* ne peut pas convenir d'une manière absolue, toujours et dans tous les cas, à toutes les dermatoses que nous venons de citer. Il en est quelques-unes, qui, dans certains cas, dans certaines de leurs formes et dans quelques-uns de leurs sièges, peuvent être considérées comme des affections *malignes*.

Ainsi, lorsque nous disons que l'eczéma *fluent* est une maladie *bénigne*, nous devons ajouter : *à la condition qu'il soit limité, restreint et circonscrit à une surface peu étendue*. Mais s'il occupe la presque totalité du corps ; si la peau, dans presque toute sa superficie, est dénaturée, dépouillée de son épiderme, transformée en une vaste surface ulcérée, suintante, produisant une sécrétion humide, abondante, continuelle, incessamment renouvelée, ne voyez-vous pas que, par cela même, la santé générale court le risque d'être gravement atteinte, et que la vie, elle-même, peut être compromise ? Est-ce que cette sécrétion si abondante, incoercible, intarissable, se produisant ainsi, et sans interruption, sur presque toute la surface du corps, ne doit pas finir par épuiser le malade, par détruire ses forces, et par l'amener à la consomption, au marasme, à la fièvre hectique et finalement à la mort ? Nous en avons eu, il y a quelque temps, un douloureux exemple au n° 53 de la salle Saint-Charles.

Et, d'autre part, quand le derme se trouve ainsi mis à nu, dans presque toute son étendue ; quand il a cessé d'être protégé, par le feuillet épidermique, contre les influences extérieures ; quand les fonctions physiologiques de la peau se trouvent profondément troublées et même abolies ; quand l'équilibre est ainsi détruit, entre le tégument externe et les organes intérieurs ; ne voyez-vous pas tous les troubles fonctionnels, tous les accidents, internes et généraux, qui peuvent se produire ? Ne comprenez-vous pas, que, dans un moment donné, sous l'influence d'un refroidissement, d'une émotion morale vive, par exemple, si cet écoulement continuel, si cette source séro-muqueuse intarissable, dont le malade était incessamment inondé, sont brusquement interrompus, séchés et supprimés; ne comprenez-vous pas que les métastases, que les répercussions les plus redoutables peuvent et doivent se produire, que le malade peut et doit être exposé à des accidents métastatiques, cérébraux, cardiaques, pulmonaires, ou abdominaux, de la nature la plus sérieuse? Nous en avons eu un exemple, il n'y a pas très-longtemps, dans la salle Saint-Charles; et, dans ma clientèle civile, j'ai vu, chez un vieillard, la brusque suppression d'un flux eczémateux abondant être immédiatement suivie d'un épanchement cérébral, avec hémiplégie, qui, au bout de quelques jours, a amené la mort.

Dans des cas semblables, et malheureusement trop fréquents, le malade se trouve placé dans cette embarrassante et dangereuse alternative : ou bien la sécrétion eczémateuse ne pourra pas être arrêtée; elle persistera; et alors il court le risque de tomber dans un état d'affaiblissement, d'émaciation, de cachexie, prélude de la mort; ou bien cette sécrétion cessera, soit d'elle-même, soit sous l'influence de la médication, et alors elle peut être brusquement remplacée par les accidents internes, quelquefois les plus aigus et les plus rapidement mortels.

Les accidents métastatiques dus à la suppression brusque, ou progressive, du flux eczémateux, ne sont pas toujours, il faut bien le dire, aussi foudroyants dans leur marche; ils sont en rapport, dans leur acuïté et leur intensité, d'une part avec la disparition plus ou moins rapide de la sécrétion, de l'autre avec son abondance et l'étendue des surfaces sur lesquelles elle s'opérait. Dans tous les cas, ces accidents sont remarquables par leur gravité et surtout par leur ténacité, par l'opiniâtreté avec laquelle ils résistent à tous les moyens destinés à les combattre.

Ainsi vous verrez des accès d'asthme, un état très-pénible de toux et de dyspnée, des bronchites catarrhales, des troubles gastro-intestinaux sérieux, des céphalalgies congestives, ou nerveuses, résister aux traitements les plus énergiques, et ne cesser que par le fait de la réapparition de poussées eczémateuses, dont la suppression, plus ou moins brusque, avait coïncidé avec leur développement.

Si maintenant nous envisageons la gravité de l'eczéma, relativement aux divers siéges qu'il occupe, nous verrons qu'à ce point de vue encore il mérite quelquefois la qualification de *dartre maligne*. Ainsi, quand il s'est fixé sur la face, il peut, en affectant, autour de la bouche, la forme *orbiculaire*, déterminer des rhagades extrêmement douloureuses, qui apportent une gêne excessive, et de tous les instants, à l'action des lèvres. Il peut, en gagnant les paupières, y produire des ectropions incurables, aussi redoutables par leur difformité qu'ils sont dangereux pour le globe oculaire ; il peut encore, en pénétrant dans le conduit auditif externe, y causer les plus violentes douleurs, et même la surdité, par les lésions qu'il y produit.

Aux membres inférieurs, l'eczéma, sous d'autres rapports, est quelquefois tout aussi dangereux, tout aussi *malin*. Lorsqu'il occupe la totalité, ou du moins une partie considérable de ces membres, et qu'il s'y éternise, comme cela est si fréquent, dans une durée qui semble indéfinie, il dénature complètement la peau; il l'amincit; il la rend pelliculaire; il la dispose à des ulcérations interminables, récidivant sans cesse, ne guérissant presque jamais complètement et définitivement, et mettant les malades dans la nécessité de cesser tout travail, et de passer au lit la plus grande partie de leur existence.

Ce que nous venons de dire de l'eczéma peut s'appliquer au psoriasis. Par lui-même, en effet, le psoriasis est une affection *bénigne*. Les trois lésions anatomiques qui le constituent : la squame, l'épaississement hypertrophique du derme, et sa coloration rouge brun, n'ont aucun caractère ulcératif, destructeur de la peau, et dangereux pour la santé générale ; et cela est si vrai que le psoriasis se développe le plus souvent chez les individus les plus vigoureux et les mieux portants.

Mais que le psoriasis couvre le corps, dans la plus grande partie de son étendue ; qu'il transforme la peau, presque tout entière, en une sorte de carapace épaisse, sèche, dure, écailleuse; qu'il enveloppe le tronc tout entier ; qu'il étreigne les articulations, grandes et petites ; qu'il entoure les orifices naturels d'une véritable cuirasse cassante, inextensible, gênant tous les mouvements, et labourée par des crevasses profondes et douloureuses; alors, Messieurs, le psoriasis cesse d'être une affection *bénigne*. Ce n'est pas impunément que la peau, presque tout entière, est à ce point dénaturée ; qu'elle est momifiée et comme pétrifiée ; que les sécrétions humides, dont elle est le siége, sont taries, et que toutes ses fonctions physiologiques sont profondément modifiées, sinon abolies. Quand les choses sont arrivées à ce point, la santé générale n'y résiste pas, un trouble profond s'opère, les forces se dégradent, de graves complications internes et de redoutables métastases sont à craindre. Ainsi le psoriasis, comme l'eczéma, devient, dans certains cas, une *dartre maligne*.

Les mêmes considérations s'appliquent au prurigo : par sa lésion constitutive, la papule, il doit être assurément rangé parmi les affections *bénignes;* une papule en effet est une lésion anatomique sans importance en elle-même, sans danger pour la peau, et incapable d'éveiller des accidents réactionnels sérieux.

Mais que le prurigo soit généralisé, répandu sur tout le corps ; qu'il soit de nature herpétique ; que ce soit le prurigo *formicans* ou le prurigo *ferox;* que les douleurs, que les démangeaisons qu'il occasionne soient intolérables, incessantes, de jour et de nuit ; qu'il ne laisse aux malades ni repos, ni trêve, ni sommeil, ni appétit ; qu'il les torture par un continuel et irrésistible besoin de se gratter, de se déchirer, avec une fureur, avec une rage qu'ils sont impuissants à maîtriser ; qu'il les réduise ainsi au marasme et à l'épuisement, quand ce n'est pas au désespoir et au suicide ; alors, dans ces cas, le prurigo cesse d'être une affection *bénigne*, et il devient, lui aussi, une dermatose *maligne*.

Ainsi, vous le voyez, parmi les maladies de la peau, il y en a qui revêtent tantôt une forme bénigne, et tantôt une forme maligne ; celles qui, au premier abord, semblent les moins dangereuses, sont souvent au contraire celles dont il faut le plus se défier ; qu'il faut soigner avec le plus d'attention, de peur qu'elles ne prennent un caractère de gravité, ou de malignité, qui pourrait les rendre incurables, et souvent mortelles.

Mais s'il existe des affections cutanées que l'on pourrait appeler, relativement à leur gravité intrinsèque, des affections *mixtes*, puisque nous avons vu qu'elles sont tantôt bénignes et tantôt malignes, il en est d'autres qui ne sont jamais bénignes, et qui se présentent toujours avec un caractère d'une incontestable *malignité*. Nous le répétons, quand nous disons que ces affections sont toujours *malignes*, nous ne déduisons pas ici leur caractère de malignité de la valeur séméiotique qu'elles peuvent avoir, mais seulement de la lésion anatomique qui les constitue.

Or les dermatoses, toujours graves, toujours *malignes* par elles-mêmes, c'est-à-dire par le seul fait de leur lésion élémentaire constitutive, sont au nombre de trois. Il y en a deux dont la lésion anatomique primitive est la *bulle :* ces deux affections sont le *pemphigus* et le *rupia;* la troisième a pour lésion élémentaire la *squame :* c'est l'*herpétide maligne exfoliatrice.*

Le pemphigus est constitué anatomo-pathologiquement par une *bulle*, c'est-à-dire par un soulèvement épidermique, d'un volume variable, mais toujours plus considérable que la *vésicule;* renfermant un liquide tantôt parfaitement clair, limpide, séreux et citrin, tantôt louche et séro-purulent. Les bulles du pemphigus ressemblent aux phyctènes produites par le vésicatoire, ou par la brûlure au deuxième degré; elles varient quant à leur volume : les unes sont grosses comme des haricots, les autres comme un œuf de dinde, ou comme une pomme d'api; elles varient quant à leur nombre : tantôt il n'y en a qu'une seule, tantôt une multitude, éparses sur une étendue plus ou moins considérable du corps, et quelquefois sur le corps tout entier. Les bulles du pemphigus sont dites *persistantes*, c'est-à-dire qu'elles durent de quatre à six jours; rarement le liquide qu'elles contiennent est résorbé; il s'écoule au dehors, lorsqu'elles s'ouvrent. Elles laissent, après elles, des ulcérations superficielles, à la surface desquelles se continue, souvent, la sécrétion du liquide que contenait la bulle.

Or cette description sommaire, ce simple aperçu, si incomplet qu'il soit, ne suffisent-ils pas pour vous faire entrevoir tout de suite la MALIGNITÉ du pemphigus? Que le pemphigus se présente à vous sous n'importe quelle forme; qu'il soit aigu, ou chronique; que ses bulles soient grosses comme un œuf, ou seulement comme des lentilles; qu'elles soient nombreuses, au point de couvrir une grande étendue du corps, ou bien qu'il n'y en ait qu'une seule, se renouvelant incessamment, comme dans la forme décrite sous les noms de : PEMPHIGUS SOLITARIUS, SUCCESSIVUS, DIUTINUS, PERENNIS; ne voyez-vous pas qu'il y a dans cette sécrétion, dont les bulles sont remplies, et qui continue à s'opérer à la surface du derme, qu'elles laissent à nu, quand elles se sont ouvertes; ne voyez-vous pas, dis-je, qu'il y a là, pour le malade, une cause d'épuisement? L'épuisement arrivera plus ou moins vite, suivant le nombre et le volume plus ou moins considérables des bulles, mais il arrivera. Ne voyez-vous pas ensuite que ces surfaces dermiques ulcéreuses, laissées à nu par l'ouverture des bulles, sont une menace et un danger pour le malade? Sans doute, le feuillet épidermique qui formait la bulle s'est appliqué sur elles, et, sous sa protection, elles peuvent se cicatriser assez rapidement. Mais il arrive aussi qu'au lieu de se cicatriser elles s'ulcèrent plus largement et plus profondément, et qu'elles deviennent le siège d'une ulcération abondante et permanente.

Comprenez-vous alors le double péril dans lequel se trouve le malade? péril du côté, et par le fait, de cette sécrétion, dont l'abondance, en rapport avec le nombre et l'étendue des surfaces ulcérées, peut être considérable, ou avoir une durée en quelque sorte indéfinie; péril du côté de ces mêmes surfaces, mais à un autre point de vue : le derme y est à nu, enflammé, ulcéré; si elles sont nombreuses et larges, si elles existent sur les régions du corps qui sont les points d'appui, dans le décubitus dorsal, ainsi sur les parties postérieures et latérales du tronc et des membres inférieurs, ne voyez-vous pas qu'il va en résulter des douleurs vives et incessantes; qu'à tous les mouvements que fera le malade, qu'à tous les pansements, il se produira des contacts, des tiraillements, des arrachements excessivement douloureux? La position horizontale, l'immobilité elle-même ne deviennent-elles pas un supplice permanent, puisque le corps est supporté par des surfaces dénudées d'épiderme, enflammées, ulcérées et suintantes? Aussi, plus de repos, plus de sommeil, plus d'appétit; fièvre continue; amaigrissement rapide; complications fréquentes, et toujours graves, du côté des fonctions respiratoires, ou digestives; fièvre hectique; épuisement et mort. Telle est la scène qui se déroule trop souvent sous vos yeux. Sans doute la terminaison n'est pas toujours fatale; on peut guérir et on guérit souvent du pemphigus; vous avez vu, dans nos salles, quelques-uns de ces cas heureux.

Rappelez-vous cette jeune fille, du nº 70 de la salle Henri IV. Elle avait un pemphigus aigu, généralisé, en d'autres termes, une *fièvre pemphigode* ou *pemphigoïde*. Les bulles de pemphigus étaient volumineuses, nombreuses, disséminées sur toute l'étendue de son corps ; son état général était mauvais ; elle avait une fièvre intense, une absence complète d'appétit et une insomnie persistante, résultant de l'intensité des douleurs. Plusieurs fois, cependant, nous avons cru toucher à la guérison ; mais de nouvelles poussées bulleuses, dont l'apparition était signalée par de nouveaux accidents généraux, vinrent, sinon détruire, du moins ajourner et diminuer nos espérances. Enfin cependant, après plusieurs mois d'un état qui ne cessa jamais de nous inspirer les plus vives inquiétudes, soit par la gravité des lésions cutanées et des accidents généraux, soit par leur récidive et leur réapparition, quand nous pouvions les croire terminés, cette malade sortit guérie.

Mais rappelez-vous aussi cet homme couché au n° 47 de la salle Saint-Charles ; il avait un pemphigus chronique. Chez lui, les bulles étaient toujours très-peu nombreuses ; il n'y en avait quelquefois que deux ou trois, quelquefois une seulement ; mais elles étaient *successives ;* elles se reproduisaient avec une ténacité désespérante. C'était le pemphigus *diutinus, successivus, cachecticus,* ou *perennis,* et quoi que nous ayons pu faire, malgré tous les toniques, les stimulants et les reconstituants, cet homme, chez lequel les fonctions digestives étaient dans le plus mauvais état, et dont les forces se dégradaient progressivement, finit par succomber dans le marasme et l'épuisement.

Concluons, en posant en principe que le pemphigus, quelle que soit sa forme, et quelle que soit sa terminaison, n'en est pas moins toujours une affection *maligne,* et, par conséquent, d'une haute gravité.

Messieurs, si nous avons dû, pour vous donner une

idée de la malignité du pemphigus, et de la gravité des lésions qui le constituent, employer de sombres couleurs, nous devrons vous esquisser un tableau beaucoup plus sombre encore, si nous voulons vous dépeindre, en quelques traits rapides, la physionomie du rupia.

Comme pour le pemphigus, la lésion primitive ou élémentaire du rupia est une bulle ; mais à l'aspect de cette bulle, on sent tout de suite qu'il s'agit de quelque chose de grave. Ce n'est plus la bulle superficielle et translucide du pemphigus; c'est une bulle d'un gris noirâtre, terne, opaque, remplie d'un liquide sanieux, mélange d'un sang altéré, et d'un pus de mauvaise nature. Cette bulle, au lieu de se détacher, comme la bulle du pemphigus, de la surface de la peau, ne forme jamais qu'une saillie peu prononcée ; elle est profondément enchâssée, enclavée dans l'épaisseur de la peau, et entourée d'une large auréole d'un rouge violacé. Elle ne dure guère qu'une journée ; quand elle s'est ouverte, elle laisse après elle une ulcération profonde, qui pénètre dans toute l'épaisseur du derme, et de laquelle s'écoule une sanie purulente, d'une odeur infecte et nauséabonde. Cette humeur puriforme et sanguinolente ne tarde point à se concréter ; et de sa concrétion résultent des croûtes d'un aspect hideux et repoussant, noirâtres, larges de base, à relief saillant et considérable, ressemblant à un cône aplati, et, pour les dimensions, comme pour l'apparence, à une écaille d'huître ; humides, formées de plusieurs couches superposées, dont les interstices donnent issue à un suintement fétide et dégoûtant. Tel est le rupia.

Or, vous figurez-vous toute la surface du corps parsemée, constellée de ces ulcérations et de ces croûtes ? Vous figurez-vous le visage couvert de ces hideuses protubérances ? Le malade est méconnaissable ; il n'est plus qu'un objet d'horreur et de dégoût; une odeur d'une insupportable fétidité s'exhale de toute sa personne; son lit, ses vêtements sont souillés par l'humeur sanieuse, qui s'échappe à travers les croûtes, ou que les ulcérations déversent directement, et en abondance, si les croûtes se sont détachées. Tout est pour lui une souffrance intolérable; il faut que le poids de son corps repose et s'appuie sur des ulcérations larges et profondes. S'il se retourne, s'il change de position, ce mouvement produit, dans ces ulcérations, une irritation nouvelle, des décollements, des déchirures, et par conséquent exaspère les douleurs. Ajoutez que le malade s'empoisonne lui-même par la respiration de l'atmosphère infecte au milieu de laquelle il se trouve, et par l'absorption continuelle des miasmes putrides, qui se dégagent d'ulcères de mauvaise nature, tout remplis de sanie purulente. Toutes les fonctions physiologiques sont abolies ; la nutrition ne se fait plus; il n'y a plus ni sommeil, ni appétit; la peau est aride ; le pouls, petit, misérable, s'accélère; la langue se sèche, et une diarrhée colliquative en précipite le dénouement fatal. Tel a été le cas de la jeune femme couchée au n° 59 de la salle Henri IV.

On peut cependant guérir du rupia; l'homme couché au n° 68 de la salle Saint-Charles en est un exemple. Vous pouvez voir sur tout son corps, et en particulier sur tout son visage, de nombreuses cicatrices qui sont autant de difformités indélébiles. Quand le rupia n'a pas causé la mort, il vous laisse défiguré par des cicatrices qui sont les traces ineffaçables de son passage.

D'après tout ce que nous venons de dire, il nous sera

bien permis de ranger le rupia parmi les maladies les plus graves et les plus *malignes* de toute la pathologie.

Il y a une troisième dermatose qui, non moins assurément que le rupia, et plus encore que le pemphigus, mérite la dénomination de *maligne;* c'est celle que M. Bazin a désignée sous le nom d'*Herpétide maligne exfoliatrice.*

Ici, encore, nous allons voir le malade rapidement conduit au dépérissement, au marasme, à la fièvre hectique, et le plus souvent à la mort, par une perte effroyable et continuelle de sa substance. Ce n'est plus, comme dans le pemphigus, une sécrétion séreuse; ou, comme dans le rupia, une sécrétion sanieuse et putride, qui épuise ses forces; c'est une partie de sa peau même, c'est son épiderme, qu'il perd incessamment. Le derme tout entier, dans toute son étendue, est profondément atteint dans sa vitalité ; et, sous l'influence de cette vitalité, pervertie, morbide, complétement déviée et développée à l'excès, il produit, en quantité excessive, un épiderme malade lui-même. Cet épiderme est transformé en écailles, en squames, en lamelles blanchâtres, foliacées, séparées du derme, auquel elles ne tiennent plus que par un de leurs côtés, flottant en quelque sorte à sa surface, et s'en détachant bientôt, pour joncher le sol, ou s'amonceler, dans le lit, en couche épaisse.

Le malade perd sa peau, comme certains arbres, comme les platanes, comme les bouleaux, perdent leur écorce; mais cette déperdition est si prodigieusement abondante, elle nécessite une sécrétion si abondante elle-même, que ses forces n'y peuvent suffire, et qu'elles arrivent bientôt à un épuisement total, avant-coureur de la mort. C'est ainsi que vous avez vu finir la malade qui était couchée au n° 52 de la salle Henri IV. Elle avait une herpétide maligne exfoliatrice, consécutive à un pemphigus; et, quoi que nous ayons pu faire, elle a succombé, sous la double influence du marasme le plus profond, et de complications intestinales incoercibles.

Si grave, si maligne que soit l'herpétide exfoliatrice, on peut cependant en guérir, témoin cet homme de la salle Saint-Charles, chez lequel l'herpétide exfoliatrice était la dégénérescence d'un psoriasis; je l'ai fait voir, l'année dernière, à vos devanciers. Il était d'une maigreur effrayante et d'une faiblesse telle, qu'il avait peine à se tenir debout, et à marcher; nous ramassions, à pleines mains, les lamelles, les folioles épidermiques, dont son lit était rempli, ou qu'il semait autour de lui, sous ses pas; nous l'avons gardé, une année environ, dans notre service, et nous avons eu le bonheur de ne l'en faire sortir qu'après sa guérison.

Après toutes ces considérations cliniques et nosographiques, il nous est permis de conclure que les maladies de la peau ont une grande importance *en elles-mêmes*, quelle que soit leur nature, et sans tenir compte de leur valeur séméiotique, par la seule gravité de leurs lésions constitutives. Les unes, le plus habituellement *bénignes*, peuvent cependant, dans certains cas, dans certaines conditions de forme ou de siége, acquérir assez de gravité pour devenir de véritables affections *malignes*; les autres sont toujours tellement sérieuses, soit par elles-mêmes, c'est-à-dire par les lésions anatomiques qui les caractérisent, soit par les troubles et les accidents généraux qu'elles produisent, que vous devez toujours voir en elles des affections *malignes*, et les ranger parmi les plus dangereuses de toutes celles qui, dans les cadres de toute la pathologie, peuvent être soumises à votre observation.

TROISIÈME LEÇON

Importance des maladies de la peau, d'après les difformités qu'elles produisent, et qu'elles laissent après elles ; d'après le traitement qu'elles exigent, et d'après leur fréquence.

Messieurs,

Importantes, et dignes de toute votre attention, par leur valeur séméiotique, et par leur gravité intrinsèque, ainsi que je vous l'ai démontré dans nos deux dernières leçons, les maladies de la peau le sont encore à d'autres égards, et c'est là ce qui va nous occuper aujourd'hui.

I

IMPORTANCE DES DERMATOSES, D'APRÈS LES DIFFORMITÉS QU'ELLES PRODUISENT ET QU'ELLES LAISSENT APRÈS ELLES.

Une difformité est une atteinte, plus ou moins grave, portée, sinon à la beauté et à la perfection de nos formes, du moins à leur régularité, à leur manière d'être, et à leur état normal. Nous sommes tous, à des degrés différents, soigneux de nous-mêmes, au point de vue de nos dehors; nous avons tous, quelquefois sans nous l'avouer, et sans vouloir en convenir, l'amour et le culte de notre apparence extérieure, et de notre physionomie. Ce culte se contente souvent d'être conservateur; souvent aussi il essaye d'être réparateur, ainsi, par exemple,

De réparer des ans l'irréparable outrage.

Parfois même, il s'évertue à devenir créateur, et à façonner, à notre usage, et de toutes pièces, des charmes d'emprunt, que la nature ne nous avait point départis.

La femme est assurément, bien plus que l'homme, la fervente et ingénieuse prêtresse de ce culte plastique. Pour elle, en effet, la forme extérieure est toujours une grande question. Dépositaire privilégiée des attraits du corps et du visage, en aimant et en conservant ses charmes, elle aime et conserve les rênes de son empire, les secrets de sa puissance, les diamants de sa couronne. L'écueil, pour elle, c'est tout ce qui menace sa beauté; le naufrage, c'est ce qui la perd. Aussi les maladies de la peau sont-elles ses plus redoutables et ses plus mortelles ennemies.

Voyez-vous en effet l'impétigo, avec ses croûtes épaisses, jaunes et suppurantes, s'abattre sur le visage de la femme du monde, et le couvrir d'un masque hideux et repoussant? voyez-vous l'eczéma détruire sa peau si fine, si blanche et si rose; la remplacer par des ulcérations suintantes et par des squames grisâtres; envahir et compromettre sa chevelure; congestionner ses yeux; épaissir, renverser ses paupières, et la défigurer à tout jamais? voyez-vous l'acné rosacée colorer ses joues de teintes rouges et livides, de placards vineux, et consteller son nez, ses épaules et sa poitrine de bourgeons tuberculeux et pustuleux? voyez-vous le psoriasis étaler, sur tout son corps, ses larges plaques écailleuses, plâtreuses ou nacrées, semblables à des écailles de poisson?

Or, Messieurs, ne comprenez-vous pas que, par le seul fait de ces difformités, les maladies de la peau présentent une gravité toute spéciale, qui n'appartient qu'à elles, et qui est un de leurs traits originaux et caractéristiques? Si elles sont, pour la femme, un chagrin, une désolation, et, quelquefois, le désespoir, veuillez croire qu'elles ne laissent pas non plus l'homme insensible aux dégâts et aux flétrissures physiques qu'elles lui infligent. Il y a peu de temps qu'un monsieur me disait être bien décidé à se brûler la cervelle, si un psoriasis, dont il était atteint et pour lequel il me consultait, ne se guérissait pas. Très-peu de personnes ont l'âme assez fortement trempée pour assister, indifférentes et impassibles, à la ruine de leur beauté, et pour accepter avec résignation la perte de leurs agréments physiques, et des attributs de leur jeunesse et de leur santé.

Nous sommes loin d'avoir tout dit sur l'importance et la gravité des dermatoses, considérées relativement aux difformités qu'elles entraînent. Ces difformités ne sont pas toujours uniquement des questions d'harmonie, de régularité extérieure, de beauté compromise altérée et détruite; elles n'ont pas seulement pour conséquence d'exercer sur le moral des malades les plus fâcheuses influences d'ennui, de tristesse, de chagrin, d'amour-propre froissé; elles s'élèvent souvent, pour eux, à la hauteur de questions d'avenir et de position sociale.

Ne voyez-vous pas, en effet, que la vie publique, que

la vie d'affaires deviendra impossible par le seul fait de ces difformités ? Le prêtre pourra-t-il monter à l'autel et dans la chaire, le magistrat pourra-t-il siéger au Palais, et le député au Parlement, avec un visage défiguré par l'eczéma ? Le médecin, le notaire, l'avocat, le négociant, la femme de commerce, pourront-ils, oseront-ils recevoir leurs clients avec un front croûteux et suppurant, avec des yeux éraillés et chassieux, avec des lèvres et des joues turgescentes et criblées de tubercules sycosiques, avec un nez rongé par une ulcération syphilitique ou scrofuleuse ? Voudriez-vous garder dans votre maison, pour le service de vos enfants, de votre toilette, de votre cuisine et de votre table, des domestiques dont la tête serait parsemée des godets du favus, ou des tonsures de la tricophytie ; dont les mains seraient entachées d'un eczéma fluent, d'un psoriasis fissuré, ou d'un papillôme végétant et ulcéré ? Consentiriez-vous à marier votre fils avec une demoiselle, si charmante fût-elle d'ailleurs, dont la peau dénaturée vous présenterait une ichthyose végétante, noire ou cornée, ou bien un psoriasis diffus, ou bien encore un prurigo herpétique généralisé, déclaré incurable par Hébra ?

Rappelez-vous que toutes ces difformités, assez répugnantes quelquefois pour contraindre les malades à se tenir cachés, à se dérober à tous les regards, appartiennent à des maladies dont la durée est excessivement longue, souvent de plusieurs années, dont les récidives sont toujours à redouter, dont quelques-unes même ne guérissent jamais ; par conséquent, combien d'existences empoisonnées ! combien de positions sociales à tout jamais perdues ! combién d'avenirs définitivement fermés et brisés !

Les difformités causées par les dermatoses sont nombreuses et de deux sortes : les unes sont les lésions constitutives de la dermatose elle-même, actuellement existante ; les autres en sont le vestige et le souvenir.

Parmi les premières, citons :

1° **La croûte,** avec toutes ses variétés d'aspect, de forme, de couleur, de développement et de durée : ainsi, la croûte mince, blanchâtre et lamelleuse de l'eczéma ; la croûte épaisse, rocheuse et jaune miel de l'impétigo ; la croûte noire, sèche, adhérente, de l'ecthyma ; la croûte en écaille d'huître, ou en bouclier antique, du rupia ; la croûte dure, épaisse, pointue et verdâtre de la syphilis ; la croûte étalée, grisâtre et persistante de la scrofule ; la croûte jaune safran, et en cupule, du favus ;

2° **La squame :** — La squame sèche, blanche, imbriquée en couches épaisses, argentées, nacrées ou plâtreuses du psoriasis ; la squame furfuracée du pityriasis ; la squame humide, lamelleuse et d'un blanc jaunâtre de l'eczéma ; la squame détachée, flottante, roulée sur elle-même, blanche et foliacée de l'herpétide exfoliatrice ;

3° **L'ulcération :** — L'ulcération superficielle, irrégulière et suintante de l'eczéma ; l'ulcération profonde, régulière, nettement creusée et aux contours arrondis de la syphilis ; l'ulcération à bords décollés, festonnés et amincis de la scrofule ;

4° **La papule :** — La papule large, isolée et noirâtre du prurigo ; les papules pointues et agglomérées du lichen, compliquées ou non des vésicules humides et suintantes qui constituent l'eczéma lichénoïde, ou lichen agrius; la papule jaune cuivré et lenticulaire de la syphilis.

5° **Le tubercule :** — Le tubercule de la syphilis, tantôt dur, jaune cuivré, lisse et arrondi; tantôt de consistance molle et de couleur rosée; le tubercule mou, pointu, ulcéreux et livide de la scrofule; le tubercule large à sa base, conique et pustuleux à son sommet, de l'acné; le tubercule profond, dur, arrondi et traversé par un poil, du sycosis;

6° **Les colorations :** — Les taches bourgeonnantes, rouge vif, ramifiées, arborisées de varicosités, et symptomatiques de la couperose; les taches vineuses de la scrofule; les taches jaune cuivre de la syphilis; les taches ponctuées, lenticulaires, ou en larges surfaces d'un jaune brunâtre, du lentigo et du chloasma; les taches café au lait du pityriasis versicolor; les taches d'un blanc mat du vitiligo; la teinte bistrée de la peau, dans le prurigo chronique;

7° **Les végétations ; les hypertrophies :** — Les végétations, tantôt cornées, tantôt en houppes pointues et piquantes, de l'épiderme dans l'ichthyose, et dans la pachydermie; les papillômes végétants en choux-fleurs, en crêtes de coq, en verrues, en framboises; les végétations hypertrophiques, mamelonnées et bourgeonnantes du nez, dans l'acné hypertrophique; les indurations, avec épaississement de la peau, dans le lichen chronique.

Ainsi donc les dermatoses signalent leur existence par de nombreuses difformités; mais ce n'est pas tout:

plusieurs d'entre elles, après leur guérison, laissent, comme trace ineffaçable de leur passage, d'autres difformités, qui, tout en leur survivant, conservent fidèlement leur empreinte et leur cachet; c'est comme leur signature à la fois indélébile et toujours reconnaissable.

Toutes les syphilides ulcéreuses ont leur cicatrice mince, gaufrée, superficielle, pathognomonique; il en est de même de toutes les scrofulides, dont les cicatrices sont au contraire profondes, adhérentes et couturées.

Ces cicatrices, si précieuses au point de vue de la séméiologie, vous permettent de faire un diagnostic posthume et de retrouver, en elles, l'existence passée, ici de la syphilis, là de la scrofule. Vous retrouverez encore la scrofule, dans certaines atrophies de la peau et des tissus sous-jacents, par exemple, dans l'atrophie des lèvres, et dans l'atrophie du nez. Quand la scrofule existait à l'état de maladie, elle avait épaissi et hypertrophié les lèvres et le nez; après sa guérison, les lèvres restent amincies, rapetissées, insuffisantes pour obturer la bouche; et le nez, s'il a pu échapper à une destruction complète, reste aigu, pointu, lancéolé, en lame de couteau. C'est ainsi que procède la scrofule : les organes, les régions qu'elle avait hypertrophiés, elle les laisse, après guérison, avec une difformité atrophique.

L'acné boutonneuse se comporte de la même manière; elle était caractérisée par un état congestionnel de toutes les parties malades, à la surface desquelles bourgeonnaient de volumineux tubercules; après la guérison, ces mêmes parties restent parsemées de dépressions cicatricielles, irrémédiables, analogues aux cicatrices de la variole, et résultant d'une véritable rétraction de la peau, consécutive au travail d'intussusception qui s'est opéré, et à la perte de substance qui s'en est suivie.

Les affections cutanées, de nature herpétique, ne laissent pas de cicatrice; mais quelques-unes d'entre elles impriment à la peau une altération qui peut bien être considérée comme une difformité : ainsi la peau des membres inférieurs, des jambes spécialement, après un eczéma de longue durée, reste luisante, à reflets métalliques, miroitante et comme vernissée; elle a perdu sa consistance, son épaisseur, son aspect, sa manière d'être; elle est devenue mince comme une pelure d'oignon, lisse, douce au toucher comme le satin; ce n'est plus la peau normale, c'est une peau dégénérée, difforme, impropre à remplir ses fonctions physiologiques; aussi a-t-elle une tendance incessante à s'ulcérer; et, quand une ulcération s'est produite, elle est devenue impropre à subvenir au travail réparateur et cicatriciel, n'ayant plus ni sa vitalité ni ses qualités naturelles. Telle est la cause de ces ulcérations si communes, aux membres inférieurs, après l'eczéma; ulcérations se renouvelant sans cesse, interminables dans leur durée, et se guérissant avec une lenteur et une difficulté désespérantes. Il y a là, pour les malheureux malades une cause de misère, de ruine et de désolation; tout travail leur est devenu presque impossible, et ils sont condamnés à passer leur existence, presque tout entière, en traitement; et ce traitement, c'est la position élevée, ou du moins horizontale, des membres ulcéreux; c'est l'immobilité, c'est le lit.

Un autre genre de difformité que laissent après elles quelques affections cutanées, à longue évolution, c'est une coloration, ce sont des macules, ou taches brunâtres, existant aux endroits mêmes où siégeaient ces affections, et persistant pendant un temps quelquefois très-long. Ces colorations anormales sont dues à une hypersécrétion de la matière colorante ou pigmentaire de la peau. Et cette hypersécrétion est elle-même la conséquence d'une sorte d'irritation maladive, et de suractivité vitale, développées et entretenues dans la peau par l'existence prolongée de lésions, qui ont troublé son état naturel, et détruit l'équilibre et la proportion normale de ses sécrétions physiologiques. Ce sont ces hypersécrétions pigmentaires qui donnent à la peau cette teinte uniforme, noirâtre, bistrée, si prononcée et si remarquable dans le prurigo chronique. Vous retrouvez cette même hypersécrétion, après le psoriasis, mais sous la forme de surfaces, ou de taches brunâtres, isolées, occupant les endroits où siégeaient les plaques psoriasiques. Vous la retrouvez encore, après la disparition des syphilides papuleuses et tuberculeuses.

Ainsi donc, Messieurs, les maladies de la peau ont un genre de gravité toute spéciale, résultant des difformités qu'elles produisent, qui les caractérisent et qui leur survivent; nous vous l'avons suffisamment démontré. Envisageons maintenant cette même gravité à un autre point de vue.

II

IMPORTANCE DES DERMATOSES, D'APRÈS LE TRAITEMENT QU'ELLES EXIGENT.

Pour apprécier le degré d'importance, ou de gravité d'une maladie quelconque, il faut toujours tenir compte du traitement que nécessite cette maladie. Or les maladies de la peau exigent un traitement presque toujours long, compliqué, pénible et désagréable, quelquefois même douloureux. Cette considération thérapeutique doit donc contribuer, pour sa part, à vous faire bien sentir et bien comprendre tout ce qu'elles ont de sérieux.

Dans les affections parasitaires, il faut d'abord et avant tout détruire le parasite ; cette destruction est facile et prompte dans la gale ; elle est, en revanche, longue et difficile dans la teigne tricophytique et surtout dans la teigne faveuse ; non-seulement, en effet, dans le favus et dans les diverses formes de la tricophytie, elle est longue et difficile, mais elle ne s'obtient pas sans souffrances, car l'emploi des divers topiques parasiticides est, le plus souvent, insuffisant ; il faut y joindre l'épilation, et renouveler habituellement plusieurs fois cette douloureuse opération.

Le traitement des dermatoses syphilitiques comporte d'abord toute la longueur, tous les détails et toutes les complications du traitement de la syphilis, et, dans certains cas, l'emploi simultané d'une médication locale, appropriée aux lésions existantes.

Il en sera de même pour les scrofulides : vous aurez d'abord à les combattre par le traitement antidiathésique de la scrofule ; et vous devrez en même temps attaquer chacune d'elles, suivant son espèce, et suivant le caractère de ses lésions anatomiques et de ses indications thérapeutiques, par des moyens locaux, presque toujours très-douloureux. Il s'agira, en effet, de modifier la nature d'une ulcération maligne, ou de détruire le génie malin de tubercules, de régions, où l'ulcération est à craindre. Or, ces moyens locaux, ce sont les pommades les plus irritantes, ou les caustiques, solides et liquides, les plus violents.

Le traitement des herpétides n'est ni moins pénible, ni moins long. Dans le psoriasis, voyez ces frictions généralisées, soit avec l'huile de cade de genévrier, si dégoûtante et si infecte, soit avec la martialine térébenthinée de Tarin, frictions qu'il faut renouveler deux fois par jour, et continuer sans interruption, pendant trois, quatre, cinq ou six mois consécutifs. Voyez ces bains alcalins, et quelquefois ces bains de vapeur, qu'il faut joindre au traitement interne, altérant, et aux frictions ; médication complexe, qui souvent décourage les malades, autant par tout ce qu'elle a de pénible, en elle-même, que par sa durée, d'une longueur toujours considérable, quand elle n'est pas interminable et indéfinie.

Dans l'eczéma fluent, voyez ces cataplasmes de fécules, ces poudres siccatives et absorbantes, ces vêtements de caoutchouc vulcanisé, dont le malade doit être incessamment couvert et enveloppé ; et cela pendant des mois, et quelquefois pendant des années. Si l'eczéma siége à la tête et au visage, voyez quelles difficultés dans l'application de ce traitement local ! quels ennuis ! quels déboires ! quel isolement ! quelle séquestration forcée ! Si l'eczéma siége à la partie inférieure du tronc, aux cuisses, aux jambes, ce ne sera plus seulement aux cataplasmes, au caoutchouc, et à la séquestration, que le malade devra être condamné, ce sera encore à la position horizontale, et à l'immobilité la plus rigoureuse.

Messieurs, si le traitement des dermatoses a de telles exigences, s'il impose aux malades de tels sacrifices, de tels supplices, ne devez-vous pas conclure de ce seul fait que ces affections ont une grande et très-réelle importance, qu'elles méritent votre attention la plus sérieuse, et qu'elles occupent une place considérable dans la pathologie ? Mais elles ont encore un autre titre qui se recommande à votre étude, c'est leur fréquence.

III

IMPORTANCE DES DERMATOSES, D'APRÈS LEUR FRÉQUENCE.

Plus une maladie est fréquente, plus on la rencontre souvent, soit dans le monde, soit dans les hôpitaux, plus par conséquent le médecin a le devoir de la bien connaître. Or, si les maladies de la peau sont remarquables, par la variété de leurs genres, de leurs formes, de leur nature, elles ne le sont pas moins par leur fréquence. Cette fréquence, vous la comprendrez facilement.

La peau est une membrane fine, impressionnable, d'une vitalité active, riche en réseau vasculaire, artériel, veineux et lymphatique, ainsi qu'en réseau nerveux; riche encore en divers appareils de sécrétions variées, tels que les follicules pilifères, les glandes sudoripares, les glandules sébacées et pigmentaires. Vivante par elle-même, et dans son ensemble, la peau est donc encore un foyer de vies partielles, isolées et multiples et d'élaborations secrétoires diverses, qu'elle recèle, qu'elle abrite, qui font partie d'elle-même, dont elle a besoin, dont elle protége le fonctionnement, et dont l'action réagit sur elle, soit pour entretenir son état normal, soit pour le troubler. Si chacun de ces appareils sécrétants donne à la peau un contingent de vie physiologique, il lui donne souvent aussi un contingent de désordre et de maladie. Chacun de ces appareils, en effet, a ses maladies propres et individuelles, comme il a sa vie propre et individuelle;

et, lorsqu'une de ces maladies partielles existe, son influence réactionnelle et perturbatrice ne tarde pas à s'exercer sur tout l'ensemble, et à devenir une maladie pour la peau tout entière, dans toutes ses parties constitutives.

Ainsi, par exemple, les follicules sébacés sont-ils enflammés et hypertrophiés, comme dans l'acné boutonneuse? — Il se produit en même temps, et par cela même, une congestion érythémateuse dans toute la trame du derme, sous la forme de taches couperosiques. Y a-t-il seulement un simple trouble fonctionnel dans ce même appareil sébacé? y a-t-il, de la part de ces glandes, une sécrétion trop abondante, une séborrhée, constituant ce que l'on appelle une *acné sébacée fluente?* — L'économie physiologique de la peau tout entière en est encore troublée; et les régions, ainsi arrosées par cette humeur sébacée, en excès, se couvrent, tantôt d'une teinte érythémateuse, et tantôt d'une teinte brunâtre, due à une hypersécrétion pigmentaire, conséquence de l'hypersécrétion sébacée. N'est-ce pas là, en effet, ce que vous voyez constamment se produire chez les femmes grasses, à la partie interne et supérieure des cuisses, et dans toute la zone génitale?

Ce que nous venons de dire, pour les follicules sébacés, s'applique aux follicules pilifères. Que ces follicules s'enflamment, s'hypertrophient, par une cause quelconque, parasitaire ou autre, et bientôt vous voyez se produire, en dehors de ces follicules, une inflammation circonférentielle, intéressant toute l'épaisseur de la peau, et se traduisant, soit par une turgescence congestive, soit par un érysipèle, soit par une poussée d'eczéma, ou d'impétigo, dont les croûtes recouvrent et masquent toutes les surfaces sycosiques.

Ainsi une première cause de la fréquence des maladies de la peau, c'est sa structure même; c'est l'ensemble des conditions anatomiques et physiologiques qui lui sont dévolues; ce sont les exagérations ou les déviations spontanées de sa vitalité propre, en dehors de toute provocation venant du dehors, ou de toute influence morbide interne.

Mais il est clair que la peau ne supportera pas toujours impunément toutes les actions irritantes extérieures, avec lesquelles elle se trouve incessamment en contact. Telle est l'action directe ou réfléchie des rayons du soleil, qui déterminera un *érythème*, un *érysipèle*, un *impétigo ;* telle est aussi l'action du froid, qui suffira pour produire, elle aussi, un *érythème* spécial, les *engelures*, ou *érythème pernio*, une *acné*, un *pityriasis*. C'est dans cette catégorie étiologique que se rangent toutes les causes dites *professionnelles*, qui agissent sur un nombre si considérable de personnes, et dont les effets, si communs, se traduisent par des *lichens*, des *eczémas*, des *ecthymas*.

N'oublions pas les causes *parasitaires*. La peau est habitée par des parasites appartenant au règne végétal et au règne animal, qui vivent, se développent et se multiplient, à sa surface et dans son épaisseur; ils y produisent deux sortes de lésions bien distinctes. Les unes sont des lésions propres à chaque parasite, et qui en sont les signes et symptômes caractéristiques et dénonciateurs : tels sont, pour la gale, la *vésicule acarienne* et le *sillon de cheminement de l'acarus;* tel est le *prurigo dorsal* pour le pediculus corporis, et l'*impétigo granulata* du cuir chevelu et de la région pubienne pour le pediculus capitis et pour le pediculus pubis; tels sont, pour la teigne tricophytique, l'*érythème circiné parasitaire*, l'*herpès circiné parasitaire*, le *pityriasis alba parasitaire*, l'*herpès, tonsurant* et le *sycosis parasitaire;* tel est, pour le microsporon furfur, le *pityriasis versicolor;* tels sont enfin, pour l'achorion capitis, les *godets faviques*.

Mais à côté de ces lésions, que l'on pourrait appeler les lésions *spécifiques* ou *intrinsèques* des parasites, il y a fréquemment, autour d'eux, d'autres lésions qui sont des lésions *extrinsèques*, de *voisinage*, *réactionnelles*, ou de *complication*. Ces lésions ne sont autre chose que l'expression de l'inflammation déterminée par le parasite, au sein de la trame dermique. C'est à ce titre que vous voyez si souvent, dans les régions habitées par les acares, des poussées d'*eczéma*, d'*impétigo*, d'*ecthyma*, de *lichen*, de *prurigo*. C'est à ce titre encore que des tubercules sycosiques, et des godets faviques, sont fréquemment cachés sous des croûtes eczémateuses et impétigineuses.

Si maintenant nous envisageons les dermatoses relativement aux divers états pathologiques internes dont elles sont les symptômes et la traduction extérieure, nous constatons que plusieurs d'entre elles sont l'expression de diverses altérations du sang, de troubles généraux, et d'affections morales; ce sont de véritables fièvres essentielles, des pyrexies, des fièvres éruptives et saisonnières, tout comme la rougeole et la scarlatine. Dans ce groupe étiologique, nous trouvons, aux changements de saisons, et surtout au printemps, des *herpès*, des *eczémas*, des *lichens*, des *impétigos*, des *ecthymas*, des *érythèmes*, des *purpuras*.

D'autres fois vous verrez la misère, la saleté, une mauvaise hygiène, la dégradation des forces, la décrépitude de l'âge, l'épuisement de la constitution par des excès, par l'alcoolisme, par des privations, par des maladies, engendrer des affections cutanées, dont les causes ne devront pas vous échapper. Ces affections cutanées sont : le *rupia simplex* et le *rupia escharrotica;* le *pemphigus* sous toutes ses formes, et en particulier le *pemphigus, chronique*, à petites et à grosses bulles ; l'*ecthyma cachecticum;* le *purpura simplex;* le *purpura hemorrhagica.*

Terminons cette énumération des causes de la fréquence des maladies de la peau par l'énoncé des trois plus importantes : l'*herpétis*, la *scrofule* et la *syphilis*. Nous l'avons déjà dit, ces trois diathèses se manifestent surtout par la peau ; la peau est leur principal champ de bataille, et leur principal terrain de développement et d'évolution.

C'est sur la peau que l'herpétis étale et promène ses dartres, généralisées, nomades et symétriques; que l'eczéma, la plus fréquente de toutes les dermatoses, produit ses sécrétions humides ; que le psoriasis étend ses carapaces écailleuses ; que le prurigo et le lichen sèment leurs papules, siéges de démangeaisons souvent si intolérables.

C'est sur la peau que la scrofule implante ses lésions les plus habituelles, auxquelles on a donné le nom de *scrofulides*. Les scrofulides, ainsi que nous l'avons dit ailleurs, sont nombreuses. Il y en a six classes : la *scrofulide érythémateuse, avec ou sans squames ;* la *scrofulide acnéique* ou *cornée;* la *scrofule pustuleuse*, improprement appelée l'*impétigo rodens;* la *scrofulide tuberculeuse;* la *scrofulide phlegmoneuse*, décrite par M. Hardy; et la *scrofulide rupiforme*, dont nous avons, le premier, établi et démontré l'existence.

La peau est une des portes d'entrée de la syphilis; c'est sur la peau, quand ce n'est pas sur les muqueuses, qu'elle apparaît, sous la forme du chancre primitif. C'est sur la peau, plus encore que sur les muqueuses, qu'elle sème, qu'elle dissémine ses lésions secondaires *précoces:* la *roséole;* la *syphilide papuleuse*, avec ou sans *squames*; la *syphilide tuberculeuse*, avec ou sans *squames;* les *plaques syphilitiques cutanées;* les *tubercules muqueux*; les *plaques muqueuses*, *végétantes*, *avec ou sans ulcération*. C'est sur la peau qu'elle fixe ses lésions tardives, et que vous pouvez voir les *syphilides en groupes*, avec leur coloration cuivrée, et leur configuration arrondie, festonnée, en fer à cheval, ou en pavillon d'oreille. C'est encore sur la peau, et dans l'épaisseur de la peau, qu'elle creuse ses lésions ultérieures, tertiaires, ulcéreuses et malignes : l'*ulcère syphilitique;* le *rupia syphilitique;* la *syphilide pustulo-crustacée;* la *syphilide gangréneuse;* la *syphilide pustuleuse, à petites pustules;* la *syphilide acnéiforme.*

Toutes ces causes si multiples et si diverses, dont relèvent les affections cutanées, vous feront comprendre combien ces affections sont fréquentes. Du reste, regardez autour de vous; est-ce que vous ne les rencontrez pas partout, et non-seulement dans ce grand hôpital, trop petit pour recevoir tous les malades qui en sont atteints, mais dans le monde, dans les rues, dans les édifices publics? à chacun de vos pas, vous coudoyez une de ces affections, une de ces difformités. Elles sont de tous les âges : l'enfant, l'adulte, le vieillard y sont également sujets; aucune position sociale n'en est exempte; la plus pauvre, comme la plus riche, en sont tributaires : le psoriasis et l'eczéma défigurent la femme du monde, la plus soigneuse de sa personne, aussi bien que l'ouvrier le plus misérable. Ce n'est pas seulement dans les ateliers, et dans les mansardes, que s'épanouissent la scrofule, la syphilis et l'herpétis, avec toutes leurs efflorescences cutanées ; elles habitent aussi les palais, et les plus opulentes demeures ; elles sont l'épée de Damoclès de la beauté ; elles sont, pour les agréments et pour les charmes du corps et du visage, ce qu'est l'ouragan, ce qu'est la grêle, pour les fleurs de nos jardins.

Messieurs, ces trois premières leçons vous offrent, en quelque sorte, le résumé de toute la dermatologie ; elles en sont la synthèse, la vue d'ensemble et comme le panorama ; elles déroulent, elles groupent, elles étalent, sous vos yeux, toutes les maladies de la peau ; elles vous les montrent, tantôt comme des accidents purement locaux, tenant à des causes inhérentes à la peau elle-même, ou venant du dehors ; et tantôt comme le retentissement et l'écho de troubles généraux et profonds. Envisagées sous ces aspects, elles prennent, je vous l'ai fait voir, la plus haute importance séméiotique ; elles deviennent une des lumières du diagnostic, un flambeau indispensable pour éclairer certains côtés de la pathologie, qui, sans elles, resteraient obscurs, ignorés et impénétrables.

Non-seulement, vous ai-je dit encore, les maladies de la peau sont importantes comme *symptômes*, elles ne le sont pas moins, relativement à la gravité des lésions qui les constituent. Je vous ai fait considérer toutes ces lésions si diverses, je les ai exposées à vos regards, avec tous leurs caractères si variés, souvent si sérieux, quelquefois même irrémédiables, dans le présent, comme dans l'avenir.

Enfin j'ai établi la fréquence des maladies de la peau sur la variété et la multiplicité des causes qui les produisent, et aussi sur les données de l'observation.

Qu'avons-nous à conclure de toutes ces considérations nosologiques, sinon la haute importance de la dermatologie, et la nécessité, pour tout médecin, d'en faire une étude sérieuse et approfondie ?

MALADIES DE LA PEAU CHEZ L'ENFANT.

QUATRIÈME LEÇON

Messieurs,

Nous avons vu, dans notre précédente conférence, que les maladies de la peau sont d'une excessive fréquence, et qu'elles atteignent indifféremment l'un et l'autre sexe, à tous les âges, et dans toutes les positions sociales. Mais si les affections cutanées sont de tous les âges, elle n'ont point, à tous les âges, le même caractère et la même physionomie. Autres sont les dermatoses de l'enfance ; autres celles de la vieillesse. Ces différences sont de la plus grande importance clinique ; aussi le dermatologiste doit-il les bien connaître. Nous allons leur consacrer plusieurs leçons ; dans celle d'aujourd'hui et dans les suivantes, nous verrons ce que sont, chez l'enfant, les affections cutanées ; quels sont les genres de dermatoses qui se développent le plus souvent dans l'enfance ; quelle est leur forme ; quel est leur caractère ; quelle est leur évolution, et quel est le traitement par lequel il faut les combattre.

Il y a de bien intéressants rapprochements à faire entre la science du règne végétal et la science des affections ou lésions cutanées. Parmi les plantes, chaque famille a son terrain de choix, de prédilection ; c'est là seulement, dans ce terrain spécial, qu'elle prendra tout son essor, tout son développement, et que nous pourrons l'admirer dans tout l'épanouissement de sa force et de sa beauté. Il en est de même en dermatologie ; chaque genre d'affection cutanée a aussi son terrain, son siège de prédilection ; l'un, comme le psoriasis, aura besoin d'une peau sèche, épaisse, pour produire, dans tout leur développement, ses squames épaisses et sèches elles-mêmes ; l'autre, comme l'eczéma, demandera, au contraire, une peau fine et humide pour faciliter le soulèvement de ses vésicules fines, humides et suintantes.

Mais ce n'est pas tout ; chaque famille végétale doit avoir, non pas seulement son terrain, mais encore sa saison convenable ; il lui faut cette double condition de saison et de terrain, pour acquérir toute la perfection dont elle est capable. Ainsi, à l'une, il faudra la montée rapide de la sève, chaude, exubérante, que donne si généreusement le printemps ; à l'autre, au contraire, il ne faudra qu'une séve moins abondante et moins riche, telle que la donne le parcimonieux et froid automne.

Les affections cutanées, ces végétations, ces plantes, ces mauvaises herbes de la peau, ont aussi leurs saisons, qui sont les différents âges de la vie. Leur printemps, à elles, c'est l'enfance ; leur automne et leur hiver, c'est la vieillesse. Or les unes, les plus vivaces, les plus rapides dans leur développement, les plus aiguës dans leur évolution, les plus chaudes dans leur physionomie, affectionnent le printemps ; et l'enfance est leur apanage et leur proie. Les autres, à l'aspect sombre, à la marche lente et torpide, ne se trouvent guère que dans l'automne, et même que dans l'hiver, c'est-à-dire dans la vieillesse. Il y a donc les affections cutanées de l'enfance, et les affections cutanées de la vieillesse, avec leurs caractères particuliers et distinctifs ; de même qu'il y a les fleurs du printemps et les fleurs de l'automne.

Avant de vous dire quelles sont les dermatoses spéciales à l'enfance, voyons déjà quels sont les caractères physiologiques de l'enfance, et, en particulier, quels sont les caractères de la peau, chez l'enfant.

PHYSIOLOGIE DE L'ENFANCE.

Quand l'homme est parvenu à son complet développement, quand il est arrivé à ce point, à cette période de son existence, que l'on pourrait appeler, dans le langage usité en nosographie, *sa période d'état*, vivre, c'est se conserver tel qu'il est, tel que l'ont fait les années qu'il a parcourues ; c'est maintenir, dans un équilibre normal, ses fonctions physiologiques, et dans une intégrité, aussi parfaite que possible, les organes chargés de les accomplir.

Chez l'enfant, il y a deux vies ; à la vie de *conservation* s'ajoute pour lui une vie d'*accroissement*. Ses appareils physiologiques ont un double but à atteindre, une double fin à réaliser. Il faut d'abord qu'ils lui fournissent tout ce dont il a besoin pour sa conservation ; il faut ensuite qu'ils lui donnent tous les matériaux nécessaires à son développement ; de sorte que, pour l'enfant, vivre, ce n'est pas seulement se conserver, c'est encore se développer, s'accroître.

De ces conditions physiologiques, de cette dualité

de vie, qui appartiennent à l'enfance, résulte cette conséquence, qu'elle possède une vitalité exubérante, et, si nous pouvons nous exprimer ainsi, une dose de force, de puissance et de fécondité vitales, que l'on ne trouve pas chez l'homme.

Aussi, voyez avec quelle énergie fonctionnent tous les appareils physiologiques de l'enfant : sa respiration est, suivant l'expression consacrée, *puérile*, c'est-à-dire plus large, plus ample, plus abondante que chez l'adulte ; sa circulation plus rapide ; sa température plus élevée ; son appétit plus développé, sans cesse renaissant, sans cesse en éveil ; ses digestions plus actives. Sa puissance de locomotion est infatigable ; c'est le mouvement continuel ; c'est l'agitation incessante, sans trêve ni merci. Il a un besoin impérieux, irrésistible, de se remuer, de courir, de crier, de dépenser un trop-plein de vie qui déborde malgré lui, qui l'énerve, qu'il est impuissant à contenir et à maîtriser.

Si cette vitalité surabondante est l'état naturel de l'enfant, elle est en même temps, pour lui, une cause trop féconde de troubles fonctionnels, de désordres physiologiques, de lésions et d'altérations organiques ; aussi ses maladies sont-elles très-nombreuses et très-fréquentes, et presque toujours se présentent-elles sous la forme aiguë, inflammatoire ; ce sont des congestions actives, des phlegmasies, et le plus habituellement elles se fixent sur les muqueuses et sur la peau.

Vous trouvez là, dans ce siège, le plus ordinaire des maladies de l'enfance, sur la peau et sur les muqueuses, un exemple et une démonstration de la sympathie et de la solidarité remarquables qui existent entre notre tégument externe et les membranes muqueuses. Celles-ci ne sont, en réalité, que la continuation de la peau en dedans, que la peau pénétrant à l'intérieur et tapissant les voies génito-urinaires, digestives et respiratoires, comme elle tapisse au dehors toute la superficie du corps. Une des leçons de notre premier volume est consacrée tout entière à cette étude comparative, si intéressante, des muqueuses et de la peau, au double point de vue de leur pathologie et de leur constitution physiologique.

Je vous disais, tout à l'heure, que le plus souvent les maladies de l'enfance se présentent à notre observation avec le type phlegmasique ou inflammatoire, et que les muqueuses sont un de leurs siéges les plus habituels. N'est-ce pas, en effet, chez l'enfant, que nous trouvons, le plus fréquemment, le coryza et le catarrhe, ou écoulement muqueux abondant des fosses nasales? n'est-ce pas chez lui que nous constatons, plus qu'à toute autre époque de la vie, toutes les formes de stomatites, depuis les plus bénignes jusqu'aux plus graves? Ainsi la stomatite simple; la stomatite aphtheuse ou ulcéreuse; la stomatite ulcéro-membraneuse; la stomatite gangréneuse? N'est-ce pas l'enfant qui nous offre les cas les plus nombreux de l'angine, sous toutes ses variétés, et sous toutes ses formes : les angines simple ou catarrhale; pultacée, herpétique, érythémateuse, érysipélateuse, gangréneuse, striduleuse, granuleuse, couenneuse, diphthéritique ou croupale; tonsillaire, pharyngée, laryngée?

Le même âge de la vie ne nous montre-t-il pas aussi de trop fréquentes affections bronchiques, depuis le simple rhume, depuis la bronchite catarrhale la moins sérieuse, jusqu'à la bronchite capillaire la plus intense, jusqu'au catarrhe bronchique suffocant ? Ne voyons-nous pas encore chez l'enfant, à chaque instant, des flux, des catarrhes intestinaux ; des diarrhées muqueuses et séreuses, des dyssenteries? Et la petite fille, de deux ans à dix ans, en l'absence de toute inflammation provoquée par l'onanisme, et de tout coït impur et criminel, n'est-elle pas, bien souvent, affectée d'une vulvite spontanée, inflammatoire, avec sécrétion abondante d'un pus épais, jaune verdâtre, semblable au pus de la blennorrhagie ?

CARACTÈRES GÉNÉRAUX DES DERMATOSES INFANTILES.

Vous le voyez, par ces exemples : la plupart des maladies de l'enfant affectent le type inflammatoire, ou phlegmasique, et les membranes muqueuses sont un de leurs siéges de prédilection. Mais elles en ont un autre, que nous devons spécialement considérer, c'est la peau. Si nous vous avons parlé des muqueuses, si, au point de vue de leur pathologie, nous avons placé ces membranes en regard et à côté de la peau, c'est pour vous faire bien voir les rapports, les sympathies, les analogies et les ressemblances qui existent entre elles.

Messieurs, le moment est venu de poser ce double principe qu'il va falloir vous démontrer :

1° *Les affections cutanées sont très-variées, très-nombreuses et très-fréquentes chez l'enfant.*

2° *Elles ont le plus souvent, chez lui, la forme aiguë et le type inflammatoire.*

Je vous ai dit, au commencement de cette leçon, que l'enfant, considéré dans l'ensemble de sa manière d'être et de sa constitution, est doué d'une exubérante vitalité ; que les principes vitaux, le sang, l'influx nerveux surabondent chez lui, et impriment, à toutes ses fonctions physiologiques, une excessive activité.

Or, si nous considérons la peau isolément et en particulier, nous trouvons que, pour son propre compte, elle participe largement à cette richesse de vitalité, et que, par conséquent, il y a là, pour elle, une prédisposition native à devenir le siége de maladies fréquentes et à type inflammatoire.

CARACTÈRES DE LA PEAU CHEZ L'ENFANT

La peau de l'enfant est pourvue d'un réseau capillaire, vasculaire et nerveux, très-développé, très-abondant ; elle est criblée d'appareils sécrétoires, de follicules sébacés, et de glandules sudoripares ; de là sa température élevée ; son exquise sensibilité ; sa teinte chaude et colorée ; son humidité habituelle, sa souplesse, son élasticité, et la sensation douce et satinée qu'elle donne au toucher. Ajoutons que, n'ayant pas encore l'épaisseur, la trame dermique, dense et serrée, qu'elle aura plus tard, et n'étant recouverte que d'une couche épidermique très-mince, la finesse de son tissu lui donne une excessive impressionnabilité à toutes les causes irritantes, extérieures et intérieures, dont elle ne supportera pas impunément les atteintes et les influences maladives.

ÉRYTHÈME INTERTRIGINEUX (INTERTRIGO).

Les formes de l'enfant ne présentent rien d'anguleux ni de saillant ; tous ses contours sont gracieusement arrondis ; sa peau est doublée d'un tissu cellulaire abondant, à mailles très-larges et très-élastiques, contenant une quantité considérable de graisse ; de là tous ces plis, toutes ces voussures, tous ces reliefs, toutes ces anfractuosités, du cou, des régions mammaires et hypogastriques, des avant-bras et des cuisses. Or ces oppositions, ces frottements, ces contacts permanents, avec elle-même, de cette peau fine, sensible, toujours humide de l'abondance de ses sécrétions, sont mal supportés ; ils déterminent une inflammation, qui peut se traduire par un intertrigo, sous la forme d'un eczéma fluent, d'un herpès, d'un lichen ruber ou lichen aigu, mais plus souvent d'un érythème, quelquefois simple, quelquefois *purifluent*. Lorsque l'inflammation érythémateuse est très-vive, et que les soins convenables ne sont pas donnés, alors l'érythème intertrigineux ne consiste plus seulement dans cette rougeur vive, exanthématique qui le caractérise, il prend une teinte plus foncée, et il se produit à sa surface une exhalation abondante d'un liquide mucoso-purulent, d'une odeur fétide et nauséeuse. C'est en raison de cette sécrétion que M. Devergie a donné à cette forme d'érythème le nom d'*erythema purifluens*, et que Wilson, avant lui, l'avait désignée sous le nom d'*eczema mucosum*.

Le même érythème intertrigineux, tantôt simple, tantôt *purifluent*, le même eczéma, le même lichen, se retrouvent, plus fréquemment encore, on peut même dire habituellement, dans la zone génitale ; dans les régions inguinales ; dans les plis génito-cruraux ; au pourtour de l'anus ; à la partie interne et supérieure des cuisses, sous l'influence de la juxtaposition de la peau, de son application contre elle-même, de sa compression par l'emmaillottement ; sous l'influence aussi de la présence de l'urine, et des matières fécales, dont l'action irritante est une cause de plus d'inflammation pour cette peau si fine, si sensible et si délicate.

Puisque nous venons de parler de l'emmaillottement, disons en passant que c'est un déplorable procédé, et une coutume barbare, contre laquelle on ne saurait protester avec trop d'énergie, Sans doute l'emmaillottement est commode ; il empêche les enfants de salir les parties supérieures de leur corps ; et, en les condamnant à une immobilité forcée, il rend beaucoup plus simple et beaucoup plus facile la surveillance à exercer autour d'eux. Mais, quelque réels que soient ces avantages, l'emmaillottement n'en est pas moins mauvais, barbare et contraire à toutes les lois de l'hygiène. D'abord, en comprimant les jambes, les cuisses et tout le corps, il devient, pour la peau, une cause d'inflammation ; et cette inflammation se traduit par les diverses affections intertrigineuses, que nous avons nommées plus haut. Cette malencontreuse compression n'a pas seulement l'inconvénient de favoriser et de produire l'inflammation des surfaces cutanées, qu'elle étreint, et qu'elle applique les unes contre les autres ; son action malfaisante se fait sentir plus profondément sur les masses musculaires, qu'elle immobilise, qu'elle neutralise complètement, et dont elle gêne et retarde ainsi le développement. Mais ce n'est pas tout; croyez-vous que cette compression et cette immobilisation si prolongées, ne soientpas un supplice pour ces malheureux petits êtres, qui ont, autant que nous, et plus que nous encore, le besoin de se remuer et de se mouvoir ? et, dans une longue nuit d'insomnie, leurs cris plaintifs et déchirants ne sont-ils pas, souvent, l'expression de la douleur insupportable que leur cause le maillot, avec tous ses effets de compression, d'extension forcée et d'immobilisation ?

ECZÉMA ET IMPÉTIGO DU CUIR CHEVELU.

Chez l'enfant nouveau-né, nous ne trouvons pas seulement les diverses formes de l'*intertrigo* occupant les différents sièges et se développant sous l'influence des différentes causes que nous avons indiqués, nous trouvons encore, fréquemment, l'eczéma du cuir chevelu.

Pourquoi l'eczéma occupe-t-il de préférence la région crânienne, dans les premiers mois de la vie? En voici la raison : au moment de la naissance, toute la surface de la peau est recouverte d'un enduit, souvent très-épais, de matière sébacée. Cette substance grasse est destinée à faciliter le glissement de l'enfant à travers la filière utéro-vagino-vulvaire, pendant le travail del'accouchement; elle est destinée, en outre, à préserver sa peau fine, délicate et sans résistance, de toutes les lésions que pourraient produire sur elle les contractions utérines, et les pressions qu'elle subit en traversant le vagin et l'anneau vulvaire. Or, à l'aide d'embrocations huileuses et de lavages légèrement savonneux, cette substance grasse disparaît facilement de toute la surface du corps, excepté de la région crânienne, où elle était plus abondante que partout ailleurs, et où la retiennent les cheveux, souvent déjà longs et abondants au moment de la naissance. Cette matière grasse, ainsi retenue à la surface du cuir chevelu, s'altère, elle y subit une véritable décomposition, une sorte de putréfaction qui la rend irritante pour les parties avec lesquelles elle est en contact; et, de cette irritation, résulte une inflammation qui se traduit par un *eczéma;* quelquefois par un *impétigo;* quelquefois par un mélange d'*eczéma* et d'*impétigo;* ou, ce qui est la même chose, par un *eczéma impétigineux.*

Qu'il se produise un eczéma simple, ou un impétigo simple, ou bien un eczéma impétigineux, voici ce qui se passe : la lésion cutanée amène la sécrétion d'un liquide tantôt séro-gommeux, tantôt purulent. Sous l'influence de cette sécrétion, les cheveux s'aplatissent; ils forment comme un feutrage qui, s'appliquant sur les parties malades, y retient les produits liquides sécrétés; ceux-ci ne tardent pas à se dessécher, à former des croûtes, à se putréfier, à exhaler une odeur fétide, une puanteur insupportable, qui se dégage d'un magma de cheveux, de pus et de croûtes. Les cheveux, ainsi agglutinés, contractent des adhérences, avec le derme sous-jacent ulcéré; et chaque fois qu'on veut les en détacher, il en résulte des déchirures, qui augmentent l'inflammation, et éternisent la maladie, en détruisant les cicatrices, à mesure qu'elles se forment.

D'autre part, les cheveux interposés, en couche épaisse, entre les parties malades qu'ils recouvrent et les lotions et applications émollientes indiquées comme traitement empêchent ces dernières de pénétrer jusqu'à ces parties, et d'y produire leur effet bienfaisant. Nous sommes là, par conséquent, en présence d'un mal qui se perpétue et s'aggrave de lui-même, et qui, en même temps, se soustrait aux salutaires influences de tout traitement. Aussi sa durée est-elle longue, indéfinie ; tantôt de plusieurs mois, tantôt de plusieurs années. Les malheureux petits êtres, qui en sont affectés, tourmentés par des démangeaisons, souvent très-vives et continuelles, ne peuvent pas dormir ; ils crient sans cesse ; la suppuration les affaiblit ; l'odeur fétide, les émanations nauséeuses, les miasmes infects, qu'ils répandent et qu'ils absorbent, par la respiration, et dont ils s'imprègnent, les empoisonnent, leur enlèvent l'appétit, leur donnent la diarrhée ; on les voit maigrir, dépérir et subir ainsi, quelquefois, une atteinte sérieuse, portée à leur santé générale.

IMPÉTIGO DE LA FACE.

L'érythème, l'eczéma, le lichen, l'herpès intertrigineux, aigus, inflammatoires, l'eczéma simple ou impétigineux du cuir chevelu, ne sont pas les seules affections cutanées de la première enfance ; très-fréquemment elle est atteinte encore d'impétigo de la face. Cet impétigo se présente sous deux aspects bien différents : tantôt c'est l'*impétigo sparsa et punctata*, avec deux ou trois, ou quatre points croûteux, isolés, siégeant de préférence à l'orifice des fosses nasales, dans les sillons naso-labiaux, aux commissures buccales, sur le menton, sur le pavillon de l'oreille ; tantôt c'est l'*impétigo figurata*, formant une plaque arrondie ; et, le plus souvent, c'est l'*impétigo larvalis*, couvrant la figure entière, comme d'un masque, de ses croûtes épaisses, anguleuses, humides, d'un noir rougeâtre. L'aspect du petit malade est alors hideux et repoussant : tout son visage n'est plus qu'une carapace croûteuse, noirâtre et sanguinolente, qu'il gratte et déchire incessamment avec ses ongles ; ce sont des cris, c'est une agitation continuels : les lèvres, les commissures buccales, habituellement ulcérées et croûteuses, ne s'ouvrent que difficilement et au prix de vives douleurs ; le contact d'un corps étranger, l'action de téter, de crier, la mastication des aliments solides, tout ce qui nécessite l'ouverture de la bouche, tiraille, déchire les fissures ou rhagades impétigineuses des lèvres et des commissures labiales, et par conséquent occasionne des souffrances telles, que ces malheureux petits êtres refusent de boire et de manger, et ne consentent à s'alimenter que contraints et forcés.

Tel est l'impétigo de la face chez les enfants, soit pendant l'allaitement, soit plus tard, à l'âge de deux, quatre, six ans ; c'est donc une affection sérieuse par ses caractères repoussants, par les troubles qu'elle occasionne, et par sa durée habituellement très longue, à laquelle il est difficile d'assigner une limite précise, mais qui varie entre un et deux ou trois mois.

Le tableau que nous venons de tracer, aussi fidèlement que possible, et sans avoir, en aucune manière, assombri les couleurs, est-il donc le tableau d'un impétigo? Et se rapporte-t-il à la description que nous avons donnée de l'impétigo, dans notre premier volume? — Non, assurément. — Et cependant c'est pourtant un véritable impétigo ; mais c'est l'impétigo des enfants, qui diffère beaucoup, ainsi qu'il a été facile de le voir, de l'impétigo des adultes.

Chez l'adulte, l'impétigo est caractérisé par des croûtes épaisses, suintantes, d'un beau jaune de miel; son aspect est celui d'un rayon de miel; aussi Alibert, dans son langage pittoresque, désignait-il cette affection sous le nom de *Melitagra flavescens.* Chez l'adulte, l'impétigo n'est jamais grave, presque jamais bien douloureux, et, quand il est convenablement traité, sa durée ne s'étend guère au delà de dix à quinze jours.

S'il en est tout autrement, ainsi que nous l'avons vu, chez l'enfant, c'est que l'enfant n'a pas de raison, il ne sait pas résister à une démangeaison; alors il se gratte; avec ses ongles, il arrache les croûtes, il déchire, il ravive, il creuse davantage les ulcérations sous-jacentes; il s'en écoule du sang qui se mêle au pus; de là, la coloration rouge noirâtre des croûtes.

Non content d'aggraver ainsi, de défigurer et d'éterniser la maladie, l'enfant ne se prête nullement au traitement. Le seul topique convenable, ce sont les cataplasmes de fécule de pommes de terre bien cuits, réduits en gelée; or l'enfant ne les supporte pas; il les repousse, il les arrache, il les jette loin de lui; de sorte que les parties malades, sans cesse irritées par l'action des ongles, et ne pouvant jamais subir la bienfaisante influence des topiques émollients, dont elles ont besoin, deviennent le siége d'une inflammation beaucoup plus intense, beaucoup plus profonde, et d'une durée beaucoup plus longue. Telles sont les causes des différences que nous avons signalées entre l'impétigo des enfants et l'impétigo des adultes.

STROPHULUS (FEUX DE DENTS)

Il y a entre la peau de l'enfant et la peau de la femme une grande analogie : analogie de finesse, de sensibilité, d'impressionnabilité. Chez la femme, de simples émotions morales ont leur retentissement sur la peau, et s'y traduisent par des éruptions diverses, dont l'étiologie est souvent exclusivement psychique : un chagrin, un ennui, une frayeur donnent lieu à une poussée d'érythème, d'eczéma, d'urticaire. Chez elle, plus fréquemment que chez l'homme, des désordres gastriques, des troubles généraux, l'action d'un soleil ardent, ou du froid, se reflètent sur la peau, sous la forme de divers pseudo-exanthèmes ; chez elle enfin, les fonctions physiologiques, aussi bien que les différents états pathologiques de l'utérus : la menstruation, la grossesse, le développement de corps fibreux, sont annoncés et accompagnés par une poussée d'herpès, par une ou plusieurs papules d'érythème, par une hypersécrétion de matière pigmentaire, constituant cette coloration difforme, appelée vulgairement le *masque*, et que nous avons décrite ailleurs sous le nom de *chloasma uterinum*.

De même, chez l'enfant, le travail de la dentition a son écho sur la peau ; c'est alors, c'est pendant cette période que l'on voit apparaître sur la face, sur les joues, sur les épaules, sur le dos des mains, sur le thorax, cette éruption de grosses papules d'un blanc rosé, habituellement entourées à leur base d'un cercle érythémateux, et toujours le siége de vives démangeaisons ; le public les a dénommées des *feux de dents*. C'est une sorte de lichen très-prurigineux, que M. Hardy a décrit avec beaucoup de soin sous le nom de *strophulus*. Cette affection est aiguë, successive; elle dure quelquefois cinq, dix, quinze jours, et quelquefois elle est fugace, éphémère, disparaissant comme l'*urticaria evanida* : c'est alors le *strophulus volaticus*.

Les papules du strophulus, d'aspect, de dimensions et de dispositions variables, forment, par conséquent, plusieurs variétés, qu'il est important de connaître. Sont-elles rouges, éparses sur une surface érythémateuse? c'est le *strophulus interstinctus*. Sont-elles petites, blanches, entourées d'une auréole d'un rouge vif? c'est le *strophulus albidus*. Sont-elles groupées en plaques d'une étendue variable, réunies, agglomérées et confluentes sur une même surface de peau érythémateuse? c'est le *strophulus confertus*. Sont-elles fugaces, éphémères, paraissant et disparaissant alternativement? c'est le *strophulus volaticus*.

Quelle que soit la variété sous laquelle il se présente, le strophulus n'a aucune gravité par lui-même; seulement il a l'inconvénient d'agacer, d'irriter les petits malades, par les démangeaisons qu'il leur cause. Déjà ils sont énervés et tourmentés par les douleurs de la dentition; le strophulus, en leur donnant des besoins irrésistibles de se gratter, contribue à les énerver encore davantage, et à leur faire passer de longues nuits d'irritation, de cris et d'insomnie.

ÉRYTHÈME DE L'INSOLATION (COUP DE SOLEIL).

Les rayons d'un soleil ardent déterminent fréquemment, sur la peau de l'enfant, une congestion érythémateuse ; c'est l'*érythème de l'insolation*, appelé aussi *coup de soleil*. Comme la précédente, cette lésion cutanée a le caractère inflammatoire ; elle ne dure que quelques jours ; elle donne la sensation d'une forte tension, d'une chaleur intense et même d'une légère brûlure ; la peau, phlogosée, est d'un rouge rosé, vif, disparaissant sous la pression du doigt, et reparaissant aussitôt que cette pression est supprimée. La dégradation progressive de la teinte érythémateuse, suivie d'une desquamation furfuracée, annonce la fin de cette affection, habituellement sans gravité. Cependant, aux régions frontale, temporale, occipitale et crânienne, l'érythème de l'insolation pourrait être accompagné de quelques accidents cérébraux, légers en eux-mêmes, mais néanmoins toujours à redouter, en raison des complications méningitiques, dont ils pourraient devenir la cause occasionnelle et déterminante.

LENTIGO (TACHES DE ROUSSEUR).

Le soleil exerce encore une autre action pathogénique sur la peau de l'enfant ; très-fréquemment ses effets irritants et congestionnants se produisent, se limitent sur le corps pigmentaire, dont la sécrétion est augmentée ; cette hypersécrétion se manifeste par des taches d'un jaune brunâtre, de dimension et d'aspect variables, appelées vulgairement *taches de rousseur*, *taches hépatiques*, non pas parce qu'elles proviennent d'une maladie du foie, mais parce qu'elles ont la couleur de cet organe. Dans le langage de la science, ces taches sont désignées sous le nom de *lentigo*, de *lentigines*, d'*éphélides*. Elles sont habituellement plus apparentes et plus nombreuses, quand les enfants ont été exposés à une chaleur intense ; elles sont beaucoup plus prononcées en été qu'en hiver ; quelquefois même elles disparaissent complètement en hiver, pour reparaître au printemps ; le plus souvent elles s'effacent complètement, définitivement et sans retour, tantôt à l'âge de la puberté, tantôt seulement vers l'âge de 25 à 30 ans.

ÉRYTHÈME DU FROID (ENGELURES).

Ainsi la chaleur n'est pas impunément supportée par la peau de l'enfant. Il en est de même du froid. Un froid intense l'irrite, la congestionne, la rougit, la tuméfie, et la rend très-douloureuse ; ces accidents congestionnels, qui se produisent sur toutes les parties découvertes, peuvent n'être que passagers et temporaires ; ils peuvent disparaître, quand les parties congestionnées sont soustraites au contact du froid. Mais ils peuvent aussi persister et rester définitifs ; ils constituent alors l'*érythème à frigore*, appelé aussi *érythème pernio*, connu encore sous le nom vulgaire d'*engelures*.

Les engelures siègent de préférence sur la surface dorsale des doigts et des orteils, au bout du nez, aux oreilles, au menton ; elles sont caractérisées par une coloration d'un rouge foncé, violacé, bleuâtre et luisant ; par une tuméfaction quelquefois considérable, et par une douleur vive et continue, douleur comparable à celle de la brûlure, s'exaspérant à la pression, au contact, au frottement des gants et des chaussures, s'exaspérant aussi sous l'influence du froid extérieur, et surtout de la chaleur du feu.

Les engelures commencent quelquefois avec l'hiver, et se prolongent, quelquefois, pendant toute sa durée ; leur intensité est souvent en rapport avec l'intensité du froid. Elles peuvent se terminer simplement et par résolution ; mais elles peuvent aussi s'ulcérer, se fissurer, se crevasser. Il en résulte alors des rhagades extrêmement douloureuses, et de véritables ulcérations, sanieuses, blafardes, de mauvais aspect, et d'une cicatrisation longue et difficile.

Les engelures, dont les premières atteintes se font sentir le plus habituellement vers l'âge de 2 à 3 ans, ne reparaissent plus ordinairement, ou du moins ne reparaissent que rarement, après l'âge de la puberté.

FIÈVRES ÉRUPTIVES.

Les fièvres éruptives exanthématiques et pseudo-exanthématiques, la roséole, la rougeole, la varicelle, la varioloïde, la variole, la scarlatine, sont aussi l'apanage de l'enfance. Sans doute ces maladies se rencontrent aussi, après l'âge de la puberté, et jusque dans l'âge mûr; mais elles y sont infiniment plus rares. Tous les enfants au contraire, presque sans aucune exception, en sont atteints. Il n'y a peut-être pas un seul enfant qui, de 1 an à 12 ans, ne soit affecté, une ou plusieurs fois, d'une ou de plusieurs de ces maladies. Y a-t-il, en effet, un seul enfant qui n'ait pas eu la roséole, ou la rougeole, ou la scarlatine, ou la varicelle? et, sans la vaccine, combien y en a-t-il qui échapperaient à la varioloïde ou à la variole? Il est donc permis de dire que toutes les fièvres éruptives appartiennent à l'enfance; et, pour rappeler la comparaison que nous faisions, au commencement de cette leçon, entre les végétaux et les affections cutanées, on peut dire que l'enfance est leur terrain et leur saison.

Toutes les dermatoses que nous venons de passer en revue : l'*eczéma fluent*, l'*impétigo*, l'*eczéma impétigineux*, l'*herpès*, le *lichen ruber*, l'*urticaire*, l'*eczéma lichénoïde*, l'*érythème papuleux*, l'*érythème intertrigineux*, *simple* ou *purifluent*, l'*érythème de l'insolation*, l'*érythème du froid*, le *strophulus*, avec ses différentes formes ; toutes les *éruptions pyrexiques ;* toutes ces maladies, si différentes les unes des autres, qui ont, toutes, leur caractère distinctif, leur physionomie spéciale et pathognomonique et leur individualité propre ; toutes, cependant, elles ont un point de ressemblance, un trait commun, qui les rapproche les unes des autres, et les range dans le même groupe. Ce trait de ressemblance, ce trait commun, c'est leur forme plus ou moins aiguë, plus ou moins inflammatoire. Toutes, en effet, quelles qu'elles soient dans leur nature : idiopathiques, ou symptomatiques, de cause externe locale, ou de cause interne générale, toutes sont des inflammations, des phlegmasies, des congestions actives, plus ou moins aiguës, plus ou moins inflammatoires de la peau ; et si elles étaient, toutes, de nature dartreuse, on pourrait dire de toutes, sans exception, ce que les anciens disaient de l'eczéma, qu'elles sont des *dartres vives*.

Or toutes ces maladies étant celles que l'on rencontre, sinon exclusivement, du moins le plus habituellement et dans l'immense majorité des cas, chez l'enfant, on peut poser et formuler, d'une manière générale, ce principe, à savoir : que *les maladies de la peau, chez l'enfant, se présentent presque toujours avec la forme aiguë, inflammatoire; et que, dans l'immense majorité des cas aussi, ces maladies, à caractère inflammatoire, à marche aiguë, rapide, sont en même temps des maladies à sécrétion humide, telles que l'eczéma fluent, l'impétigo, l'eczéma impétigineux, l'eczéma lichénoïde, l'herpès, la varicelle, l'érythème purifluent.*

Telle est, messieurs, l'idée que vous devez vous faire de la pathologie cutanée de l'enfance.

La peau de l'enfant est trop fine, trop vivante, trop vivace, si vous le voulez; elle a une vitalité trop grande; sa circulation est trop active; son influx nerveux, trop abondant; sa température, trop élevée; ses sécrétions, sébacée et sudorale, trop abondantes aussi; elle est, en un mot, un terrain trop riche pour que ses produits ne soient pas pourvus, eux-mêmes, des mêmes caractères; pour qu'elle ne leur donne pas quelque chose de sa physionomie vive et animée, et de sa constitution exubérante de richesse et de vitalité. Vous avez pu remarquer, en effet, que les dermatoses de l'enfant sont toutes celles dont le développement exige la plus grande dose de force vitale et d'activité physiologique. C'est la végétation du printemps, avec toute sa sève et toute sa vigueur, dans le sol le plus fécond.

Mais dans les terrains les plus fertiles poussent quelquefois des plantes qui ne devraient pas s'y rencontrer, qui s'y trouvent, en quelque sorte, par aventure et comme dépaysées; il en est ainsi, chez l'enfant, pour certaines affections cutanées, pour le psoriasis, par exemple.

PSORIASIS.

Le psoriasis a été appelé, avec raison, la *dartre morte*, par opposition à l'eczéma, la *dartre vive et chaude*. Ce qu'il lui faut pour son développement, c'est une peau sèche, épaisse, aride, à feuillet épidermique épais lui-même. Aussi a-t-il pour terrain favori et pour siége d'élection le dos, la partie externe des membres, les coudes, les genoux. La peau, dans ces régions, est faite pour lui, car il n'est, en quelque sorte, que l'exagération des qualités physiologiques de cette peau ; épaississez-la, desséchez-la davantage ; épaississez surtout son feuillet épidermique, et, par cela seul, vous avez presque le psoriasis ; le psoriasis, c'est-à-dire l'affection qui détruit, qui tue la vitalité de la peau, qui tarit ses sécrétions humides, qui la dessèche, qui l'hypertrophie, qui lui enlève son élasticité, qui la momifie, la pétrifie, et la transforme en une peau de poisson ou de pachyderme.

La peau de l'enfant n'a donc rien qui convienne au psoriasis ; la minceur de sa couche épidermique ne saurait lui fournir ses squames épaisses ; l'abondance de ses sécrétions humides contrarierait son œuvre de dessèchement et de pétrification. Aussi est-il très-rare chez l'enfant : c'est un fruit de l'été et de l'automne, c'est-à-dire de l'âge mûr et du commencement de la vieillesse ; le printemps, c'est-à-dire l'enfance, n'est pas sa saison. Le plus souvent il ne se développe qu'à partir de 15 à 20 ans ; rarement on le voit avant 15 ans. Il y a des cas cependant où il fait son apparition dès l'âge de 5 à 7 ans, mais ces cas sont des exceptions ; ils sont très-rares. Depuis plus de quinze ans que nous sommes à l'hôpital Saint-Louis, nous n'en avons vu que trois ou quatre, et un nombre à peu près égal dans notre clientèle civile.

PRURIGO.

Les mêmes considérations anatomo-physiologiques s'appliquent au *prurigo*, dont la lésion mère est une papule, sans aucune sécrétion, sèche ou humide. Cependant le système nerveux joue, dans le prurigo, un rôle très important, puisqu'on peut le considérer comme n'étant qu'une hyperesthésie des papilles nerveuses hypertrophiées, et enveloppées d'éléments conjonctifs, et de proliférations dermiques hypertrophiées. Aussi, par cette raison, il est moins rare, chez l'enfant, que le psoriasis. La peau de l'enfant, en effet, lui offre généralement toute l'innervation dont les désordres, les écarts et les excès sont un de ses caractères principaux et distinctifs. Nous avons vu quelquefois le prurigo se développer chez des enfants de 2 à 3 ans, avec une grande intensité. Ces cas ne sont pas communs, et presque toujours les enfants qui en sont affectés sont plus ou moins malingres, ou du moins d'une constitution défectueuse, en sorte que leur peau n'a pas toutes les qualités vitales et physiologiques qui appartiennent à la peau de l'enfant, jouissant de tous ses attributs de force et de santé. Contre le prurigo, prescrivez, comme traitement externe, les badigeonnages à l'huile de cade, pure, ou mitigée avec la glycérine; les bains alcalins et sulfureux; les affusions froides, ou les bains de vapeur. Comme traitement interne, l'huile de foie de morue, le fer, le quinquina, l'arsenic.

PITYRIASIS (DARTRE FARINEUSE).

Le *pityriasis* est assez fréquent chez les enfants, depuis l'âge de 2 à 3 ans jusqu'à 15 ans. Il occupe deux siéges : tantôt on le voit au visage, sur les joues, sur le nez, sur le cou ; et, presque toujours, les surfaces qu'il occupe, et desquelles se détachent des squames furfuracées, sont légèrement rosées ; c'est donc le *pityriasis rubra*, résultat et conséquence d'une inflammation légère, ou du moins d'un état congestif du derme, occasionné par le froid, par la chaleur, et surtout par certains vents du nord, âpres et secs, qui soufflent au printemps, et que l'on a désignés sous le nom vulgaire de *hâles de mars*.

Quelques cataplasmes de fécule de pommes de terre, ou de pommes de reinette, enlèveront rapidement ce petit désordre phlegmasique.

Le *pityriasis capitis*, ou *pityriasis alba*, n'est pas moins commun. Il peut être causé et entretenu par l'action irritante du peigne, ou d'une brosse trop dure, sur un cuir chevelu délicat, susceptible, et qui n'a pas encore acquis le degré de force et de résistance qu'il aura plus tard. On peut encore le regarder comme étant déjà l'expression du principe herpétique ou dartreux.

ACNÉ.

L'*acné* est très-rare, chez l'enfant, avant l'âge de 10 à 12 ans ; mais à partir de cet âge on peut la trouver, et sous toutes ses formes, principalement sous sa forme *bou-*

torneuse. C'est ainsi que l'acné *miliaire*, et l'acné *tuberculeuse*, constellent assez fréquemment le front, les joues, le dos et la poitrine de l'enfant de 10 à 15 ans; à cet âge de la vie, le jeune garçon semble en être plus souvent atteint que la jeune fille. Dans sa forme *fluente*, l'acné est encore assez commune; elle est plus rare dans sa forme couperosique. Nous soignons en ce moment un jeune homme de 16 ans dont le nez est couperosé depuis l'âge de 11 à 12 ans. Prescrivez, contre l'acné, des lotions quotidiennes, faites deux fois par jour avec la liqueur suivante, dont on met une grande cuillerée, pour chaque lotion, dans un verre d'eau :

Sulfure sec de potassium	5 grammes.
Teinture de benjoin	5 grammes.
Eau.	300 grammes.

ICHTHYOSE.

Vous verrez assez fréquemment, chez l'enfant, des cas d'*ichthyose;* cette affection est congénitale, le plus souvent; quelquefois elle n'apparaît que du quatrième au cinquième mois; elle est héréditaire. Sous son influence, la peau de l'enfant devient semblable à une peau de poisson (ἰχθὺς, *poisson*), d'où le nom *ichthyose*. Sa surface est écailleuse; ces écailles sont tantôt brillantes et d'un beau blanc; c'est alors l'ichthyose *nacrée;* tantôt elles sont fines, minces, furfuracées; c'est l'ichthyose *farineuse;* tantôt elles sont noires, épaisses, fortement adhérentes au derme sous-jacent, dont elles ne se détachent que difficilement. Quelquefois même elles sont tellement imbriquées, qu'il est impossible de les séparer;

elles forment alors une masse tégumentaire, épaisse, sèche, rugueuse, où les plis de la peau sont fortement accusés par des lignes saillantes et des dépressions alternées, ce qui donne, au toucher, la sensation d'une râpe ; c'est l'ichthyose *noire* ou *éléphantiasique*, dont je vous présente ici un beau spécimen, moulé sur un enfant, et appartenant à notre musée. D'autres fois enfin, les squames sont épaisses, mais détachées du derme sous-jacent, auquel elles adhèrent seulement par une de leurs faces. Elles se dressent, s'adossent, se soudent les unes aux autres, forment des excroissances saillantes, pointues et piquantes, donnant au toucher la sensation de cornes acérées ; c'est l'ichthyose *cornée*.

Quelle que soit la forme sous laquelle elle se présente, l'ichthyose est toujours une maladie, ou plutôt une difformité épidermique ; c'est une déviation de la sécrétion épidermique, existant en l'absence de toute maladie du derme et d'un trouble fonctionnel quelconque.

Cette affection est incurable. Cependant M. Lailler, notre collègue, a institué contre elle une excellente médication que nous vous recommandons : il fait frotter, deux fois par jour, les malades avec un glycérolé d'amidon ainsi composé :

Amidon pulvérisé	10 grammes.
Eau distillée de laurier-cerise. .	15 grammes.
Glycérine.	150 grammes.

Tous les deux jours, il prescrit un bain savonneux, ou alcalin, et, au bout de huit à dix jours, la peau est devenue souple, douce, satinée, les squames ont disparu. Est-ce là une véritable guérison ? — Non, c'est seulement une guérison temporaire, mais renouvelable à volonté, par le même traitement.

Après vous avoir montré toutes les maladies qui sont, en quelque sorte, le propre de la pathologie cutanée de l'enfant, qui lui sont habituelles, spéciales, et qui la caractérisent, je devais, pour être complet, mentionner aussi celles qui ne s'y rencontrent que plus rarement, à titre exceptionnel, moins souvent, ou pas plus souvent qu'aux autres âges de la vie.

PEMPHIGUS ; PURPURA.

Pour clore la nomenclature de ces dernières affections, je ne dois pas oublier le *pemphigus* et le *purpura*. Ce sont encore deux maladies cutanées qui n'ont rien de spécial à l'enfance, qui existent chez elle, de même qu'aux autres âges de la vie. Le pemphigus et le purpura sont de toutes les périodes de la vie infantile. On voit le pemphigus le premier jour de la naissance, quand il est syphilitique ; on le voit au dixième, au douzième jour, quand il est épidémique, et à toutes les époques de la vie infantile, quand il est pseudo-exanthématique, ou cachectique. Ce matin même, je vous ai fait observer un cas remarquable de pemphigus cachectique, chez un enfant de 8 ans. Dans ce cas, comme traitement local, faites un pansement par occlusion, avec de la ouate, et donnez, à l'intérieur, des toniques, en raison du mauvais état général dont le pemphigus est la manifestation.

Le *purpura* se produit également pendant toute la durée de l'enfance. Aujourd'hui, à notre grande consultation du vendredi, j'ai été assez heureux pour vous en présenter un très-bel exemple, siégeant aux deux membres inférieurs, chez un enfant de 7 ans. Chez l'enfant, comme chez l'adulte, le purpura est ordinairement apyrétique et à forme chronique; il est aussi quelquefois précédé et accompagné d'un état général de faiblesse, d'inappétence et de fièvre; c'est alors une *fièvre purpurique*. Les petits malades, comme celui que je vous ai fait voir, sont courbaturés et sans force; ils marchent difficilement, ont peine à se tenir debout; ils doivent garder le lit; la dégradation progressive des teintes purpuriques, lie de vin, leur coloris devenant plus foncé, plus sombre, jaune brun, annonce la résolution de la maladie, et la guérison prochaine, qui s'opèrent en quelque sorte spontanément, à l'aide du repos et de quelques boissons acidules.

CINQUIÈME LEÇON

Maladies de la peau chez l'enfant (*suite*).

NATURE ET TRAITEMENT DES DERMATOSES INFANTILES.

Messieurs,

Après vous avoir montré l'enfant dans sa constitution physiologique, après vous avoir donné une idée de la dermatologie infantile, au point de vue du nombre, de la physionomie, des caractères et des symptômes des diverses affections cutanées qui la constituent, il nous faut maintenant examiner ces mêmes affections relativement à leur étiologie, à leur nature et à leur traitement.

TRAITEMENT DES AFFECTIONS CACHECTIQUES INFANTILES. — DE LA MANIÈRE DONT IL FAUT NOURRIR LES ENFANTS.

Le purpura et le pemphigus (je laisse de côté le pemphigus syphilitique) sont, chez l'enfant, comme chez l'adulte, le signe et l'expression d'une constitution fatiguée, d'un état général mauvais ; aussi, dans leur traitement, sera-t-il nécessaire d'insister sur une médication générale tonique, analeptique, et surtout sur une bonne et succulente alimentation.

L'homme adulte peut supporter, sans en être pathologiquement affecté, une nourriture insuffisante, incomplète et de mauvaise nature; l'enfant ne la supporte pas. Ses forces ont besoin d'être incessamment et convenablement réparées; et, d'autre part, il faut qu'il trouve dans ses aliments, non pas seulement le soutien de son état physiologique, mais encore l'élément de sa croissance. Aussi la diète est-elle dangereuse pour les enfants; ils ne la supportent pas; elle les abat et les fait rapidement tomber dans l'épuisement et le dépérissement. Mais il ne suffit pas que l'enfant soit nourri, il faut encore qu'il reçoive une alimentation en harmonie avec les exigences de son âge et la faiblesse de ses organes digestifs.

Rien ne remplace, pour le nouveau-né, l'allaitement. Rien ne vaut, pour lui, le lait maternel, mais à la condition, bien entendue et bien formelle, que le lait maternel soit d'une bonne qualité, et que la mère elle-même soit d'une santé assez robuste pour supporter, sans en être incommodée, toutes les fatigues de l'allaitement. La mère a le devoir d'être nourrice, quand elle le peut; mais elle a aussi le devoir de faire, dans l'intérêt de son enfant, le sacrifice de cette satisfaction maternelle, quand elle ne peut être qu'une nourrice insuffisante, et incapable de fournir, à son enfant, tous les éléments vitaux dont il a besoin.

A défaut de sa mère, le nouveau-né doit donc avoir une nourrice étrangère. Si cela est impossible, il faut bien alors le nourrir artificiellement, et remplacer le sein par du lait de chèvre ou du lait de vache. Dans les deux ou trois premiers mois de la vie, ce lait, pour être d'une digestion plus facile, doit être bouilli, un peu sucré, légèrement aromatisé avec un peu d'eau de fleurs d'oranger, et coupé, dans la proportion d'un quart environ de son volume, avec une décoction d'orge ou de gruau. Mais, à partir du troisième mois, le lait doit être donné pur, sans mélange et au gobelet, afin d'éviter à l'enfant les efforts et la fatigue de l'aspiration du biberon.

Un lait de chèvre ou de vache, d'une bonne qualité, suffit seul, et à l'exclusion de toute autre chose, pour nourrir l'enfant jusqu'à l'âge de douze à quinze mois.

Vers cette époque, ajoutez au lait pur, qui restera la seule boisson, deux ou trois petits potages de tapioca ou de semoule cuits aussi dans le lait. De dix-huit mois à deux ans, remplacez les potages au lait par des potages au bouillon ou au beurre. Trois potages de pâtes ou de pain, bien cuits, au lait, au bouillon ou au beurre, additionnés, une ou deux fois, d'un jaune d'œuf; et, dans l'intervalle des potages, trois ou quatre verres de lait par jour; telle doit être la nourriture de l'enfant jusqu'à 3 ou 4 ans. Ce n'est qu'alors que vous pourrez, sans inconvénient, varier l'alimentation et y faire entrer la viande grillée, rôtie, saignante, le vin, quelques légumes et quelques fruits. Jusque-là les organes digestifs faibles et délicats ont besoin d'une nourriture uniforme, facilement digestive et assimilable, et en même temps richement pourvue de tous les meilleurs et de tous les plus substantiels principes nutritifs.

Bien différente est la manière habituelle de nourrir les enfants, surtout dans les classes ouvrières. Si le nouveau-né est élevé au sein, la nourrice, que ce soit sa mère ou une femme étrangère, est astreinte à un travail pénible, quelquefois au-dessus de ses forces ; elle n'a souvent de repos ni jour ni nuit. Son alimentation est grossière, défectueuse ; son hygiène est déplorable et contraire à toutes les règles ; aussi son lait est-il insuffisant, de mauvaise qualité. Pour y suppléer, et sous prétexte de rafraîchir l'enfant, on lui donne, au biberon, de l'eau panée, de l'eau d'orge ou de gruau ; pour le fortifier, on lui fait manger de la bouillie de farine, épaisse, indigeste et mal cuite ; de la purée de pommes de terre, de haricots ou de lentilles ; et, dès l'âge d'un an, sa nourriture est la même que celle de toute la famille.

Aussi ces malheureux petits êtres s'élèvent mal ; leurs membres restent grêles, maigres et sans vigueur ; leur ventre se développe et devient démesurément gros ; leur figure est amaigrie et ridée, et leur peau, sèche, aride et parcheminée, se couvre de prurigo, de purpura, de pemphigus, quand ce n'est pas d'ecthyma et même de rupia.

Nous l'avons déjà dit et nous le répétons : chez l'enfant, comme chez l'adulte, ces maladies cutanées sont le signe d'une constitution affaiblie et plus ou moins détériorée ; or, chez l'enfant, la cause la plus habituelle, la plus fréquente de cette détérioration constitutionnelle, c'est la mauvaise nourriture, c'est la mauvaise hygiène, c'est le défaut d'air et de soins de propreté. Par conséquent, en présence de l'une ou de l'autre de ces maladies, c'est de ce côté-là que le traitement doit être dirigé. Il faudra modifier la nourriture du petit malade, suivant son âge, et d'après les règles que nous avons établies plus haut ; il faudra le placer, autant que possible, dans de meilleures conditions d'habitation, d'aération, et tenir tout son corps dans un état de propreté irréprochable.

Indépendamment de ces soins hygiéniques, toujours indispensables, on pourra, dans certains cas, et suivant l'âge de l'enfant, lui faire prendre du vin de quinquina, ou de gentiane, et quelques boissons amères et dépuratives, telles que les infusions de houblon, de petite centaurée, de germandrée ; on pourra aussi, mais toujours en tenant compte de son âge, lui faire prendre, à chacun de ses repas, quelque préparation ferrugineuse : ainsi du sirop de protoiodure de fer, de l'essence ferrugineuse de salsepareille de Fontaine ; des pastilles de chocolat ferrugineux de Julliard ; on pourra encore lui donner, en même temps, d'autres médicaments, altérants et reconstituants, tels que l'huile de foie de morue, le vin iodé de Julliard, le vin ferrugineux d'Yvon, le sirop de phosphate de chaux, l'eau de la Bauche, etc. Quant au traitement local, il sera le même que chez l'adulte : dans le pemphigus, ce sera l'occlusion avec la ouate ; dans le prurigo, ce sont les badigeonnages avec la teinture d'iode, avec l'huile de cade ; les onctions avec une pommade sulfureuse ; les bains alcalins alternant avec les bains sulfureux.

TRAITEMENT DE L'ACNÉ ET DU PITYRIASIS.

Chez l'enfant comme chez l'adulte, vous traiterez l'acné au moyen de lotions prolongées, répétées deux ou trois fois par jour, et faites avec la solution composée suivante, dont on met une cuillerée à soupe dans un verre d'eau froide :

Sulfure sec de potassium	5 grammes.
Teinture de benjoin	5 grammes.
Eau.	300 grammes.

La même lotion sera employée utilement contre le *pityriasis capitis* et contre le *pityriasis* de la face et du cou, à moins que les squames ne se détachent d'une surface érythémateuse; dans ce cas, on aurait affaire à un *pityriasis rubra* inflammatoire, aigu, et alors on couvrirait les surfaces malades de cataplasmes de fécule de pommes de terre bien cuits, réduits en gelée, qui, au bout de deux ou trois jours, calmeraient les accidents.

Contre le pityriasis alba, de la tête ou de la face, ne présentant aucun caractère phlegmasique, affectant la forme chronique et vulgairement appelé *dartre farineuse*, on pourra employer, en lotions répétées, non seulement la liqueur indiquée ci-dessus, mais encore la solution suivante :

Eau distillée alcoolisée.	150 grammes.
Sublimé.	1 gramme.

dont on mettra une grande cuillerée dans un verre d'eau froide. Ou bien on touchera légèrement, plusieurs fois par jour, les surfaces malades, avec de l'huile de cade de génevrier pure ou étendue plus ou moins d'huile d'amandes douces, ou bien de glycérole d'amidon. Ou bien encore on fera une onction légère, deux fois par jour, avec la pommade suivante :

Glycérole d'amidon	50 grammes.
Fleurs de soufre	10 grammes.

Quelques applications de ces topiques suffiront pour modifier un état pathologique cutané, développé sous l'influence d'une cause purement locale et n'ayant aucune racine dans l'économie.

TRAITEMENT DU PRURIGO ET DU PSORIASIS.

Mais il n'en est pas ainsi du prurigo et du psoriasis; ce sont, chez l'enfant, nous l'avons déjà dit, deux affections rares; mais néanmoins il faut savoir comment les combattre, quand elles se présentent. Comme nous le disions tout à l'heure, il y a un *prurigo* symptomatique d'un état général mauvais et tenant à des conditions défectueuses de nourriture et d'hygiène; mais il y en a un autre, *herpétique*, c'est-à-dire symptomatique d'une constitution vicieuse appelée *herpétis* ou *herpétisme*. Il en est de même du psoriasis; dans les cas peu fréquents où il existe chez l'enfant, il est *herpétique* ou dartreux, ce qui est la même chose.

La *syphilis*, quand elle ne l'a pas saisi dès sa vie intra-utérine, atteint le nouveau-né dès les premières semaines de son existence; il n'a pas encore un mois que déjà, souvent, apparaissent dans sa zone génitale, sur sa poitrine, à ses commissures buccales, sur son front et dans ses régions palmaires et plantaires, les efflorescences syphilitiques.

L'*herpétis* est plus tardive dans ses manifestations; l'eczéma, si commun dans les premiers mois et jusque dans les premières années de la vie infantile, n'est point herpétique, comme nous l'établirons plus tard. C'est habituellement par le prurigo que l'herpétis s'annonce chez l'enfant, et ce n'est que vers la troisième ou quatrième année. Le psoriasis n'apparaît que vers la cinquième ou la sixième année, et c'est ordinairement avec sa forme la plus discrète, c'est-à-dire avec sa forme *punctata*, ou sa forme *guttata*.

Le traitement de ces deux affections herpétiques sera le même que chez l'adulte, avec les atténuations commandées par l'âge du petit malade. Ainsi, à l'intérieur, on donnera l'arsenic de la manière et à la dose suivantes :

Arséniate de soude.	5 centigr.
Eau distillée.	200 grammes.

Une cuillerée à dessert ou même seulement une cuillerée à café de cette solution à chacun des trois repas.

En même temps, on donnera du vin de quinquina, du sirop de protoiodure de fer ou de l'huile de foie de morue. N'oubliez pas, en effet, que la diathèse herpétique est hyposthénisante, qu'elle affaiblit et débilite ceux qui en sont atteints ; par conséquent, tout en l'attaquant par l'arsenic, c'est-à-dire par le médicament qui est, contre elle, presque un *spécifique*, vous devrez, par une médication analeptique, vous efforcer de détruire les effets fâcheux qu'elle produit sur la constitution. Le traitement local sera le même que chez l'adulte ; seulement vous n'emploierez pas pure l'huile de génevrier, qu'une peau trop fine et trop délicate ne supporterait pas ; vous l'étendrez d'huile d'amandes douces ou de glycérole d'amidon. Vous aurez soin de faire, chaque jour, sur toute l'étendue du corps, une ou deux frictions savonneuses, et de donner, par semaine, deux ou trois bains généraux, légèrement alcalinisés.

GOURMES ; MALADIES LAITEUSES.

Il nous faut maintenant vous parler de la nature et du traitement des dermatoses les plus habituelles de l'enfant, de celles que nous vous avons montrées comme étant à la fois la double conséquence pathologique et de sa constitution tout entière et spécialement de la constitution anatomo-physiologique de sa peau.

Que devez-vous donc penser de ces éruptions eczémateuses et impétigineuses si communes, j'allais presque dire si constantes, du cuir chevelu et de la face, aux différentes époques de la vie infantile, depuis ses premiers mois jusqu'à cinq ou six ans ? vous contenterez-vous de l'explication que nous vous en avons donnée, ou en chercherez-vous une autre?

Ces éruptions sont désignées sous deux noms vulgaires, également mauvais. Le premier de ces noms, n'a, par lui-même, aucune signification, c'est le nom de *gourmes;* il est emprunté à la médecine vétérinaire ; il désigne une affection qu'on prétend être particulière aux chevaux, et sur la nature de laquelle on n'est pas très bien fixé. Les caractères principaux de cette affection sont l'écoulement de mucosités par les fosses nasales et le gonflement des glandes de la ganache ; vous voyez que ce nom ne convient aucunement au sujet qui nous occupe.

Le second n'est pas meilleur, car il consacre une erreur ; c'est le nom de *croûtes laiteuses.* Les anciens dermatologistes attribuaient au lait, et sur les enfants et sur les nourrices, une influence morbide qu'il ne possède, en réalité, ni sur les uns, ni sur les autres. Chez les enfants à la mamelle, les *croûtes laiteuses* étaient la conséquence de l'usage d'un mauvais lait. Chez les femmes, nourrices ou non nourrices, les *croûtes laiteuses,* les *dartres laiteuses*, les *laits répandus*, les *galons laiteux* (dénominations diverses d'une seule et même maladie, la *maladie laiteuse*), dépendaient, soit d'une sécrétion laiteuse, mal établie, difficile, insuffisante, en d'autres termes, d'une montée laiteuse incomplète, soit, au contraire, d'une sécrétion laiteuse persistant au delà de l'allaitement et n'ayant pas été tarie par l'usage des médicaments *anti-laiteux*, donnés à trop faibles doses, ou trop tôt supprimés.

Les enfants, disaient les anciens, tétant un lait mauvais, ont, par cela même, le sang altéré, et cette altération du sang se traduit par des éruptions que l'on doit appeler *laiteuses*, puisqu'elles proviennent de la qualité défectueuse du lait dont ils sont nourris.

Chez la femme nouvellement accouchée, disaient-ils encore, lorsque le lait ne monte pas, ou lorsqu'il monte mal, c'est parce qu'il se mêle au sang, c'est parce qu'il se répand dans le sang, et alors la masse du sang en est viciée ; et le même vice du sang se produit encore lorsque, après l'allaitement terminé, les seins restent plus ou moins engorgés par un lait devenu sans utilité, sans raison d'être, et qui n'a plus d'écoulement puisque l'enfant ne tète plus.

Telle est, en quelques mots, la théorie de ces prétendues *maladies laiteuses* auxquelles, maintenant, personne ne croit plus, que personne n'admet plus, et dont l'énoncé seul est une suffisante réfutation.

Ainsi donc, pour apprécier à leur valeur étiologique, et suivant leur nature, les éruptions eczémateuses ou impétigineuses de l'enfance, vous n'aurez aucun compte à tenir de tout ce qui a rapport au lait.

SCROFULIDES BÉNIGNES, PRIMITIVES, SUPERFICIELLES

Mais voici une autre théorie, plus sérieuse et plus digne de notre attention, non pas parce qu'elle est plus vraie, mais parce qu'elle est l'œuvre de l'un des plus grands dermatologistes modernes, d'un de nos maîtres les plus illustres, dont le nom est et restera certainement l'un des plus beaux fleurons de la glorieuse auréole de l'hôpital Saint-Louis; vous avez tous, comme moi, nommé M. Bazin.

Pour M. Bazin, presque toutes les affections cutanées qui sont le propre de la première enfance, qui lui appartiennent en quelque sorte de fait et de droit, puisqu'il n'y a peut-être pas un seul enfant qui soit exempt d'une ou de plusieurs d'entre elles; toutes ces affections cutanées, si communes, que nous voyons à des degrés divers chez presque tous les enfants, sans exception, sont de *nature scrofuleuse;* ce sont des *scrofulides*. Et comme elles sont nombreuses, M. Bazin en fait trois groupes. Dans le premier groupe, il range les affections *érythémateuses*, sous le nom de *scrofulides érythémateuses*. Pour ce qui regarde l'enfant, ce sont l'*érythème papuleux induré* et l'*érythème pernio*, ou *engelures*. Dans le deuxième groupe, qui comprend les *scrofulides exsudatives*, il place l'eczéma, l'impétigo, l'eczéma impétigineux de la tête et de la face, et l'acné miliaire. Dans le troisième groupe, ce sont les *scrofulides boutonneuses*, personnifiées par le strophulus, par le prurigo et le lichen.

Ainsi, pour M. Bazin, toutes ou presque toutes les affections cutanées de la première enfance; toutes ou presque toutes ces affections dont nous vous avons montré le caractère aigu, inflammatoire; toutes ces affections, que nous avons rattachées tantôt à des causes externes, ou à des causes locales agissant sur une peau fine, impressionnable, et toujours disposée à l'inflammation, tantôt à des troubles et à des états pathologiques internes et généraux, mais passagers ; toutes ces affections, dis-je, qui sont le type, la caractéristique et le résumé de la dermatologie infantile, M. Bazin en fait des affections scrofuleuses. Il les divise en trois classes : *scrofulides érythémateuses*, *scrofulides exsudatives*, *scrofulides boutonneuses*, et à l'ensemble de ces trois classes il donne le nom de *scrofulides primitives superficielles*. et *bénignes*.

Messieurs, quand des faits ont été bien observés ; les réunir, d'après leurs caractèrescommuns ou similaires, en un seul faisceau; les classer avec un discernement habile et judicieux; s'élever de tous les détails minutieux de l'analyse aux généralités de la synthèse ; savoir trouver et faire ressortir la signification et la raison d'être de ces faits ; en déduire des théories, des principes scientifiques et des données doctrinales, c'est le propre d'un esprit philosophique et d'une intelligence d'élite. Mais pour que ces données doctrinales, pour que ces principes scientifiques soient vrais, pour qu'ils aient force de loi, pour qu'ils ne soient pas de simples visées systématiques, au lieu d'être l'affirmation solidement établie et la lumineuse démonstration d'une vérité inattaquable, il faut deux conditions : la première, c'est que les faits aient été observés avec un esprit rigoureux, impartial, exempt de tout parti pris et de toute idée préconçue ; la seconde, c'est que les conséquences et les conclusions doctrinales, tirées de ces faits, soient à leur tour rigoureuses, légitimes, et parfaitement conformes aux données de la raison, de l'expérience et de l'observation.

Or, si l'expérience et l'observation nous apprennent que tous, ou presque tous les enfants, ont de l'eczéma du cuir chevelu, ou de l'impétigo aigu de la face, ou de l'impétigo *granulata* de la tête, ou du strophulus, ou des engelures, est-il admissible que tous ou presque tous les enfants soient *scrofuleux?* et pourtant, s'il est admis que ces affections sont des *scrofulides*, il faut bien admettre aussi que les malades qui en sont atteints sont des *scrofuleux;* car c'est la nature de la maladie qui fait la nature du symptôme par lequel cette maladie se traduit. Il n'y a pas plus de *scrofulides* sans *scrofuleux* qu'il n'y a de *syphilides* sans *syphilitiques*. Rappelez-vous cette parole de l'Évangile : « *On ne cueille pas des figues sur des ronces, ni des raisins sur des épines.* » Cette doctrine, à son simple énoncé, révolte donc la raison, en même temps qu'elle est démentie par l'expérience et par l'observation.

Quels sont en effet les caractères pathognomoniques spéciaux assignés par M. Bazin à ces *scrofulides bénignes primitives, superficielles, érythémateuses, exsudatives et boutonneuses?* — Il n'y en a aucun qui soit nettement formulé, qui établisse une différence tranchée, facile à saisir entre toutes ces affections, et celles qui relèvent de l'herpétis, de troubles internes passagers, ou simplement de causes externes. Or, s'il n'y a pas de *scrofulides* sans *scrofuleux*, il n'y a pas non plus de *scrofulides* sans caractères propres, spéciaux pathognomoniques, n'appartenant qu'à elles, et établissant entre elles et toutes les autres affections similaires une différence nette et saillante, constituant leur individualité morbide, et leur valeur séméiotique spéciale.

D'autre part, comment admettre et comment croire que la scrofule, la plus tenace, la plus persistante, la plus longue de toutes les maladies, la plus lente et la plus torpide dans sa marche, toujours essentiellement chronique, puisse être représentée par des affections, dont quelques-unes, comme l'impétigo, comme le strophulus, ont les allures les plus aiguës, la durée la plus courte, quand elles sont bien soignées (de cinq à quinze jours), et qui, toutes, paraissent et disparaissent, sans laisser aucune trace?

— Mais, nous dirait M. Bazin, vous êtes en opposition avec vous-même; votre thérapeutique contredit votre théorie et me donne raison, puisque, comme moi, vous prescrivez, dans le cours de ces maladies, une médication anti-scrofuleuse.

— Illustre maître, lui répondrions-nous, oui, comme vous, et plus que vous, peut-être, nous prescrivons à ces petits malades de l'huile de foie de morue, du sirop de protoiodure de fer, du sirop de phosphate de chaux, du vin de quinquina, du vin de gentiane, du houblon. Mais nous en prescrivons aussi à tous les âges, et dans un très-grand nombre d'états pathologiques différents. Ainsi nous en donnons habituellement, en même temps que le mercure, et que l'iodure de potassium, dans toute l'évolution et dans toute la durée des accidents secondaires et tertiaires de la syphilis; nous en donnons très souvent aussi, en même temps que l'arsenic, dans l'herpétis; nous en donnons encore dans toutes les dermatoses qui sont, ou qui peuvent être, *cause* ou *effet* d'affaiblissement, de détérioration constitutionnelle, de cachexie : ainsi dans les affections à sécrétion très abondante, comme dans l'eczéma fluent généralisé, dans le pemphigus, dans le rupia, dans l'herpétide exfoliatrice.

Or, en conclurez-vous que je considère tous les syphilitiques, tous les herpétiques et tous les cachectisés comme des scrofuleux? l'anémie n'est-elle pas une des plaies de notre époque pathologique? ne la trouvons-nous pas presque partout, à tous les âges, comme dans toutes les positions sociales, et dans une infinité de maladies différentes? Et si, à chaque instant, et dans les cas les plus divers, nous devons avoir recours aux analeptiques, aux altérants, n'est-ce pas surtout dans l'enfance? L'enfant, principalement dans nos grandes villes, et quelles que soient les affections dont il est atteint n'a-t-il pas toujours, ou presque toujours, besoin d'être tonifié? Et ne faut-il pas, presque toujours, qu'une médication reconstituante et altérante aille de pair avec le traitement spécial, indiqué par tel ou tel état pathologique n'ayant rien de commun avec la scrofule?

Ainsi la médication analeptique ne prouve rien, en faveur de la nature scrofuleuse, que nous ne reconnaissons pas à ces dermatoses. Sans doute, nous ne le nions pas, elles peuvent exister chez des scrofuleux; elles sont alors la complication de la scrofule, mais elles ne sauraient en être le symptôme et le cachet.

— Mais, nous dirait encore M. Bazin, la preuve que chez l'enfant l'eczéma, l'impétigo, les engelures, l'érythème papuleux, l'érythème induré, le strophulus, le prurigo, le lichen, sont bien réellement des affections *de nature scrofuleuse*, et qu'elles doivent être dénommées *scrofulides*, c'est qu'elles existent chez des scrofuleux, et qu'elles s'y montrent avec certains caractères spéciaux, qu'il ne vous est permis ni de méconnaître, ni de passer sous silence ; ces caractères sont : la lenteur de la marche, la longueur de la durée, l'abondance des sécrétions, l'absence de douleur et de réaction générale.

— Très savant maître, répondrions-nous à M. Bazin, oui, nous reconnaissons, avec vous, que ces affections existent souvent chez des enfants scrofuleux. Mais, à votre tour, veuillez reconnaître avec nous qu'elles existent aussi, et le plus souvent, chez des enfants qui ne sont nullement scrofuleux. Or il n'en faut pas davantage pour que nous leur refusions le qualificatif de *scrofulides*. La même affection, en effet, ne peut pas être tantôt d'une nature et tantôt d'une autre ; aujourd'hui blanche, demain noire, à moins de se présenter alors avec des caractères tout à fait différents, et tout à fait spéciaux. Or cette différence, cette spécialité de caractères, vous ne nous la montrez pas, par la raison toute simple qu'elle n'existe pas. Vous nous dites, il est vrai, que, chez les scrofuleux, ces affections sont plus lentes dans leur évolution ; d'une durée plus longue ; qu'elles sont moins prurigineuses, et moins fécondes en accidents réactionnels, locaux et généraux. — Mais ne voyez-vous pas que cette modification dans leur manière d'être, dans leur physionomie, est la conséquence du terrain dans lequel elles se sont développées ? Chez les scrofuleux, les sens ne sont-ils pas plus ou moins obtus ? La sensibilité n'est-elle pas émoussée ? Les réactions générales ne sont-elles pas toujours très peu prononcées, même dans les maladies où habituellement elles le sont le plus ? Quand la syphilis a pris racine chez un scrofuleux, voyez comme sa durée devient, par cela même, interminable, et comme l'évolution des syphilides est plus lente et plus torpide. Or, direz-vous que ces *syphilides* sont devenues des *scrofulides?* Non, assurément : mais vous direz que la syphilis est modifiée dans ses allures habituelles par la scrofule.

Il en est ainsi des prétendues *scrofulides bénignes primitives, exsudatives, érythémateuses et boutonneuses superficielles.* Ce sont des affections étrangères par leur nature à la scrofule, mais qui, venant à se développer dans une constitution scrofuleuse, en reçoivent, de même que toutes les autres maladies, comme une atteinte à leur manière d'être habituelle, et comme une sorte de contre-coup.

En soutenant cette manière de voir, si nous avons le regret de nous mettre en opposition avec un maître éminent, dont nous entourons la mémoire de tous nos respects, nous avons, en revanche, la satisfaction de nous abriter derrière un autre maître, non moins éminent, et non moins digne de tous nos respects, M. Hardy, qui professe à cet égard la même opinion que nous.

NATURE ET TRAITEMENT DE L'ECZÉMA ET DE L'IMPÉTIGO DE LA FACE ET DU CUIR CHEVELU

La conséquence de tout ce qui précède est que la nature de l'eczéma du cuir chevelu, de l'impétigo de la même région, et de l'impétigo de la face, est purement et simplement une *inflammation.* C'est une inflammation qui se produit, sur une peau fine et irritable, sous l'influence de causes extérieures irritantes, sous l'influence aussi d'une disposition phlegmasique, inhérente à la peau elle-même, et à toute la constitution physiologique de l'enfant.

Le traitement sera déduit de ce principe, bien admis et bien démontré, qu'il n'y a là qu'une phlegmasie cutanée de la face, ou du cuir chevelu, se présentant sous la forme d'un eczéma, ou d'un impétigo. Si cette phlegmasie est intense, si la sécrétion morbide est abondante, s'il existe une turgescence congestive considérable, autour des surfaces croûteuses, ou suintantes, il faudra administrer d'abord de légers purgatifs, en rapport avec l'âge de l'enfant, et revenir quelquefois, à plusieurs reprises, à cette médication dérivative. — Si au contraire l'affection n'a pas ce caractère inflammatoire prononcé, si surtout l'enfant est délicat, fatigué par la maladie elle-même, c'est alors qu'il faut lui donner, et tout de suite, des toniques, des analeptiques proportionnés à son âge; tandis que, dans le cas précédent, cette médication fortifiante ne doit venir qu'après une médication sagement antiphlogistique, si toutefois la santé générale de l'enfant comporte et exige un traitement tonique et altérant. Dans le cas, en effet, où l'enfant serait robuste, vigoureux et d'une riche constitution, il ne serait nullement nécessaire de le soumettre à un traitement tonique, dont il n'aurait aucun besoin. Quelques petites purgations, quelques boissons délayantes feraient tous les frais du traitement général.

Chez les enfants à la mamelle, donnez, comme purgatifs, une grande cuillerée (quinze grammes) d'huile d'amandes douces; ou de sirop de rhubarbe; ou de sirop de chicorée. Chez les enfants, de un à trois ans, donnez quinze grammes d'huile de ricin; ou bien vingt à trente centigrammes de scammonée d'Alep, délayée dans une petite tasse de lait; ou bien encore du café au séné, que les enfants avalent, croyant prendre une tasse de café au lait: on fait infuser de trois à quatre grammes de feuilles et de follicules de séné dans soixante, ou quatre-vingts grammes d'eau bouillante, et on ajoute du lait sucré. De trois à quinze ans, donnez, comme purgatifs, la préférence aux eaux minérales naturelles; ainsi faites boire, le matin à jeun, un verre à bordeaux, ou un ou deux grands verres, des eaux de Birmendstorff; d'Hunyadi-janos; de Montmirail-Vauqueiras; de Racoczy-Bud, ou bien une solution de vingt-cinq à quarante-cinq grammes de citrate de magnésie. Dans le cas où l'éruption eczémateuse, ou impétigineuse, est peu considérable, occupe une surface peu étendue, comme dans l'*impétigo sparsa* ou *figurata*, il n'est souvent besoin d'aucun traitement révulsif, ni même, si la constitution de l'enfant est forte, d'aucune médication analeptique; le traitement local est, à lui seul, suffisant.

Quel doit donc être ce traitement local? — Messieurs, il comporte deux indications : la première, c'est d'éloigner des parties malades, qui, ne l'oubliez pas, sont le siége d'une inflammation, tout ce qui pourrait aggraver cette inflammation; tous les contacts, tous les frottements irritants, tous les grattages. Faites exercer une surveillance, de tous les instants, sur les petits malades; empêchez-les de se gratter, d'enlever, avec leurs ongles, les croûtes et de déchirer les parties sous-jacentes. Cette surveillance est difficile, cette lutte incessante et permanente avec ces petits êtres, lutte qui les agace et les irrite encore davantage, est pénible, souvent même impossible, nous le reconnaissons; mais elle est indispensable. Rappelez-vous que, chez l'adulte, l'impétigo de la face le plus intense ne dure que de dix à quinze jours, tout au plus, quand il est bien soigné. Si sa durée, chez l'enfant, est démesurément longue, c'est, surtout à cause de l'action des ongles qui l'éternisent, en l'irritant et en le ravivant sans cesse.

La deuxième indication à remplir, par le traitement local, c'est de tenir les parties malades à l'abri du contact de l'air, et recouvertes de topiques émollients.

Gardez-vous bien d'employer, comme on le fait trop souvent, des onguents, ou des pommades. Toutes les pommades, quelles qu'elles soient, sont mauvaises, quand même elles n'auraient, par elles-mêmes, rien d'irritant; le corps gras, qui en est la base et l'excipient, subit, au contact de l'air, une fermentation acide, et alors il devient une cause d'irritation; il en est ainsi de toutes les graisses, même des plus fraîches; de toutes les huiles; de la glycérine et des glycérolés. — Les cataplasmes de farine de lin ont le même inconvénient; des compresses imbibées d'une infusion, ou d'une décoction émolliente quelconque se dessèchent rapidement; elles doivent être renouvelées fréquemment, ce qui est un embarras, une gêne, souvent une impossibilité.

Le meilleur topique, celui que nous vous recommandons, et que nous employons presque toujours, c'est le cataplasme de fécule de pommes de terre, bien cuit, réduit en gelée, bien humide, presque diffluent, afin qu'il ne contracte aucune adhérence avec les parties qu'il recouvre. Si le cataplasme n'était pas assez humide, il se dessècherait promptement, il se collerait aux parties sous-jacentes, qu'il déchirerait lorsqu'on l'enlève. Appliquez trois ou quatre cataplasmes par jour; qu'ils soient tels que nous venons de le dire, à peine tièdes, presque froids; chaque fois que vous les changez, exprimez, sur toutes les surfaces ulcérées et suintantes, une éponge imbibée d'une eau émolliente, un peu tiède, qui produise une sorte d'arrosement; n'essuyez pas, et hâtez-vous de remplacer, par un autre cataplasme, celui que vous venez d'enlever. Continuez ainsi jusqu'à la complète cicatrisation, et dessiccation de toutes les parties malades, et jusqu'à l'extinction de toute trace d'inflammation.

Messieurs, ce pansement est bien simple, bien facile en apparence, mais, en réalité, quelles difficultés il présente! quels soins délicats, quelles précautions, quelle habileté, quel dévouement il exige des personnes qui en sont chargées, quand il s'agit de couvrir toute la tête, et souvent toute la figure, de vastes cataplasmes qu'il faut maintenir en permanence; et cela sur un petit être indocile, criard, impatient, irritable, dont tous les mouvements ne tendent qu'à enlever, qu'à arracher, qu'à jeter bien loin ce cataplasme, appliqué avec tant et de si ingénieuses précautions! Et quand ce travail, quand cette vigilance de tous les instants du jour et de la nuit, doivent être continués pendant des semaines entières, et quelquefois pendant des mois entiers, quelles angoisses, quelles fatigues, quels tourments, quelles souffrances, quel long supplice, et pour le pauvre petit malade, et pour ceux qui l'entourent! Aussi, par toutes ces raisons, nous n'hésitons pas à dire que l'impétigo, de la face surtout, que l'impétigo *larvalis* en particulier, occupant toute la figure, constitue pour l'enfant une maladie grave et pouvant, par tous les désordres qu'elle entraîne, et tous les troubles fonctionnels qu'elle occasionne, exercer sur lui les plus fâcheuses influences, et amener, dans sa santé générale, les plus redoutables complications, telles que convulsions, agitation continuelle, perte de l'appétit, perte du sommeil, fièvre, amaigrissement, dépérissement.

TRAITEMENT DE L'ÉRYTHÈME INTERTRIGINEUX ET DU STROPHULUS.

L'érythème intertrigineux sera traité, d'abord et avant tout, par l'éloignement, l'une de l'autre, des surfaces de peau enflammées. Cet isolement sera produit par l'interposition d'un peu de linge, ou simplement par une poudre siccative, telle que la poudre de lycopode, la poudre de vieux bois, la poudre d'amidon. Si l'érythème était *purifluent*, il faudrait recouvrir les surfaces exhalantes de cataplasmes de fécule de pommes de terre, et, au bout de deux ou trois jours au plus, la guérison serait obtenue. Avec les enfants très-gras, et chez lesquels se trouvent des bourrelets graisseux très développés, il faut savoir prévenir l'intertrigo, par des soins d'une excessive propreté, par des lotions très fréquentes, par l'usage de poudres isolantes, ou de vêtements, ou d'ornements interposés. C'est dans ce but d'isolement, plutôt encore qu'à titre de parure, que vous voyez beaucoup d'enfants porter un collier d'ambre, de corail, ou de toute autre substance.

Le même traitement émollient, résumé en petits cataplasmes de fécule de pommes de terre, est encore indiqué, et sera suffisant contre le strophulus avec ses diverses formes, et les papules d'érythème disséminées, appelés ensemble, et indistinctement, du nom vulgaire de *feux de dents*, à cause de leur coïncidence avec le travail de la dentition.

NATURE ET TRAITEMENT DES ENGELURES OU ÉRYTHÈME PERNIO

Pour M. Bazin, les *engelures*, ou *érythème pernio*, sont une scrofulide, et il les place, avec l'érythème papuleux induré, dans la classe des scrofulides *érythémateuses bénignes, primitives et superficielles.* Nous ne saurions, de concert avec notre éminent maître, le professeur Hardy, adopter cette doctrine. Nous n'admettons pas que les engelures soient une scrofulide, parce que, si les engelures se rencontrent chez des enfants scrofuleux, elles se trouvent aussi chez des enfants qui ne le sont pas; or on ne peut pas dénommer *scrofulide* une affection qui existe ailleurs que dans la scrofule, et qui, par conséquent, ne porte pas, en elle, un cachet spécial, et un caractère pathognomonique, n'appartenant qu'à la scrofule.

Les engelures sont une inflammation érythémateuse toute particulière de la peau, causée par le froid. C'est une inflammation de mauvaise nature, une sorte de demi-congélation de la peau, dont le froid a profondément atteint la vitalité, et qu'il a gravement désorganisée. Voilà pourquoi la peau des enfants, en raison de sa finesse et de sa grande impressionnabilité, est plus sujette aux engelures que la peau de l'adulte, et voilà pourquoi, parmi les enfants, ce sont ceux, dont la peau a le plus de finesse, et le moins de force de réaction, les enfants lymphatiques, par conséquent, qui sont le plus fréquemment affectés d'engelures.

D'après ces considérations, il faudra, dans le traitement des engelures, s'efforcer de raviver la vitalité de la peau, compromise et profondément altérée; il faudra la réveiller, la rappeler dans la trame dermique, en danger d'être désorganisée, après avoir été frappée d'atonie par le froid, qu'elle n'a pas pu supporter impunément.

Ces indications seront remplies par des frictions avec de la neige, ou avec de la glace, habituellement très excitantes, et suivies d'une réaction salutaire; elles seront remplies encore par des frictions alcooliques, avec l'alcool pur, ou légèrement étendu; par des frictions avec le baume de Fioraventi, ou avec une solution de bichlorure de mercure, composée de la manière suivante :

Eau alcoolisée	600 grammes.
Sublimé.	1 gramme.

ou par des badigeonnages avec le perchlorure de fer, étendu de parties égales d'eau.

Si les engelures sont ulcérées, on les pansera, soit avec de la charpie imbibée de vin aromatique, soit avec de la charpie recouverte d'une couche d'onguent styrax, ou de baume Opodeldock, ou de la pommade suivante :

Axonge fraîche lavée.	30 grammes.
Extrait de ratanhia.	10 grammes.

En même temps, il ne faudra pas négliger la santé générale, qui devra être tonifiée par un traitement analeptique ; n'oublions pas en effet que les engelures sont une affection de mauvaise nature, atonique ; j'oserais presque dire qu'elles confinent à la gangrène, et que, par conséquent, une médication générale stimulante et fortement tonique est indiquée. On donnera donc aux petits malades du vin de quinquina ; du vin de gentiane ; de l'huile de foie de morue ; du vin iodé de Julliard, du vin ferrugineux au quinquina d'Yvon ; de l'essence ferrugineuse de salsepareille de Fontaine ; du chocolat ferrugineux de Julliard ; du sirop de phosphate de chaux de Barbarin, c'est-à-dire les préparations reconstituantes les plus efficaces, celles que les enfants acceptent le plus volontiers, et qu'ils digèrent et assimilent le plus facilement.

Lorsque les engelures existent aux pieds, lorsque,

surtout, elles sont ulcérées, il est indispensable que les parties malades soient tenues élevées, ou tout au moins dans la position horizontale; les enfants devront donc rester étendus, sans marcher, et les pieds libres de toute chaussure, dont la compression toujours douloureuse ne peut qu'augmenter l'inflammation, et par conséquent empêcher sa résolution.

Une pratique très sage, que nous ne saurions trop vous recommander, consiste à soumettre les enfants, prédisposés aux engelures, à un traitement préventif. Ce traitement a pour but de fortifier une peau trop fine, trop impressionnable, de la tonifier, d'augmenter sa vitalité, de la mettre ainsi en état de supporter, sans être endommagée, les fâcheuses influences du froid. Ces indications seront parfaitement remplies par des lotions répétées, faites avec de l'eau très froide ; ou bien avec du vin aromatique; ou bien encore avec de l'alcool, ou un alcoolat aromatique quelconque, sur toutes les parties qui sont le siège habituel des engelures.

NATURE ET TRAITEMENT DE L'ACNÉ MILIAIRE ET DE L'ACNÉ PUNCTATA.

L'acné miliaire est assez commune chez les enfants de dix à quinze ans; M. Bazin veut aussi la rattacher à la scrofule, et il en fait une *scrofulide boutonneuse bénigne primitive et superficielle*. Nous ne saurions admettre cette manière de voir : l'acné miliaire n'a aucun caractère scrofuleux spécial; elle existe quelquefois chez des scrofuleux; mais, le plus souvent assurément, on la trouve chez des enfants parfaitement indemnes de la scrofule. Elle résulte de l'occlusion de l'orifice du canal excréteur des glandes sébacées, et de la dilatation de ce canal par l'hypersécrétion glandulaire, devenue puriforme, sous l'influence d'une légère inflammation de la glande. Cette légère inflammation des glandes sébacées s'explique facilement par la suractivité vitale de la peau chez les enfants, par la surabondance des diverses sécrétions, dont elle est le siège ; et, pour en avoir la raison d'être, il n'est nullement nécessaire de faire intervenir la diathèse scrofuleuse.

Vous soignerez et vous guérirez l'acné miliaire, aussi bien que l'*acné punctata*, que M. Bazin considère également comme une *scrofulide*, par divers badigeonnages doués de propriétés astringentes, excitantes et modificatrices : ainsi, par l'huile de cade de genévrier, par la solution suivante de sublimé, dont vous mettrez une cueillerée à café dans un demi-verre d'eau,

Eau alcoolisée	120 grammes.
Sublimé.	1 gramme.

et avec laquelle vous ferez, au petit malade, plusieurs lotions prolongées chaque jour. Vous emploierez surtout avec avantage la liqueur suivante, que vous aurez soin de tenir bien bouchée, que vous agiterez avant de vous en servir, et dont vous mettrez une cueillerée à soupe dans un grand verre d'eau. Deux ou trois lotions faites par jour, avec cette solution ainsi étendue, ne tarderont pas à faire disparaître les pustules et les points noirs acnéiques.

Sulfure sec de potassium. . . .	5 grammes.
Teinture de benjoin.	5 grammes.
Eau.	300 grammes.

SIXIÈME LEÇON

Les maladies de la peau chez l'enfant (*suite*).

FIÈVRES ÉRUPTIVES, EXANTHÈMES ET PSEUDO-EXANTHÈMES.

Messieurs,

Quand j'ai voulu vous faire connaître la dermatologie infantile, j'ai dû vous montrer, d'abord, toutes les affections cutanées, ou du moins les principales affections cutanées, qui résument, en quelque sorte, la dermatologie de l'enfant, qui la caractérisent, qui lui appartiennent en propre, parce qu'elles sont les conséquences directes et l'aboutissant pathologique nécessaire de sa constitution anatomo-physiologique tout entière, et, en particulier, de la constitution anatomo-physiologique de son tégument externe.

Je vous ai dit que la constitution de l'enfant se distingue par la richesse de sa vitalité. Chez l'enfant, tout est exubérant, la vie déborde ; il a comme un trop-plein de sève, dont la montée incessante produit une vigueur, une activité, un besoin de mouvement et d'agitation, qui l'emportent, souvent, malgré lui, et qu'il est impuissant à maîtriser.

Sa peau, vous ai-je dit, participe à la richesse de l'ensemble ; elle est fine, colorée, humide et chaude en même temps ; son réseau capillaire, nerveux et vasculaire, est largement réparti dans toute son étendue ; aussi est-elle sensible à l'excès, impressionnable et toujours disposée à la congestion. Les sécrétions sudorale et sébacée sont abondantes ; tout en elle est exubérant, tous les principes vitaux surabondent. Mais aussi tout la prédispose à l'inflammation, et ses propres tendances, et sa propre constitution, et les influences qu'elle reçoit de l'organisme tout entier, aussi bien que celles qui lui viennent du dehors.

Les conséquences, les corollaires de cet état physiologique de la peau de l'enfant, nous les avons vus dans les maladies qui l'affectent, et qui, presque toutes, se distinguent par un caractère inflammatoire : que ce soit un eczéma, un impétigo ; un eczéma impétigineux ; un érythème intertrigineux, avec ou sans fluence, un érythème papuleux, ou un érythème pernio ; un strophulus ; une urticaire ; un herpès, c'est toujours l'inflammation qui se présente sous des formes variées, et à des degrés divers d'acuïté et d'intensité. Tel est le principe que nous nous sommes efforcé de mettre en lumière, d'établir et de faire ressortir, à vos yeux, dans nos dernières leçons.

Mais il en est de la peau de l'enfant comme de la peau de l'adulte ; ses affections, ses maladies, ne sont pas toujours idiopathiques, c'est-à-dire n'intéressant qu'elle-même, ne provenant que d'elle-même. Elle aussi, et dès les premiers mois de la vie, est un champ déjà ouvert, sur lequel viennent s'exprimer et se traduire, par des lésions ou signes extérieurs, les états pathologiques internes les plus profonds et les plus divers, les plus graves comme les plus légers. Ainsi un simple trouble gastrique amènera des plaques d'urticaire, ou des papules d'érythème; les douleurs de l'évolution dentaire, auront comme retentissement extérieur, des papules de strophulus, ou d'érythème. Ce sont ces lésions symptomatiques de la peau de l'enfant qui vont nous occuper actuellement ; et dans cette leçon nous allons vous parler des FIÈVRES ÉRUPTIVES, c'est-à-dire des éruptions, qui sont les symptômes de troubles généraux, aigus et passagers, que l'on a désignés sous les noms de *fièvres* ou de *pyrexies*.

CARACTÈRES GÉNÉRAUX ET DIFFÉRENTIELS DES EXANTHÈMES ET DES PSEUDO-EXANTHÈMES.

Certains états morbides, généraux, aigus et passagers ; certaines perturbations profondes, graves ou légères, de l'économie ; certaines altérations du sang, qu'il est impossible de définir dans leur étiologie, comme dans leur nature, produisent, sur la peau de l'enfant, des colorations de nuances, d'intensité et de configuration différentes. Ces colorations sont des congestions actives, aiguës, inflammatoires, du derme ; elles disparaissent, à la pression du doigt, pour reparaître, dès que cette pression est supprimée ; on les appelle des *exanthèmes*. Nous avons indiqué, dans notre premier volume, leurs caractères distinctifs. Et comme ces exanthèmes sont toujours précédés et accompagnés de fièvre, on les appelle aussi des *fièvres exanthématiques*, des *pyrexies*, des *fièvres essentielles*, des *fièvres éruptives ;* maladies toujours aiguës, contagieuses, souvent épidémiques, régulières dans leur évolution, qui s'opère toujours dans un temps fixe, déterminé, et toujours précédées d'accidents prodromiques.

Les exanthèmes sont : la *rougeole*, la *scarlatine*, la *varicelle*, la *varioloïde*, la *variole*, l'*érysipèle*.

M. Bazin a décrit, sous le nom de *pseudo-exanthèmes* et de *fièvres pseudo-exanthématiques*, d'autres maladies éruptives également, mais moins bien caractérisées ; n'étant ni contagieuses, ni épidémiques ; manquant d'accidents prodromiques, ou n'en ayant que de vagues, incertains et mal déterminés ; donnant lieu à peu de retentissement général, n'éveillant qu'une fièvre concomitante légère, et parcourant les différentes phases de leur évolution, dans un laps de temps irrégulier, qu'il n'est pas possible de déterminer par avance, mais cependant toujours avec une forme aiguë, ou subaiguë.

Les pseudo-exanthèmes sont : la *roséole*, la *miliaire*, l'*érythème*, l'*eczéma rubrum*, l'*herpès*, le *pemphigus aigu* ; l'*urticaire aiguë*, le *pityriasis rubra* ; de sorte que ces maladies peuvent être dénommées : *fièvres pseudo-exanthématiques*, *rubéolique*, *miliaire*, *eczémateuse*, *herpétique*, *érythémateuse*, *pemphigode* ou *pemphigoïde*, *ortiée*, *pityriasique*. A ces pseudo-exanthèmes, on pourrait encore ajouter : l'*impétigo saisonnier*, l'*ecthyma saisonnier*, le *lichen saisonnier*, ou *lichen ruber*, habituellement précédés et accompagnés d'un léger état fébrile, qui constituerait alors les *fièvres pseudo-exanthématiques*, *impétigineuse*, *ecthymateuse* et *lichénoïde*.

Toutes ces fièvres exanthématiques et pseudo-exanthématiques sont toutes, à divers degrés de gravité et d'intensité, des maladies générales ; affectant l'économie tout entière, et s'exprimant matériellement sur la peau, par des lésions. Ces lésions sont tantôt de simples colorations, d'un rouge plus ou moins pâle, plus ou moins vif, plus ou moins ardent ; occupant des espaces plus ou moins considérables; ayant des configurations plus ou moins vagues ou régulières; tantôt ce sont des vésicules, des pustules, des bulles, ou des papules qui se sont développées à la surface de ces colorations de nuances, de formes et d'étendues différentes.

Mais, quelles que soient les lésions qui représentent matériellement ces fièvres, et quelles que soient ces fièvres elles-mêmes, ce sont toujours des maladies à forme aiguë, ou du moins subaiguë, et à caractère inflammatoire. Aussi, d'après tout ce que nous avons déjà dit sur la constitution physiologique de l'enfant, et en particulier sur la constitution physiologique de son tégument externe, vous ne vous étonnerez pas si je vous dis que ce sont les maladies habituelles et familières de l'enfance; ce sont des maladies inflammatoires; or, physiologiquement, l'enfant est toujours prêt à subir une inflammation; sa peau, comme sa constitution tout entière, sont pourvues de tous les éléments nécessaires au développement d'une phlegmasie; elles sont des terrains toujours féconds, et des mines toujours chargées.

Sans doute, l'âge adulte et même l'âge mûr sont, aussi, sujets à ces maladies, mais dans des proportions infiniment moins considérables; ce sont en quelque sorte des maladies de l'enfance, propres et spéciales à l'enfance, et pas un seul enfant peut-être n'échappe à quelqu'une, et même à plusieurs d'entre elles. Quel est en effet l'enfant qui n'a pas la rougeole, la varicelle ou la scarlatine? Quel est l'enfant qui, aux premiers soleils d'avril ou de mai, n'est pas atteint de quelque efflorescence saisonnière, d'eczéma rubrum, de pityriasis aigu, d'impétigo, d'herpès, d'érythème papuleux?

La gravité de ces affections est très variable. Généralement les exanthèmes sont plus graves que les pseudo-exanthèmes. Cependant il y a des exanthèmes qui ne sont jamais graves ; ce sont la *varicelle* et la *varioloïde*. Il y en a un qui est *toujours* grave, mais à des degrés différents, suivant les formes qu'il revêt, c'est la *variole*. Les autres peuvent être bénins, quand ils se présentent sous leurs formes les plus simples, et qu'ils sont exempts de complications ; mais ils peuvent devenir excessivement dangereux, soit par des formes malignes, qu'ils affectent quelquefois, soit par des complications redoutables qu'ils entraînent. Ainsi la rougeole, la scarlatine, l'érysipèle, peuvent être, et sont en effet, des fièvres exanthématiques *bénignes*, quand elles se présentent dans toute leur simplicité ; mais elles peuvent aussi, dans d'autres cas, assez fréquents malheureusement, présenter un très-grand caractère de gravité.

Ainsi la rougeole, le plus souvent *bénigne* par elle-même, et plus bénigne que la scarlatine et que l'érysipèle, peut devenir très grave, par ses complications méningo-cérébrales et surtout pulmonaires. La scarlatine peut être *maligne*, par l'intensité de ses accidents généraux prodromiques et concomitants ; par le caractère sérieux de l'angine qui l'accompagne ; et par son retentissement sur les reins, cause d'anasarque et d'albuminurie. L'érysipèle est souvent un exanthème de la plus haute gravité, lorsqu'il siége à la face, et surtout au cuir chevelu, à cause de ses complications encéphaliques ; lorsque son excessive intensité inflammatoire, ou sa mauvaise nature primitive, détermine ses formes bullaire, gangréneuse, phlegmoneuse, serpigineuse.

Les pseudo-exanthèmes, nous déjà l'avons dit, sont beaucoup moins redoutables ; ils ne sont pas contagieux, ni épidémiques, ce sont des maladies toujours bénignes par elles-mêmes, et sans complications sérieuses ; leurs prodromes sont toujours légers, ils manquent quelquefois, leurs accidents généraux concomitants toujours peu prononcés, leurs accidents consécutifs nuls.

Cependant il y a un pseudo-exanthème, auquel tout ce que nous venons de dire de favorable ne peut malheureusement pas toujours s'appliquer, c'est le pemphigus aigu, ou *fièvre pemphigode*. Sa lésion primitive est une bulle, c'est un pemphigus ; or le pemphigus a beau être aigu, il n'en implique pas moins toujours une réelle gravité ; il n'en a pas moins une signification séméiotique sérieuse, relativement à l'état général de la constitution, plus ou moins défectueux et détérioré. D'autre part, les accidents généraux prodromiques et concomitants, en rapport avec le genre de l'éruption et avec sa valeur séméiotique, sont toujours, ou presque toujours, assez sérieux : la fièvre est intense, la peau chaude, sèche, érythémateuse ; la langue sèche aussi ; l'appétit absent ; la diarrhée fréquente. Ajoutons encore que la durée de ce pseudo-exanthème est quelquefois très longue, en raison de l'éruption successive des bulles ; alors qu'on peut croire tout fini, de nouvelles poussées bulleuses se produisent, accompagnées d'une nouvelle explosion fébrile, et tout est remis en question. C'est ainsi que dernièrement, au n° 70 de la salle Henri IV, vous avez vu une jeune fille, atteinte de fièvre pemphigode, ou, ce qui est la même chose, de fièvre pseudo-exanthématique pemphigoïde, nous présenter un état général pyrexique très sérieux et des troubles fonctionnels très graves eux-mêmes ; et cela pendant près de trois mois, à cause des poussées bulleuses, qui se produisaient successivement. Plusieurs fois, nous l'avons crue guérie ; et, le lendemain du jour où nous avions presque affirmé sa guérison, la fièvre s'était rallumée, et en même temps de nouvelles bulles avaient reparu. Ce n'est qu'après une nombreuse série de récidives qu'elle a fini par guérir.

I

EXANTHÈMES, FIÈVRES EXANTHÉMATIQUES.

LEUR TRAITEMENT.

Notre intention n'est pas, Messieurs, de vous indiquer quel est le traitement de chacune des fièvres éruptives exanthématiques et pseudo-exanthématiques, prises en particulier ; cela nous entraînerait beaucoup trop loin, et d'ailleurs ce n'est point notre sujet ; nous ne faisons pas, dans ces leçons, de monographies ; non, nous faisons, si vous voulez me permettre cette locution, une vue panoramique et d'ensemble, un tableau synoptique ; nous nous efforçons de vous montrer, de dérouler à vos yeux, dans un seul et même aspect, toute la dermatologie infantile, afin de vous en bien faire saisir les principaux caractères. C'est pourquoi, relativement au traitement de ces maladies, nous nous tiendrons dans les données générales, dans les aperçus généraux, comme nous l'avons fait, en vous esquissant leur physionomie.

TRAITEMENT GÉNÉRAL DES EXANTHÈMES.

Toutes, ou presque toutes ces maladies, sont précédées et accompagnées de troubles généraux, plus ou moins graves ; d'une fièvre plus ou moins intense ; toutes ont une marche aiguë; il y a donc là le cachet de l'inflammation.

Le principe inflammatoire, avant de s'affirmer, de se manifester, de se *matérialiser* (passez-moi l'expression) sur la peau, sous la forme de taches, de colorations congestives, de papules, de vésicules et de pustules ; ce principe morbide, avant d'apparaître ainsi au dehors, existe à l'intérieur, et c'est à son existence que sont dus les accidents prodromiques.

Remarquez que ces accidents, ou troubles généraux prodromiques, sont habituellement beaucoup plus prononcés, beaucoup plus intenses avant l'éruption qu'ils ne le sont pendant la durée de cette éruption. Quand elle s'est produite, aussitôt que vous avez vu éclore et s'épanouir, à la surface de la peau, les diverses lésions qui sont venues donner un corps et un nom à la maladie, il se fait une détente, il s'opère un soulagement général, et une bienfaisante accalmie. Ne semble-t-il pas que la peau ait été, pour l'économie malade et embarrassée de je ne sais quel principe vicieux et délétère, une voie de dégagement, et comme une soupape de sûreté ? Ne voyez-vous pas que la plus grande intensité des désordres généraux, que l'ébranlement le plus violent, ont correspondu précisément aux efforts d'expulsion que faisait la nature pour se délivrer d'une surcharge malsaine et dangereuse ? et quand, après d'énergiques et douloureux efforts expulsifs, la délivrance, c'est-à-dire l'éruption, s'est opérée, ne constatez-vous pas une situation meilleure ?

S'il en est ainsi (et il est impossible de ne pas admettre que les choses se passent de cette sorte, puisque ce sont des faits d'observation), tout l'esprit qui doit diriger le traitement des fièvres éruptives vous est, par cela même, indiqué; et toute cette thérapeutique se résume en deux points, en deux indications : 1° *favoriser, faciliter l'éruption; 2° la protéger dans les diverses phases de son évolution, afin qu'après être sortie, au grand soulagement de l'organisme, elle ne rentre pas, pour occasionner des troubles et des accidents encore plus sérieux.* En d'autres termes, vous devez d'abord aider la nature, quand elle est en travail d'une éruption, souvent longue et difficile à produire; puis vous veillerez sur cette éruption afin qu'elle ne soit pas répercutée.

La première indication, celle qui a pour but de venir en aide aux laborieux efforts que fait la nature pour se soulager d'un trop-plein vicieux, pour se donner à elle-même, par le fait de l'éruption, une décharge, une crise salutaire; cette indication sera remplie de la manière suivante : 1° placer le petit malade dans toutes les conditions d'hygiène convenables; éviter l'action du froid, dont la sensation astringente sur la peau pourrait empêcher l'éruption; 2° ne pas laisser, comme on le fait si souvent, les enfants dans une température trop chaude, car il pourrait en résulter des accidents congestifs redoutables, soit vers la tête, soit vers le poumon, etc., en même temps que de l'exacerbation dans l'intensité de la fièvre et du malaise général; 3° les tenir dans un milieu parfaitement salubre, dont l'air soit pur, vivifiant et renouvelé; car sous l'influence d'une atmosphère méphitique et viciée, faute d'une aération suffisante et nécessaire, l'état général pourrait devenir mauvais; la fièvre éruptive, de bénigne qu'elle devait être, pourrait prendre un caractère plus grave, et malin; 4° éviter toute médication active, une purgation par exemple, ou des diurétiques, qui établiraient une révulsion du côté de l'intestin et des voies urinaires, et qui agiraient en sens inverse du courant vers la peau, en l'arrêtant et en lui donnant une autre direction, incertaine et dangereuse dans ses effets, parce qu'elle n'est point celle que voulait la nature; 5° favoriser au contraire le mouvement et la poussée qui se font, ou qui doivent se faire, du côté de la peau, par des boissons diaphorétiques excitantes, qui l'échauffent, qui la congestionnent et augmentent toutes ses sécrétions. Or un vomitif agit, dans ce sens, de la façon la plus efficace; les efforts du vomissement portent à la peau, ils la congestionnent, et stimulent la sécrétion sudorale. Au milieu d'accidents prodromiques, trop longs et d'une intensité inquiétante, vous verrez souvent l'action d'un vomitif couper court à tous les accidents sérieux; lever les incertitudes; éclairer toutes les obscurités, en déterminant une éruption qui, pour se produire, avait besoin de sa puissante excitation.

Lorsque l'éruption s'est faite, la maladie entre dans une deuxième phase de son évolution, et l'indication que vous avez à remplir consiste à éviter tout ce qui serait de nature à provoquer une répercussion de l'éruption; sa disparition prématurée; sa rétrocession et sa métastase sur quelques organes intérieurs importants. Ce sera encore le cas de soigner l'hygiène du malade; de le placer dans un milieu irréprochable; de le mettre à l'abri, non pas seulement des refroidissements, mais encore des émotions morales trop vives et trop poignantes. Entretenez alors la liberté du ventre par des lavements émollients; mais, au plus fort de l'éruption, n'administrez pas, dans les cas ordinaires du moins, et sans des indications toutes spéciales, une purgation énergique, qui aurait sur l'intestin une action révulsive, aux dépens de la peau;

attendez, pour purger le malade, que l'éruption soit en pleine voie de déclin; alors une révulsion intestinale ne sera plus à craindre; au contraire, elle ne pourra que favoriser la résolution complète et l'heureuse terminaison de la maladie, en même temps qu'elle stimulera les fonctions gastro-intestinales, et ramènera l'appétit.

Telles sont les deux grandes indications que vous avez à remplir, dans le traitement d'une fièvre éruptive quelconque; à elles seules, elles résument toute la médication de ces fièvres; elles la dominent.

TRAITEMENT DES COMPLICATIONS DES EXANTHÈMES.

Cependant il y a d'autres indications, qui, pour être secondaires, n'en ont pas moins une très grande importance.

Ainsi il y a d'abord la médication des *complications* inhérentes à telle ou telle fièvre éruptive. Il ne faut pas oublier, en effet, que le danger de quelques-unes de ces fièvres ne réside souvent que dans certains troubles fonctionnels, ou dans certaines lésions organiques qui peuvent les accompagner, ou leur succéder, et qui en sont la conséquence, et il est nécessaire d'avoir constamment l'œil ouvert du côté de ces complications, presque toujours redoutables, afin de les éviter, si c'est possible, par des moyens préventifs, ou de les combattre, si elles se sont produites.

La rougeole, par exemple, n'est grave que par ses complications cérébrales et pulmonaires. Or, s'agit-il d'un enfant fort, très-vigoureux, sanguin, sujet aux maux de tête? craignez une complication de ce côté; et, pendant toute la durée des prodromes et de l'éruption, entretenez, par des moyens doux, non perturbateurs, la liberté du ventre. Faites quelques applications de sinapismes aux membres inférieurs. Et si les accidents cérébraux redoutés se manifestent, attaquez-les vivement, et suivant l'âge de l'enfant, par des sangsues à l'anus ou derrière les oreilles, par des vésicatoires à la nuque, par des purgatifs énergiques. Y a-t-il au contraire une bronchite intense ; une toux fréquente ; de la dyspnée ; une expectoration abondante ; combattez tout de suite ces accidents par des vomitifs répétés ; par des boissons, tisanes et potions calmantes, en rapport avec l'âge du petit malade, et même par un ou plusieurs vésicatoires appliqués sur la poitrine, ou entre les épaules.

Il n'y a pas de scarlatine sans mal de gorge, de même qu'il n'y a pas de rougeole sans rhinite catarrhale, et sans conjonctivite catarrhale. L'angine scarlatineuse est causée par l'exanthème scarlatineux, se produisant sur la muqueuse de l'isthme du gosier, de même que le coryza et le larmoiement de la rougeole résultent de l'existence de l'exanthème rubéolique, sur les muqueuses nasale et palpébro-oculaire. Ce ne sont pas là des complications, ce ne sont que les accidents habituels et inhérents à la rougeole et à la scarlatine, ce ne sont qu'un de leurs symptômes.

Mais que, dans la scarlatine, l'angine prenne des proportions effrayantes ; que la rougeur de l'isthme du gosier soit d'une teinte violacée, lie de vin et gangréneuse ; qu'il y ait un gonflement considérable des amygdales, du voile du palais, de la luette ; que la respiration soit gênée, difficile ; qu'il y ait de la dyspnée, de la suffocation et des menaces d'asphyxie ; que la déglutition devienne presque impossible : voilà une complication sérieuse de la scarlatine, constituant la forme dite *angineuse* de cette maladie, et vous indiquant une médication spéciale à diriger contre cette angine, complication des plus graves, et qui peut être mortelle. Cette médication variera suivant l'âge de l'enfant, suivant son tempérament, et suivant les caractères de la maladie. Si l'enfant a plus de trois ou quatre ans, s'il est vigoureux, sanguin; si le pouls est fort et très-fréquent; si la peau est chaude, brûlante; si la fièvre est intense; si la muqueuse palatine et pharyngienne est d'un rouge vif, et presque ardent; si, en un mot, vous êtes en présence du type inflammatoire le plus prononcé, n'hésitez pas à appliquer des sangsues sur les parties latérales du cou; insistez sur les vomitifs, sur les purgatifs; que votre médication soit franchement et énergiquement antiphlogistique et révulsive. Si, au contraire, les teintes de la muqueuse gutturale étaient blafardes; si le pouls, très fréquent, était petit, sans résistance; s'il y avait un abattement profond, et une dépression considérable des forces; si, en un mot, vous vous trouviez en présence d'accidents généraux adynamiques et malins, et d'une angine menaçant de devenir gangréneuse; hâtez-vous d'administrer au petit malade des toniques, du vin généreux, du cognac, du bouillon, du jus de viande, des antiseptiques, du quinquina, du perchlorure de fer; osez même le soumettre à l'action violemment perturbatrice et quelquefois si héroïque dans ses résultats de l'hydrothérapie; plongez-le dans l'eau froide, ou arrosez-le d'eau froide; employez même à la fois les immersions et les affusions. En même temps, efforcez-vous de modifier la mauvaise nature de l'angine, qui peut devenir pultacée, gangréneuse, ou diphthéritique, par des badigeonnages avec l'acide phénique, avec le perchlorure de fer, avec la teinture d'iode, et même par de véritables cautérisations avec l'acide chlorhydrique. — Voilà encore un exemple de ce que sont les complications dans les fièvres éruptives, et de ce que doit être en pareil cas la médication.

Mais ce n'est pas tout : dans les fièvres éruptives, le traitement ne doit pas seulement *favoriser l'éruption; la protéger contre une répercussion; s'adresser aux complications, soit pour les prévenir, soit pour les combattre;* il doit encore remplir une quatrième indication, qui consiste à *exercer une action énergique sur l'éruption elle-même, quand elle prend un mauvais caractère.*

TRAITEMENT LOCAL DES EXANTHÈMES.

Le plus souvent, Messieurs, nous n'avons point à agir sur les éruptions, dans les exanthèmes. Nous ne pouvons, par des moyens détournés, qu'avoir sur elles une action indirecte. Ainsi, nous n'avons aucune prise sur les taches rubéoliques et scarlatineuses; les vésicules de la varicelle, les pustules de la varioloïde, n'ont aucun besoin de notre intervention; les pustules de la variole, par leur multiplicité même, se dérobent à notre action; nous n'avons aucun moyen de les atteindre, par une médication directe, locale et topique. Lorsqu'elles se sont développées avec une intensité et une turgescence inflammatoire excessives, nous donnons aux petits malades, dans le but de diminuer cet excès d'inflammation, quelques purgations, quelques diurétiques, quelques boissons tempérantes et délayantes. Lorsqu'au contraire la poussée pustuleuse se fait mal, lentement, tardivement; ou bien lorsque les pustules sont plates;

entourées à leur base d'un cercle purpurique, au lieu d'une belle auréole érythémateuse, comme dans les cas ordinaires ; lorsqu'au lieu d'être fortement tendues, convexes, saillantes, et de contenir un pus épais et jaunâtre, elles sont au contraire déprimées, flétries, et incomplètement remplies d'une sanie puriforme, noirâtre, nous n'avons encore aucun moyen direct de les modifier ; nous ne pouvons arriver jusqu'à elles que par l'intermédiaire de l'état général, toujours mauvais en pareil cas. Nous essayons alors de modifier cet état général, de le rendre meilleur, dans l'espérance qu'il modifiera à son tour, et par contre-coup, la mauvaise nature de l'éruption ; et, dans ce but, nous administrons à nos pauvres petits malades, dont l'existence est très-sérieusement compromise, tous les analeptiques, tous les toniques, tous les stimulants et tous les antiseptiques que comporte leur âge ; nous déchaînons sur eux toutes les ressources, toutes les puissances de l'hydrothérapie ; mais, en tout cela, nous ne faisons qu'une médication générale ; nous voulons produire une réaction, avec l'espérance que, cette réaction obtenue, l'éruption redeviendra ce qu'elle doit être, et reprendra un caractère plus favorable.

Il y a cependant deux exanthèmes sur les lésions anatomiques desquels nous devons, dans des cas encore assez fréquents, exercer une action directe. Ces deux exanthèmes sont la scarlatine et l'érysipèle. Nous vous avons dit tout à l'heure que, dans les cas de scarlatine à *forme angineuse*, nous avons une action directe énergique à exercer sur l'isthme du gosier. Modifions son état grave, son inflammation excessive, par des sangsues appliquées à l'angle de la mâchoire. Modifions sa disposition à la gangrène, son état malin, par des badigeonnages avec la teinture d'iode, avec le perchlorure de fer, avec le jus de citron; par des insufflations de poudre d'alun; par des cautérisations avec l'acide chlorhydrique, avec le nitrate acide de mercure.

Mais c'est surtout l'érysipèle qui nous fournira de nombreuses et importantes indications à remplir, au point de vue du traitement local; aussi nous allons nous y arrêter d'une manière toute particulière.

TRAITEMENT GÉNÉRAL ET LOCAL DE L'ÉRYSIPÈLE.

L'érysipèle, vous le savez, est une pyrexie, c'est une fièvre exanthématique. Il a deux ou trois jours de prodromes, de troubles généraux, d'accidents fébriles; puis une rougeur se déclare sur une partie du corps quelconque, sur la face le plus souvent. Cette rougeur est d'une teinte foncée, violacée; elle se produit sur une surface gonflée, turgescente, donnant au doigt une sensation d'induration, de tension, d'empâtement, de sécheresse et de chaleur; elle est nettement limitée par un contour festonné, établissant entre elle et les parties environnantes une ligne de démarcation parfaitement tranchée. Les parties érysipélateuses sont le siége d'une douleur sourde, obtuse, d'une sensation de tension, de chaleur et de brûlure. La fièvre qui avait précédé l'éruption persiste pendant toute sa durée, qui est de sept à onze jours environ. Vers le septième ou huitième jour, les parties érysipélateuses deviennent moins tuméfiées, et moins tendues; elles s'affaissent, et se mettent de niveau avec les parties saines; leurs teintes lie de vin pâlissent; l'épiderme qui les recouvrait se soulève et se détache en squames, ou écailles foliacées; et cette desquamation se continue, quelquefois, jusqu'au quinzième ou vingtième jour. En même temps, les accidents généraux se calment; la fièvre s'apaise; l'appétit reparaît, et, sous ce rapport, tout est rentré dans l'ordre, vers le onzième ou douzième jour, à dater du début des prodromes.

Telle est, à peu près, la marche, et tels sont les carac tères de l'érysipèle en général. Dans ce cas, le traitement est fort simple : vous commencerez par un, et quelquefois deux vomitifs, qui faciliteront l'éruption, et débarrasseront les petits malades de l'état bilieux, habituellement très-prononcé, qui précède et accompagne toujours l'érysipèle. Vous entretiendrez la liberté du ventre; si l'érysipèle siége à la face, vous n'hésiterez pas, dans le cours de son évolution, à donner deux ou trois petites purgations, afin de prévenir sa montée vers le cuir chevelu, et, par suite, les complications cérébrales. Vous ferez prendre des tisanes rafraîchissantes et diurétiques, voilà tout le traitement. Il est bien entendu que, si des complications encéphaliques se produisaient, vous suivriez la voie que nous vous avons tracée, à propos de la rougeole qui, elle aussi, engendre quelquefois les mêmes complications cérébrales.

Quant à l'éruption elle-même, n'y touchez pas; contentez-vous de la couvrir de poudre d'amidon, pour la soustraire au contact de l'air, et à toutes les influences extérieures; les cataplasmes de fécule de pommes de terre agacent et irritent les enfants; les applications graisseuses, en s'acidifiant, ne font qu'augmenter l'inflammation de la peau; les badigeonnages avec le collodion riciné élastique, préconisés par le Dr Robert de Latour, loin d'apporter du soulagement, ne font qu'augmenter la douleur, quand l'érysipèle est à la face, par la gêne et les tiraillements qu'ils occasionnent. Aucun de ces topiques n'abrège la durée de l'éruption, aucun ne la modifie, tous sont inutiles, plus ou moins embarrassants et désagréables ; il vaut donc mieux les laisser de côté, et s'en tenir à la simple poudre d'amidon.

Mais l'érysipèle n'est pas toujours aussi bénin, et dans trois de ses formes il exige, par l'éruption même, qui le constitue, notre intervention directe, active, énergique.

Quelquefois, dans certains états généraux mauvais, primitifs, ou consécutifs à une maladie intérieure, qui a fatigué et détérioré l'économie, il se déclare un érysipèle ; et alors, en vertu de ce principe (nous oserions même dire de cette loi) que nous avons établi dans notre premier volume : à savoir que *la bénignité, ou la malignité des affections cutanées dépend souvent de la santé générale, bonne ou mauvaise; en vertu de cette influence exercée sur le caractère et sur la gravité de l'éruption par la santé générale;* celle-ci étant mauvaise, l'érysipèle revêt une forme grave ou maligne; il se montre, par exemple, sous la forme dite *ambulante* ou *serpigineuse.*

L'érysipèle ambulant est celui qui atteint plusieurs régions successivement. Ainsi l'éruption, après avoir débuté par la face, envahit le cou, le dos, les reins et ne s'arrête, quelquefois, qu'à la partie inférieure de l'abdomen, ou aux pieds; dans ce cas, la durée de la maladie varie, suivant l'étendue des régions affectées, et si le corps tout entier doit être successivement occupé par des processus érysipélateux, nombreux, se succédant les uns aux autres, sans interruption, et d'une manière presque indéfinie; amenant, chacun, au moment même où se fait la poussée nouvelle, une recrudescence dans la fièvre, et dans les accidents généraux, n'y a-t-il pas lieu de craindre pour l'enfant un épuisement tel, qu'il ne puisse plus s'en relever ?

Or, pour arrêter l'érysipèle dans sa marche serpigineuse, progressive et envahissante, appliquez un vésicatoire sur les parties érysipélateuses elles-mêmes, mettez-le à cheval sur les limites mêmes du mal, en sorte qu'il se trouve moitié sur l'érysipèle et moitié sur les parties saines ; le vésicatoire, par l'inflammation vive qu'il produit, arrêtera l'érysipèle dans sa marche ; il le *fixera*, il l'empêchera d'aller plus loin ; vous aurez posé, avec ce vésicatoire, les colonnes d'Hercule de l'érysipèle.

Lorsque l'érysipèle est développé sur les joues, et gagne les régions mastoïdiennes, vous avez lieu de craindre qu'il n'envahisse le cuir chevelu, où il pourrait amener les plus sérieuses complications méningo-encéphaliques. Dans ce cas, appliquez un vésicatoire à la nuque, et l'érysipèle n'ira pas plus loin.

L'érysipèle peut encore être *métastatique;* de la peau, il peut se porter sur les organes intérieurs, et causer par sa rétrocession une pleurésie, une broncho-pneumonie, une péricardite, une endocardite une angine pultacée ou dipthéritique ; dans ce cas encore, quand vous voyez disparaître la teinte et le gonflement de l'érysipèle, et qu'en même temps vous apercevez des troubles organiques intérieurs, hâtez-vous d'appliquer un vésicatoire sur la partie érysipélateuse elle-même, afin d'y rappeler une inflammation qui s'éteignait, et de produire ainsi une révulsion salutaire.

D'autres fois, l'inflammation de l'érysipèle gagne le tissu cellulaire sous-cutané ; elle y détermine une phlogose, qui habituellement amène la suppuration et devient un phlegmon suppuré, souvent très considérable. C'est alors l'*érysipèle phlegmoneux*.

L'érysipèle peut devenir phlegmoneux dans toutes les régions : à la face, aux paupières, au cuir chevelu, qu'il décolle, qu'il soulève, par l'interposition et la diffusion d'un vaste foyer purulent, d'une véritable nappe de pus, que nous avons vus occuper toute la périphérie crânienne. On trouve encore l'érysipèle phlegmoneux aux membres supérieurs, mais principalement aux membres inférieurs où il produit des dégâts de la plus haute gravité ; de vastes décollements et des fusées purulentes, qui s'étendent quelquefois dans toute la longueur du membre.

Dans ce cas, une action chirurgicale, prompte, énergique, est indispensable ; il faut débrider avec le bistouri, faire des incisions multiples et profondes, *largo vulnere*, comme disaient les anciens. Pour inciser, n'attendez pas que le pus soit collectionné ; n'attendez même pas qu'il soit formé. C'était la pratique de Gerdy ; des incisions faites avant la suppuration diminuent l'inflammation, la limitent, la fixent, et l'empêchent de se propager plus loin. Si la suppuration est établie, ayez soin que le pus puisse s'écouler librement par des ouvertures larges, profondes, nombreuses et reliées entre elles par des mèches à séton, ou par des tubes de drainage. En même temps, entretenez sur les parties malades des cataplasmes de farine de lin, ou de fécule de pommes de terre.

Enfin l'érysipèle peut être *malin* ou *gangréneux*, sous l'influence de l'excès même de l'inflammation qui le constitue ; ou bien, sous l'influence d'un mauvais état général, et d'une disposition fâcheuse et spéciale de l'économie. Dans ce cas encore, il faut que le bistouri intervienne, le plus tôt et le plus largement possible; incisez, débridez toutes les parties gangrénées; que vos incisions et vos débridements les débordent, qu'ils intéressent les parties saines; ce sera un moyen d'arrêter la gangrène et de provoquer une réaction salutaire. En même temps, et plusieurs fois par jour, badigeonnez toute la région malade, et bien au delà des surfaces affectées, avec la solution suivante, dont nous avons maintes fois constaté les heureux effets résolutifs et antiseptiques :

Éther sulfurique.	100 grammes.
Camphre	100 grammes.

Cette formule appartient à Trousseau; nous ne saurions trop vous en recommander l'usage.

Il est inutile de dire que vous ne devrez pas vous en tenir à ce traitement local, mais qu'il vous faudra en même temps soumettre le petit malade à une médication interne aussi tonique, aussi stimulante que possible, et en rapport avec l'âge des enfants.

Tels sont, Messieurs, les principes généraux, théoriques et cliniques, qui doivent vous diriger dans le traitement des exanthèmes, ou fièvres exanthématiques de l'enfance. N'oubliez pas que toutes ces maladies sont contagieuses, et que les enfants étant, par leur âge même, et par leur constitution physiologique, toujours disposés à les contracter, la contagion s'opère presque infailliblement sur eux; vous devez donc avoir grand soin, dans la famille et dans les relations sociales, de tenir les enfants sains, le plus éloignés que vous le pourrez, de tout enfant atteint d'une fièvre exanthématique.

II

PSEUDO-EXANTHÈMES. — FIÈVRES PSEUDO-EXANTHÉMATIQUES.

Nous l'avons déjà dit :

Les pseudo-exanthèmes sont des maladies aiguës, ordinairement fébriles, non contagieuses, non épidémiques, caractérisées par une éruption à marche irrégulière, et se terminant toujours par résolution, dans l'espace de une à six semaines, et quelquefois davantage.

Les pseudo-exanthèmes diffèrent des exanthèmes, dit M. Baudot, l'un des élèves les plus distingués de M. Bazin, par les caractères suivants : leur période prodromique n'est pas constituée par des symptômes aussi caractéristiques, et n'a pas une durée aussi fixe; leur marche ne peut être comparée, au point de vue de la régularité, à celle des pyrexies, qui évoluent en un espace de temps précis; tandis que les pseudo-exanthèmes parcourent leurs périodes en un espace de temps qui varie de trois à six semaines; ils sont épidémiques, mais ils ne sont pas contagieux.

Cette définition des pseudo-exanthèmes a un premier tort, c'est d'attribuer le caractère épidémique à des maladies qui en sont complètement exemptes. Aucun des pseudo-exanthèmes n'est épidémique; pas même la miliaire. La miliaire, en effet, n'est épidémique que quand elle est une des manifestations de la suette, maladie générale, grave, épidémique, contagieuse, dont la miliaire n'est qu'un des symptômes; et encore symptôme qui n'existe pas toujours; il y a en effet une suette sans miliaire. Établissons donc ce fait, que la véritable miliaire, la fièvre miliaire (*miliara rubra*) n'est ni épidémique ni contagieuse, comme la suette. Le deuxième reproche que nous adressons à cette définition, c'est une inexactitude, relativement à la durée des pseudo-exanthèmes ; leur durée moyenne n'est pas de trois à six semaines, mais de une ou deux semaines à un ou deux mois ; leur marche, par conséquent, est irrégulière.

Les pseudo-exanthèmes sont donc des entités morbides ; nous les avons déjà nommés ; c'est l'*eczéma rubrum ;* l'*impétigo saisonnier ;* le *pityriasis rubra ;* l'*herpès ;* l'*ecthyma saisonnier ;* la *miliaire ;* l'*urticaire aiguë ;* le *lichen aigu*, ou *lichen ruber ;* le *pemphigus aigu ;* l'*érythème papuleux.*

Toutes ces maladies sont extrêmement communes chez l'enfant, surtout au printemps ; quelques-unes d'entre elles, comme l'impétigo saisonnier, et l'herpès de la face, ne durent que de un à deux septénaires ; on les désigne quelquefois sous le nom de *fièvres de printemps* ou *fièvres vernales.* La fièvre impétigineuse, et la fièvre herpétique sont précédées de quelques accidents prodromiques, qui manquent quelquefois ; l'éruption se produit après deux, trois ou quatre jours de prodromes ; les croûtes qui succèdent aux vésicules et aux pustules subsistent pendant une ou deux semaines ; elles tombent sans laisser aucune trace.

Quel doit être le traitement ? — Un vomitif dans la période prodromique d'abord, et, quand l'éruption est parfaitement établie, une ou deux purgations. Si la surface impétigineuse est vaste, si les croûtes sont épaisses, on activera leur chute au moyen de cataplasmes de fécule de pommes de terre. Même traitement pour l'herpès. Nous ne parlons pas du zona, très-rare, et que, pour notre compte, nous n'avons jamais vu chez l'enfant; cependant, s'il s'y rencontrait, on recouvrirait toutes les plaques herpétiques de badigeonnages de collodion riciné élastique. Nous avons dans notre premier volume, à l'article Herpès, expliqué ce mode de traitement.

L'*eczéma rubrum*, précédé aussi de quelques prodromes, irréguliers dans leur intensité et dans leur durée, est caractérisé par une multitude de petites taches rosées, ayant à leur centre une petite vésicule presque imperceptible, dont le contenu est une gouttelette infiniment petite d'un liquide séro-gommeux, lequel est toujours résorbé, avant la rupture de la petite vésicule, dont les parois épidermiques, en se détachant, donnent lieu à une sorte de desquamation furfuracée très peu abondante. Cet eczéma est donc toujours sec; il occasionne des démangeaisons intolérables, un besoin de se gratter irrésistible. Il n'y a pas, ou presque pas, de sécrétion; aussi le prurit est-il d'une excessive intensité.

Il faut que vous sachiez que, dans les affections de la peau, le prurit, et la secrétion, sont toujours en raison inverse l'un de l'autre. Les dermatoses qui sont le siège d'une sécrétion abondante, comme l'impétigo, comme l'eczéma fluent, comme le psoriasis, comme l'ecthyma, ne donnent pas de démangeaisons; celles, au contraire, dont la sécrétion est nulle, ou à peu près nulle, comme l'*eczéma rubrum*, comme le lichen, comme le prurigo, sont toujours le siège d'un prurit, souvent insupportable. Lorsque l'eczéma commence, quand il est à sa première période, à sa période érythémateuse, et qu'il n'y pas encore de sécrétion, de vives démangeaisons ont lieu; à la deuxième période, les vésicules se forment, elles se remplissent de liquide; à sa troisième période, ce liquide est sécrété en abondance par les ulcérations, consécutives à la rupture des vésicules, les démangeaisons disparaissent; elles reparaissent à la quatrième période, et deviennent intolérables, quand l'eczéma s'est desséché, et qu'il a cessé de produire une sécrétion. Il y a donc quelque chose de vrai dans cet adage vulgaire : *qu'une plaie qui démange est une plaie qui guérit.*

Terminons cette digression et revenons à l'*eczéma rubrum*. Le prurit qu'il occasionne est d'une excessive intensité; il est comparable à des milliers de pointes d'aiguilles qui entreraient dans la peau; aussi les pauvres petits malades sont-ils dans la plus extrême agitation; ils ne dorment ni jour ni nuit, et n'ont ni appétit ni repos. La durée de cette fièvre pseudo-exanthématique est de quinze à vingt jours. Les dégradations des teintes rosées vives de l'eczéma, leur coloration plus sombre, la diminution des démangeaisons, le retour du sommeil et de l'appétit, telles sont les annonces de la guérison.

Le traitement consistera en purgations répétées, et dosées, suivant l'âge de l'enfant, en bromure de potassium, comme médicament sédatif, pour calmer les démangeaisons (un ou deux grammes par jour); bains d'eau de son, ou d'eau amidonnée, tous les jours. Si les surfaces malades ne sont pas trop étendues, on les couvrira de grands cataplasmes de fécule de pommes de terre; si elles occupent toute, ou presque toute la superficie du corps, les cataplasmes deviennent impossibles; on les remplace alors soit par des couches épaisses de poudre d'amidon, que l'on renouvelle fréquemment, soit par un vêtement de caoutchouc vulcanisé. (Nous en avons, dans notre premier volume, à l'article eczéma, indiqué le mode d'action.)

Tout ce que nous venons de dire sur l'*eczéma rubrum* s'applique au *pityriasis rubra*, et au lichen aigu.

L'urticaire aiguë, ou fièvre ortiée, est presque toujours consécutive à des troubles gastriques et passagers, de même que l'érythème papuleux; ces deux affections ne durent que quelques jours seulement, de six à huit jours habituellement; elles sont précédées et accompagnées d'un peu de fièvre et d'inappétence; un ou deux vomitifs, une ou deux purgations, une demi-diète, des boissons acidules, ou légèrement amères, en font promptement justice.

Cependant l'urticaire résiste quelquefois assez longtemps; quand elle prend la forme intermittente, dite *urticaria evanida*, on se trouve bien du sulfate de quinine. Nous avons vu souvent, quelques doses de ce sel supprimer les retours, si désolants et si opiniâtres, de ces poussées de plaques ortiées, toujours signalées par des cuissons, des brûlures, un besoin irréstible de se gratter, et une agitation que rien ne peut calmer. Les bains émollients sont indiqués dans l'érythème papuleux; ils sont mauvais dans l'urticaire; ils semblent favoriser les poussées.

Dans la miliaire aiguë, qui dure de huit à quinze jours, faites prendre quelques bains émollients; donnez quelques boissons adoucissantes, légèrement purgatives; et saupoudrez les parties malades de poudre d'amidon.

La roséole ne dure qu'un septénaire à peine : un peu de repos, de diète, suffisent comme traitement; cependant, donnez un vomitif, s'il y a un état saburral, et ensuite une purgation.

Le pemphigus aigu, ou fièvre pseudo-exanthématique pemphigode, dont nous avons parlé au commencement de cette leçon, exigera des soins sérieux; c'est une affection aiguë, fébrile, inflammatoire; donc il faut des antiphlogistiques; une saignée du bras est souvent indiquée, et nous en avons retiré de bons résultats; la fièvre est souvent intense; vous aurez de bons effets de l'alcoolature d'aconit, que vous administrerez en potion, à la dose de 50 centigrammes à 2 grammes par jour, suivant l'âge des enfants. Vous donnerez aussi quelques petites purgations, mais avec beaucoup de réserve, en raison des complications d'entérocolite fréquentes, et des diarrhées, quelqufois incoercibles, qui se manifestent souvent, dans le cours du pemphigus. Le pemphigus aigu est donc une pyrexie, une inflammation générale, une maladie aiguë; mais c'est aussi une affection qui porte, avec elle un certain cachet d'affaiblissement constitutionnel, de dépression de l'état général des forces; c'est pourquoi il ne faut pas soumettre le petit malade à un traitement trop débilitant; il faut le nourrir avec une grande sagacité, ne lui donner que des aliments d'une digestion très facile, mais substantiels et réparateurs; lui faire prendre du vin de quinquina, aussitôt que la fièvre a perdu de son intensité.

Quant au traitement externe ou local, la poudre d'amidon, les pansements par occlusion avec de la ouate sont ce que nous vous conseillons. Nous n'en dirons pas davantage sur ce point de thérapeutique, que nous avons traité avec détail dans notre premier volume, à l'article *Pemphigus*.

Telles sont, Messieurs, les considérations que je voulais vous présenter, relativement aux fièvre éruptives, exanthématiques et pseudo-exanthématiques, chez l'enfant. Je n'ai pu vous en donner qu'un aperçu synthétique; je n'ai pu que vous les indiquer, à grands traits, et seulement dans leurs caractères principaux, et les plus saillants. Vous avez vu que si, toutes, elles ont une *physionomie aiguë*, *inflammatoire*, *fébrile*, cependant les fièvres exanthématiques présentent ce triple caractère, à un degré beaucoup plus prononcé, que les fièvres pseudo-exanthématiques. Les premières sont beaucoup plus accentuées, beaucoup plus régulières dans leurs allures, et aussi, beaucoup plus graves que les secondes. A part la varicelle, tous les exanthèmes, sans exception, sont des maladies sérieuses, sinon par eux-mêmes, dans leurs formes les plus simples, du, moins en revêtant des formes malignes, et en éveillant les complications souvent les plus redoutables.

Les pseudo-exanthèmes, au contraire, à part le pemphigus aigu, n'ont pas de gravité; ils sont irréguliers dans leur marche et dans leur durée; mais ils ne sont pas dangereux, et ils n'ont pas, dans leur histoire, le chapitre si important et si sérieux des complications; ajoutons encore, à leur décharge, qu'ils ne sont ni épidémiques, ni contagieux, tandis que les fièvres exanthématiques sont toujours contagieuses, et trop souvent aussi épidémiques.

SEPTIÈME LEÇON

Les maladies de la peau chez l'enfant (*suite*).

SYPHILIS INFANTILE HÉRÉDITAIRE.

Messieurs,

Nous avons vu d'abord que l'enfance a ses maladies de la peau, lui appartenant en propre, *sui generis*, dépendant de sa constitution physiologique, inhérentes à la manière d'être de son tégument externe. Nous avons vu ensuite qu'un grand nombre de ces maladies cutanées sont symptomatiques de troubles généraux, aigus et fébriles, et que, sous le nom d'*exanthèmes* et de *pseudo-exanthèmes*, elles sont l'expression d'états pathologiques aigus, auxquels on a donné le nom de *pyrexies, de fièvres éruptives* ou d'*éruptions fébriles*.

Maintenant nous allons vous dire, et vous montrer que ce ne sont pas seulement des états morbides, aigus et passagers qui sont traduits, sur la peau de l'enfant, par des lésions spéciales, aiguës et passagères aussi, mais que ce sont encore les diathèses elles-mêmes, la syphilis, la scrofule, l'herpétis qui s'y manifestent, qui s'y rendent visibles et reconnaissables par leurs caractères individuels et pathognomoniques. Commençons par la syphilis.

Nous ne venons pas, vous le comprenez, vous faire l'histoire complète de la syphilis infantile, ni traiter devant vous toutes les questions si difficiles, si ardues, et pourtant si pratiques, qui s'y rattachent. Ce sujet serait beaucoup trop vaste ; il mérite à lui seul une longue monographie ; il a été, du reste, magistralement élucidé par MM. Ricord, Diday, Rollet et Alfred Fournier. Pour ne pas sortir de notre cadre, et pour rester dans les limites du plan que nous nous sommes tracé, nous devons seulement vous montrer la syphilis sur la peau de l'enfant ; nous devons vous la rendre visible, palpable, en exposant, sous vos yeux, les caractères extérieurs et cutanés, qui ont reçu le nom de *syphilides*.

L'enfant issu de parents syphilitiques succombe très souvent, dans le sein de sa mère. La syphilis le tue dans sa vie intra-utérine ; elle altère sa peau ; elle la désorganise par l'éruption d'un pemphigus, dont on trouve des traces après l'avortement ; elle atteint les viscères, le foie, le thymus, le poumon ; elle altère le placenta, et, finalement, elle amène sa mort, et son expulsion prématurée. En dehors des causes accidentelles, la plupart des avortements sont dus à la syphilis.

Mais souvent aussi le fœtus résiste à l'action délétère de la syphilis ; et il naît vivant et viable, soit à terme, soit avant terme.

La syphilis héréditaire se manifeste, sur la peau de l'enfant, de deux manières bien différentes, en d'autres termes, sous deux formes tout à fait distinctes, et par leur gravité, et par leurs lésions constitutives, et par l'époque de leur développement.

L'une de ces formes est caractérisée par des bulles de pemphigus ; elle existe au moment de la naissance.

Nous l'appellerons *syphilide pemphigode congénitale;* l'autre forme a pour lésion anatomique des papules et des tubercules; nous la dénommerons *syphilide papulo-tuberculeuse*, non *congénitale;* car elle n'existe pas au moment de la naissance. Nous décrirons successivement chacune de ces formes.

I

SYPHILIDE PEMPHIGODE HÉRÉDITAIRE CONGÉNITALE.

Le pemphigus neo-natorum, ou des nouveau-nés, n'est pas toujours syphilitique; il est quelquefois *épidémique.*

PEMPHIGUS ÉPIDÉMIQUE DES NOUVEAU-NÉS.

Le pemphigus épidémique a été vu, observé et décrit avec soin, par plusieurs auteurs, parmi lesquels nous citerons MM. Hervieux, Vidal, Parrot, Ollivier et Ranvier, Rœser et Homolle. Voici quels sont ses principaux caractères : il n'existe jamais au moment de la naissance; il se développe, le plus souvent, du deuxième au quinzième jour, quelquefois beaucoup plus tard; Barnes en cite une observation chez un enfant de quatre ans, et MM. Ollivier et Ranvier l'ont vu se produire chez un enfant de dix ans; mais ces faits tardifs sont l'exception; habituellement, nous le répétons, le pemphigus épidémique neo-natorum, *qui n'existe jamais au moment de la naissance*, se développe dans les jours suivants; le nombre des bulles est assez considérable, il y en a ordinairement de quinze à vingt, et jusqu'à trente. Leur volume est variable; plusieurs bulles peuvent se fusionner de manière à produire un soulèvement considérable ; M. Homolle a vu, dans un cas semblable, l'exulcération, consécutive à l'ouverture de plusieurs bulles fusionnées, occuper tout le tour du cou. Le pemphigus épidémique peut occuper tous les points du corps, mais *il n'affecte jamais la paume des mains, ni la plante des pieds.* Il siége de préférence à la face, au cou, et sur les membres ; M. Rœser l'a observé une fois sur la muqueuse gingivale. Sa marche se fait par poussées successives, souvent, mais non constamment, précédées d'agitation et de mouvement fébrile ; le nombre des poussées peut être considérable, au point que M. Hervieux a vu des enfants, chez lesquels la maladie s'est prolongée, pendant plusieurs mois. Sa durée habituelle varie de quinze à trente jours, et sa terminaison la plus ordinaire est la guérison.

PEMPHIGUS CACHECTIQUE.

A côté, et en dehors de ce pemphigus épidémique, fébrile et procédant par poussées successives, on trouve encore, chez les nouveau-nés, et chez les enfants, à tous les âges de la vie infantile, un *pemphigus cachectique ;* le pemphigus symptomatique de la cachexie en général, d'une cachexie quelconque : cachexie de faiblesse dépendant de parents malingres, trop jeunes ou trop vieux, qui n'ont pas pu donner à leur enfant une vitalité saine, ou suffisante ; cachexie par suite de naissance avant terme ; cachexie résultant d'une mauvaise hygiène, de malpropreté, de défaut de soins, d'un lait défectueux par sa qualité, ou par sa quantité, ou d'une nourriture artificielle mal entendue, mal choisie, et en désaccord avec la faiblesse des organes gastro-intestinaux. La nature *cachectique* de ce pemphigus a été admise par Valleix, Cazeaux, Ricord, Cullérier, Diday et Hardy. Ce pemphigus cachectique n'existe pas au moment de la naissance, il ne se développe que plus tard, à une époque indéterminée et variable de la vie infantile, et jusqu'à l'âge de dix à quinze ans. Il est apyrétique ; l'éruption ne consiste habituellement qu'en une, deux ou trois bulles, apparaissant par poussées successives, sans accidents généraux, à intervalles plus ou moins considérables, et ne présentant pas d'auréole érythémateuse à leur base; le siége ordinaire de ce pemphigus est aux membres supérieurs, et surtout aux membres inférieurs.

Le pemphigus *cachectique* est toujours grave ; sa gravité est en rapport avec le degré plus ou moins prononcé de cachexie qu'il représente, et suivant la nature de cette cachexie. On le guérit dans un grand nombre de cas, dans le plus grand nombre peut-être, par une excellente hygiène; par une nourriture ne laissant rien à désirer; et, s'il s'agit d'un enfant de moins de quinze mois, cette nourriture devra être le lait d'une bonne nourrice.

PEMPHIGUS AIGU ; FIÈVRE PSEUDO-EXANTHÉMATIQUE PEMPHIGODE.

Vous trouverez encore chez l'enfant le *pemphigus aigu*, *fébrile*, qu'il ne faut pas confondre avec le pemphigus épidémique, affectant les nouveau-nés, dont nous avons parlé plus haut, et qui existe, tantôt avec fièvre, et tantôt sans fièvre. Ce pemphigus aigu, fébrile, n'est autre chose que le pseudo-exanthème, ou la fièvre pseudo-exanthématique pemphigode, dont nous vous avons entretenus dans notre dernière leçon. Ce pseudo-exanthème n'est point épidémique, il n'affecte pas les nouveau-nés ; il ne se développe qu'à partir de la troisième ou quatrième année, et il devient plus fréquent, à mesure que l'enfant avance en âge. C'est donc une forme de pemphigus parfaitement distincte de la forme épidémique, puisque celle-ci, outre son caractère épidémique, se développe dès les premiers jours de la vie, et n'existe plus que tout à fait exceptionnellement, à l'âge de un à deux ou trois ans.

Ainsi donc vous trouverez chez l'enfant, *en dehors de toute influence syphilitique*, un pemphigus de trois natures différentes :

1° Un pemphigus *épidémique*, avec ou sans fièvre, qui apparaît dès les premiers jours de la naissance, que l'on ne retrouve plus qu'exceptionnellement, à partir de la deuxième ou troisième année ; qui occupe la face, le cou et tout le reste du corps, à l'exception des régions palmaires et plantaires, où il ne siège jamais, et qui, le plus souvent, se termine par la guérison, après une durée, qui varie, de un à deux mois ;

2° Un pemphigus *cachectique*, toujours sans fièvre, se développant à toutes les époques de la vie infantile, principalement sur les membres, ne se manifestant que par des bulles isolées, sans auréole inflammatoire, ayant une durée indéfinie, de une à plusieurs années, et se terminant, tantôt par la mort, et tantôt par la guérison, suivant la nature et le degré de la cachexie ;

3° Un pemphigus *aigu*, *fébrile*, non épidémique, ne se produisant qu'à partir de la troisième ou quatrième année, et constituant *une véritable fièvre éruptive*, *une fièvre pseudo-exanthématique*, dont la durée, varie entre un et deux mois, et qui se termine habituellement, sinon toujours, par la guérison.

Dans cette leçon, exclusivement consacrée à la syphilis, si je vous ai rapidement décrit trois espèces, ou natures différentes de pemphigus *non syphilitiques*, mon but a été de mieux vous faire comprendre les caractères du pemphigus *syphilitique*, de vous les faire saisir plus facilement, de les rendre plus visibles et plus saillants à vos esprits et à vos yeux, en vous les montrant rapprochés, dans un tableau comparatif, des autres pemphigus étrangers à la syphilis. Voici donc maintenant le pemphigus syphilitique, tel qu'il a été décrit par les auteurs que je vous ai cités, et tel que je vous l'ai montré et décrit moi-même, il y a quelques jours, sur un enfant nouveau-né, qui m'a été apporté du dehors, à ma clinique de lundi dernier.

PEMPHIGUS SYPHILITIQUE.

Le pemphigus syphilitique existe habituellement dès la naissance, et déjà, à ce moment, on en trouve des bulles à toutes les périodes de leur évolution. Il s'est donc produit pendant la vie intra-utérine. On le trouve, aussi bien, chez des avortons de sept mois, que chez des enfants nés à terme ; aussi bien chez des fœtus, expulsés morts, que chez les vivants. Mais, d'un autre côté, on l'a vu se développer deux mois après la naissance (Ollivier et Ranvier) : c'est généralement la seule manifestation syphilitique appréciable, et ce n'est que dans des cas relativement rares qu'il coïncide avec des plaques muqueuses, avec du coryza. Cependant, si les lésions extérieures, confirmatives, d'un diagnostic, aujourd'hui facile sans elles, ne se montrent pas, les lésions du foie et du thymus sont, non pas seulement communes, mais ordinaires à l'autopsie. (Rœser, thèse inaugurale.)

Voilà donc déjà un premier caractère pathognomonique, spécial au pemphigus *syphilitique,* et qui le distingue nettement des autres pemphigus ; c'est que *non seulement il existe au moment de la naissance, qu'il est congénital, mais encore qu'il préexiste, qu'il est antérieur à la naissance, et qu'il appartient à la vie intra-utérine,* puisque l'enfant, qui naît avec des bulles, présente ces bulles à divers degrés de développement.

Voici maintenant un deuxième caractère non moins tranché et non moins spécial au pemphigus syphilitique, c'est son siége. Dans les trois autres pemphigus décrits plus haut, les bulles se développent partout, dans toutes les régions du corps, *à l'exception de la paume des mains, et de la plante des pieds,* où elles ne se trouvent jamais. Dans le pemphigus syphilitique, au contraire, le siège primordial, le siége d'élection des bulles est *la région palmaire et la région plantaire.* C'est là qu'on le trouve, et que, par le seul fait de ce siège, qui n'appartient qu'à lui seul, il se distingue des autres pemphigus.

Le pemphigus syphilitique peut n'être représenté que par une, deux ou trois bulles seulement ; et ces deux ou trois bulles se trouvent constamment aux régions palmaires ou plantaires. Il peut aussi donner lieu à un très grand nombre de bulles, disséminées sur tout le corps ; mais il y en a toujours à la plante des pieds et à la paume des mains. Ces régions, qui n'en sont jamais exemples, peuvent, nous le répétons, n'en avoir qu'une ou deux ; elles peuvent aussi en présenter un très grand nombre, réparties non seulement sur les surfaces palmaires et plantaires, mais encore tout le long des doigts et des orteils, et jusqu'autour des ongles, qui se trouvent alors comme enveloppés de soulèvements épidermiques, formés par un liquide séro-purulent, ayant quelque ressemblance avec la forme de panaris superficielle appelée *tourniole*. Les bulles isolées, ou confluentes, sont entourées d'une auréole, dont la coloration rouge foncée a une teinte brunâtre et cuivrée.

La durée de chaque bulle est de six à huit jours ; mais des poussées successives d'autres bulles prolongent la durée du pemphigus. Quand une bulle s'est vidée du liquide séreux puriforme qu'elle contenait, ce liquide se concrète et forme, avec le feuillet épidermique d'enveloppe une croûte mince, aplatie et lamelleuse. Le derme exulcéré se cicatrise à la faveur protectrice de cette croûte ; et lorsqu'elle se détache, il ne reste qu'une macule pigmentaire. D'autres fois, au contraire, une ulcération profonde et sanieuse se creuse sous cette croûte, et cette ulcération, quand elle guérit, laisse après elle une cicatrice indélébile.

Un troisième caractère qui distingue le pemphigus syphilitique infantile, c'est *son excessive gravité*. La syphilis, chez le nouveau-né, est toujours une maladie très sérieuse ; mais quand elle est représentée par le pemphigus, en d'autres termes par une *syphilide pemphigode*, elle est beaucoup plus sérieuse encore, et la mort est sa terminaison habituelle.

Les enfants, qui naissent avec un pemphigus syphilitique, sont toujours profondément détériorés ; ils sont maigres, chétifs; leur peau est terreuse, légèrement bistrée ; ils se nourrissent mal, ils ont de la diarrhée ; leur face porte l'empreinte d'une santé générale gravement atteinte, et d'une profonde altération constitutionnelle.

C'est moins le pemphigus lui-même qui cause tous ces désastres que la diathèse syphilitique elle-même, et que les lésions viscérales, dont le pemphigus est presque toujours accompagné. Le foie, les poumons, le thymus, sont les sièges habituels de ces lésions, sur la constitution anatomo-pathologique desquelles nous n'avons pas à nous étendre ici.

Il résulte de tout ce qui précède que l'enfant, devenu syphilitique, dès sa vie intra-utérine, et naissant syphilitique, a contracté une syphilis d'*emblée*, de prime-abord constitutionnelle et généralisée. La circulation utéro-placentaire viciée l'a imprégné tout entier du virus syphilitique ; ce virus, pénétrant ainsi dans son économie tout entière, y a produit tout de suite une imprégnation générale, dont la première manifestation a été générale aussi, et s'est traduite sur la peau par des accidents primitivement généraux.

Dans la syphilis infantile, héréditaire, congénitale et non congénitale, il n'y a donc pas, comme dans la syphilis inoculée, une première période de contamination locale chancreuse, et d'absorption virulente locale. Le virus n'entre point dans l'économie par une seule porte, par la voie du chancre, où il est absorbé, pour être ensuite transporté dans toute l'économie, qu'il pénètre ainsi petit à petit, secondairement, et au fur et à mesure de son absorption. Il y entre, nous le répétons, d'emblée, largement, par tous les vaisseaux de la circulation utéro-placentaire ; et la vie fœtale s'en trouve pénétrée tout entière; elle subit une imprégnation, une intoxication générales, qu'elle manifeste par des lésions cutanées, symptomatiques de cet état morbide, devenu primitivement général et constitutionnel.

En sorte que le pemphigus, qui, dans la syphilis inoculée, est un accident tardif, et de transition, entre les accidents franchement secondaires et les accidents franchement tertiaires, devient, dans la syphilis héréditaire et congénitale, un accident de première éclosion. Mais, bien que primitif et de première éclosion, il n'en indique pas moins une syphilis constitutionnelle, profonde et viscérale. Et voilà précisément ce qui fait sa gravité. Nous avons dit que la mort est sa terminaison habituelle, cela est vrai ; mais, remarquez-le bien, ce qui tue les nouveau-nés affectés d'une syphilide pemphigode, c'est moins le pemphigus lui-même, ce sont moins les lésions cutanées qui le constituent, que les lésions viscérales du thymus, du poumon et du foie, et que la diathèse syphilitique tout entière, dont il est le symptôme et la manifestation extérieure.

Après toutes ces considérations, nous nous croyons en droit de formuler les conclusions suivantes :

1° Malgré l'imposante autorité d'hommes, de maîtres aussi éminents que MM. Cazeaux, Ricord, Diday, Cullerier, Hardy, Tilbury Fox, qui nient la nature syphilitique du pemphigus, et ne veulent voir en lui qu'un symptôme de cachexie, *il existe cependant, et, quoi qu'en aient pu dire ces savants pathologistes, il existe bien réellement, chez les nouveau-nés, un pemphigus de nature syphilitique, exprimant par lui-même la syphilis, et en étant le symptôme.*

2° Le pemphigus syphilitique a des caractères pathognomoniques tranchés, *sui generis*, qui n'appartiennent qu'à lui seul et qui le distinguent nettement et manifestement des autres pemphigus. Ces caractères sont au nombre de trois. Ce sont :

1° *Son développement pendant la vie intra-utérine, et son existence au moment de la naissance ;*

2° *Son siège dans les régions palmaires et plantaires ;*

3° *Son excessive gravité, puisqu'il est habituellement mortel, et dans un bref délai.*

Ainsi donc le pemphigus est la première forme cutanée que revêt la syphilis chez le nouveau-né ; en d'autres termes, c'est par le pemphigus existant chez l'enfant, au moment même de sa naissance, que se révèle la syphilis congénitale ; c'est pourquoi nous avons donné à ce pemphigus, et à cette forme de manifestation syphilitique, le nom de *syphilide pemphigode congénitale.*

II

SYPHILIDE PAPULO-TUBERCULEUSE HÉRÉDITAIRE NON CONGÉNITALE.

Si la syphilide pemphigode que nous venons de décrire est la plus grave des deux formes sous lesquelles se présente la syphilis chez l'enfant nouveau-né, elle est aussi la plus rare. Le plus souvent, l'enfant qui naît syphilitique n'a aucune lésion apparente, au moment de sa naissance ; seulement il est plus ou moins chétif, malingre, décrépit ; sa peau est terreuse, sèche, légèrement bistrée.

Vers la deuxième ou troisième semaine, il est atteint d'un coryza abondant, muco-purulent, qui n'existe pas habituellement dans la syphilide pemphigode. Ce coryza, véritable jetage, ou catarrhe nasal, est produit par une rhinite, ou inflammation de la muqueuse, qui tapisse les fosses nasales. Celles-ci se trouvent dans un état d'oblitération presque complet et continuel, tant par le fait du gonflement de la membrane de Schneider, tuméfiée et ulcérée, que par suite du muco-pus sécrété. Il en résulte une gêne considérable pour la respiration, une très grande difficulté, quelquefois même une impossibilité pour téter. Aussi ce coryza par lui-même, et indépendamment de son caractère syphilitique, est-il une affection sérieuse, et qui peut compromettre la vie de l'enfant, déjà affaiblie, menacée et sourdement minée par la diathèse dont il est atteint.

A la fin du premier mois, le plus souvent ; dans le cours du second ; au plus tard, et rarement, dans le cours du quatrième mois, apparaissent sur la peau les premières lésions syphilitiques. Ce sont des taches qui ne tardent pas à devenir saillantes, et à former des papules. Ces papules sont d'un rouge jaune cuivré ; elles sont de dimensions variables, larges habituellement comme des lentilles ; elles se développent partout, sur le tronc, sur les membres, sur la figure. Mais leur premier siège, la région où elles apparaissent d'abord, c'est la zone génitale, c'est le pourtour des parties génitales, c'est la face interne des cuisses, la marge de l'anus ; ce sont les plis inguinaux, le sillon naso-labial, le pli labiomentonnier, les commissures buccales. C'est dans toutes ces régions que ces plaques ou papules deviennent le plus saillantes ; c'est là surtout que la peau étant fine, humide, plissée, adossée à elle-même, elles deviennent protubérantes, et prennent la forme et l'aspect de tubercules muqueux, et même, par leur confluence, de plaques muqueuses.

ADÉNITE SYPHILITIQUE. — ADÉNITE SCROFULEUSE.

En même temps, les ganglions cervicaux latéraux et les ganglions inguinaux s'engorgent, et présentent le caractère de l'adénite syphilitique. Tout le long des régions latérales et postérieures du cou, on trouve un cordon, une traînée, une ligne formée de plusieurs ganglions, du volume d'un petit pois, placés les uns au-dessous des autres, dans toute la longueur du cou ; ils n'ont aucune tendance à l'inflammation, ni à la suppuration, et ne sont nullement douloureux ; ils constituent ce qu'on appelle le *chapelet ganglionnaire syphilitique*. Cet engorgement ganglionnaire spécifique, et l'un des meilleurs symptômes de la syphilis, se distingue de l'engorgement ganglionnaire scrofuleux, avec lequel vous ne devrez jamais le confondre.

Dans la syphilis, les ganglions engorgés sont disposés longitudinalement, suivant l'axe, et dans toute la longueur du cou, de manière à former un double chapelet latéral et postérieur, dont les grains sont représentés par les ganglions engorgés.

Dans la scrofule, au contraire, l'engorgement ganglionnaire est transversal, puisque ce sont les ganglions sous-maxillaires qui sont le siège de l'engorgement, lequel est situé immédiatement au-dessous des branches du maxillaire inférieur, et parallèlement à cet os. Ainsi, au point de vue de leur direction, les deux engorgements, syphilitique et scrofuleux, sont faciles à distinguer; le premier est latéral et longitudinal, le second est transversal.

De plus, dans l'engorgement syphilitique, les ganglions ne sont jamais enflammés, jamais le siège d'aucune suppuration. Dans la scrofule, au contraire, les ganglions sont, ou peuvent être très volumineux, avec une tendance remarquable à l'inflammation et à la suppuration.

L'engorgement ganglionnaire, tel que nous venons de le décrire au cou, existe avec les mêmes caractères aux plis inguinaux; on y constate, non pas seulement au toucher, mais à la simple vue, une tuméfaction grenue, une collection de granulations ganglionnaires, dont les reliefs multiples et isolés s'accusent et se dénotent, à l'œil et au toucher, à travers la finesse de la peau.

Les ongles sont habituellement friables, lents à se former, et les cheveux cassants, ténus et décolorés. Les lésions viscérales, les abcès du thymus, du poumon, du foie, moins précoces et moins habituels que dans la syphilide pemphigode, sont cependant encore assez fréquents, et impriment à la maladie un degré de gravité qui la rend trop souvent mortelle. Cette forme papulo-tuberculeuse de la syphilis *neo-natorum*, bien que moins grave que la forme pemphigode, bien que laissant plus d'espoir de guérison, constitue cependant un état très sérieux, et auquel succombent un très grand nombre d'enfants, malgré les traitements les mieux entendus.

Ainsi la syphilis héréditaire, quelle que soit la forme, pemphigode ou papulo-tuberculeuse, sous laquelle elle se présente, est toujours de la plus haute gravité, et trop souvent au-dessus de toutes les ressources de la thérapeutique.

TRANSMISSION DE LA SYPHILIS DE L'ENFANT A SA NOURRICE.

Mais ce n'est pas seulement pour les enfants qui en sont atteints qu'elle constitue le plus sérieux danger : elle est dangereuse aussi pour les personnes qui soignent ces malheureux petits êtres, et en particulier pour les nourrices. Toutes les lésions symptomatiques de la syphilis que présentent les enfants, n'importe sur quelle région : les bulles de pemphigus ; les papules cuivrées ; les tubercules muqueux; les plaques muqueuses ; le munco-pus ou coryza, provenant d'ulcérations de la muqueuse nasale ; tout cela est contagieux, inoculable, et communique la syphilis. Les lésions siégeant aux commissures buccales sont surtout dangereuses pour le sein des nourrices. C'est en effet habituellement sur le sein que s'opèrent la contagion et l'inoculation. C'est là, sur le mamelon même, ou autour du mamelon, que se développe le chancre initial, porte d'entrée de la syphilis, inoculée par l'enfant nouveau-né.

La syphilis héréditaire, nous l'avons déjà dit, pénètre dans le fœtus d'*emblée*, et par une imprégnation de toute sa constitution. Dans la première forme, dans la forme congénitale, que nous avons appelée forme *pemphigode*, elle se développe pendant la vie intra-utérine même, ainsi que le démontrent les bulles de pemphigus que l'enfant apporte en naissant. Dans la deuxième forme, dans la forme *papulo-tuberculeuse*, qui n'est pas congénitale, le développement, l'éclosion des lésions cutanées ne se font que postérieurement à la naissance ; la forme pemphigode représente la période des accidents tertiaires ; la forme papulo-tuberculeuse correspond à la période des accidents secondaires, tant que les viscères thoraciques et abdominaux restent exempts de toute altération.

Or ces lésions cutanées, *secondaires* et *tertiaires*, contagieuses et inoculables, produisent, en s'inoculant, un chancre, accident *primitif*. La syphilis a donc rebroussé chemin, elle a remonté le cours de son évolution ; de secondaire, ou même de tertiaire qu'elle est, sur le nouveau-né, elle redevient chancreuse, c'est-à-dire *primitive*, sur la personne contagionnée ; et de ce chancre toujours infectant découle toute la série des accidents généraux, qui se développent, en suivant les phases de la syphilis acquise.

Cette syphilis acquise, et procédant du nouveau-né, est, par cela même, toujours de la plus haute gravité ; sa marche est habituellement rapide, et ses lésions sérieuses, profondes, ulcéreuses et *malignes*. C'est avec cette forme maligne, grave dans ses lésions, longue dans sa durée, réfractaire au traitement, et très contagieuse à son tour, que la syphilis se développe sur une nourrice infectée par son nourrisson.

TRANSMISSION DE LA SYPHILIS DES PARENTS A L'ENFANT DANS LA VIE FOETALE, ET DE L'ENFANT A SA MÈRE. — LOI DE COLLES.

Le fœtus peut tenir la syphilis de son père seul, qui a fécondé, et infecté en même temps, l'ovule fourni par sa mère.

Il peut tenir la syphilis de sa mère seule qui lui a transmis le mal par les communications vasculaires existant entre elle et lui.

Il peut aussi être infecté à la fois et par son père et par sa mère, syphilitiques l'un et l'autre.

Le fœtus procréé syphilitique par son père, seul malade, peut, par l'intermédiaire des vaisseaux utéro-placentaires, communiquer la syphilis à sa mère.

Mais le fœtus, syphilitique du fait de son père seul, peut aussi ne point contaminer sa mère; il peut parcourir toutes les phases de la vie fœtale, naître vivant, bien que syphilitique, et laisser sa mère pure de toute contamination syphilitique.

Or, voici à ce sujet une question pratique de la plus haute importance : un enfant naît syphilitique ; la conservation de sa vie dépend d'une excellente nourrice ; sa mère n'a pas la syphilis, elle est restée à l'abri de toute atteinte diathésique, elle est, elle sera bonne nourrice : faut-il qu'elle donne le sein à son enfant syphilitique?

Oui, assurément, dit Colles, car jamais le nouveau-né syphilitique ne donne la syphilis à sa mère. La mère n'a rien à craindre de son enfant ; elle n'a pas reçu de lui la syphilis pendant la vie intra-utérine ; elle ne la recevra pas davantage pendant l'allaitement, et par le fait de l'allaitement.

Cette doctrine de Colles, appuyée sur de très nombreux faits, et démontrée vraie par une vaste et attentive observation, portant sur un nombre de cas considérable, a reçu le nom de *loi de Colles*. Notre savant et très distingué collègue M. Alfred Fournier nous a dit n'avoir jamais trouvé un seul fait donnant un démenti à cette loi.

Cependant le hasard nous a fourni l'occasion de lui en montrer un : nous lui avons fait voir une femme, qui avait mis au monde un enfant syphilitique, sans avoir été elle-même atteinte de la contagion. Cette femme avait allaité son enfant, et elle en avait eu quatre chancres, dont un induré, diagnostiqué par M. Fournier lui-même, et siégeant, tous les quatre, autour du mamelon du sein gauche.

Ainsi la loi de Colles peut être trouvée en défaut; elle n'est pas sans exception; un nouveau-né syphilitique communique par inoculation la syphilis aux personnes avec lesquelles il est en contact, à sa nourrice principalement, et même à sa mère, comme le prouve le fait que nous venons de rapporter.

Nous avons dit que la syphilis, avec la forme pemphigode, chez le nouveau-né, est presque toujours mortelle, en raison des lésions viscérales qui sont constantes dans cette forme, et qui représentent la diathèse à son plus haut point de gravité, à sa période tertiaire.

Dans la forme papulo-tuberculeuse, les lésions cutanées, moins graves en elles-mêmes, d'un ordre moins avancé dans l'évolution de la syphilis, puisqu'elles correspondent à la période secondaire, existent quelquefois seules et sans complications viscérales; aussi cette forme, bien que très grave, bien que compromettant sérieusement la vie de l'enfant, a-t-elle cependant quelque chose de moins dangereux que la forme pemphigode, et laisse-t-elle plus d'espoir de guérison. Nous l'avons vue, pour notre compte personnel, guérir plusieurs fois, et tout dernièrement encore, à l'hôpital, et dans notre clientèle civile.

HUITIÈME LEÇON

Les maladies de la peau chez l'enfant (*suite*).

SYPHILIS INFANTILE NON HÉRÉDITAIRE, OU ACQUISE.

Messieurs,

Je vous ai montré, dans notre dernière leçon, la syphilis, atteignant l'enfant dès sa vie fœtale; le tuant dans le sein même de sa mère; faisant de lui un mort-né; ou bien, quand elle lui permet d'arriver vivant à la lumière, imprimant à sa frêle existence un cachet de décrépitude et de désorganisation, qui trop souvent lui présagent une fin prochaine.

Je vous l'ai montré encore, et dans d'autres cas, épargnant l'enfant dans sa vie intra-utérine; ne se révélant chez lui, au moment de sa naissance, par aucun signe, par aucun symptôme apparent; mais cependant n'en ayant pas moins pénétré dans son organisme; l'occupant à l'état latent pour le miner sourdement, pour y empoisonner, par une action lente et destructive, sa sève vitale, jusqu'à ce qu'enfin, à son premier ou à son deuxième mois, elle fasse éruption, elle éclate au dehors, en couvrant sa peau de plaques, de papules cuivrées, et de tubercules muqueux.

Dans l'un ou l'autre de ces cas, sous l'une ou l'autre de ces formes, c'était la syphilis héréditaire, qui du père, ou de la mère, ou des deux parents à la fois, avait passé chez l'enfant, soit au moment de la fécondation de l'ovule, soit pendant la gestation, et par le fait de la circulation utéro-placentaire. L'intoxication syphilitique s'était produite à l'instant même de la fécondation, par un sperme impur; ou plus tard, par le sang maternel vicié.

Mais ce ne sont pas les seules sources auxquelles l'enfant puise la syphilis; il y en a d'autres, que nous devons vous faire connaître; elle n'est pas toujours, chez lui, héréditaire; il ne la reçoit pas toujours, avec la vie, ou pendant son développement intra-utérin; il la trouve encore au dehors, et c'est là ce que nous allons vous indiquer aujourd'hui.

La contagion syphilitique peut lui arriver de trois côtés différents :

1° Par sa mère, pendant l'accouchement;

2° Par sa nourrice;

3° Par la vaccination.

I

SYPHILIS PROVENANT DE LA MÈRE.

La mère de l'enfant peut avoir gagné un chancre à la fin de sa grossesse. Ce chancre est ou n'est pas infectant; mais il n'a pas encore eu le temps de s'indurer et d'imprégner la constitution. La mère n'est donc pas encore syphilitique, et, par conséquent, elle n'a pas pu communiquer à son enfant une diathèse, sous l'influence de laquelle elle ne se trouve pas encore elle-même ; mais elle a un chancre aux parties génitales externes, à la fourchette ; à la face interne des petites lèvres ; au niveau des caroncules myrtiformes ; au-dessous du méat urinaire ; ce chancre est inoculable ; or, pendant la dernière phase du travail de l'accouchement, la figure ou une partie quelconque du corps de l'enfant est en contact avec ce chancre, et l'inoculation se produit.

Le pus virulent a pénétré dans la peau si fine, si facilement altérable de l'enfant ; il y est absorbé, et, après une incubation de quatre à cinq jours, un chancre se produit ; ce chancre est reconnaissable à ses caractères pathognomoniques : c'est d'abord une papule, dont le feuillet épidermique est bientôt soulevé par un liquide opalin ; la papule devient alors une vésicule ; celle-ci, à son tour, ne tarde pas à devenir une pustule, par la transformation purulente que subit le liquide qui, primitivement, était séro-gommeux. La pustule se crève; le feuillet épidermique qui la recouvrait se détache par desquamation ; il se présente alors sous la forme d'une ulcération arrondie, régulière, à bords nettement coupés, comme si elle eût été faite à l'emporte-pièce, et d'un fond rouge cuivré. Vers le quinzième ou dix-huitième jour de son évolution, cette ulcération s'entoure, à sa base, d'un cercle induré, véritable anneau dur, cartilagineux, nettement limité, qui persiste habituellement bien au delà de l'ulcération, laquelle, par un travail de réparation poursuivie, finit par se combler et s'effacer complètement, du quarantième au quarante-cinquième jour, en laissant, comme trace de son existence, une cicatrice indélébile.

Vingt-cinq ou trente jours après la disparition du chancre, quelquefois plus tôt, apparaît le coryza ; les ganglions inguinaux et cervicaux s'engorgent, et peu de jours après cet engorgement spécifique, dont nous avons décrit plus haut les caractères, la peau se couvre de syphilides (roséole, plaques, papules, tubercules muqueux). . . . .

Telle est chez l'enfant la marche de la syphilis acquise ou inoculée ; son évolution est plus rapide que chez l'adulte. Sa gravité est plus considérable aussi, en raison de la faiblesse de sa constitution, de la délicatesse, de la fragilité de son organisation, en raison du peu de résistance qu'il est capable d'opposer à l'action délétère de la diathèse ; en raison encore du coryza, qui l'empêche de téter, et de la fréquence des lésions viscérales auxquelles il est exposé.

II

SYPHILIS PROVENANT DE LA NOURRICE

L'enfant est très souvent victime d'une nourrice malade, qui lui communique la syphilis dont elle est affectée. Or la contagion de la nourrice à l'enfant s'opère de deux manières différentes, suivant la forme des accidents que présente la nourrice.

Si la nourrice a un chancre primitif, inoculable, sur un sein, il est très facile de comprendre que l'enfant s'inocule ce chancre, en tétant. Si le chancre existe ailleurs que sur le sein, à la bouche de la nourrice par exemple, il est encore facile de comprendre que, par un baiser, l'inoculation se produise sur un point quelconque du corps de l'enfant. Si le chancre se trouve sur les parties génitales de la nourrice, on peut encore comprendre que ses doigts, souillés de pus chancreux, le transportent et l'inoculent, par inadvertance, à l'enfant. Il y a donc là inoculation directe, à l'enfant, du chancre, accident primitif de la syphilis ; la syphilis entrera dans sa constitution par le chancre, et s'y développera, comme nous l'avons indiqué dans le précédent alinéa.

Mais supposons que la nourrice, dans l'évolution de la syphilis, en soit arrivée aux accidents secondaires, tardifs, ou même tertiaires ; supposons que ces accidents, très peu inoculables par eux-mêmes, soient aussi très peu nombreux, qu'ils se trouvent limités à une seule région, très éloignée des seins ; que ceux-ci soient parfaitement indemnes de toute atteinte syphilitique, que par conséquent toute inoculation soit impossible ; l'enfant pourra-t-il alors devenir syphilitique? — Oui, assurément. Il le deviendra, non plus par *inoculation*, comme dans le cas précédent, mais par *imprégnation*.

Dans sa vie intra-utérine, le sang de sa mère lui avait apporté le poison syphilitique et l'en avait imprégné; aussi la syphilis était-elle devenue, chez lui, d'emblée constitutionnelle, sans passer par l'intermédiaire ou par la porte d'entrée du chancre; de même, pendant l'allaitement, dans sa vie *mammaire* (veuillez me permettre cette expression), le lait de sa nourrice lui apporte à son tour, à lui aussi, le virus syphilitique, il en est le véhicule, l'agent introducteur; il en empoisonne, il en imprègne sa constitution; et, comme dans la syphilis héréditaire, le malheureux petit être devient également syphilitique, *d'emblée*, *constitutionnellement,* avec des accidents *primitivement généraux et diathésiques*.

L'excessive gravité que nous avions constatée dans la syphilis héréditaire, nous la retrouvons ici. Et si nous rapprochons, l'une de l'autre, ces *deux formes*, ou plutôt ces *deux époques* de la syphilis infantile, nous leur trouvons les plus remarquables analogies. Dans l'une, c'est le sang de la mère ; dans l'autre, c'est le lait de la nourrice, qui apporte le virus ; dans toutes deux, l'accident primitif, le chancre fait défaut ; dans toutes deux, l'*organisme tout entier est primitivement envahi ;* et cet envahissement complet, et d'emblée, se traduit par les mêmes accidents généraux, devenus *primitifs* dans leur phase de développement ; dans toutes deux, enfin, la plus grave atteinte est portée à la vie de l'enfant, qui, le plus souvent, succombe à une intoxication trop profonde, pour qu'il puisse en supporter les désastreuses conséquences.

III

SYPHILIS PROVENANT DE LA VACCINATION.

Le choix d'un bon vaccin n'est pas moins important que le choix d'une bonne nourrice. Le virus du vaccin, contenu dans une pustule vaccinale, chez un enfant syphilitique, a perdu sa nature et ses propriétés vaccinales ; il est devenu virus syphilitique. Comment cela se fait-il ? Je vais vous en donner la raison.

Lorsque la syphilis s'est emparée d'une constitution, elle l'accapare tout entière ; elle la remplit, elle la sature, en quelque sorte, d'elle-même. Survient-il un accident, un traumatisme quelconque ? la syphilis s'en empare, pour donner à cet accident, à ce traumatisme, ses caractères et sa nature, pour en faire de véritables lésions syphilitiques.

Voyez, dans les choses les plus simples, ce qui se passe chez un syphilitique ; tout ce qui produit la plus petite irritation locale, la plus légère excitation, la congestion la plus exempte d'inconvénients en tout autre cas, devient la cause occasionnelle des lésions syphilitiques, souvent les plus sérieuses. La fumée de la pipe ou du cigare ne provoque-t-elle pas, dans la bouche, à l'isthme du gosier, sur les amygdales, sur la langue et sur les lèvres, une éclosion de tubercules muqueux, de plaques muqueuses et d'ulcérations syphilitiques ? — De là, la défense que vous devez toujours faire de fumer, dans tout le cours d'une syphilis. Le frottement des cuisses l'une sur l'autre, et des orteils dans la marche, n'amène-t-il pas une poussée des mêmes lésions ? De là, dans bien des cas, la nécessité, pour le malade, de garder le lit. Le simple frottement du chignon, sur la peau de la nuque, ne suffit-il pas pour que toute cette région soit couverte de larges papules cuivrées? L'action du vésicatoire ne détermine-t-elle pas, quelquefois, sur la surface du derme, mise à nu, une éruption de syphilides ulcéreuses ? — Et, si vous faites une incision, ne voyez-vous pas fréquemment cette plaie, au lieu de tendre à la cicatrisation, s'élargir, s'ulcérer et se transformer en une véritable ulcération syphilitique ? De là cette prescription importante, de s'abstenir, le plus possible, de toute opération chirurgicale, en temps de syphilis.

Or, Messieurs, d'après ces données, consacrées par l'expérience et par l'observation, lorsque vous vaccinez un enfant syphilitique, il y a deux motifs pour que la pustule produite soit, non pas une pustule vaccinale, mais une pustule syphilitique, c'est-à-dire un chancre. Le premier motif est celui que je vous ai déjà énoncé : à savoir l'influence, exercée, par la diathèse, sur toute lésion accidentelle, pour communiquer à cette lésion la nature syphilitique, et la transformer ainsi en un symptôme de syphilis.

Le second motif est la conséquence d'un principe dont vous trouvez, à chaque instant, l'application en pathologie, et qu'il vous faut bien connaître. Ce principe est le suivant : Toutes les fois que deux états morbides existent simultanément, celui qui a le plus d'intensité et de puissance se développe aux dépens de l'autre. Cette vérité vous est exprimée par ce vieil adage, qu'il est bon de vous rappeler ici : « *Duobus doloribus simul obortis, vehementior obscurat alterum.* »

Or la diathèse syphilitique l'emporte assurément sur la diathèse vaccinale par son importance, par sa gravité, par le caractère et la multiplicité de ses lésions symptomatiques. Par conséquent, le virus vaccin, inoculé dans un terrain syphilitique, se trouve annulé et détruit par le virus plus puissant qu'il y rencontre, et alors la pustule produite est non pas une pustule vaccinale, mais un chancre. C'est donc du pus chancreux que vous faites absorber à un enfant, lorsque, pour le vacciner, vous lui inoculez le liquide contenu dans des pustules vaccinales qui se sont développées chez un enfant syphilitique.

La syphilis étant, dans ce cas, une syphilis inoculée, se comporte, dans son développement, comme nous l'avons indiqué plus haut. Au chancre primitif, apparaissant du cinquième au dixième jour, succède, dans les délais et avec les formes habituels, la filiation des divers accidents généraux.

PRONOSTIC DE LA SYPHILIS INFANTILE.

Le pronostic de la syphilis infantile, nous l'avons déjà dit, est toujours très sérieux. Le petit malade est souvent trop faible, il a trop peu de force vitale pour réagir contre les influences et contre les accidents diathésiques. Il succombe très fréquemment. Cependant il guérit aussi, et nous en avons vu d'assez nombreux exemples de guérison.

Toujours très grave, la syphilis infantile a cependant une gravité variable, suivant les formes qu'elle revêt, et suivant la manière dont elle a été produite.

La syphilis héréditaire présente, en général, plus de gravité que la syphilis acquise. La syphilis héréditaire congénitale, à forme pemphigode, est plus grave que la syphilis héréditaire, non congénitale, à forme papulo-tuberculeuse. La syphilis non héréditaire, provenant de la nourrice, non inoculée, et résultant d'une imprégnation constitutionnelle, causée par le lait, se rapproche par sa gravité comme par son mode de production de la syphilis héréditaire ; aussi compromet-elle toujours, et de la manière la plus sérieuse, l'existence de l'enfant. La syphilis non héréditaire, inoculée soit par la mère, au moment de l'accouchement, soit par la nourrice, soit par la vaccination, a quelque chose de moins sérieux, et c'est celle-là qui laisse le plus d'espoir de guérison.

Voyons maintenant quelle devra être la médication ; quels seront ses moyens ; d'après quelles données elle sera établie, et quelles sont les difficultés qu'elle présentera, en raison de l'excessive gravité de la maladie et de l'âge du petit malade. Nous allons donc poser les bases de cette médication, et en indiquer tous les moyens et tous les détails, suivant que la syphilis est, ou n'est pas, héréditaire, et suivant les diverses formes sous lesquelles elle se présente. Ce sera le sujet de la leçon suivante.

NEUVIÈME LEÇON

Les maladies de la peau chez l'enfant *(suite)*.

TRAITEMENT DE LA SYPHILIS INFANTILE

I

TRAITEMENT DE LA SYPHILIS INFANTILE HÉRÉDITAIRE.

Le traitement sera tantôt *préventif*, et tantôt *curatif*.

Traitement préventif.

Un enfant naît procréé par un père syphilitique, ou par une mère syphilitique ; il n'y a sur sa peau aucune trace de lésion syphilitique ; il est d'une assez bonne venue. — Que faut-il faire ? Faut-il ne pas se préoccuper du danger qui le menace, et qui peut l'épargner ? Faut-il ne tenir aucun compte du développement possible d'une syphilide papulo-tuberculeuse, dans son premier ou dans son deuxième mois ? Faut-il attendre, pour les combattre, le développement d'accidents incertains ? ou bien, faut-il, au contraire, s'efforcer, sinon de prévenir ces accidents, du moins d'en atténuer la gravité par un traitement préventif ? Telle est la question.

Or nous croyons que, vu l'innocuité du traitement préventif pour la santé de l'enfant, vu la gravité des accidents à redouter, vu enfin l'espoir fondé d'en diminuer l'intensité par une médication préventive, il faut instituer immédiatement cette médication préventive.

QUELLE CONDUITE TENIR RELATIVEMENT A LA NOURRICE DANS LA SYPHILIS INFANTILE?

Les moyens à employer seront les suivants :

Avant tout, donner au nouveau-né une très bonne nourrice. Si la mère ne peut pas nourrir, on peut, l'enfant n'étant pas malade, bien que les parents le soient, le confier à une nourrice étrangère ; mais, en conscience, on doit avertir loyalement la nourrice (tout en lui faisant voir que l'enfant est sain) que les parents ne le sont pas, et que peut-être l'enfant a-t-il quelque chose de grave à redouter, pour lui-même, dans un avenir prochain.

Si la nourrice accepte cette situation, et si elle consent à courir les chances d'une contagion possible, et dont vous ne lui aurez pas dissimulé la gravité, alors, donnez-lui tout de suite du mercure; faites-lui prendre tous les jours une pilule composée de :

Protoiodure d'hydrargyre	3 centigr.
Extrait d'opium.	1 centigr.
Extrait de gentiane	10 centigr.

Ne craignez pas que le mercure diminue, altère ou tarisse son lait. Cette crainte chimérique est malheureusement partagée par un grand nombre de médecins, et même des plus distingués, par M. Diday entre autres. Non, le mercure n'est point un irritant des voies digestives; non, il n'est point un débilitant, un hyposthénisant. Lorsqu'il agit dans ce sens, c'est que vous l'avez donné d'une manière intempestive, pendant des troubles ou des désordres gastro-intestinaux par exemple; c'est encore que vous l'avez donné à une dose trop forte, et toxique. Ainsi M. Diday prescrit le protoiodure de mercure à la dose de 10 centigrammes par jour, en une seule pilule. C'est évidemment une dose exagérée. A cette dose, le mercure est mal supporté, et il est en effet un irritant; mais à la dose de 2 à 3 centigrammes, associé à l'extrait d'opium, pour en faciliter la tolérance, le mercure, loin d'être un débilitant, est, au contraire, un reconstituant. Si vous savez manier le mercure, si vous avez soin de l'associer, comme nous le faisons, à divers autres altérants, tels que le fer, les iodiques, le quinquina, vous constaterez ses effets bienfaisants; et jamais les malades n'auront eu meilleure mine; jamais ils n'auront eu le teint plus frais; jamais ils n'auront été plus gras et mieux portants, qu'en sortant de vos mains, après un traitement mercuriel de plusieurs mois. C'est là un fait incontestable, que vous avez pu vérifier, plus d'une fois, dans mes salles, et dont je vous ai montré de nombreux exemples dans mes leçons cliniques.

Donc, donnez à la nourrice du mercure et faites-le, par son intermédiaire, et incorporé à son lait, arriver jusqu'au nouveau-né; ce sera pour lui un médicament préventif, qui aura pour véhicule l'aliment dont il se nourrit.

En même temps que le mercure, donnez encore à la nourrice du fer, du quinquina, une alimentation aussi succulente que possible, afin que son lait soit riche et abondant. N'oubliez pas que la santé de l'enfant dépend de la santé de la nourrice et de la qualité de son lait. Or, en tonifiant la nourrice, vous tonifierez l'enfant, tout en l'imprégnant de mercure. Vous soignerez l'hygiène de la nourrice et du nourrisson ; vous les placerez dans un milieu très sain, dans des appartements aérés, vous prescrirez de l'exercice, des promenades, et un séjour prolongé au grand air. Vous redoublerez, pour l'un et pour l'autre, les soins de propreté ; à la nourrice, vous ferez prendre des bains simples ou amidonnés ; à l'enfant, tous les deux jours, pendant une demi-heure, un bain tiède, dans lequel vous aurez versé, suivant la formule de Cullerier :

Alcool.	30 grammes.
Sublimé.	2 grammes.

Par ce traitement, à la fois spécifique et hygiénique, vous donnerez à l'enfant une vitalité suffisante pour réagir contre la diathèse, qui, d'autre part, aura moins de prise sur lui, puisqu'elle aura été entamée, combattue et atténuée avant même son développement par une médication énergiquement tonique et altérante.

Si l'enfant, issu d'une mère syphilitique et parfaitement sain au moment de sa naissance, a sa mère pour nourrice, vous aurez une double raison de prescrire à celle-ci un traitement mercuriel. Tout à l'heure la nourrice saine prenait du mercure en vue de l'enfant : actuellement la nourrice contaminée en prendra et pour elle et pour l'enfant.

Traitement curatif.

Supposons maintenant le nouveau-né atteint d'accidents syphilitiques, de l'une ou de l autre des deux formes que nous avons admises, que ferez-vous ? Sans une bonne nourrice, et malgré le traitement le mieux entendu, vous ne le sauverez probablement pas. Il vous faut donc d'abord, et avant tout, une nourrice excellente.

Si la mère de l'enfant n'est pas syphilitique, et qu'elle ait du lait, elle doit nourrir son enfant; sans doute la loi de Colles ne la protègera pas d'une manière absolument certaine, puisque nous avons cité plus haut un fait qui donne un démenti à cette loi; mais du moins, ce fait étant peut-être unique, et n'étant par conséquent qu'une exception, la mère pourra toujours espérer être couverte et sauvegardée par la loi de Colles.

Du reste, il faut ici placer la question dans un ordre d'idées supérieur à toutes les considérations d'étiologie, de contagion et de pathogénie : l'enfant est malade, il lui faut une nourrice, sa mère doit être sa nourrice, dût-elle être contaminée par lui; l'amour maternel lui commande ce sacrifice d'elle-même.

La mère doit encore être la nourrice, si elle est syphilitique elle-même; elle n'aura, dans ce cas, rien à craindre, puisqu'elle est déjà infectée.

Vous devrez alors, ainsi que nous l'avons déjà dit plus haut, la soumettre à un triple traitement : 1° traitement spécifique, et pour elle et pour l'enfant (une pilule de 3 centigrammes de protoiodure d'hydrargyre par jour, d'après la formule que nous avons donnée ci-dessus); 2° un traitement tonique, analeptique (fer, quinquina, huile de foie de morue, phosphate de chaux); 3° hygiène excellente au point de vue de l'habitation, de l'aération, de la nourriture et de tout le genre de vie.

Sera-ce assez pour l'enfant? Non, la quantité de mercure qu'il absorbera dans le lait maternel sera insuffisante. Il faudra lui en faire absorber encore par la méthode endermique. Faites-lui, tous les jours, une friction, sur les parois latérales de la poitrine, avec un, deux ou trois grammes d'onguent napolitain. Avant chaque friction, faites-lui prendre un bain légèrement savonneux, pour tenir la peau dans un état de propreté parfaite ; pour enlever l'onguent, mis la veille ; pour faciliter l'absorption de celui que vous allez employer, et en même temps pour favoriser les fonctions éliminatrices qui s'opèrent par le tégument externe. Alternez ces frictions, ou remplacez-les tout à fait, si vous le préférez, par un bain pris, tous les deux jours, pendant une demi-heure, et dans lequel vous aurez versé :

Alcool.	30 ou 60 grammes,
Subimé	2, 3 ou 4 grammes,

suivant l'âge de l'enfant, et suivant la capacité de la baignoire. Par cette médication externe, vous ménagez l'estomac, vous ne le fatiguez pas, ce qui est d'une importance capitale chez l'enfant, surtout chez un enfant syphilitique. Vous n'avez pas à redouter chez lui, comme chez l'adulte, la salivation mercurielle, la tolérance de l'enfant pour le mercure étant très grande, et les glandes salivaires ne subissant pas, de sa part, la congestion et l'irritation qu'il produit sur les glandes salivaires de l'adulte.

Tel est le traitement que nous vous recommandons, pour le nouveau-né syphilitique, ayant les lésions cutanées de la forme papulo-tuberculeuse, sans altérations viscérales; vous présentant, par conséquent, les accidents secondaires de la syphilis. Nous osons vous dire qu'à ce degré de l'évolution syphilitique, et avec cette médication et cette hygiène, vous le guérirez dans la grande majorité des cas. Je vous en ai fait voir un exemple remarquable, il y a quelques mois, dans la salle Henri IV; et, tout dernièrement ma clientèle civile m'a permis de constater les mêmes heureux résultats, chez un enfant de Versailles dont les régions fessières et génito-crurales étaient couvertes de papules syphilitiques et de tubercules muqueux ; dont les plis inguinaux étaient gorgés de granulations glandulaires, et dont les parties latérales et postérieures du cou offraient, au toucher, le chapelet glanduleux syphilitique le mieux caractérisé.

Mais si le nouveau-né vous présente la forme syphilitique que nous vous avons décrite sous le nom de forme pemphigode, si le pemphigus est compliqué, comme c'est l'ordinaire, de lésions viscérales ; ou si ces lésions viscérales compliquent la forme papulo-tuberculeuse, le cas deviendra beaucoup plus grave, car alors il s'agira d'accidents correspondant à la période tertiaire. Le mercure seul deviendra insuffisant ; il faudra lui associer l'iodure de potassium. Ainsi vous ferez prendre tous les jours à la nourrice :

1° Une des pilules hydrargyriques formulées plus haut ;

2° Une solution de : iodure de potassium, 1 ou 2 grammes.

L'iodure de potassium sera dissous, soit dans de l'eau pure ou aromatisée ; soit dans du sirop d'écorce d'oranges amères ; soit, ce qui est préférable, dans l'essence de salsepareille de Fontaine.

Vous pouvez encore donner à la nourrice le mercure

et l'iodure de potassium réunis et dissous ensemble dans le même véhicule, comme les a réunis le sirop de Gibert. Faites prendre deux grandes cuillerées par jour de ce sirop ; chaque cuillerée contenant :

Biiodure de mercure.	1 centigr.
Iodure de potassium.	50 centigr.

A cette médication iodo-mercurielle, donnée à la nourrice, pour qu'elle arrive, par son intermédiaire, à l'enfant ; aux frictions hydrargyriques quotidiennes, que vous ferez sur le thorax, vous essaierez d'ajouter, dans les cas les plus pressants, une cuillerée à café par jour de liqueur de Van Swieten que vous donnerez, en plusieurs fois, au petit malade, dans de l'eau sucrée ou dans du lait.

Nous avons supposé le cas où l'enfant né avec des accidents syphilitiques peut être nourri par sa mère, syphilitique elle-même, ou non syphilitique. Mais si la mère, par une raison quelconque, ne peut pas nourrir, que faut-il faire ? En présence du danger que court l'enfant, faut-il, pour le sauver, ou du moins pour se procurer la meilleure chance de le guérir, faut-il lui donner une nourrice ? — Non, assurément ; il n'est pas permis, dans le but de tenter une guérison douteuse, fût-elle même certaine, de sacrifier une femme étrangère ; d'exposer une femme saine à tous les dangers d'une syphilis, toujours très grave, quand elle vient d'un nouveau-né, congénitalement infecté. Cela n'est pas permis, nous le répétons, et le médecin a pour devoir de refuser carrément son concours à un acte qui serait une lâcheté, une trahison, un crime ; aux désirs, aux prières, aux instances des parents, il doit toujours opposer un veto inflexible et la même réponse formelle, obstinée et invariable : *Non licet.* Ce point si délicat de déontologie médicale a été magistralement traité par notre savant collègue, M. Alfred Fournier.

Quelle conduite tenir alors ? Faut-il donc abandonner le malheureux petit être à une mort certaine et prochaine ? Non, certes ; il faut tout mettre en œuvre pour essayer de le guérir ; tout, excepté l'allaitement direct qui contagionnerait une femme saine. Mais on peut tenter l'allaitement par l'intermédiaire des bouts de seins ; des tétines, des biberons, qui isolent le sein de la nourrice, et le mettent à l'abri de la contagion. Si la montée du lait ne peut pas se faire par ces voies indirectes et artificielles, renoncez complètement à l'intervention d'une nourrice, à moins qu'elle ne puisse être tétée par une de ces petites pompes aspirantes qui font arriver le lait à un réservoir, ou récipient, dans lequel l'enfant peut le puiser à l'aide d'un biberon.

Si ces moyens détournés ne réussissent pas, ce qui est le plus habituel, adressez-vous à une chèvre : frottez toutes ses parties absorbantes, ses surfaces mammaires, avec de l'onguent napolitain, et tâchez de la faire directement téter par l'enfant. S'il y a encore là une impossibilité, faites traire la chèvre, et que son lait soit bu immédiatement, et encore tout chaud, par l'enfant.

A défaut d'une chèvre, procurez-vous un excellent lait de vache, rendu médicamenteux par différentes substances que l'on a eu soin de mélanger aux aliments de ces animaux, et qui, ayant été absorbées par eux, se trouvent incorporées à leur lait. C'est ainsi que le docteur Labourdette élève, en Normandie, des vaches qu'il nourrit d'herbages auxquels il mêle des sels ferrugineux, arsenicaux, iodiques, mercuriels, chlorurés. On obtient ainsi un lait ferrugineux, arsenical, iodé, mercuriel, chloruré ; précieuse ressource à laquelle vous serez heureux d'avoir recours. Assurément ces différents laits, si purs, si toniques, si altérants soient-ils, ne valent pas le sein d'une bonne nourrice ; mais cette nourrice ne pouvant pas être mise à la disposition de l'enfant, il y a, nous le répétons, de très sérieux éléments de guérison pour lui, dans l'usage du lait iodé, du lait mercuriel, du lait ferrugineux et du lait chloruré. Ces quatre laits différents, par les agents thérapeutiques qu'ils renferment, peuvent être donnés au nouveau-né, aussi bien qu'à l'enfant de six mois ou d'un an. On peut les lui faire prendre alternativement deux à deux. Ainsi le même jour, et pendant une semaine, lui donner le lait mercuriel et le lait chloruré ; et, la semaine suivante, lui donner, à la fois, le lait iodé et le lait ferrugineux, ce qui n'empêchera pas les frictions hydrargyriques, ou les bains de sublimé.

Le traitement local des lésions cutanées de la syphilis héréditaire infantile consistera surtout en soins de propreté : bains émollients répétés, lotions émollientes répétées, afin d'empêcher la stagnation des matières excrémentitielles, dont l'action irritante ne pourrait que favoriser le développement de ces lésions, en les aggravant. Ainsi, sous l'influence irritante de l'urine et des matières fécales, la peau congestionnée produirait des papules et des tubercules muqueux en plus grand nombre ; et ensuite ces lésions, sous les mêmes influences, deviendraient plus prononcées, plus plantureuses, plus graves en un mot. Il sera donc bien important de donner des bains fréquents, dont la propriété, à la fois émolliente et détersive, prévienne tout surcroît de lésion locale.

Il faudra, de plus, faire un abondant usage de poudres siccatives, isolantes et absorbantes, telles que la poudre d'amidon, la farine de seigle, la poudre de lycopode. Ces poudres auront pour avantage de dessécher des régions dont l'humidité habituelle serait une condition aggravante pour les lésions cutanées; d'empêcher des frottements, et d'isoler, les unes des autres, les parties malades.

En cas d'inflammation de la peau, et d'un état érythémateux prononcé autour des lésions éruptives, on se trouvera bien de l'application de cataplasmes de fécule de pommes de terre, ou de l'usage d'une pommade à la fois isolante et adoucissante, qui préserve les parties cutanées du contact des fécès. La pommade suivante remplira très-bien cette indication :

Glycérolé d'amidon	50 grammes.
Sous-nitrate de bismuth	10 grammes.

Le traitement local sera continué tant que dureront les lésions cutanées; et le traitement général, aussi longtemps que la maladie elle-même.

Or la durée de la syphilis infantile héréditaire est toujours longue ; quand une mort à courte échéance ne se hâte pas d'en interrompre le cours, elle se prolonge pendant trois, quatre, cinq mois. Le traitement, tel que nous l'avons formulé, doit donc être continué pendant tout ce temps ; il ne doit pas cesser avant la résolution complète des ganglions inguinaux et cervicaux ; avant que la peau ne soit devenue complètement saine, et que le petit malade ne présente tous les attributs de la santé :

bon teint ; air enjoué ; développement de l'embonpoint ; vivacité ; appétit ; digestions irréprochables ; fonctions gastriques et intestinales normales.

Mais le traitement, pendant une aussi longue durée, ne devra pas être maintenu sans discontinuité ; il sera bon, et pour la nourrice et pour l'enfant, de l'interrompre de temps en temps ; après quelques intervalles, ses effets n'en seront que plus sûrs et plus prononcés.

II

TRAITEMENT DE LA SYPHILIS INFANTILE NON HÉRÉDITAIRE, OU ACQUISE.

La plupart des indications thérapeutiques que nous avons formulées et développées, relativement à la syphilis héréditaire, s'appliquent également à la syphilis non héréditaire.

Ainsi, autant que possible, donner à l'enfant une très bonne nourrice, faire prendre à cette nourrice du mercure seulement, si les accidents que présente l'enfant sont purement secondaires ; et joindre au mercure de l'iodure de potassium, si ces accidents sont tertiaires, c'est-à-dire ulcératifs et viscéraux ; donner encore à la nourrice du fer, du quinquina, une alimentation succulente, afin que son lait soit, non seulement médicamenteux, mais encore richement pourvu de principes nutritifs, réparateurs et reconstituants ; en outre, frictionner l'enfant avec de l'onguent napolitain, ou bien lui faire prendre des bains de sublimé ; soigner son hygiène et celle de la nourrice ; les baigner fréquemment l'un et l'autre, et les mettre au grand air, tous les jours, et le plus longtemps possible.

Mais il y a d'autres considérations qui n'ont d'application que dans la syphilis non héréditaire, et dont nous devons vous parler.

L'enfant a-t-il été contaminé par sa nourrice? cette contamination a-t-elle été produite par un chancre primitif et inoculable? ou bien est-elle le résultat d'une imprégnation dont le lait a été le véhicule? Quelle conduite tenir envers la nourrice ? — Il faut la conserver à tout prix, car si vous lui retiriez l'enfant, cet enfant étant syphilitique, vous ne pourriez pas le confier à une autre nourrice : et, privé du sein, ce malheureux petit être perdrait une de ses meilleures chances de guérison. Vous devrez donc garder cette nourrice ; vous n'aurez plus rien à craindre d'elle pour votre enfant, puisque la contagion sera devenue, de sa part, un fait accompli. Vous lui ferez comprendre qu'après avoir contagionné et souillé l'enfant, elle a le devoir sacré de réparer ce malheur, en contribuant à le guérir par son lait, le seul lait de nourrice qu'il lui soit permis de téter. En même temps vous lui ferez suivre un traitement spécifique, uniquement mercuriel, si elle n'a que des accidents secondaires ; à la fois mercuriel et iodo-potassique, si elle en est aux accidents tertiaires; vous soignerez ainsi l'enfant, tout en la soignant elle-même.

TRAITEMENT DU CHANCRE ; FAUT-IL LE CAUTÉRISER?

Dans la syphilis non héréditaire, et à part le cas de syphilis par imprégnation, résultant de l'absorption d'un lait impur, vous vous trouvez, pour la première fois, en présence de l'accident primitif, le chancre. Rappelez-vous, en effet, que dans les deux formes de syphilis héréditaire que nous avons admises, et que nous vous avons décrites, soit que la syphilis ait été congénitale, à forme pemphigode, avec lésions viscérales, représentant alors sa phase tertiaire ; soit qu'elle ait été papulo-tuberculeuse, non congénitale, sans altérations viscérales, représentant alors sa phase secondaire, rappelez-vous, dis-je, que dans l'un et l'autre de ces cas la syphilis a été une diathèse par imprégnation générale ; qu'elle est devenue diathèse de prime-abord, d'emblée, sans lésion locale initiale, sans sa porte d'entrée ordinaire, sans l'intermédiaire du chancre, qui a constamment fait défaut ; l'accident primitif n'existe pas, n'existe jamais dans la syphilis héréditaire ; il n'existe pas non plus dans une des formes de la syphilis acquise, dans la plus grave, dans celle qui a été transmise à l'enfant, en dehors de toute inoculation, et à défaut de lésions inoculables, par le lait même de la nourrice.

Mais, dans tous les autres cas, la syphilis non héréditaire, ou acquise, résulte d'une inoculation, nous l'avons dit. Que cette inoculation ait été produite par un chancre maternel, au moment de l'accouchement, ou par un chancre de la nourrice, ou par une vaccination impure, peu importe ; l'enfant a été inoculé ; la lésion inoculable avec laquelle il a été en contact, s'est reproduite chez lui avec une forme identique, avec des caractères similaires : il a un chancre.

Or, en présence de ce chancre, que devons-nous faire ? Nous voici, pour la première fois, en face de l'accident primitif, en face de la porte d'entrée de la syphilis ; devons-nous essayer de fermer cette porte, de barrer le passage à la syphilis, de l'arrêter court, par une ou plusieurs cautérisations du chancre? Telle est la première question qui se pose devant nous.

A cette question, M. Rollet répond par la négative; il ne pense pas que la cautérisation puisse être efficace, contre la marche progressive de la syphilis; il la rejette donc comme inutile.

M. Diday n'admet la cautérisation, et ne lui reconnaît quelque utilité, que si elle est pratiquée tout à fait au début de ce qu'il appelle la *chancrelle*, ou ulcère primitif mou, ne méritant pas encore le nom de *chancre*, c'est-à-dire ne présentant encore aucune trace d'induration, et, par conséquent, n'étant pas encore infectant. Quant au chancre induré, le seul qui doive être appelé chancre, dit-il, *c'est déjà la vérole constitutionnelle;* il n'a, par lui-même, comme lésion matérielle, aucune gravité; *tout son danger est dans ses suites, et ce danger-là, il n'est pas au pouvoir de la médecine de le prévenir par une médication locale.*

M. Alfred Fournier partage la même manière de voir; il ne reconnaît aucun avantage à la cautérisation; il ne croit pas qu'elle puisse empêcher l'absorption du virus syphilitique; il la regarde même comme dangereuse, en raison de l'inflammation qu'elle détermine; inflammation intense, très douloureuse, qui peut produire une angéioleucite, une suppuration ganglionnaire. Il rejette donc la cautérisation du chancre, comme étant une mauvaise médication.

Quant à nous personnellement, nous ne vous conseillons pas, et nous ne pratiquons pas la cautérisation du chancre; voici nos raisons : lorsque la vésico-pustule chancreuse commence à se dessiner, il y a déjà quatre ou cinq jours que le pus virulent a été inoculé. Or, ne pensez-vous pas que déjà il a été absorbé? l'absence d'induration ne prouve pas que cette absorption ne se soit pas encore produite; elle ne prouve qu'une chose, c'est que les effets constitutionnels de cette absorption ne se sont pas encore manifestés, puisqu'elle en est le premier symptôme. En supposant donc que vous pratiquiez votre cautérisation tout à fait au début de la vésico-pustule chancreuse, n'oubliez pas qu'il y a déjà quatre ou cinq jours que le virus a été déposé là, au contact de toutes les bouches absorbantes du derme cutané, ou muqueux. Et si vous ne cautérisez cette même vésico-pustule, devenue chancrelle ou chancre mou, que le dixième ou douzième jour de son existence, pensez qu'il y a déjà quinze ou dix-sept jours que l'inoculation a eu lieu. Est-il donc raisonnable de croire que le virus soit resté là cinq, dix, quinze jours, sans être absorbé, et en attendant l'effet abortif de votre nitrate d'argent?

Nous repoussons donc la cautérisation comme inutile, et nous sommes parfaitement d'accord sur ce point avec M. Rollet, avec M. Alfred Fournier et même avec M. Diday, qui avoue n'avoir jamais retiré aucun résultat de ses cautérisations, faites sur la chancrelle ou chancre mou.

Inutile, relativement à la diathèse syphilitique, qu'elle est impuissante à prévenir et à conjurer, la cautérisation ne l'est pas moins, quant au chancre lui-même, à son évolution et à sa durée.

Le chancre est une ulcération indolore, peu gênante, ne provoquant pas, en général, d'accidents par elle-même, n'étant dangereuse que par la diathèse qu'elle représente, ayant dans son évolution trois périodes : 1° une période de progrès ; 2° une période d'état ; 3° une période de réparation. Ensemble, ces trois périodes ont une durée de quatre à six semaines ; au bout de ce temps, le chancre guérit habituellement, de lui-même, et spontanément. Or la cautérisation n'abrège pas sa durée, elle n'active pas le travail réparateur, nécessaire pour combler le vide, et pour remédier à la déperdition de substance, qui se sont produits pendant sa période de progrès, laquelle a été une période ulcérative et de destruction. La cautérisation ne fait que donner au chancre l'élément *douleur*, dont il était indemne par lui-même, et qui se propage souvent, avec beaucoup d'intensité, jusqu'aux ganglions voisins. Nous la repoussons donc, non seulement comme étant inutile, mais encore comme étant nuisible.

Le pansement du chancre doit être très simple. N'oubliez pas qu'il en est de sa durée et de son évolution comme de la durée et de l'évolution de l'érysipèle, de la variole, de la scarlatine et de la rougeole ; elles sont soumises à un cycle régulier, déterminé, et parfaitement défini d'avance. Ses périodes successives sont toujours les mêmes ; par conséquent vous devez vous abstenir de toute intervention active et perturbatrice, vous bornant à surveiller le mal, à le mettre, autant que possible, à l'abri de tout contact irritant, à le couvrir d'un appareil préservatif contre toutes les causes malfaisantes.

Entretenez, tout autour de lui, une excessivep ropreté-s'il est placé sur le tronc, dans la zone génitale, sur les fesses, autour de l'anus, évitez, autant que possible, le contact de l'urine et des matières fécales ; lavez-le, à chaque pansement, avec du vin aromatique ; couvrez-le d'un petit plumasseau de charpie, enduit de la pommade suivante :

Axonge fraîche.	30 grammes,
Calomel.	3 grammes,

ou bien d'un petit emplâtre de sparadrap de Vigo. Vous le mettrez ainsi, autant que possible, à l'abri de l'action des fécès, et en même temps vous le mettrez en rapport avec des substances dont les propriétés ne pourront que favoriser le travail réparateur et cicatriciel.

Nous en avons fini, Messieurs, avec la médication de la syphilis infantile, car ce que je vous ai dit, au commencement de cette leçon, sur le traitement *préventif*, vous indique assez que, partisan de ce traitement, je pense qu'il doit être employé dès que vous aurez constaté un chancre, et avant l'éclosion des accidents généraux constitutionnels. Ce traitement, quel devra-t-il être ? Je vous l'ai dit. Je vous ai dit aussi, et avec assez de détails, ce que doit être le traitement *curatif*, comment vous devez l'appliquer, et sur la nourrice et sur l'enfant, pour que je puisse me dispenser d'y insister davantage ; je puis donc considérer cette question comme résolue.

DIXIÈME LEÇON

Les maladies de la peau chez l'enfant *(suite)*.

HERPÉTIDES, OU ÉRUPTIONS DE NATURE DARTREUSE.
ÉPOQUE DE LEUR APPARITION.

Messieurs,

Nous avons vu dans nos dernières leçons que la syphilis n'attend pas l'âge de la puberté et de l'adolescence pour imprimer sur la peau ses lésions caractéristiques. Nous avons vu, en effet, la syphilis héréditaire envahir la peau de l'enfant avant même sa naissance, et l'atteindre jusque dans le sein de sa mère, et dans sa vie fœtale. Et lorsque le nouveau-né n'en apporte pas, avec lui, les signes visibles et pathognomoniques, dès le jour même de sa naissance, il ne peut pas en rester exempt et indemne, au delà de son premier, de son deuxième ou de son troisième mois. Quant à la syphilis acquise, ou inoculée, je vous l'ai montrée ayant sur l'enfant, quel que soit son âge, la même prise, la même puissance, et des effets encore plus désastreux que sur l'adulte.

Il n'en est pas de même des diathèses herpétique et scrofuleuse. Elles aussi sévissent sur l'enfance; elles aussi altèrent et dénaturent sa peau, mais du moins elles ne remontent pas, dans leurs atteintes, jusque dans sa vie intra-utérine; elles respectent, non seulement ses premiers mois, mais encore ses premières années.

CARACTÈRES DES HERPÉTIDES INFANTILES.

L'herpétis n'apparaît guère avant la troisième ou la quatrième année. Si l'enfant est bien constitué, s'il est doué d'une vitalité normale, le plus souvent la diathèse herpétique se manifeste, chez lui, par des lésions ayant un caractère aigu, inflammatoire, par des dartres vives. Nous voyons dans ce fait l'application, ou plutôt la démonstration de ce principe que nous avons établi dans une de nos précédentes leçons : à savoir que, dans l'enfance, les affections cutanées, quelle que soit leur nature, ont en général, et le plus souvent, pour caractère, d'être aiguës, congestives et inflammatoires.

Ainsi l'herpétis pourra être dénoncée et manifestée, d'après M. Bazin, chez l'enfant, par des affections pseudo-exanthématiques. Ces affections, que nous avons décrites plus haut, seront tantôt des fièvres essentielles, éruptives, tenant à un trouble général et passager; et tantôt elles seront de vériables dartres. Et c'est là encore, suivant cet auteur, un caractère distinctif des exanthèmes et des pseudo-exanthèmes. Les premiers ne sont jamais que des fièvres éruptives, ou pyrexies aiguës, inflammatoires, contagieuses, précédées de prodromes nettement accusés et parfaitement définis, évoluant dans un cycle toujours régulier, avec une durée toujours la même, toujours fixe et déterminée, et pouvant donner lieu à de sérieuses complications internes. Les seconds, au contraire, n'ont que des prodromes tellement légers et tellement vagues qu'ils sont quelquefois inappréciables; ils ne sont pas contagieux; leur durée est variable, indéterminée, et dans certains cas ils sont les symptômes de la dartre, ou herpétis.

Cette opinion de notre illustre maître peut paraître bien hardie : comment en effet admettre que des affections aiguës, passagères, souvent fébriles, soient le symptôme et la traduction d'une maladie aussi diathésique et aussi chronique que l'herpétis?

Hébra, qui n'admet pas l'herpétis, qui a le tort de nier l'existence de cette diathèse, nous explique, nous aide à comprendre ce qu'il peut y avoir de bizarre dans ce fait d'une maladie constitutionnelle, et par conséquent chronique, telle que l'herpétis, traduite et représentée par une affection à marche rapide et fugace. Notons bien qu'il ne s'agit ici que des enfants.

Or, nous dit Hébra, chez les enfants, en raison de leur âge, les maladies évoluent avec tant de rapidité qu'on est porté à prendre pour aigu ce qui, en réalité, est chronique. Le grand dermatologiste viennois formule ce principe, et fait cette déclaration, à propos du pemphigus aigu épidémique des nouveau-nés, qu'il n'admet pas, et dans lequel il ne veut voir qu'un pemphigus syphilitique. Voici ses paroles :

« Les enfants sont sujets à une maladie cutanée dans laquelle il se développe des bulles, affection qui, comme toutes les autres maladies infantiles, a une marche beaucoup plus rapide que chez les adultes. Si on n'a pas regardé ces cas comme des exemples de pemphigus chronique, cela tient à ce que c'est d'après la durée seule qu'on juge en général si une maladie est aiguë ou chronique. Mais assurément personne n'affirmera que, parce que le pemphigus des nouveau-nés se termine très promptement par la mort de l'individu qui en est atteint, l'affection est par cette raison un pemphigus aigu, et ce que je dis de cette maladie syphilitique est également vrai de toutes les autres affections bulleuses auxquelles les enfants sont exposés. »

Ainsi, lorsque des observateurs tels que MM. Ollivier et Ranvier, Hervieux, Parrot, Homolle, Rœser, tels que Reinbold, Stokes, Robert Barnes et Tilbury Fox déclarent qu'ils ont constaté un pemphigus aigu, épidémique, chez les nouveau-nés, Hébra leur répond qu'ils se sont trompés, que ce pemphigus n'était pas aigu, mais chronique ; que, chez l'enfant, la marche des maladies est toujours rapide, que celles-là mêmes qui nous semblent affecter le type aigu ne sont, en réalité, vu l'âge du malade, que des affections chroniques; et qu'un pemphigus, diagnostiqué *aigu*, n'était, en réalité, et par le fait même de son existence chez un nouveau-né, qu'un pemphigus *chronique, et de nature syphilitique.*

Cette doctrine professée par l'illustre médecin de Vienne est parfaitement d'accord avec celle que nous vous avons exposée nous-même. Elle confirme pleinement ce que nous vous avons dit, relativement à la forme aiguë, que revêtent habituellement les dermatoses infantiles, à leur marche et à leur évolution rapides. Hébra est tellement convaincu de ce fait, qu'il n'hésite pas à déclarer chronique et diathésique, chez un nouveau-né, un pemphigus dans lequel d'autres médecins voient une affection aiguë.

Mais il faut nous défier de l'exagération ; rappelons-nous le précepte d'un grand poète, qui fut aussi un grand philosophe :

Est modus in rebus...

Ne tirons pas d'un principe vrai des conséquences forcées, trop généralisées et trop absolues, car nous ne serions plus dans la vérité. Les esprits les plus éminents sont quelquefois systématiques ; il faut alors nous en défier, d'autant plus qu'ils nous éblouissent davantage par l'éclat et le rayonnement de leur supériorité. Nous croyons donc qu'Hébra est dans l'erreur, lorsque, sous l'influence de cette idée vraie, que le caractère général des dermatoses infantiles est l'acuïté, il refuse de discerner, chez un nouveau-né, le caractère aigu du caractère chronique, qui peut aussi, dans certains cas, s'y rencontrer. Et puisque tout à l'heure il rappelait à notre souvenir une célèbre maxime d'Horace, nous serions encore tenté de lui dire, avec le même auteur, et sans craindre de le froisser par un rapprochement qui, certes, n'a rien de blessant pour lui :

...Quandoque bonus dormitat Homerus.

LES PSEUDO-EXANTHÈMES REPRÉSENTENT-ILS QUELQUEFOIS L'HERPÉTIS?

Si nous avons reproché à Hébra de méconnaître le caractère de pyrexie aiguë, essentielle, représentée par le pemphigus épidémique *neo-natorum*, et de lui attribuer une nature diathésique dont il est absolument exempt, hésiterons-nous à contredire un autre maître non moins illustre, M. Bazin, quand il prétend que les pseudo-exanthèmes, ou fièvres pseudo-exanthématiques, représentent quelquefois l'herpétis? Non, certes, nous n'hésiterons pas ; la respectueuse affection que nous portons à ce Nestor de la dermatologie française contemporaine ne nous empêchera pas de protester contre une pareille assertion.

Dans une de nos précédentes leçons, nous nous sommes élevé contre la dénomination de *scrofulides bénignes exsudatives,* donnée par M. Bazin à des affections cutanées qui, en réalité, et comme le soutient avec raison un autre maître non moins illustre, M. le professeur Hardy, ne sont pas de nature scrofuleuse ; aujourd'hui, nous refusons avec la même conviction le nom d'*herpétides* à des dermatoses qui n'ont, en réalité, aucun caractère herpétique. L'eczéma impétigineux, le strophulus et les engelures ne représentent pas plus la scrofule que les fièvres impétigineuse, herpétique, ortiée, érythémateuse et pemphigode ne représentent la dartre.

Les pseudo-exanthèmes, ou fièvres pseudo-exanthématiques, sont des affections essentielles, *sui generis*, dues à l'influence des saisons, à la fermentation, à l'ébullition du printemps en particulier; ce sont des affections saisonnières. Ce sont encore des affections extérieures, qui traduisent des troubles intérieurs, plus ou moins graves, plus ou moins passagers; plus graves et plus durables, par exemple, si c'est une fièvre pemphigode, que si c'est une fièvre herpétique, ortiée ou érythémateuse. Ce sont enfin des affections qui ont leur raison d'être, et qui trouvent un terrain favorable à leur épanouissement dans la constitution vive, impressionnable, exubérante de vitalité, qui appartient à l'enfance. Mais les pseudo-exanthèmes ne sont que cela; sans doute ils peuvent exister chez des enfants herpétiques ; ils peuvent compliquer une autre éruption de nature herpétique; mais, par eux-mêmes, ils ne sont pas les symptômes de l'herpétis ; en un mot, les fièvres pseudo-exanthématiques ne sont pas, *ne sont jamais des herpétides;* elles manquent de tous les principaux attributs qui caractérisent les herpétides ; c'est-à-dire la durée, la ténacité, la récidivité, la généralisation, la disposition symétrique, l'hérédité. Ce sont des maladies passagères, des fièvres vernales, des fièvres d'aventure, des fièvres de croissance, et voilà tout.

Si les pseudo-exanthèmes, comme nous le prétendons, ne doivent pas être rangés parmi les herpétides infantiles, il n'en reste pas moins vrai, ainsi que nous le disions au commencement de cette leçon, que la diathèse herpétique, chez l'enfant bien portant, bien constitué, est habituellement représentée par des affections cutanées, à forme aiguë, congestive, inflammatoire, à sécrétion humide, en un mot, par ces éruptions auxquelles les anciens avaient donné le nom de *dartres vives.*

Ainsi, à ma clinique de lundi dernier, je vous montrais un enfant de trois ans et demi, dont le père, dartreux lui-même, a été soigné, l'année dernière, dans cet hôpital pour un eczéma herpétique. Cet enfant était atteint, lui aussi, d'un eczéma généralisé, couvrant le front, les deux joues, les parties latérales du tronc, les bras, les avant-bras, les mains et les membres inférieurs. Cet eczéma durait depuis trois mois ; dans certains points, il se présentait avec ce mélange de squames et de croûtes sèches, appartenant à la forme chronique ; dans d'autres, comme je vous le faisais remarquer, il nous offrait une sécrétion humide, que nous voyions sourdre par les interstices de croûtes récentes et lamelleuses ; c'était la forme aiguë. Les choses duraient ainsi depuis plus de deux mois ; l'eczéma était généralisé, symétrique, c'était un eczéma herpétique.

D'autres fois, le même principe dartreux sera représenté chez l'enfant par un lichen, ainsi que je vous l'ai souvent fait voir. Ce lichen commencera par être aigu, congestif (*lichen ruber*) ; il se généralisera, il se répandra sur le tronc et sur les membres, qu'il occupera symétriquement ; des vésicules suintantes couronneront ses papules. Ce sera le lichen agrius, ou lichen eczémateux, avec sa sécrétion humide, avec ses rougeurs, ses ulcérations superficielles, ses chaleurs, ses démangeaisons, ses poussées successives et sa durée indéfinie. Voilà encore un exemple d'affection herpétique.

D'autres fois encore, ce sera un impétigo sparsa, disséminé, et formant des groupes isolés, sur tout le corps, sur le tronc et sur les membres, avec ses croûtes épaisses, jaunes, suintantes ; il se perpétuera par des poussées successives, qui prolongeront indéfiniment sa durée, en achevant ainsi de caractériser sa nature herpétique. Rappelez-vous, en effet, que l'impétigo accidentel, de cause externe et saisonnière, n'a qu'une seule émergence, qu'il se développe tout entier, d'un seul jet, qu'il ne se généralise pas, et qu'il ne se prolonge guère au delà de dix à quinze jours.

Dans tous ces cas, vous constatez, en même temps que les attributs de l'herpétis, la forme aiguë, et un travail incessant de sécrétion humide et abondante. Tel est, nous le répétons, le caractère dominant des herpétides infantiles.

Le psoriasis, si commun chez l'adulte, n'existe pas, ou du moins n'existe que très rarement chez l'enfant.

Nous ne l'avons vu que trois ou quatre fois sur des enfants de six à huit ans. Dans un de ces cas, il s'est développé sous nos yeux à l'hôpital Saint-Louis ; nous l'avons vu poindre, en forme de papules d'un rouge foncé, que nous pouvions prendre d'abord pour des papules d'érythème. Mais ces papules n'ont pas tardé à se couvrir à leur centre de squames blanches, épaisses, fortement adhérentes, qui nous ont fait reconnaître un psoriasis.

La peau de l'enfant si fine, si riche en vaisseaux, en nerfs, en appareils sécrétoires, en glandules sébacées et sudoripares, est un terrain trop chaud pour le psoriasis, la dartre torpide, la dartre morte, la dartre desséchante, pétrifiante et momifiante. Voilà pourquoi le psoriasis n'y pousse pas, ou du moins n'y pousse que très rarement.

Le prurigo qui, lui aussi, est une dartre à évolution chronique, et sans aucun caractère inflammatoire, se trouve assez souvent chez l'enfant, comme symptôme d'herpétis. Mais vous remarquerez que les enfants qui en sont atteints sont en général malingres et languissants. On dirait que la maladie qui les a affaiblis a diminué en même temps la vitalité de leur peau ; laquelle dénuée de ses qualités physiologiques, et n'étant plus ce qu'elle est chez l'enfant sain, a produit une dermatose sèche et non sécrétante, alors qu'elle aurait dû en produire une à sécrétion humide et abondante; du reste, on comprend que le prurigo se développe chez l'enfant. Le prurigo n'est-il pas l'affection cutanée la plus remarquable, par cette douleur spéciale et intolérable, que l'on appelle la démangeaison ? Or, à ce point de vue, il a besoin d'une peau très riche en nerfs, très sensible, très impressionnable, pour lui fournir l'élément nerveux dont il a besoin, et cette peau, il la trouve chez l'enfant.

Telles sont, Messieurs, les formes que les herpétides revêtent habituellement chez l'enfant : formes aiguës, inflammatoires ; à sécrétion humide, le plus ordinairement ; quelquefois, et plus rarement, formes chroniques, sèches et prurigineuses.

TRAITEMENT DES HERPÉTIDES INFANTILES.

Traitement local.

Dans ce traitement, qui sera celui des herpétides en général, il faudra tenir compte des caractères qu'elles présentent, et de l'âge de l'enfant.

S'agit-il d'un eczéma ; d'un lichen agrius ; d'un impétigo? vous emploierez les cataplasmes de fécule de pommes de terre, en permanence, et continués jusqu'à suppression complète, non pas seulement de toute sécrétion, mais encore de tout principe inflammatoire ; jusqu'à la disparition de cette teinte rouge brun, qui est toujours une menace de nouvelles poussées eczémateuses. Vous donnerez des bains d'eau de son, d'eau amidonnée, vous ferez en sorte de préserver la peau de toute irritation venant du dehors, de tout frottement, de tout grattage, de toute action des ongles. En un mot, vous instituerez un traitement antiphlogistique, émollient, continué jusqu'à extinction de toute inflammation, et jusqu'à la disparition de tout danger de récidive.

S'agit-il d'un prurigo ? vous badigeonnerez toutes les parties malades avec de l'huile de cade de genévrier (un ou deux badigeonnages par jour) ; vous donnerez des bains avec sous-carbonate de soude, 200 ou 300 grammes, suivant l'âge de l'enfant ; ou bien des bains avec sulfure sec de potassium, 50 ou 100 grammes. Si l'huile de cade pure était mal supportée, vous l'étendriez, avec parties égales d'huile de camomille, ou d'huile d'amandes douces.

Traitement général.

« Mais quels que soient l'espèce et le caractère de la dermatose herpétique, vous n'oublierez pas que cette dermatose, que cette affection inflammatoire ou non inflammatoire de la peau n'est qu'un symptôme de la diathèse herpétique, et alors, simultanément avec le traitement local, dont nous venons de vous parler, vous soumettrez votre petit malade à une médication interne, altérante, destinée à détruire le principe vicieux de sa constitution.

Or il y a, contre l'herpétis, un médicament héroïque, nous n'osons pas dire spécifique, bien que, cependant, ses effets thérapeutiques soient des plus remarquables. Ce médicament est l'arsenic. L'arsenic n'agit pas, contre la diathèse herpétique avec la même sûreté, avec la même constance, avec la même efficacité, que le sulfate de quinine contre la fièvre intermittente, que le mercure et l'iodure de potassium contre la syphilis. Mais du moins son action n'est pas douteuse, et c'est le meilleur agent médicamenteux auquel nous puissions avoir recours. L'arsenic est à l'herpétis ce que l'iode est à la scrofule. L'iode et l'arsenic ne sont, ni l'un ni l'autre, de vrais spécifiques, mais, cependant, ils sont, l'un et l'autre, des médicaments tellement drécieux qu'ils sont absolument indispensables, l'un dans le traitement de l'herpétis, l'autre dans le traitement de la scrofule.

L'arsenic ne peut pas être administré indistinctement, à toutes les périodes de l'évolution des herpétides. Lorsque celles-ci revêtent un caractère inflammatoire et qu'elles sont à leur période de *progrès et d'état*, l'arsenic est tout à fait contre-indiqué, car il activerait encore la poussée inflammatoire, l'activité des sécrétions de l'eczéma, de l'impétigo et du lichen eczémateux. Il faut, avec cette forme, ou ces espèces d'herpétides, ne donner l'arsenic que dans la période de déclin, que quand l'inflammation a perdu de son intensité, que quand de nouvelles poussées ne sont plus à craindre. Nous avons, dans notre premier volume, traité avec tous les détails qu'elle mérite cette question importante de thérapeutique ; aussi nous n'y insisterons pas davantage.

L'arsenic est donc indiqué dans la thérapeutique des enfants, comme il l'est chez les adultes ; et chez les enfants, comme chez les adultes, il ne faut l'administrer que dans les cas où les éruptions sont dépourvues de caractère inflammatoire, comme dans le prurigo, ou bien dans les cas où un traitement général et local antiphlogistique a diminué, sinon détruit, le caractère inflammatoire de telle ou telle éruption.

Comment et à quelles doses faut-il donner l'arsenic ? Si ce médicament doit toujours être manié avec la plus excessive prudence, à coup sûr c'est chez l'enfant qu'il faudra redoubler de précautions dans son administration. L'exquise susceptibilité de l'enfant, sa grande impressionnabilité, l'activité avec laquelle s'opèrent toutes ses fonctions physiologiques, sa circulation, son innervation, sa digestion, l'absorption et l'assimilation des substances alimentaires ingérées dans son estomac, sa délicatesse intestinale, tout nous commande, avec lui, la plus grande réserve, quand il s'agit, surtout, d'un médicament tel que l'arsenic.

Si l'enfant est très jeune, s'il n'a que trois ou quatre ans, donnez-lui l'arsenic incorporé à du lait, c'est-à-dire faites-lui boire du lait provenant d'une vache, ou d'une chèvre, auxquelles vous ferez prendre de l'arsenic. Le lait arsenical du docteur Labourdette, dont nous vous avons déjà parlé, sera d'un très utile emploi. Faites-en boire à l'enfant un, deux ou trois verres par jour; la quantité d'arsenic que ce lait contient est trop faible pour être redoutable ; elle est assez grande pour produire des effets appréciables et salutaires.

Si l'enfant a de quatre à dix ans, faites-lui prendre l'arsenic sous la forme d'arséniate de soude et en solution. Faites-lui prendre, à chacun de ses trois repas, un peu plus d'un demi-milligramme d'arséniate de soude en mangeant. Pour cela, donnez-lui une cuillerée à soupe de la solution suivante :

Eau distillée	500 grammes.
Arséniate de soude. 5, 6,	7 centigr.

Suivant l'âge de l'enfant, veillez à ce qu'aucun désordre digestif ou nerveux ne se produise. Les médicaments altérants doivent toujours être pris sans qu'aucun trouble fonctionnel, sans qu'aucune perturbation n'aient lieu dans le fonctionnement de l'estomac et de l'intestin. Ce n'est qu'à cette condition qu'ils sont absorbés et assimilés utilement, et que leur effet devient salutaire.

Si l'enfant a de cinq à dix ans, vous pouvez très-bien encore lui faire prendre l'arsenic en pilule, et suivant une formule que j'ai donnée, et que je vous recommande. Chaque pilule est composée de :

Arséniate de soude.	1 milligr.
Extrait de gentiane	10 centigr.

Avaler une pilule à chacun des trois repas.

Ces pilules exigent le plus grand soin dans leur préparation ; il faut, en effet, que le sel arsenical soit parfaitement mélangé à la masse d'extrait de gentiane, afin que chaque pilule contienne exactement un milligramme d'arséniate de soude, ni plus ni moins. On comprend en effet que des accidents sérieux d'intoxication pourraient se produire, si le sel arsenical, inégalement réparti, se trouvait accumulé, en quantité considérable, dans une ou plusieurs pilules, au détriment des autres.

Le traitement arsenical, formulé et dirigé comme nous venons de le dire, devra être continué pendant deux, trois, quatre mois, et quelquefois bien davantage. On ne devra le cesser qu'après la guérison complète et confirmée par un temps assez long. Il sera bon de l'interrompre, toutes les trois semaines environ, pendant une huitaine de jours, et de le reprendre ensuite, après ce temps de repos, nécessaire pour l'estomac.

Si l'enfant est peu vigoureux, et lymphatique, vous vous trouverez très bien d'associer à l'arsenic une préparation ferrugineuse. Le fer, l'arsenic et le quinquina constituent une triade médicamenteuse analeptique, tonique, reconstituante et dépurative, qui produit les meilleurs effets, au double point de vue de l'herpétis et du relèvement de l'état général des forces. Ces trois médicaments réunis se prêtent un mutuel appui ; administrés simultanément et de concert, il semble que l'efficacité individuelle de chacun d'eux se trouve augmentée de toute la puissance des autres.

Donc, aux mêmes repas où votre petit malade prendra de l'arsenic, soit en pilule, soit en solution, vous pourrez lui donner aussi, et en même temps, une préparation ferrugineuse. Ces préparations sont nombreuses, mais leur choix n'est pas indifférent. Donnez la préférence à celles qui, étant à l'état de solution, sont le plus facilement assimilables, et n'exigent que peu de travail de la part de l'estomac, ainsi le sirop de protoiodure de fer.

A ce sirop, préférez encore les préparations où le fer est dissous dans un véhicule ayant, par lui-même, de précieuses propriétés toniques ou dépuratives, ainsi, par exemple, l'essence ferrugineuse de salsepareille de Fontaine, que nous ne saurions trop vous recommander, et dont chaque cuillerée contient cinquante centigrammes de citrate de fer ; ainsi encore le vin de quinquina ferrugineux au malaga, d'Yvon, qui renferme, par cuillerée, cinq centigrammes de pyrophosphate de fer. Faites prendre aux petits malades, suivant leur âge, soit une grande cuillerée, soit une cuillerée à dessert, soit seulement une cuillerée à café, de l'une ou de l'autre de ces excellentes préparations. Dans le cas où ils les accepteraient difficilement, et avec une certaine répugnance, que vous auriez de la peine à surmonter, en raison d'une saveur amère ou styptique, faites-leur croquer, à chaque repas, une pastille de chocolat ferrugineux de Julliard ; chaque pastille de ce chocolat contient cinq centigrammes de pyrophosphate de fer et de soude. Ce sont de véritables bonbons, dans lesquels la saveur styptique du fer est masquée par celle du chocolat ; aussi les enfants les prennent-ils toujours avec plaisir. L'action laxative de la soude neutralise et contrebalance l'action habituellement constipante du fer, et le phosphore vient ajouter ses propriétés toniques et stimulantes à celles que déjà le fer possède par lui-même.

Presque constamment, dans presque tous les cas,

vous devrez associer ainsi à l'arsenic le fer, le quinquina, ou le sirop de phosphate de chaux, ou l'huile de foie de morue ; car si les petits malades ne sont pas nerveux, délicats et lymphatiques par leur constitution native, ils ne tardent pas à le devenir, et à s'affaiblir visiblement, sous l'influence de la fatigue, de l'agitation, et de l'épuisement que leur causent les éruptions herpétiques, en raison du prurit, ou des sécrétions, dont elles sont le siége. Le traitement des affections cutanées , de nature herpétique ou dartreuse, chez l'enfant, doit donc, presque toujours, être tonique et reconstituant, en même temps que dépuratif et antiherpétique.

ONZIÈME LEÇON

Les maladies de la peau chez l'enfant (*suite*).

SCROFULIDES, OU LÉSIONS CUTANÉES DE NATURE SCROFULEUSE.

Messieurs,

En commençant à vous parler de la syphilis infantile, nous vous avons dit que nous ne venions pas vous faire l'histoire complète de cette diathèse chez l'enfant ; que notre intention n'était pas de traiter toutes les questions si nombreuses qui s'y rattachent : questions d'étiologie, d'hérédité, d'inoculation, de contagion, d'incubation, d'évolution, d'altérations anatomiques, etc. Nous voulions seulement, nous vous l'avons annoncé, vous montrer la syphilis sur la peau de l'enfant; vous faire voir les ravages qu'elle y produit, les diverses lésions ; par lesquelles elle y manifeste son existence ; vous indiquer les provenances, les sources diverses d'où émanent ces lésions, leur mode de développement, leurs caractères et les moyens de les combattre et de les guérir. Voilà, relativement à la syphilis infantile, quelles étaient les limites, que nous nous étions imposées, et quel était le cadre que nous avions à remplir.

Aujourd'hui, à propos de la scrofule, nous avons à

vous faire la même déclaration : notre intention n'est pas, et ne peut pas être, de traiter dans toutes leurs parties, et avec tous les détails qu'elles comportent, toutes les questions si vastes et si complexes qui se rattachent à cette diathèse. Nous ne voulons ni vous faire une nosographie de la scrofule, ni vous décrire toutes les altérations anatomiques, si profondes, qu'elle engendre, et par lesquelles elle défigure et détruit nos téguments muqueux et cutané, aussi bien que nos ganglions, nos os, nos cartilages et nos tissus conjonctif, fibreux et musculaire. Nous ne voulons même pas vous offrir une étude et un tableau des scrofulides en général ; nous l'avons fait dans notre premier volume. Nous ne vous parlerons que des scrofulides infantiles seulement ; et, après vous avoir fait étudier la syphilis sur la peau de l'enfant, nous y ferons apparaître et nous vous y montrerons la scrofule, à son tour.

DOIT-ON ADMETTRE DES SCROFULIDES BÉNIGNES, SUPERFICIELLES, EXSUDATIVES ?

Pour M. Bazin, la scrofule commence dès les premiers mois de la vie ; elle se manifeste sous la forme, tantôt de l'eczéma, tantôt de l'impétigo, tantôt de ces deux affections réunies et combinées, de manière à en constituer une seule appelée : *Eczéma impétigineux.*

Cette affection, désignée, dans le langage vulgaire, sous les noms de gourmes, ou de croûtes laiteuses, occupe soit le cuir chevelu, soit la face, soit en même temps et la face et le cuir chevelu ; et comme ses lésions anatomiques constitutives ne sont pas graves en elles-mêmes, comme elles n'intéressent que la partie la plus superficielle du derme, comme elles sont le siége d'une sécrétion humide séro-gommeuse, ou séro-purulente abondante, M. Bazin les qualifie de *scrofulides bénignes, superficielles, exsudatives;* c'est ainsi qu'il les appelle.

Malgré tout le respect dont nous nous sentons pénétré pour la grande autorité d'un maître aussi éminent que M. Bazin, notre illustre et savant prédécesseur à l'hôpital Saint-Louis, nous ne pouvons pas accepter la doctrine des scrofulides bénignes superficielles exsudatives. Nous avons, dans l'une de nos précédentes leçons, formulé, développé et démontré les raisons pour lesquelles nous osons nous mettre en opposition avec un homme dont le nom rayonne d'un si vif et si légitime éclat, et dans lequel nous aimons à saluer une des lumières de la dermatologie française. Nous nous contenterons de résumer ces raisons sous les cinq chefs suivants :

1° Nous repoussons la théorie des scrofulides bénignes, parce que tous ou presque tous les enfants en étant atteints, et une scrofulide ne pouvant se trouver que sur un scrofuleux, il faudrait en conclure que tous ou presque tous les enfants sont des scrofuleux, ce qui n'est pas admissible, et ce qui révolte le bon sens.

2° La scrofule, c'est-à-dire la plus longue, la plus torpide des maladies, ne peut pas être représentée par des affections de si courte durée, qui, convenablement traitées, disparaissent dans l'espace de quinze à vingt jours, sans laisser de trace.

3° Ces affections guérissent par un traitement simple, émollient et antiphlogistique, sans le secours d'aucune médication anti-diathésique, ou anti-scrofuleuse; elles ne sont donc pas de nature scrofuleuse. Les toniques, les analeptiques que nous donnons, dans le cours de leur traitement, n'impliquent nullement que nous les regardons comme des scrofulides, car ces mêmes médicaments, ainsi que nous l'avons établi précédemment, ont cours dans presque toutes les phases; et dans presque tous les états pathologiques de la vie infantile.

4° Ces affections n'ont aucun caractère pathognomonique, leur appartenant en propre, démontrant leur nature scrofuleuse, et les distinguant des affections similaires, idiopathiques, ou de cause externe.

5° Leur existence nous est parfaitement expliquée par la finesse de la peau de l'enfant; par son impressionnabilité, à l'action de toutes les causes irritantes extérieures; de même que par une disposition phlegmasique native, inhérente à tout son organisme, et dépendant de son organisation anatomo-physiologique; nous n'avons donc nullement besoin, pour nous en rendre compte, de faire intervenir une cause diathésique, purement imaginaire.

Telles sont, brièvement résumées, les principales raisons pour lesquelles nous n'adoptons pas la doctrine de M. Bazin sur des affections cutanées auxquelles il voudrait donner un caractère scrofuleux, dont elles sont absolument dépourvues.

Est-il besoin de répéter ce que nous avons déjà dit ailleurs? — Il est possible que ces affections se rencontrent sur des enfants réellement scrofuleux. Mais alors ces affections, ces *gourmes*, ces croûtes laiteuses, comme on les appelle vulgairement, seront un accident, une complication, une concomitance de la scrofule ; mais elles n'en seront pas le symptôme, elles ne lui appartiendront pas ; et il ne sera pas plus permis de les dénommer *scrofulides* qu'il ne serait permis d'appeler *scrofuleuse* une pneumonie qui se serait déclarée chez un scrofuleux, et dans le cours de l'évolution de lésions scrofuleuses.

LÉSIONS INITIALES ET PRIMITIVES DE LA SCROFULE CHEZ L'ENFANT ; ÉPOQUE DE LEUR APPARITION.

Pour M. Hardy, la scrofule ne commence à se manifester que de deux à cinq ans ; mais c'est surtout de cinq à quinze ans que ses manifestations deviennent fréquentes. Nous partageons complètement l'avis de ce judicieux auteur, de cet esprit si clair, si précis et si pénétrant, qui a élucidé tant de questions restées obscures avant lui, et auquel la science est redevable, non pas seulement de l'enseignement le plus élevé et le plus pratique, mais encore de travaux remarquables, et en particulier d'une lumineuse monographie sur la scrofule.

Les trois diathèses, dont les lésions extérieures et symptomatiques, sur la peau de l'enfant, nous ont occupé et nous occupent encore dans ces leçons, la syphilis, la dartre, ou herpétis, et la scrofule, sont toutes les trois héréditaires. Seule, la syphilis est contagieuse et inoculable ; seule, la syphilis est congénitale, c'est-à-dire existant au moment même de la naissance ; seule encore, quand elle n'est pas congénitale, elle se manifeste, dès le premier ou le deuxième mois de la vie infantile; l'herpétis et la scrofule ne se développent que plus tard; elles n'apparaissent que vers la deuxième ou troisième année; jusque-là elles existent assurément dans l'économie de l'enfant, mais elles y sont en germe, à l'état latent; elles y restent cachées, et comme dans une longue incubation.

OPHTHALMIE SCROFULEUSE.

Les premières révélations de la scrofule se font par les muqueuses. Nous vous avons dit précédemment combien, chez l'enfant, est grande la vitalité des muqueuses, avec quelle facilité elles se congestionnent, et par conséquent combien sont fréquents leurs états morbides. Or la scrofule s'empare de cette disposition maladive de ces membranes; elle y place ses premières lésions.

L'ophthalmie est un de ses symptômes initiaux les plus habituels. Les muqueuses oculaires et palpébrales sont rouges, tuméfiées, granuleuses, labourées d'arborisations vasculaires, formant quelquefois un ptérygion; dans leurs rameaux entrelacés se développe fréquemment une pustule, que Velpeau et Lugol regardent comme un des caractères de l'ophthalmie scrofuleuse. Le bord libre des paupières s'épaissit, s'ulcère; les glandes de Meibomius enflammées, et hypertrophiées, sécrètent avec abondance une chassie qui se coagule, forme des croûtes, agglutine les paupières, les tient fermées, les colle l'une à l'autre, tellement qu'il est souvent difficile de les séparer. Les cils tombent, repoussent mal, forment des trichiasis très douloureux; ou ils ne repoussent pas du tout, et les paupières en restent dépourvues, ce qui, avec la rougeur et l'épaississement de leurs bords, constitue une véritable difformité.

L'inflammation de la conjonctive oculaire gagne souvent la cornée; elle la ramollit, l'ulcère; un staphylome peut se produire, ou bien une suffusion plastique s'opère entre ses lames; elle s'épaissit, elle perd sa transparence, elle devient opaque et reste couverte d'une taie, ou d'un albugo. Il y a, dans ce cas, de la photophobie d'abord, du larmoiement, et ensuite diminution et perte plus ou moins complète de la vision.

L'inflammation peut encore gagner les voies lacrymales; la muqueuse qui les tapisse devient épaisse, fongueuse, ulcéreuse; l'oblitération du canal nasal en est la conséquence; les larmes s'écoulent au dehors, il y a un épiphora; ou bien le sac lacrymal s'engorge, se distend, s'enflamme, une tumeur lacrymale se forme; cette tumeur peut abcéder et donner lieu à une fistule.

CORYZA SCROFULEUX; OZÈNE SCROFULEUX.

La muqueuse qui tapisse les fosses nasales est fréquemment le siège d'altérations semblables; elle se congestionne, s'épaissit, s'ulcère; elle est d'un rouge violacé; elle sécrète avec abondance une humeur mucoso-purulente, qui s'écoule continuellement du nez, stagne sur la lèvre supérieure, qu'elle irrite et qu'elle enflamme; ou bien elle se concrète, forme des croûtes, qui bouchent le nez, empêchent l'écoulement du muco-pus, le retiennent, à l'intérieur des fosses nasales, où il se putréfie;

et donne lieu à cette odeur de pourriture si fétide, si nauséeuse et si repoussante, désignée sous le nom d'*ozène*. Ces croûtes, en oblitérant le nez, empêchent le passage de l'air, gênent ainsi la respiration, et donnent à la voix un timbre nasonné et enchifrené désagréables.

Il y a donc un coryza et un ozène scrofuleux, comme il y a un coryza et un ozène syphilitiques. Tout à l'heure nous vous disions que l'inflammation de la conjonctive se propageait quelquefois à la cornée, pour la ramollir, l'épaissir, la rendre opaque ; ou bien pour l'ulcérer, la perforer ou la détruire ; de même l'inflammation ulcérative et maligne de la muqueuse nasale envahit aussi, trop souvent, les os propres du nez, le vomer, l'apophyse montante du maxillaire supérieur, l'ethmoïde, les cartilages de la cloison et des ailes du nez ; elle les ronge, les ulcère et les détruit. Mais ces dégâts si graves, qui amènent de si monstrueuses difformités, dont l'hôpital Saint-Louis vous offre de si nombreux et de si épouvantables spécimens, n'appartiennent pas, habituellement, à l'âge de la vie qui nous occupe ; ils ont commencé dans l'enfance, par une simple altération de la muqueuse nasale ; et s'ils n'ont pas pu être arrêtés dans leur marche envahissante, ils se terminent à l'époque de la puberté, ou dans l'âge mûr, par ces hideuses et irrémédiables destructions.

OTITE SCROFULEUSE.

Ce ne sont pas seulement les muqueuses palpébrales, oculaires et nasales qui sont lésées, dans la vie infantile, par la scrofule, la muqueuse qui tapisse le conduit auditif externe subit aussi ses atteintes ; et il y a une otite scrofuleuse, comme il y a une ophthalmie scrofuleuse et un coryza scrofuleux. Cette otite scrofuleuse est caractérisée par un gonflement et une rougeur de la muqueuse auriculaire, et par un écoulement mucoso-purulent. Le conduit auditif externe se trouvant oblitéré, autant par le gonflement de la muqueuse que par la stagnation du liquide puriforme qui s'en dégage; il y a surdité. L'affection n'existe le plus souvent que d'un seul côté, mais elle peut aussi envahir simultanément les deux oreilles; elle peut rester limitée au conduit auditif externe, mais elle peut aussi perforer la membrane du tympan, pénétrer dans l'oreille moyenne, produire la carie et la chute des osselets, la carie du rocher et des cellules mastoïdiennes, et amener ainsi une surdité définitive et incurable.

Il en est de ces lésions de l'oreille comme de celles du nez; elles commencent dans l'enfance, mais ce n'est le plus souvent que dans l'adolescence, et après des envahissements successifs et lents dans leurs progrès, qu'elles arrivent à produire des désastres si graves et si profonds.

Nous vous avons parlé, avec quelques détails, de la scrofule sur les muqueuses palpébrales, oculaires, nasales et auriculaires, parce que c'est habituellement par ces muqueuses qu'elle débute; parce que c'est sur elles qu'elle établit ses premières lésions, et que ces lésions étant extérieures, comme les muqueuses elles-mêmes, se confondent en quelque sorte avec les lésions cutanées, dont elles deviennent le point de départ et la cause occasionnelle ou déterminante : ainsi l'ophthalmie scrofuleuse, quand elle envahit les voies lacrymales, peut déterminer, comme conséquence de l'éphiphora ou de la tumeur lacrymale, une inflammation érythémateuse ou ulcérative de la peau correspondante : ainsi encore le coryza amène le gonflement également érythémateux et ulcéreux de la lèvre supérieure.

ADÉNITE SCROFULEUSE ; ABCÈS FROIDS ; OSTÉITE SCROFULEUSE.

Si nous vous faisions l'histoire complète de la scrofule infantile, nous vous la montrerions s'établissant dans le système ganglionnaire lymphatique, et spécialement, sous le nom vulgaire d'écrouelles, dans les ganglions cervicaux qu'elle tuméfie, qu'elle hypertrophie, qu'elle indure, ou qu'elle ramollit, en les enflammant, en les détruisant, par une fonte purulente. Nous vous la montrerions encore dans le tissu cellulaire sous-cutané, qu'elle épaissit, qu'elle engorge, et dans lequel elle développe des *abcès froids;* nous vous la ferions voir dans le tissu fibreux péri-articulaire, qu'elle dénature, et dont elle amène la dégénérescence fongueuse; nous la suivrions dans les os, dans les cartilages, dont elle produit le gonflement, l'érosion, la carie, la nécrose; au sein desquels elle entretient des foyers d'une suppuration de mauvaise nature, interminable et destructive; nous la suivrions encore dans les ganglions mésentériques, où elle fait naître le carreau, et dans les poumons, où elle développe la phthisie scrofuleuse.

Mais ce champ serait trop vaste à parcourir; nous ne devons vous montrer la scrofule que sur la peau de l'enfant; en d'autres termes, nous ne devons nous occuper que des scrofulides.

SCROFULIDES.

Les scrofulides sont les lésions de la peau qui sont les symptômes ou les signes extérieurs de la scrofule ; il n'y a pas de scrofulides sans scrofule; de même qu'il n'y a pas de syphilides sans syphilis, ni d'herpétides sans herpétis. Les scrofulides se distinguent de toutes les autres affections cutanées par des caractères nettement tranchés, pathognomoniques, spéciaux, qui n'appartiennent qu'à elles seules, faciles à reconnaître, et toujours les mêmes. Cette définition vous fait tout de suite comprendre et voir clairement qu'elles n'ont rien absolument de commun avec les prétendues *scrofulides bénignes*, *superficielles*, *exsudatives* de M. Bazin, qui n'ont aucun caractère individuel, spécial et idiosyncrasique distinctif, qui, par conséquent, ne sauraient être différenciées des affections cutanées, idiopathiques, et de cause locale ou externe ; et qui, du reste, le plus souvent, existent chez des enfants dont la constitution n'est nullement scrofuleuse. Il n'y a pas, comme le veut M. Bazin, deux espèces de scrofulides : des scrofulides *bénignes* et des scrofulides *malignes ;* les scrofulides, ainsi que le professe M. Hardy, sont toujours graves ou malignes, comme la maladie qu'elles représentent, et leurs caractères sont les suivants :

CARACTÈRES GÉNÉRAUX DES SCROFULIDES.

1° Elles sont fixes, circonscrites, limitées à une seule région. Quand elles se sont déclarées quelque part, elles y restent, elles y parcourent toutes les périodes de leur évolution, elles ne se déplacent pas, elles ne se généralisent pas. Elles sont encore fixes, permanentes et continues dans leur existence. Elles ont donc une double fixité : fixité de lieu ou de siège, et fixité d'existence. Par ce seul caractère, elles se distinguent tout de suite, et de la manière la plus tranchée, des syphilides et des herpétides, qui se généralisent, qui sont essentiellement nomades, ambulantes, intermittentes dans leurs manifestations; paraissant à une époque, disparaissant à une autre, pour reparaître encore, quand on pouvait les croire définitivement éteintes.

2° Elles ont une coloration rouge lie de vin, foncée, ne manquant jamais, tantôt disposée en plaque, et à elle seule formant leur principal caractère ; tantôt entourant, en manière d'auréole, leurs autres lésions constitutives.

3° Elles ont une tendance très marquée à l'ulcération; et ces ulcérations ont des caractères pathognomoniques : leurs bords sont amincis, irréguliers, déchiquetés, festonnés, décollés ; leur fond est blafard, saignant, fongueux, parsemé de bourgeons charnus, mollasses et sans consistance.

4° Les croûtes qui recouvrent ces ulcérations sont également caractéristiques : les croûtes de la syphilis sont d'une couleur uniforme, et d'un vert foncé, analogue au bronze florentin; les croûtes de la scrofule sont, tantôt noires, tantôt grisâtres, stratifiées, formées de couches, alternativement noires et grises, avec prédominance de la nuance grise dans l'ensemble.

5° La durée des scrofulides est toujours longue; leur évolution toujours essentiellement chronique, lente, torpide. Rarement elles durent moins de six à dix mois; le plus souvent elles durent beaucoup plus longtemps. Commençant vers l'âge de trois à cinq ans, elles persistent quelquefois pendant toute l'enfance; elles résistent à l'influence de la puberté, et l'âge mûr les voit encore; et toujours fixes, invariables, permanentes dans leur siège primitif, dans la continuité de leur durée, et presque toujours aussi dans leur forme primitive, elles peuvent subsister ainsi dix, quinze, vingt ans et même toute la vie.

6° Les scrofulides amènent presque toujours l'épaississement, l'empâtement, l'hypertrophie des tissus, et des régions sur lesquelles elles se sont établies; et comme leur siége le plus habituel est la face, il en résulte que la partie de la face sur laquelle elles se sont implantées est bouffie, gonflée et indurée ; c'est le tissu cellulaire qui est le siège principal de cette hypertrophie. Chose importante à noter : quand la scrofule se développe, elle hypertrophie d'une manière progressive le tissu cellulaire. Tant qu'elle reste à sa période d'état, dont la durée est toujours si longue, elle maintient, elle conserve cette hypertrophie, qui est un de ses caractères; mais quand elle entre dans sa période de déclin, quand elle guérit, elle opère dans ce même tissu, qu'elle avait hypertrophié, un travail d'intussusception, de résorption intérieure, qui en produit l'atrophie; en sorte que *la scrofule se développe en hypertrophiant les tissus; elle se guérit en les atrophiant.*

7° Les scrofulides ne sont nullement douloureuses;

elles partagent ce privilège avec les syphilides qui ne sont pas douloureuses non plus. Les herpétides au contraire donnent lieu à deux genres de douleur bien différents : tantôt c'est une tension, une chaleur, une brûlure ; tantôt c'est une modalité spéciale du phénomène douleur qui leur est propre, que l'on a désignée sous le nom de *démangeaison* ou de *prurit*, et qui porte, plus ou moins irrésistiblement les malades à se gratter. Quant aux scrofulides, nous le répétons, elles sont indemnes de toute douleur. Les lésions cutanées les plus graves, les plus profondes, les plus étendues, n'éveillent aucune sensation douloureuse ; elles n'éveillent pas davantage de troubles généraux, ou réactionnels ; elles ne produisent aucun désordre physiologique ; elles sont apyrétiques, et compatibles avec la santé la plus parfaite : ainsi, ni douleur locale, ni réaction générale.

8° Tandis que les herpétides n'entament que superficiellement le derme, les scrofulides, comme les syphilides, mais plus lentement que ces dernières, atteignent et détruisent ses couches les plus profondes ; elles pénètrent même à travers les tissus cellulaire, musculaire et fibreux, jusqu'aux os, qu'elles enflamment, qu'elles carient et qu'elles détruisent.

9° Non seulement les scrofulides se distinguent nettement par tous ces caractères, à l'aide desquels vous pourrez toujours les reconnaître, et établir leur individualité diathésique, mais elles laissent encore, après elles, des vestiges pathognomoniques de leur existence, des stigmates de leur passage, et comme leur signature et leur cachet posthumes ; elles se survivent en quelque sorte à elles-mêmes, par leurs cicatrices. Ces cicatrices sont constantes; elles ne manquent jamais; elles se produisent, même après les scrofulides qui n'ont point été ulcéreuses, et qui n'ont déterminé aucune perte de substance. Il s'opère dans ce cas, au moment de la guérison, un travail de résorption intérieure et d'atrophie de tissus, qui produit une dépression cicatricielle. En raison de la profondeur des lésions qui les ont précédées, les cicatrices scrofuleuses sont profondes, déprimées, réticulées, inégales dans leur fond, qui est traversé par des brides, analogues aux brides cicatricielles des brûlures; elles adhèrent étroitement aux tissus sous-jacents, sur lesquels elles ne glissent pas, et dont il est impossible de les détacher; elles présentent quelquefois des saillies kéloïdiennes; ajoutons qu'elles sont ineffaçables et indélébiles.

Les cicatrices syphilitiques sont également indélébiles et ineffaçables; mais elles sont superficielles, gaufrées, analogues aux cicatrices vaccinales; elles sont blanchâtres, légèrement décolorées, ou *dépigmentées;* elles sont sans épaisseur; la peau en est amincie, et sans adhérence aux tissus sous-jacents.

Les herpétides, toujours superficielles dans leurs lésions cutanées, ne laissent jamais, après elles, de cicatrices. Par conséquent, une cicatrice étant donnée, consécutive à une maladie de la peau guérie, cette cicatrice ne peut être que *scrofuleuse* ou *syphilitique;* et, à l'aide des caractères que nous avons indiqués, la nature de cette cicatrice sera facilement reconnue.

Ainsi donc, les scrofulides ont des caractères tellement tranchés que vous pourrez toujours très facilement les diagnostiquer ; il vous sera même toujours possible d'en retrouver la trace, par les cicatrices qu'elles laissent après elles, et qui leur survivent, comme des témoignages vivants, et indéniables de leur existence passée.

Après vous avoir dit, Messieurs, ce que sont les scrofulides, comment elles sont constituées et caractérisées, et par conséquent comment vous pourrez les reconnaître et les diagnostiquer, j'aurais maintenant à vous exposer les diverses catégories ou classifications qui en ont été faites ; et je devrais, à ce propos, vous parler des beaux travaux de Willan et de Bateman, qui, les premiers, les ont vues, discernées parmi toutes les autres affections cutanées, catégorisées et étudiées sous le nom de *lupus*, nom pittoresque, choisi par ces auteurs pour exprimer la malignité et le génie destructeur de ces lésions. Je devrais encore vous citer MM. Cazenave, Bazin, Hardy, qui, chacun à leur tour, sont venus apporter leur appoint lumineux à cette belle et difficile question, restée obscure et mal comprise avant eux. Mais nous avons fait ce travail dans notre premier volume et nous vous y renvoyons. Nous nous contenterons de vous dire ici, sans détails et sans explications, que nous avons admis six classes de scrofulides ; ces six classes sont les suivantes ; nous vous les nommons, sans vous les décrire, puisque notre premier volume vous en donne une description complète :

1° Scrofulide érythémateuse, et érythémato-squameuse ;

2° Scrofulide acnéique, ou cornée ;

3° Scrofulide pustuleuse ;

4° Scrofulide tuberculeuse, comprenant les lésions décrites par M. Cazenave, sous le nom de *Lupus vorax*, en superficie et en profondeur;

5° Scrofulide phlegmoneuse ;

6° Scrofulide rupiforme.

Nous n'avons point à vous faire l'histoire nosographique, théorique et descriptive de toutes ces différentes formes, sous lesquelles la scrofule envahit le tégument externe. Nous vous avons dit ce que vous devez entendre par *scrofulides*, à quels caractères vous devez reconnaître les lésions cutanées qui sont de nature scrofuleuse. Voyons maintenant quelles sont celles que nous trouvons sur la peau de l'enfant; ce sont les seules qui doivent nous occuper.

COMMENT SE COMPORTENT LES SCROFULIDES SUR LA PEAU DE L'ENFANT.

Ainsi que nous vous l'avons dit, Messieurs, la scrofule ne commence guère, chez l'enfant, que de sa deuxième à sa septième année. Elle débute, nous vous l'avons dit encore, par les muqueuses; et ses lésions initiales se portent sur les yeux, sur les fosses nasales, sur les conduits auditifs, et en même temps sur les ganglions cervicaux, Ce n'est que plus tard, c'est-à-dire vers la cinquième ou septième année, que la peau en est atteinte à son tour.

Or la marche de ces lésions, leur développement, leur évolution, sont d'une lenteur excessive; et, cette lenteur, cette chronicité, sont précisément un de leurs caractères. Elles n'arrivent pas, d'emblée et de prime abord, à leur état le plus grave ; elles s'accroissent petit à petit, successivement, et par des progrès toujours torpides; ainsi, par exemple, la scrofulide la plus grave, la scrofulide tuberculeuse, le lupus vorax de M. Cazenave, commence par de simples petits tubercules, un seul tubercule quelquefois; et ce n'est qu'après un temps assez long, cinq ou six mois, et souvent davantage, que ce petit tubercule s'ulcère. Cette ulcération n'a d'abord rien d'effrayant; elle est petite, superficielle, sans étendue; plusieurs mois se passent encore, sans aucune manifestation alarmante; ce n'est que de six mois en six mois, et souvent d'année en année seulement, que l'on constate les envahissements destructeurs du mal, ses progrès ulcéreux et rongeurs; ce n'est qu'au bout de une ou plusieurs années, après son début, qu'on se trouve en présence de véritables désastres. Pendant ce temps-là, l'enfant a déjà grandi, et il a pu déjà atteindre l'âge de la puberté.

SCROFULIDE TUBERCULEUSE.

Il en résulte que si les scrofulides les plus graves existent chez l'enfant, elles n'ont pas le temps d'accomplir sur lui, pendant les années de son enfance, leur œuvre de destruction. Elles commencent pendant l'enfance, mais elles évoluent avec tant de lenteur que ce n'est que bien au delà de l'enfance, et après l'âge de la puberté, qu'elles opèrent ces ulcérations si larges et si profondes, ces destructions osseuses et cartilagineuses, qui laissent les malades défigurés, sans nez, ou avec un nez écrasé, aplati ou lancéolé; sans bouche régulière, avec des lèvres amincies, rétrécies, atrophiées, et devenues insuffisantes pour fermer la cavité buccale, qu'elles laissent béante, et par laquelle s'écoule incessamment la salive.

Toutes ces monstruosités, tous ces visages qui n'ont plus rien d'humain, toutes ces faces hideuses de cyclopes, ou d'orangs-outangs, que vous rencontrez dans nos cours et dans nos salles, n'appartiennent donc pas à l'enfance ; mais nous découvrons leur source, leur point de départ dans l'enfance. En remontant leur histoire, en interrogeant leur passé, nous constatons souvent que c'est dans l'enfance, vers la cinquième, septième ou dixième année, que de petits tubercules, bien innocents en apparence, se sont développés sur le nez ou sur les joues. Ces petits tubercules, méconnus dans leur nature, abandonnés à eux-mêmes comme insignifiants et sans danger, par des cliniciens ignorants, inexpérimentés, sans initiative ; ou bien soumis à une médication impropre, insuffisante et sans énergie, ont continué leur marche progressive ; ils se sont multipliés, puis ulcérés; ils sont devenus alors un *lupus vorax* en superficie, c'est-à-dire une ulcération maligne, envahissante et rongeante, qui a dévoré la peau du nez, des paupières, du front, des joues, du menton, et qui, en guérissant, a laissé la figure méconnaissable, parsemée de plaques aux teintes vineuses, et labourée de saillies, de brides, de coutures et d'anfractuosités cicatricielles.

Quelquefois la scène de ravage et de dévastation commence vers l'âge de 7 à 10 ans par un seul tubercule de couleur violacée, de consistance molle, d'apparence bénigne. Ce tubercule siège sur le nez, il ne cause aucune douleur. Laissé sans traitement, il durcit, il grandit, il s'accroît avec le temps, « *crescit eundo* ». Mais une ulcération se produit dans sa substance même; cette ulcération arrête ses développements; elle le mine, elle le ronge, elle le détruit; puis elle détruit successivement tous les tissus mous; elle envahit les cartilages, les os, qu'elle tuméfie, qu'elle carie, qu'elle perfore et qu'elle détruit à leur tour. C'est ainsi que, petit à petit, de proche en proche, de mois en mois et d'année en année, cette ulcération a complété le désastre; qu'elle a anéanti successivement la peau, le tissu cellulaire, les cartilages, les os propres du nez, le vomer, qu'elle a perforé la voûte palatine, le voile du palais, établi une communication directe entre les fosses nasales et la bouche, et que, d'une figure humaine, elle a fait un objet de dégoût, d'horreur et d'épouvante.

Je viens, Messieurs, de vous décrire sommairement, à grands traits et dans ses deux formes, dans sa forme ulcéreuse superficielle et dans sa forme ulcéreuse profonde, la plus redoutable des scrofulides, celle que M. Cazenave avait désignée sous le nom de *lupus vorax* ou *ulcéreux*, celle que M. Bazin appelle *scrofulide ulcéro-crustacée*, celle que nous appelons, nous, avec M. Hardy, *scrofulide tuberculeuse*. Tous ceux d'entre vous qui fréquentent l'hôpital Saint-Louis me rendront cette justice, que je n'ai point chargé à plaisir ni embruni les couleurs; je n'ai rien exagéré; je suis resté dans le vrai; je n'ai eu qu'un seul souci, celui de vous dépeindre, telles que la nature nous les montre et telles que la scrofule les produit, les lésions les plus hideuses de toute la pathologie.

Sans doute, je vous le répète, ce n'est pas dans l'enfance que nous trouvons ces lésions; elles n'ont pas le temps de se développer, mais elles commencent souvent dans l'enfance, et, quelque peu importantes que soient leurs premières manifestations, il ne faut pas que vous les laissiez passer inaperçues; il faut que vous sachiez les reconnaître, afin de les étouffer dans leur germe, de les détruire *ab ovo*, et de prévenir ainsi tous les désastres de l'avenir.

Ce n'est donc pas sur le visage de l'enfant que les scrofulides exercent leurs plus grands ravages ; la scrofulide tuberculeuse elle-même, la plus maligne, la plus destructive de toutes, quand elle s'y est fixée, attend l'âge de la puberté et l'âge mûr pour se montrer dans toute sa puissance ulcérative. C'est, en général, de 15 à 30 ans que les scrofulides sévissent avec la plus grande intensité et déploient le plus de malignité.

Chez l'enfant, la scrofulide tuberculeuse n'est représentée que par les tubercules qui caractérisent la première période de son évolution ; la deuxième période, ou période ulcéreuse, ne se déclare qu'au delà des limites de l'enfance.

Les scrofulides infantiles les plus fréquentes sont la scrofulide érythémateuse, ou *érythémato-squameuse*, et la *scrofulide phlegmoneuse*, *décrite par M. Hardy*.

SCROFULIDE ÉRYTHÉMATEUSE.

La *scrofulide érythémateuse*, comme toutes les autres, a pour siége d'élection la face et spécialement le nez et les joues. Elle est caractérisée par une rougeur vineuse, disposée en plaque; nettement circonscrite et limitée, ne se fondant pas, par une dégradation progressive des teintes, avec la coloration des tissus ambiants. C'est sur le bout du nez qu'elle se fixe le plus souvent, ensuite sur la partie la plus saillante des pommettes et sur le menton. Elle est remarquable, non pas seulement par sa teinte rouge foncée, véritable érythème chronique que l'on pourrait appeler, en raison de sa durée : *erythema perstans* ou *erythema diutinum*, ou bien encore *erythema scrofulosum*. La surface, plus ou moins considérable, qu'occupe cet érythème, dépasse le niveau des parties environnantes ; elle est tuméfiée, gonflée, et ce gonflement est la conséquence de l'hypertrophie, constante dans la scrofule, du tissu cellulaire sous-cutané.

Il arrive souvent que l'érythème scrofuleux se couvre de squames ; ces squames sont blanches, nacrées, excessivement adhérentes. On dit alors que la scrofule est *érythémato-squameuse;* avec ou sans squames, elle est toujours exempte de douleur, à peine si elle occasionne une gêne, une tension. La santé générale reste bonne, hors de toute atteinte.

Comme toutes les scrofulides, celle qui nous occupe a toujours une très longue durée, qui n'est jamais moindre de six mois; le plus souvent elle persiste beaucoup plus longtemps, un an, deux ans, et davantage encore. Tantôt elle se termine vers 12 ou 15 ans, à l'époque de la puberté ; tantôt, au contraire, l'adolescence ne fait que favoriser son accroissement et la rendre plus tenace.

Quand elle guérit, il s'opère un travail d'absorption intérieure, de résorption et d'intussusception dont elle est, elle-même, le siége et l'objet. La scrofule, dans sa période d'arrivée et de développement, avait hypertrophié le tissu cellulaire; elle l'atrophie dans sa période de déclin et de départ. Cette atrophie entraîne une véritable perte de substance, à la suite de laquelle il se fait des vides et des rétractions, des adhérences intérieures anormales ; et voilà comment se produit une cicatrice, dans un cas où la peau n'avait été ni entamée ni ulcéré.

SCROFULIDE PHLEGMONEUSE.

La *scrofulide phlegmoneuse* est encore une de celles que l'on rencontre le plus souvent dans l'enfance ; elle siége de préférence sur les joues ; elle est constituée par un ou plusieurs petits abcès qui se forment dans l'épaisseur du derme. Ces petits abcès, isolés ou réunis, déterminent une tuméfaction circonscrite, arrondie ou oblongue, comparable, pour le volume et pour la forme, à un petit haricot. Cette petite tumeur est molle et fluctuante. La peau qui la recouvre rougit, s'amincit, se perfore, donne issue à quelques gouttelles d'un pus séreux ; puis elle s'ulcère et ne se guérit qu'après un temps toujours très long, en laissant une cicatrice enfoncée et indélébile.

Nous avons vu quelquefois, dans les cas les plus heureux, le pus collectionné dans le petit phlegmon intradermique ne point perforer la peau pour s'épancher au dehors, mais disparaître par résorption. La guérison alors est beaucoup plus prompte ; la peau n'a point été entamée ; elle est restée intacte ; mais, cependant, une cicatrice rétractile et ineffaçable ne s'en forme pas moins, par suite du vide qui s'est produit dans le petit foyer, quand le pus qu'il contenait a été résorbé. Pour combler ce vide, les différentes couches dermiques se resserrent, se rétractent, s'agglutinent et contractent des adhérences vicieuses, d'où une cicatrice enfoncée et en cul-de-poule, ineffaçable.

SCROFULIDE PUSTULEUSE.

La *scrofulide pustuleuse* est rare chez l'enfant; lorsqu'on l'observe, ce n'est que dans la dernière partie de l'enfance, de 7 à 10 ans. Les premières années de l'enfance ne connaissent, à l'exception toutefois du prurigo, que des dermatoses à type aigu, à évolution rapide, à caractère exempt de malignité : voilà pourquoi les scrofulides l'épargnent. Et quand, vers la cinquième ou septième année, elles commencent à ne plus la respecter, elles ne l'atteignent que par leurs formes les plus adoucies, ou par les lésions initiales les moins graves de leur évolution. C'est ainsi que nous avons vu la scrofulide tuberculeuse ne sévir sur l'enfance que par ses accidents les moins malins, par les tubercules de sa première période, et lui épargner les ravages de sa période ulcéreuse, qu'elle réserve pour l'adolescence et l'âge mûr. C'est ainsi encore que je vous ai dit que les scrofulides les moins redoutables, par leurs lésions anatomiques, la scrofulide érythémateuse et la scrofulide phlegmoneuse, sont précisément, et par le fait même de leur bénignité relative, celles que l'on rencontre le plus habituellement chez l'enfant.

Quant à la scrofulide pustuleuse, elle est grave de prime abord ; elle est ulcéreuse primitivement et d'emblée, et c'est pourquoi elle épargne toujours les premières années de l'enfance, et le plus souvent aussi ses années les plus avancées.

M. Bazin voit en elle la dégénérescence d'une scrofulide bénigne ; et c'est pour lui un impétigo scrofuleux bénin, devenu un impétigo scrofuleux malin.

M. Hardy conteste cette origine, nie carrément cette dégénérescence, qu'il n'a, dit-il, jamais observée.

Quant à nous, nous croyons, avec ce dernier maître, que la scrofulide pustuleuse appelée aussi, et improprement, *impetigo rodens*, ne procède nullement d'un impétigo bénin, que nous n'admettons pas, comme représentant, et symptomatique de la scrofule, nous l'avons déjà dit ailleurs. Nous ne reconnaissons pas à la scrofulide pustuleuse cette filiation ; elle ne relève, elle ne sort que d'elle-même ; elle n'a aucune ascendance originelle, comme celle que M. Bazin essaye de lui assigner, pour les besoins de la cause de ses *scrofulides bénignes*.

La scrofulide pustuleuse commence par de petites pustules confluentes, qui se couvrent de croûtes épaisses, d'un jaune noirâtre : ces croûtes sont persistantes ; elles servent d'opercule, ou d'organe de protection, à des ulcérations à fond blafard, bourgeonnant et fongueux, qui ont une tendance incessante à s'agrandir, à envahir de proche en proche, et par une progression serpigineuse, les parties voisines et limitrophes. Cette tendance à l'envahissement n'existe pas toujours ; quelquefois la scrofulide pustuleuse ne s'étend pas ; elle reste alors dans ses limites primitives, et dans son *statu quo* initial, n'occupant qu'un espace peu étendu. Mais, quelquefois aussi, elle s'étend d'une manière incoercible ; elle se propage, du nez ou des joues, ses siéges les plus habituels, aux parties voisines ; elle détruit, en profondeur, tous les tissus mous, jusqu'aux os, qu'elle n'attaque pas, comme le fait la scrofulide tuberculeuse. Les os lui opposent une barrière infranchissable; elle s'arrête devant eux, mais elle n'en fait pas moins les ravages les plus graves et les plus étendus.

Sous la carapace croûteuse qui les recouvre, les ulcérations prennent souvent d'effrayantes proportions en surface et en profondeur; elles sécrètent en abondance une sanie purulente, qui se fait jour à travers les croûtes, suinte dans leurs interstices, s'écoule au dehors en excoriant la peau environnante. Les petits malades ne tardent pas à s'épuiser ; ils perdent l'appétit, ils maigrissent, ils ont la diarrhée ; la fièvre hectique s'en empare, et ils meurent dans la consomption.

La terminaison, heureusement, n'est pas toujours celle que nous venons d'indiquer ; dans des cas favorables, les ulcérations, mises par les croûtes à l'abri de toute irritation venant du dehors, protégées contre les influences fâcheuses qui pourraient les atteindre, se cicatrisent ; et quand les croûtes tombent, il n'y a plus, à leur place, qu'une cicatrice indélébile, comme toutes les cicatrices scrofuleuses.

Les scrofulides acnéique et rupiforme n'atteignent pas l'enfance ; du moins nous n'en connaissons pas d'exemple ; nous n'avons donc pas à nous en occuper.

PRONOSTIC DES SCROFULIDES INFANTILES.

Les scrofulides, nous l'avons vu, n'atteignent la peau de l'enfant que vers la quatrième ou sixième année ; les deux scrofulides les moins graves en elles-mêmes, la scrofulide érythémateuse et la scrofulide phlegmoneuse, sont celles dont il est le plus souvent affecté. La plus maligne, la plus redoutable de toutes, la scrofulide tuberculeuse, quand elle l'attaque, ne lui inflige que les lésions tuberculeuses de sa première période ; elle lui épargne, en les réservant pour un âge plus avancé, les accidents ulcéreux de sa deuxième période. La scrofulide pustuleuse, grave à toutes ses périodes, et dès son début, est heureusement très rare. De sorte que, en exceptant, toutefois, ce qui a rapport à cette dernière, on pourrait dire que le pronostic des scrofulides, envisagées seulement pendant le cours de la vie infantile, et limitées à sa durée, n'est pas très grave. En effet, à part la scrofulide pustuleuse, les autres ne font subir à l'enfant aucune lésion bien sérieuse. C'est une bouffissure érythémateuse, c'est une éclosion d'un ou de plusieurs petits tubercules non douloureux, peu saillants et sans réaction générale. Si la peau est entamée, comme dans la scrofulide phlegmoneuse; si elle suppure, cette lésion et cette suppuration sont toujours peu prononcées ; elles ont, à la vérité, une durée très longue, mais elles sont, par elles-mêmes, sans grande importance.

Au premier abord donc, le pronostic des scrofulides infantiles, en n'envisageant que la période infantile, en n'allant pas au delà, ne paraît pas très sérieux. Cependant les scrofulides, chez l'enfant, si peu graves qu'elles soient par elles-mêmes, ont l'inconvénient d'une durée toujours très longue ; elles laissent après elles, quand elles guérissent, une cicatrice indélébile, peu étendue, c'est possible, mais n'en constituant pas moins une difformité incurable. Ce n'est pas là encore leur plus mauvais côté. Ces scrofulides, naissant dans l'enfance, lui épargnent leurs plus sérieux désastres, c'est vrai ; mais quand la limite de l'enfance est franchie, quand arrive l'adolescence, elles se développent avec toute leur malignité, avec tout leur génie destructeur, avec tous leurs dangers pour la vie, et, en cas de guérison, elles laissent après elles leurs difformités hideuses et irrémédiables.

En résumé, si nous faisons exception de la scrofulide pustuleuse, toutes les autres scrofulides ne doivent pas nous faire porter un pronostic bien grave pour la période de la vie infantile ; mais, au delà de cette période et dans l'avenir, le pronostic devient des plus sérieux, car si les scrofulides, lorsqu'elles ont eu le temps d'évoluer, ne tuent pas les malades, par l'étendue et la profondeur des lésions qu'elles produisent, elles les défigurent, et leur laissent souvent les difformités les plus repoussantes.

Il faut donc, après avoir appris à connaître ces dangereuses et redoutables affections, savoir les traiter et les arrêter, si c'est possible, dès leur origine, par une médication énergique bien dirigée et bien comprise, dans le but de conjurer les désastres de l'avenir.

DOUZIÈME LEÇON

Les maladies de la peau chez l'enfant (*suite*).

TRAITEMENT DE LA SCROFULE INFANTILE.

ÉTIOLOGIE DE LA SCROFULE.

Messieurs,

En commençant ma dernière leçon, je vous disais que je ne venais pas vous faire la nosographie de la scrofule ; aussi ne vous ai-je rien dit de ses causes, de sa double origine, *héréditaire* et *acquise*. Il y a en effet la scrofule héréditaire, *que l'enfant tient de ses parents*, avec laquelle il vient au monde, mais qui ne se développe que de sa deuxième à sa cinquième année. Il y a aussi, et, malgré les assertions contraires de M. Lugol, assurément il y a la scrofule *acquise*, laquelle, en dehors de toute origine et de tout principe héréditaires, prend naissance chez l'enfant, sous l'influence d'une mauvaise hygiène, du défaut de soins, d'une alimentation de qualité défectueuse, ou mal appropriée à son âge.

INFLUENCE DES SEXES.

Je ne vous ai rien dit de l'influence des *sexes* sur son développement, ni de sa fréquence plus grande chez les petites filles. J'aurais pu justifier cette assertion, en l'étayant sur des faits tirés de mes observations personnelles ; j'aurais pu vous citer, sur ce point, les opinions conformes et identiques de M. Lugol, de mon vénérable et illustre maître M. Velpeau, de M. le professeur Hardy, mon maître aussi, qui, sur cette question, s'exprime de la manière suivante :

« La scrofule attaque les deux *sexes*, mais elle semble être un peu plus fréquente chez les femmes, peut-être parce que leur constitution est habituellement plus faible. Les femmes présentent plus souvent des ophthalmies et des scrofulides, tandis que les hommes paraissent plutôt atteints de tumeurs blanches, d'abcès froids, d'ulcères et de caries osseuses. »

TERMINAISONS DE LA SCROFULE.

Je ne vous ai rien dit non plus, ou, du moins, je vous ai dit peu de chose de la manière dont la scrofule se termine ; tantôt, et, affirmons-le hardiment, c'est souvent, le plus souvent peut-être, par la guérison ; tantôt c'est par la mort. La mort survient de trois manières différentes : 1° dans certains cas, elle est le résultat direct de la gravité des lésions scrofuleuses ; 2° dans d'autres cas, elle est la conséquence de l'affaiblissement progressif de la constitution, causé par la scrofule, d'une véritable cachexie scrofuleuse ; 3° dans d'autres cas, enfin, elle est amenée par des complications ; or une des plus fréquentes complications de la scrofule, c'est la phthisie pulmonaire.

Vous verrez fréquemment une diathèse en engendrer

une autre : ainsi la scrofule, par la détérioration qu'elle fait subir à la constitution, prépare les voies à la tuberculose pulmonaire. Il en est de même de la syphilis; lorsqu'elle s'est abattue sur un tempérament lymphatique, sur une constitution déjà affaiblie et maladive, elle lui imprime un degré de plus d'affaiblissement et de détérioration, qui peut aboutir à la phthisie pulmonaire.

Je n'avais pas, Messieurs, à entrer dans toutes ces considérations inhérentes à l'histoire de la scrofule, puisque je n'avais à vous parler que de ses manifestations cutanées. Mais aujourd'hui que je viens vous entretenir du traitement de ces manifestations extérieures, le sujet s'agrandit forcément; il s'élève, il s'élargit, il embrasse la diathèse elle-même, et tout entière. Les scrofulides, en effet, n'étant qu'un des symptômes, qu'un des accidents, qu'une des lésions de la scrofule, il est bien évident que leur traitement ne doit pas être seulement un traitement local, mais qu'il doit remonter jusqu'à la diathèse même, c'est-à-dire jusqu'à la source, de laquelle elles émanent. Le traitement des scrofulides doit donc être à la fois local et général.

PEUT-ON GUÉRIR UNE DIATHÈSE ?

Or voici que je me trouve arrêté, sur le seuil même de mon sujet, par une grande question qui se dresse devant moi, et à laquelle je dois répondre avant d'aller plus loin. Cette question est la suivante : Guérit-on la scrofule ? La scrofule est-elle guérissable ?

Cette question, si vaste, si large qu'elle soit, en appelle une autre de laquelle elle ressort, et qui est plus vaste et plus large encore : « *Abyssus abyssum invocat.* » C'est une question de pathologie générale, la voici : Peut-on guérir une diathèse ? — Oui et non, répondrons-nous. Quels sont donc les cas dans lesquels vous pouvez espérer guérir une diathèse? Quels sont ceux dans lesquels vous ne pourrez avoir aucune espérance de guérison ?

Une diathèse est incurable dans deux cas : 1° lorsque cette diathèse n'a pour la combattre aucun médicament spécifique ; 2° lorsque, à défaut d'un médicament spécifique, il n'y a pas même de médicaments, ou de principes altérants connus, qui aient prise sur elle.

Si nous faisons l'application de la doctrine que nous soutenons aux diverses diathèses, nous sommes autorisé à dire qu'il n'y en a qu'une seule qui soit réellement et absolument incurable : c'est la diathèse cancéreuse. Il n'y a aucun spécifique contre le cancer ; il n'y a même aucun altérant capable d'exercer contre lui une action thérapeutique quelconque. La ciguë, préconisée par M. Récamier, et employée autrefois sous diverses formes, est abandonnée depuis longtemps, comme absolument inutile. Nous sommes donc tout à fait désarmés contre la diathèse cancéreuse.

Personne n'osera dire qu'il en est de même de la diathèse palustre : le sulfate de quinine, le quinquina, font, plus ou moins promptement, cesser les accidents qu'elle produit, en même temps que, par leur puissance antiseptique, ils détruisent les effluves et les miasmes paludéens, qui avaient imprégné et empoisonné l'économie. Puis l'arsenic, le fer, le quinquina, longtemps continués, le changement d'air, les diverses applications hydrothérapiques, certaines eaux minérales, telles que les eaux de Royat, d'Uriage, de la Bourboule, de Bagnères-de-Luchon, en effacent, dans la constitution, jusqu'aux moindres traces.

La syphilis, quoi qu'en disent certains médecins, est également susceptible d'une guérison radicale. Elle a, contre ses accidents secondaires, un spécifique, le mercure; elle en a un autre contre ses accidents tertiaires, l'iodure de potassium. L'emploi suffisamment continué de ces deux spécifiques peut détruire, dans l'économie, tout le virus qui avait été absorbé; en même temps que le fer et le quinquina réparent les brèches, et relèvent les forces. Nous avons, dans nos observations, des cas de syphilis guéris, depuis plus de vingt-cinq ans, sans que jamais la guérison se soit démentie, sans qu'aucun vestige syphilitique ait jamais pu être saisi. Des mariages ont eu lieu; les femmes sont restées parfaitement saines; les grossesses ont suivi leur évolution normale; des enfants sont nés tout à fait sains; ils ont grandi dans la meilleure santé, ils se sont mariés à leur tour, et leurs enfants, venus à terme, ont été et sont restés parfaitement sains aussi. N'est-ce donc pas là une guérison? Et cette guérison n'est-elle pas démontrée et confirmée, non pas seulement par le temps, mais encore par l'état de santé parfaite des femmes, des enfants et des petits-enfants de ceux qui, autrefois, avaient été syphilitiques?

L'herpétis n'a pas, il est vrai, de spécifique comme le quinquina, comme le mercure et l'iodure de potassium; mais elle a l'arsenic, médicament doué des plus incontestables propriétés altérantes, antidartreuses. Associez-lui les autres dépuratifs, tels que les diverses préparations d'essence de salsepareille de Fontaine, tenant en dissolution, soit du bicarbonate de soude, soit du citrate de fer, soit de l'iodure de potassium. Donnez en même temps, et alternativement, des purgatifs répétés, du fer, du quinquina ; continuez cette médication mixte avec une louable et infatigable persévérance, que rien ne décourage ; et vous guérirez l'herpétis ; et vous verrez sa guérison ne recevoir aucun démenti par l'épreuve du temps ; vous la verrez se maintenir, malgré l'influence des saisons, s'étendre jusqu'à la deuxième génération, et sans doute aller bien au delà.

La tuberculose n'a pas de spécifique ; mais elle a de puissants altérants ; elle a, suivant ses diverses formes et suivant ses différentes origines, l'huile de foie de morue, l'iode, le fer, le quinquina, le phosphate de chaux, l'arsenic, le tanin ; elle a les changements de climats, l'habitation sur des latitudes élevées, la diète respiratoire de M. Sales-Girons. Il y a des cas, et nous en connaissons, où la tuberculose a évidemment cédé à quelques-unes de ces influences ; les accidents locaux ont disparu ; l'état général, de mauvais qu'il était, est redevenu bon, et la santé, après s'être fortifiée, ne s'est plus jamais démentie. M. Fournet ne relate-t-il pas des autopsies, dans lesquelles il a trouvé des cicatrices, formées au sein du poumon, d'anciennes cavernes pulmonaires cicatrisées et des tubercules crétacés, enkystés, comme des corps étrangers et inertes, au milieu de lobules pulmonaires parfaitement sains ?

Pourquoi donc la scrofule, la plus chronique, la plus torpide, la moins vivace de toutes les diathèses, serait-elle incurable ? Tel est cependant l'avis de M. Hardy, qui n'admet, en fait de guérison, que celle des manifestations scrofuleuses, mais nullement la guérison de la scrofule elle-même. Voici, du reste, les paroles textuelles de ce professeur :

« Nous avons dit que la scrofule était une maladie constitutionnelle, durant autant que l'individu. Aussi nous ne croyons pas que l'on puisse la guérir complètement; on peut modifier la constitution, éloigner ou empêcher les manifestations scrofuleuses, *mais non pas faire disparaître la scrofule.*

« Quant aux affections qui se développent sous l'influence de la diathèse scrofuleuse, elles peuvent se terminer par la guérison; mais il faut bien savoir que le plus souvent, après un intervalle plus ou moins long de bonne santé, on voit la maladie reparaître, soit sous la même forme, soit au même siège, soit sous une forme ou dans un siège différent.

« La mort peut arriver de plusieurs manières, continue le même professeur; elle peut être due à la marche progressive de la maladie, par l'altération générale de toutes les fonctions principales, qu'on peut appeler la cachexie scrofuleuse; la peau devient grise, terne ; il y a de l'inappétence, de la fièvre, accompagnée d'un peu de diarrhée et de sueurs abondantes. Il y a de l'amaigrissement, mais d'une manière peu marquée; en même temps il se fait des épanchements dans les plèvres, dans le tissu cellulaire, dans le péritoine, et le malade succombe, dans un état d'épuisement profond. La mort peut être due à une complication : nous citerons la méningite, survenant à la suite d'une carie du rocher ; l'hémorrhagie consécutive à une ulcération, etc. Elle peut être produite par une maladie intercurrente, qui trouve le malade dans de mauvaises conditions, et offrant moins de résistance à une affection accidentelle. »

Ainsi donc, pour M. Hardy, la scrofule ne guérit jamais ; on naît avec elle, on meurt avec elle et par elle, directement, ou indirectement.

Nous ne pouvons pas adopter la manière de voir de notre éminent maître. Notre opinion, contraire à la sienne, est basée sur des faits nombreux et probants. Nous connaissons des personnes qui ont été scrofuleuses pendant leur enfance et pendant leur jeunesse ; la scrofule a laissé, chez elles, des traces indélébiles et indéniables de son passage ; des cicatrices cervicales ou nasales. Ces personnes sont arrivées, les unes à l'âge mûr, les autres à la vieillesse, sans avoir jamais ressenti d'autres manifestations scrofuleuses ; leur santé est restée constamment bonne et vigoureuse. Elles ont eu des enfants, et ces enfants, d'une excellente constitution, ne sont nullement scrofuleux.

En présence de faits semblables que vous pourrez observer comme nous, si vous n'admettez pas la guérison *possible* de la scrofule, que pourrez-vous admettre? Si vous n'y croyez pas, à quoi pourrez-vous croire ? vous vous condamnerez vous-même à un scepticisme aussi désolant que contraire à la saine raison.

Mais il y a des esprits systématiques qui vivent de négations, qui ne déposent jamais les armes de leur incrédulité native, et qui, devant des faits comme ceux-là, au lieu de se rendre à l'évidence et de dire un bon et loyal *Credo*, préfèrent rester dans le parti-pris et dans l'impénitence finale de leur aveugle scepticisme. A bout d'arguments plausibles, à défaut de raisons sérieuses, ils s'échappent par la tangente des subtilités, et ils vous disent : Oui, c'est vrai, vous avez guéri les manifestations de la scrofule, mais la scrofule elle-même, mais la diathèse est restée inaccessible à vos atteintes, et l'individu que vous croyez guéri n'a pas cessé d'être en sa puissance.

A cela, nous avons deux choses à répondre : 1° Comment admettez-vous, comment pouvez-vous démontrer l'existence perpétuelle d'une diathèse qui ne se démontre pas elle-même, qui ne se manifeste par aucun signe extérieur, et qui a reçu le double démenti du temps et de la santé? Il n'y a là, de votre part, qu'une simple et vague allégation, sans valeur, et que rien ne justifie. 2° Quand, après un traitement rationnel, des lésions symptomatiques ont été guéries, et sont restées guéries pendant quinze ans, trente ans, quarante ans, n'est-il pas logique et nécessaire d'admettre que la cause première, qui avait engendré ces lésions, est guérie elle-même, et détruite, d'après le vieil axiome : *Sublata causa, tollitur effectus?* S'il n'y a pas d'effets sans cause, il n'y a pas non plus de cause sans effets. Et que serait donc une diathèse qui, depuis trente ans, quarante ans, ne se serait jamais révélée? Ne serait-elle pas une simple hypothèse, une pure chimère? ne serait-elle pas le néant?

Mais n'allez pas croire, Messieurs, que je veuille, à mon tour, rien exagérer et outrepasser, au profit de la cause que je défends, les limites exactes de la vérité. Je n'ai garde d'oublier cet autre adage : « *In medio virtus.* » La vérité ne se trouve pas dans les extrêmes. S'il n'est pas vrai que les diathèses ne guérissent jamais, il n'est pas vrai non plus, et je n'ai malheureusement pas besoin de vous le dire, qu'elles guérissent toujours. La vérité que j'ai voulu établir, comme un principe de pathologie générale, c'est : 1° *que les diathèses ne constituent pas, par elles-mêmes, et parce qu'elles sont des diathèses, des états pathologiques nécessairement et absolument incurables; 2° c'est que les spécifiques, et à leur défaut les médicaments altérants, toniques et analeptiques, convenablement administrés, aidés de toutes les conditions de l'hygiène la mieux entendue, aux points de vue de l'habitation, de la nourriture, des habitudes, du genre de vie, du climat, peuvent, dans un grand nombre de cas, exercer, sur la constitution, une action assez puissante pour la modifier profondément, changer sa manière d'être, la renouveler en quelque sorte, et détruire, par conséquent, l'état diathésique dont elle était affectée.*

Telle est, Messieurs, la question importante de thérapeutique générale que je voulais discuter avec vous avant d'aborder le traitement de la scrofule infantile. Je dis le traitement *de la scrofule* et non pas seulement *des scrofulides*, car, dès lors que celles-ci ne sont qu'un symptôme de la scrofule, il est évident que la médication, s'adressant à la cause sous l'influence de laquelle elles se sont développées, devra être surtout une médication anti-scrofuleuse, c'est-à-dire anti-diathésique. Et comme nous savons que nous pouvons espérer guérir la diathèse elle-même, nous serons, par cela même, animés d'une confiance qui soutiendra notre persévérance et notre énergie dans les difficultés d'un traitement toujours complexe et toujours long.

TRAITEMENT DE LA DIATHÈSE SCROFULEUSE.

Traiter la scrofule, c'est vouloir modifier une constitution entachée du vice ou principe scrofuleux; c'est essayer de diminuer, sinon de détruire, une cause vicieuse générale, de laquelle découlent des affections multiples et variables par leur siége, comme par la forme qu'elles revêtent. Pour atteindre ce but, nous avons trois moyens : 1° *les médicaments;* 2° *les eaux minérales, les bains de mer, l'hydrothérapie;* 3° *l'hygiène.*

I

TRAITEMENT PHARMACEUTIQUE.

La scrofule, nous l'avons déjà dit, n'a pas de spécifique aussi puissant que le sulfate de quinine contre la fièvre paludéenne ; que le mercure et l'iodure de potassium contre la syphilis. Mais, cependant, nous possédons, contre elle, un médicament certainement plus sûr et plus efficace que l'arsenic contre l'herpétis. Ce médicament, c'est l'iode. C'est en France, surtout, que l'on s'est occupé de l'iode, par rapport à ses propriétés anti-scrofuleuses.

M. Lugol, le premier, a vulgarisé les préparations iodiques à l'hôpital Saint-Louis ; il prescrivait l'iode sous la forme d'iodure de potassium, auquel il ajoutait de la teinture d'iode ; le malade prenait ainsi de l'iodure de potassium ioduré. Notre illustre maître, le professeur Velpeau, MM. Ricord et Bouchardat sont entrés largement dans cette même voie thérapeutique, qui leur a donné de grands et d'incontestables succès.

M. Boinet a eu l'ingénieuse et très pratique idée de faire prendre l'iode sous la forme alimentaire, de l'incorporer aux aliments servant à la nourriture de chaque jour. D'après son inspiration, et d'après ses conseils, M. Dorvault a préparé du pain iodé, des biscuits iodés, du chocolat iodé, dont il nourrissait les malades, aidé dans ses expériences par les docteurs Ameuille et Braive. Les résultats obtenus par cette médication sur les scrofuleux du bureau de bienfaisance du IIe arrondissement ont été des plus satisfaisants.

« L'iode, administré dans ces conditions et sous cette forme, dit M. Boinet dans son remarquable ouvrage intitulé *Iodothérapie*, est pris en quantité si minime que ceux qui se nourrissent d'aliments ainsi préparés sont loin de se douter qu'ils prennent cette substance. Procéder ainsi, c'est imiter la nature et la suivre pas à pas ; c'est donner, à doses infinitésimales, mais quotidiennes, aux individus dont la constitution a besoin d'iode, et qui ne le trouvent pas en assez grande quantité pour leur état particulier, dans les produits alimentaires dont ils usent habituellement, ou dans les milieux où ils vivent, un aliment nécessaire, indispensable à leur constitution. »

M. Boinet recommande d'employer, autant que possible, l'iode fourni par la nature elle-même, et tel qu'elle nous le donne. Pour le trouver, il va le chercher dans les végétaux qui en contiennent, et il l'emprunte aux fucus marins, aux algues marines, aux varechs qu'il fait sécher, qu'il écrase, qu'il triture, et dont il fait une poudre qu'il mélange aux substances alimentaires solides, telles que le pain, les gâteaux, le chocolat.

Pour compléter ce qu'il appelle l'*alimentation iodée*, M. Boinet a encore imaginé un *vin iodé naturel* fait par fermentation. M. Julliard prépare ce vin de la manière suivante : dans une cuve de bois sont placées alternativement des couches de raisins, dont on a ménagé et conservé avec soin les grappes, en raison du tanin qu'elles contiennent, et des couches de plantes marines séchées et pulvérisées. Il choisit de préférence un *Fucus vesiculosus*, riche en iode, tel que le *Laminaria saccharina*, qui, d'après M. Gaultier de Claubry, est, de toutes les algues marines, celle qui contient le plus d'iode. Il laisse la fermentation s'opérer pendant quinze ou vingt jours; au bout de ce temps, il tire le vin et soumet ensuite au pressoir tout ce qui reste dans la cuvée, poudre de fucus, grains et grappes de raisin, absolument comme pour le vin ordinaire. Il obtient ainsi un vin iodé naturel préparé par fermentation, et contenant de 30 à 40 centigrammes d'iode par litre, et par conséquent de 7 à 8 milligrammes environ par cuillerée à soupe. Tel est le vin connu sous le nom impropre de vin iodé de Béguin, et que l'on doit appeler vin iodé de Julliard, du nom de son préparateur. Nous ne saurions trop recommander l'usage de ce vin. Nous le donnons aux repas, pur ou mélangé au vin ordinaire, et suivant l'âge des enfants, à la dose de une ou de deux grandes cuillerées, à chacun des trois repas de la journée.

M. Julliard a présenté à la Société médico-pratique de Paris un intéressant travail sur les avantages de l'alimentation iodée, et en particulier du vin iodé.

Quelques années auparavant, M. Dorvault avait publié, sur les diverses préparations médicamenteuses, dont l'iode est la partie active, un traité qu'il a appelé l'*Iodognosie*. Après avoir fait du pain, des biscuits et divers aliments solides iodés, en mélangeant successivement des poudres de fucus ou d'algues marines desséchées, il a préparé aussi des boissons iodées, mais par des procédés officinaux et chimiques. Ainsi il a fait du vin iodé, du lait iodé, en ajoutant à ce vin et à ce lait soit de l'iode pur, soit de la teinture d'iode, soit de l'iodure de potassium. Il a fait surtout un sirop antiscorbutique, ou sirop de raifort iodé, préparé à froid, et dans lequel il fait dissoudre un gramme d'iode pur, d'iode métallique, par litre de sirop de raifort; en sorte que chaque cuillerée de ce sirop contient 2 centigrammes d'iode complètement dissous, à l'état de combinaison intime, et sans qu'aucune de ses parties reste à l'état de liberté, grâce au tanin ajouté que contient le sirop. C'est là encore une excellente préparation iodique, que nous employons souvent, à la dose, suivant les âges, de deux, trois ou quatre cuillerées par jour, qui sont prises en deux ou trois doses, et dans l'intervalle des repas, avec ou sans eau.

Voici encore une autre préparation iodique très bonne, et que nous vous recommandons comme une des meilleures : c'est l'essence iodurée iodée tannique de salsepareille de Fontaine. Cette liqueur est obtenue par la distillation de la salsepareille de Honduras, et elle en renferme tous les principes dépuratifs ; en outre, elle tient en dissolution 24 grammes d'iodure de potassium par litre ; de plus, 1 gramme d'iode métallique ; de plus, enfin, 4 grammes de tanin pour absorber et dissoudre complètement l'iode, afin qu'il n'en reste aucune parcelle, à l'état libre, qui puisse irriter la muqueuse stomacale. Chaque cuillerée de cette liqueur contient donc, en outre des principes dépuratifs de la salsepareille et des principes toniques du tanin, 50 centigrammes d'iodure de potassium et 2 centigrammes d'iode combiné avec le tanin.

Parmi les plus ardents propagateurs des préparations iodiques, nous ne devons pas oublier M. Coindet, et Genève, qui a fait de beaux travaux sur la scrofule et sur son traitement par l'iode. C'est un partisan convaincu de l'efficacité de la médication iodique. Comme M. Lugol, il employait de préférence un soluté ioduré et iodé. Il faisait une solution aqueuse d'iodure de potassium à laquelle il ajoutait de la teinture d'iode.

C'est ainsi que nous agissons nous-même, dans notre service de l'hôpital Saint-Louis; nous administrons à chaque scrofuleux, dans l'espace de vingt-quatre heures, et en quatre doses, à deux heures de distance l'une de l'autre, une potion que nous appelons la potion *antiscrofuleuse*, et que nous avons composée de la manière suivante :

Julep gommeux	150 grammes.
Iodure de potassium.	2 grammes.
Teinture d'iode.	1 gramme.
Tanin	1 gramme.
Sirop de quinquina	30 grammes.

Cette potion, faite pour des adultes, convient aussi aux enfants, mais à des doses fractionnées, diminuées du tiers, de la moitié ou du quart, suivant les âges. Elle contient, en outre de l'iodure de potassium, environ 1 centigramme et demi d'iode. Le tanin qui s'y trouve incorporé a pour but d'absorber les parties d'iode qui, restées libres, seraient, pour l'estomac, une cause d'irritation, de douleur et de troubles gastro-intestinaux.

Ainsi l'iode est le médicament par excellence contre la scrofule; c'est par lui surtout que vous devrez combattre cette diathèse; et, pour l'administrer, vous emploierez, parmi les diverses préparations que nous vous avons indiquées, celles qui vous auront paru les plus convenables; vous les doserez suivant l'âge des petits malades, et vous aurez soin de les varier, de les alterner.

Souvent il arrive que telle préparation convient mieux que telle autre, qu'elle est plus facilement acceptée et mieux digérée; cela dépend des susceptibilités particulières, des délicatesses plus ou moins développées du sens du goût, des répugnances plus ou moins faciles à combattre. Du reste, dans une médication de longue durée, qui doit être continuée pendant une et souvent plusieurs années, il est nécessaire de varier les médicaments, de ne pas administrer toujours les mêmes; car l'estomac s'en fatiguerait, et ils ne produiraient plus les effets que vous en attendez. Vous devrez aussi, de temps en temps, en suspendre complètement l'usage, afin que l'estomac puisse se reposer; et quand vous les prescrirez de nouveau, après une interruption de huit à quinze jours, vous verrez qu'ils seront mieux supportés.

Mais ce n'est pas par l'iode seulement et par les diverses préparations iodiques que vous devrez combattre la diathèse scrofuleuse; il y a bien d'autres médicaments que vous aurez à leur associer, et dont l'action les secondera puissamment. Le premier de tous ces médicaments, c'est l'huile de foie de morue.

Elle a contre elle sa saveur détestable, mais presque toujours les enfants finissent par s'y habituer, et même par la prendre avec plaisir; surmontez donc leurs premières répugnances, et vous verrez qu'au bout de quelques jours vous n'aurez plus de peine à leur faire accepter ce précieux médicament. Faites-la prendre, de préférence, au moment des repas; elle sera mieux et plus facilement digérée; elle n'exigera pas, de la part de l'estomac, un travail de digestion spécial et supplémentaire. Aux enfants de 2 à 5 ans, donnez-en, à chaque repas, une cuillerée à café ou une cuillerée à dessert;

et, à partir de 7 ans, donnez-en une grande cuillerée à chacun des trois repas, ou du moins aux deux repas principaux.

Ne négligez pas les ferrugineux, qui vous seront aussi d'un grand secours et dont l'action s'ajoutera très utilement à celle de l'iode et de l'huile de foie de morue. Choisissez de préférence, comme je vous l'ai déjà dit, les préparations qui sont à l'état de solution; elles seront plus facilement digérées et assimilées : ainsi le sirop de protoiodure de fer; le vin de quinquina ferrugineux au malaga d'Yvon, où le fer et le quinquina s'unissent et se combinent dans un même but de tonification; l'essence ferrugineuse de salsepareille de Fontaine, excellente préparation, dans laquelle les principes actifs, fixes et volatils de la salsepareille, soigneusement conservés, dans une distillation faite à l'aide d'appareils spéciaux, ajoutent leur action dépurative à l'action tonique et reconstituante du citrate de fer, qu'elle tient en dissolution et dont elle est le véhicule. Aux enfants difficiles et volontaires, donnez les pastilles de chocolat au pyrophosphate de fer de Julliard; ils les croqueront toujours avec plaisir, comme une friandise, mais surtout avec profit.

Nous vous parlions tout à l'heure du quinquina : c'est le tonique par excellence ; il est analeptique ; il fortifie, il relève et stimule l'appétit; avec le fer, il enrichit et globulise le sang; il a donc des qualités précieuses et efficaces, pour modifier une constitution vicieuse, et lui donner le coup de fouet indispensable à une réaction salutaire. Donnez-le donc aussi aux petits scrofuleux. Nous employons de préférence les préparations vineuses, qui sont plus facilement assimilables et dans lesquelles l'action tonique du vin se trouve jointe à celle du quinquina. Suivant l'âge des enfants, donnez chaque jour une, deux, trois cuillerées à dessert ou trois grandes cuillerées de vin de quinquina au bordeaux ou au malaga : faites-le prendre aux repas, ou dans l'intervalle des repas; pur, ou coupé avec de l'eau, ou bien mélangé, sans que l'enfant s'en aperçoive, avec l'eau et le vin qu'il boit à ses repas.

Le phosphate de chaux est encore un médicament très utile par ses propriétés toniques et reconstituantes, et vous aurez aussi à en tirer un précieux parti, dans le traitement de la scrofule infantile. Mais le phosphate neutre de chaux étant insoluble dans l'eau, peu soluble dans l'estomac, et par conséquent peu assimilable, ne le faites pas prendre à l'état solide; la chimie, par diverses combinaisons, a su le transformer en différents sels solubles, variables dans leur composition, quoique tous à base de phosphate de chaux.

C'est ainsi que M. Dusart a préparé un lacto-phosphate de chaux parfaitement soluble, avec lequel il a fait un vin, et un sirop de lacto-phosphate de chaux. Le vin et le sirop de Dusart contiennent, l'un et l'autre, environ 50 centigrammes de lacto-phosphate de chaux par cuillerée.

M. Julliard a préféré se servir du phosphate acide de chaux, et il a fait, avec ce sel, un sirop qui contient 40 grammes de phosphate acide de chaux par litre ; et, par conséquent, 60 centigrammes par cuillerée. Ce sirop, par le fait de l'acidité que lui donne le sel qui en est la base, a l'avantage de se conserver longtemps sans fermenter, à la condition que les bouteilles dans lesquelles il est renfermé soient tenues debout.

M. Barbarin a choisi, pour son sirop, le phosphate

monobasique de chaux cristallisé, ce qui permet de faire des préparations facilement titrables, exemptes de toute trace d'acide phosphorique libre, et de toute impureté. Un litre de ce sirop contient 42 grammes de phosphate monocalcique, et chaque cuillerée, un peu moins de 1 gramme. Le même pharmacien prépare aussi une solution aqueuse du même sel, et dans les mêmes proportions. Cette solution est destinée aux personnes qui ont de la répugnance pour la saveur sucrée du sirop. Ces deux préparations sont nées à l'hôpital Saint-Louis; M. Barbarin en a eu l'idée, et les a composées, pendant qu'il y était interne.

Le sirop que nous donnons ici, à l'hôpital Saint-Louis, est à base de phosphate acide de chaux; il en contient de 30 à 40 centigrammes par cuillerée.

Toutes ces préparations sont excellentes; faites-en prendre, aux petits scrofuleux, suivant leur âge, trois cuillerées à café, ou trois cuillerées à dessert, ou trois grandes cuillerées par jour; une cuillerée à chaque repas, ou dans l'intervalle des repas, pure ou étendue d'une quantité plus ou moins considérable d'eau ou de vin.

Vous pourrez encore leur donner, à la fin de chaque repas, une cuillerée, plus ou moins remplie, suivant leur âge, d'élixir de coca, liqueur tonique et digestive, à laquelle M. Bouchardat reconnaît des propriétés spéciales pour augmenter, dit-il, « la force musculaire et la résistance à la fatigue »; nous ajoutons, nous, pour stimuler et régulariser les fonctions digestives, habituellement troublées par le fait du tempérament scrofuleux.

Tels sont les principaux médicaments que vous devrez employer pour combattre la diathèse scrofuleuse. Sans doute vous ne les prescrirez pas tous à la fois, mais seulement un à un, deux à deux, alternativement, et même en les supprimant tous de temps en temps, afin de ne pas fatiguer l'estomac et de lui laisser le temps de se reposer.

II

EAUX MINÉRALES. — BAINS DE MER. — HYDROTHÉRAPIE.

Mais ce ne sont pas seulement les préparations officinales qui vous offriront de précieuses ressources contre la scrofule, vous devrez encore avoir recours aux eaux minérales, aux bains de mer, à l'hydrothérapie.

Les eaux minérales se prennent de deux manières différentes :

1° Transportées au loin, conservées en bouteilles ; en toute saison de l'année ; aux repas, ou en dehors des repas.

Les eaux minérales qui se prennent en dehors des repas, et dont vous ferez usage chez les enfants scrofuleux, sont des eaux purgatives.

Dans le long traitement de la scrofule, il est bon, comme nous le disions tout à l'heure, non pas seulement d'interrompre, de loin en loin, toute médication, afin de donner à l'estomac le repos dont il a besoin ; mais il est bon encore, ainsi que le faisait et le recommandait M. Lugol, d'administrer de temps en temps, aux petits malades, une purgation, et surtout une purgation saline. C'est un coup de balai donné à l'estomac et à l'intestin, après lequel ces organes rempliront avec plus d'activité et plus d'énergie leurs fonctions digestives et assimilatrices. Faites donc prendre à vos petits malades, à intervalles plus ou moins éloignés, le matin à jeun et pendant les jours où toute autre médication sera interrompue, un verre à madère, un verre à bordeaux ou un grand verre, suivant leur âge, d'eau de Birmendstorff, ou d'eau d'Hunyadi-Janos, ou d'eau de Racoczy-Bud, ou d'eau de Montmirail-Vaqueiras, ou d'eau de Pullna. Renouvelez une fois ou deux fois encore les jours suivants, si c'est nécessaire, la même prescription ; et, deux ou trois jours après, reprenez le traitement habituel.

Les eaux minérales qui se prennent aux repas, comme boisson habituelle, avec le vin, sont des eaux apéritives, stimulantes pour les fonctions digestives, augmentant l'appétit par l'acide carbonique qu'elles contiennent, et en même temps douées encore des propriétés spéciales qui dépendent de leur composition chimique. Or vous devrez choisir, pour les petits scrofuleux, les eaux ferrugineuses, chlorurées, bromurées, telles que les eaux de la Bauche, de Capvern, d'Orezza, de Royat, de Bussang.

2° La seconde manière de prendre les eaux minérales est de se rendre à leurs sources mêmes, pendant la saison convenable. Or, sans sortir de France, vous avez toutes les eaux qui conviennent aux enfants scrofuleux : 1° les eaux sulfureuses des Pyrénées, des Eaux-Bonnes, de Cauterets, de Bagnères-de-Luchon, de Barèges, d'Amélie-les-Bains; 2° les eaux sulfureuses bromurées, chlorurées et iodées du Dauphiné (Uriage, Allevard); 3° les eaux alcalines, chlorurées, bromurées, sulfureuses de la Savoie (Challes, Aix, Saint-Gervais, salins de Moutiers); 4° les eaux bromurées et chlorurées des salins du Jura; 5° les eaux ferrugineuses et arsenicales de l'Auvergne (Royat, la Bourboule).

Envoyez, autant que possible, vos petits malades faire une saison, chaque année, à l'une ou à l'autre de ces stations minérales. Toutes ces eaux, qu'ils prendront en bains, en douches, en boissons, à leur source même, c'est-à-dire dans toute leur pureté native, et avant qu'elles aient subi aucune altération, exerceront sur eux une incontestable influence tonique et reconstituante. Ces jeunes et impressionnables organisations seront imprégnées de soufre, d'arsenic, de diverses matières salines, c'est-à-dire de substances excitantes, qui activent la circulation, stimulent les fonctions respiratoires et digestives, augmentent les sécrétions de la peau, favorisent la résolution des engorgements glandulaires, relèvent l'état général des forces, développent la vitalité et donnent un coup de fouet salutaire à tout l'ensemble de la constitution.

La mer a une action incontestable et des plus prononcées sur la scrofule; en peut-il être autrement? De toute sa surface, presque toujours agitée, se dégagent incessamment des effluves salins, qui se mêlent à l'air que l'on respire, qui vivifient l'atmosphère, qui l'imprègnent d'émanations ayant chacune leur principe tonique et reconstituant. Sur les bords de la mer, d'inépuisables dégagements d'iode et de particules bromurées et chlorurées pénètrent, en même temps que l'air, dans les poumons. Pendant le bain, la peau absorbe les mêmes principes, et le choc des lames, en fouettant le dos, les reins, les membres inférieurs, y appelle le plus salutaire molimen révulsif, y détermine d'énergiques et bienfaisantes réactions.

Envoyez donc vos petits malades aux bains de mer, et par cela seul vous aurez porté la plus sérieuse atteinte à la diathèse scrofuleuse; laissez-les, le plus longtemps possible, sur le bord de la mer ; qu'ils y restent pendant des journées entières, qu'ils y établissent leurs jeux et leurs courses; qu'ils s'emparent de la plage, dès que le flot s'en est retiré, et qu'ils la disputent au flot qui revient. Pour qu'ils absorbent plus abondamment encore toutes les émanations marines, embarquez-les, poussez au large, et que la vague, plusieurs heures par jour, les berce à son gré, en les saturant de tous ses principes reconstituants.

C'est parce que l'administration de l'Assistance publique de Paris a compris tout le parti que l'on peut et que l'on doit tirer de l'action de la mer dans le traitement de la scrofule qu'elle a construit, auprès de Boulogne, à Berg, un grand hôpital maritime, dont les murs sont battus par les flots, et dans lequel sont traités tous les petits scrofuleux qui encombraient autrefois les salles de l'hôpital de l'Enfant-Jésus, rue de Sèvres, et de l'hôpital Sainte-Eugénie, au faubourg Saint-Antoine.

Quelque précieux que soient les avantages de la mer, ne dédaignez pas ceux de l'hydrothérapie. Tonifier la peau de l'enfant; y produire une excitation et une réaction nouvelles à chaque application de l'eau froide, opérer un saisissement brusque et violent, qui tienne le système nerveux en éveil, qui le fasse sortir de son état de torpeur et d'engourdissement, habituels chez les scrofuleux ; donner à tous les appareils physiologiques l'impulsion et le stimulus dont ils ont besoin pour fonctionner, avec l'énergie et la régularité normales, tels sont les effets de l'hydrothérapie.

L'hydrothérapie est donc un moyen thérapeutique excellent, auquel vous aurez recours avec une légitime confiance. Vous pouvez, par les procédés les plus simples et les moins dispendieux, y soumettre les enfants, chez leurs parents mêmes, sans qu'il soit besoin de les conduire dans des établissements spéciaux. Placez l'enfant dans une baignoire vide, et versez sur son dos un seau d'eau sortant de la pompe ; ou bien frottez-le, des pieds à la tête, en avant et en arrière, avec une grosse éponge imbibée d'eau froide ; ou bien plongez-le, à deux ou trois reprises différentes, dans un baquet contenant de l'eau froide ; ou bien encore mettez-le sous la pomme d'un arrosoir qui lui déverse sur la tête et sur tout le corps une pluie d'eau froide. Voilà de l'hydrothérapie que je pourrais appeler de l'hydrothérapie domestique ou de l'hydrothérapie du foyer paternel, tant elle est simple, facile, à la portée de tout le monde et pourtant, malgré cette simplicité, d'une incontestable valeur. Ne manquez pas de commencer par mouiller la tête de l'enfant, afin d'éviter ainsi un reflux congestif, qui pourrait s'y produire. Ne manquez pas non plus, aussitôt après l'affusion, l'immersion, l'arrosement, ou la friction avec l'éponge, d'essuyer l'enfant fortement, de l'habiller rapidement, et de le faire courir au plus vite, afin de favoriser la réaction qui doit suivre l'action de l'eau froide, et qui est la condition indispensable du succès de l'hydrothérapie.

III

TRAITEMENT HYGIÉNIQUE.

L'enfant bien portant ne peut conserver sa santé qu'à la condition d'être soumis à une bonne hygiène. Sa nature délicate et impressionnable ne supporte pas, sans subir une altération plus ou moins profonde, des infractions répétées, ou de longue durée, aux lois d'une hygiène bien comprise et en rapport avec les exigences de son âge. Ces exigences sont impérieuses et dictées par des causes multiples. Nous avons d'abord à tenir un compte sérieux de son excessive sensibilité, en vertu de laquelle les plus légères émotions produisent souvent, chez lui, les impressions les plus vives, quand ce ne sont pas de véritables troubles physiologiques. Ainsi l'enfant n'est pas maître de lui : il rit aux éclats, pleure à chaudes larmes, pousse des cris de douleur ou d'épouvante ; il est pris d'accès de colère, de tremblement convulsif, d'attaques de nerfs, dans des circonstances où l'homme se sent à peine ému et reste de sang-froid. Nous devrons donc toujours ménager cette exquise et dangereuse sensibilité.

L'enfant éprouve un besoin presque incessant de réparer ses forces, qu'il dépense, du reste, sans mesure et sans raison ; voilà pourquoi son appétit est presque constamment ouvert ; il faut qu'il puise, dans une alimentation abondante et de bonne nature, et dans un repos suffisamment prolongé et renouvelé, les forces nécessaires, non pas seulement à sa conservation, mais encore à son développement et à sa croissance. Voilà pourquoi il a besoin de manger plus souvent et de dormir plus longtemps que nous. Ce n'est pas seulement une alimentation et un sommeil largement dosés qui sont nécessaires à l'enfant ; il lui faut encore l'air et le mouvement ; il ne supporte pas, comme nous, une existence sédentaire et habituellement enfermée dans des appartements ; il lui faut le grand air, la liberté et l'agitation au dehors ; c'est lui surtout qui peut dire que l'air est le pain de sa vie : « *Aer pabulum vitæ.* »

Or, Messieurs, quand l'enfant ne trouve pas, dans le genre de vie qui lui est fait, toutes les conditions de nourriture, de repos, de sommeil, de mouvement et d'aération qui sont imposées par son âge, par sa constitution physiologique et par sa croissance, il souffre, il s'altère, il dépérit. La plante, au lieu de pousser, au lieu de verdir et de s'épanouir dans tout l'éclat de sa fraîcheur et de sa beauté printanières, se fane, s'étiole, se dessèche et meurt sur pied.

Voilà ce qui arrive à tant de malheureux petits êtres, mal nourris, mal logés et assujettis à un travail sans trêve et sans relâche. Voilà comment, dans les grandes villes surtout, l'anémie, le rachitisme, la scrofule, la tuberculose prélèvent de si épouvantables tributs et font si ample moisson, au milieu de jeunes générations abâtardies dès leurs premières années, flétries et desséchées dès leur première sève.

C'est ainsi qu'on engendre la scrofule ; ce n'est pas ainsi qu'on la guérit, et, dans de pareilles conditions, je suis le premier à reconnaître son incurabilité.

Si vous voulez guérir la scrofule, commencez à la combattre et à la soigner, non pas par des médicaments, mais par l'hygiène. Donnez aux enfants scrofuleux une nourriture en rapport avec leur âge, saine, abondante, d'une digestion facile, exempte de farineux et largement douée de principes toniques et reconstituants. Qu'elle ait pour base des soupes grasses ou au beurre, des viandes noires, grillées, saignantes, du poisson, des légumes herbacés, du lait, de la crème ; qu'elle soit variée, afin d'entretenir et d'exciter l'appétit.

Tenez-les dans un état d'excessive propreté ; qu'ils aient, sur la peau, des vêtements de laine ; faites-leur tous les jours, et sur tout le corps, principalement sur les régions dorsale et lombaire et sur les membres inférieurs, une friction avec du baume de Fioraventi, de la teinture de benjoin, de l'alcool, du vin aromatique ou toute autre liqueur tonique et stimulante, dont l'action favorise les fonctions de la peau et entretienne, sur toute sa surface, une excitation périphérique permanente, et une activité vitale plus énergique. Faites-leur prendre, toutes les semaines et dans le même but, un, deux ou trois bains sulfureux, vinaigrés, alcalins ou aromatiques.

Que vos petits scrofuleux habitent des appartements spacieux, bien aérés, bien pénétrés par les rayons du soleil, et, autant que possible, s'ouvrant à l'est. Renouvelez, plusieurs fois par jour, l'air de ces appartements. Gardez-vous bien de les tenir dans une demi-obscurité, grâce à des rideaux épais, qui interceptent la lumière. Au point de vue physiologique, la lumière nous est aussi nécessaire qu'au point de vue psychique ; l'esprit et le corps ont un égal besoin d'elle ; elle les vivifie l'un et l'autre ; l'homme et la plante s'étiolent également dans les ténèbres.

Ayez sur vos petits malades une intelligente surveillance ; ne les laissez pas dans l'oisiveté ; donnez-leur des occupations, en rapport avec leur âge ; alternez, avec un sage discernement, le travail et la récréation ; que celle-ci se fasse en plein air, qu'elle consiste en promenades, en jeux, en exercices qui développent la force musculaire et activent la circulation ; faites-les courir, sauter à la corde, grimper aux arbres, jouer aux barres, à la paume et au cerceau ; apprenez-leur l'escrime, l'équitation, la natation, la gymnastique; qu'ils se lèvent de bonne heure; et, le soir, quand ils se mettent au lit, restez auprès d'eux jusqu'à ce qu'ils soient endormis, de peur que l'onanisme, leur plus grand ennemi, ne se glisse à côté d'eux, dans leur couche enfantine, pour détruire le bienfait de votre traitement, empêcher toute guérison, et souiller en même temps la blancheur de leur robe d'innocence.

Voilà, Messieurs, comment vous devrez comprendre le traitement hygiénique des enfants scrofuleux. C'est en les plaçant dans ces conditions d'hygiène que vous pourrez espérer le succès de la médication complexe dont nous vous avons indiqué les principaux agents.

Ainsi donc nous admettons, comme question de principe, que la diathèse scrofuleuse peut guérir; que le vice scrofuleux peut être détruit dans l'économie; qu'une constitution entachée de la scrofule peut en être débarrassée, et peut être complètement transformée, sous l'influence de la médication que nous vous avons indiquée. Ce n'est que par cette médication que vous pouvez espérer guérir la scrofule. C'est elle que vous devrez instituer, toutes les fois que vous aurez à traiter la scrofule, manifestée ou non par des scrofulides.

TRAITEMENT DES SCROFULIDES.

Ce n'est pas assez de combattre la diathèse, c'est-à-dire la cause ou l'état spécial de l'économie qui a produit sur la peau des effets, des lésions ou des symptômes appelés *scrofulides* : il faut encore combattre ces lésions elles-mêmes. Chacune d'elles est assez importante, assez grave, intéresse d'une manière assez sérieuse la constitution anatomique et physiologique de la peau, pour mériter, de la part du thérapeutiste, une attention toute spéciale. Chacune d'elles a ses caractères particuliers, nous vous les avons décrits; sa physionomie particulière, nous avons tâché de vous la montrer; chacune d'elles, aussi, a ses indications thérapeutiques particulières, et son traitement particulier, c'est ce qui nous reste à vous dire.

Mais nous avons, dans notre premier volume, parlé avec assez de détails de cette même question, c'est-à-dire du traitement des scrofulides, pour que nous puissions nous dispenser d'en rien dire aujourd'hui. Tous les moyens thérapeutiques que nous vous avons indiqués, comme traitement des scrofulides chez l'adulte, conviennent également chez l'enfant. Nous n'aurions donc rien de plus à ajouter si nous n'avions pas fait, dans notre premier volume, une omission que nous tenons à réparer.

A propos de la scrofulide tuberculeuse, nous vous avons dit que l'indication locale à remplir est de détruire ces tubercules qui, *malins* et ulcératifs par eux-mêmes, finiraient par s'ulcérer et ulcérer ensuite tous les tissus ambiants et sous-jacents. Or cette destruction s'opère de deux manières différentes, que nous vous avons fait connaître. 1° Elle se fait au moyen d'un caustique puissant, tel que le caustique de Vienne, ou d'un acide, tel que l'acide nitrique, l'acide sulfurique ou le nitrate acide de mercure, dont l'application peut être plusieurs fois répétée. 2° Cette destruction se fait encore par un moyen plus lent, que nous vous avons indiqué aussi. Ce dernier procédé est une application de la théorie *substitutive*. Il s'agit de faire disparaître des tubercules, en les faisant absorber, en les remplaçant par la production artificielle, et plusieurs fois répétée, d'une autre lésion cutanée, d'une violente poussée impétigineuse, que l'on produit par l'application réitérée, à huit ou quinze jours de distance, d'une pommade très fortement irritante, dont voici la composition :

Axonge fraîche.	10 grammes.
Biiodure de mercure.	10 grammes.

On applique sur les parties malades une petite couche de cette pommade, qu'on y abandonne. Une poussée de pustules impétigineuses ne tarde pas à se produire. Au bout de quelques jours, on fait tomber les croûtes, au moyen de cataplasmes de fécule de pommes de terre. Quand les croûtes sont tombées, on fait, si c'est nécessaire, une seconde, puis une troisième application de la même pommade, jusqu'à ce que ces inflammations aiguës, et artificielles aient fait disparaître, en l'absorbant et en se substituant à elle, la lésion primitive de mauvaise nature, qu'elles étaient appelées à détruire. Telle est la médication locale que nous employons habituellement, dont nous retirons de bons résultats, et que nous vous avons recommandée.

Il y en a une autre qui appartient à notre excellent collègue, M. Vidal. Cette méthode consiste à scarifier profondément, et dans toute leur épaisseur, les parties malades, les lésions cutanées. On les transperce, de part en part, avec une sorte de petite lancette étroite: Il s'écoule quelques gouttes de sang, et une cicatrice se forme. On renouvelle, un plus ou moins grand nombre de fois, les scarifications, dont chacune amène un nouveau tissu cicatriciel, tellement qu'à la fin toute la partie malade se trouve remplacée par un réseau complet de brides cicatricielles.

Ce procédé est le même que celui que nous avons indiqué et employé, il y a une douzaine d'années, pour le traitement de l'acné hypertrophique. Nous avons, à cette époque, publié dans les *Annales dermatologiques* de M. Doyon un cas remarquable d'acné hypertrophique ou éléphantiasique du nez, chez un homme couché au n° 1 de la salle Saint-Charles. Le volume énorme et bourgeonné de ce nez constituait une monstrueuse difformité. Nous avons pratiqué, à quelques jours d'intervalle, et à bien des reprises différentes, sur toute la superficie de ce nez éléphantiasique, un grand nombre de scarifications. Chacune amenait un dégorgement sanguin et une cicatrice de sorte qu'à la fin la tuméfaction considérable et fongoïde du nez se trouva remplacée par un tissu purement cicatriciel, fibreux, peu vasculaire, dont la rétractilité diminua de beaucoup le volume du nez, et le ramena peu à peu à ses proportions à peu près normales. Ce fut un résultat très remarquable. M. Vidal applique donc aux lésions tuberculeuses de la scrofule le même procédé opératoire que nous avons imaginé et qui nous a si bien réussi, pour le traitement de l'acné hypertrophique ou éléphantiasique.

TREIZIÈME LEÇON

Les maladies de la peau chez l'enfant (*suite*).

AFFECTIONS PARASITAIRES.

Messieurs,

La peau de l'enfant, comme celle de l'adulte, est quelquefois habitée par des parasites. Ces parasites appartiennent, les uns au règne animal, les autres au règne végétal. Les parasites appartenant au règne animal sont au nombre de deux : c'est d'abord le pou (*pediculus*) ; c'est ensuite le sarcopte ou acare (*acarus scabiei*). Les parasites végétaux sont au nombre de trois principaux : ce sont des cryptogames ou champignons ; l'un est le tricophyton, l'autre est l'achorion ; le troisième est le *microsporon Audouini*. Chacun de ces cinq parasites vit, se développe, évolue, se multiplie, soit à la surface de la peau, soit dans son épaisseur ; chacun y détermine des lésions spéciales, ayant des caractères spéciaux et pathognomoniques, à l'aide desquels l'existence individuelle et particulière de chacun d'eux peut être facilement reconnue, discernée et diagnostiquée. Nous laisserons à l'entomologie et à l'histologie l'étude détaillée et descriptive de chacun de ces parasites ; nous ne ferons que vous les indiquer, et nous ne nous occuperons que des lésions cutanées qu'ils produisent.

I

LE POU (PEDICULUS). — IMPÉTIGO GRANULATA, OU IMPÉTIGO PARASITAIRE.

IMPÉTIGO GRANULATA, OU IMPÉTIGO PARASITAIRE.

Sur la peau de l'adulte, on rencontre trois espèces de poux : le *pediculus capitis*, le *pediculus corporis*, et le *pediculus pubis*. Chez l'enfant, la région pubienne n'est pas encore villeuse ; par conséquent le pediculus pubis ne s'y trouve pas, ou du moins ne s'y trouve que très rarement, et dans des conditions exceptionnelles, que nous vous indiquerons plus tard. Il en est de même du pediculus corporis. Ce n'est donc que le *pediculus capitis* qui hante la peau de l'enfant.

Il y détermine très souvent une irritation telle que le cuir chevelu, sous l'influence de la présence, des morsures, des mouvements et de la repullulation de ces dégoûtants insectes, s'enflamme. Cette inflammation se manifeste par des pustules impétigineuses.

L'impétigo qui résulte ainsi de l'existence des parasites, et qui, par conséquent, devient le symptôme de la présence de ces animaux, a des caractères distinctifs, spéciaux, qui permettent de reconnaître sa nature parasitaire. Il siège au cuir chevelu, tantôt à la région syncipitale, tantôt aux régions temporales, mais le plus souvent à la région occipitale. Les croûtes, au lieu d'être adhérentes à la peau, comme elles le sont dans l'impétigo, qui n'est pas parasitaire, en sont soulevées et détachées par le fait du mouvement, de l'agitation et des morsures des parasites, et on les voit suspendues aux cheveux, comme les fruits aux branches des arbres; elles sont isolées et forment des granulations arrondies, du volume d'une grosse tête d'épingle ou d'une petite lentille, d'où le nom d'*impétigo granulata*.

Les cheveux sont agglutinés, collés par la sécrétion purulente provenant des surfaces dermiques mises à nu et enflammées; une odeur fétide et nauséeuse s'en dégage, et, entre ces cheveux humides de pus et chargés de croûtes, on voit grouiller uue véritable fourmilière de poux. Le petit malade, tourmenté par les morsures de ces parasites, se gratte, déchire avec ses ongles des parties déjà ulcérées, exaspère ainsi ses douleurs, et, à force d'agitation, perd souvent l'appétit et le sommeil.

Tel est l'impétigo parasitaire, ou impétigo granulata. Comme toutes les affections cutanées de cause locale, dont on peut détruire facilement et promptement la cause, il n'a ni durée, ni gravité.

Pour le guérir, il faut commencer par se débarrasser au plus vite des parasites qui l'ont fait naître, et qui l'entretiennent par leur présence. Pour cela, étendez sur toutes les parties malades une couche épaisse d'onguent napolitain; les poux ne tarderont pas à être tués par cette pommade parasiticide. Mettez soigneusement à nu les parties malades en coupant les cheveux tout à l'entour, et quand, par la coupe des cheveux et par la pommade, tous les parasites seront détruits, couvrez ces parties, pour éteindre l'inflammation impétigineuse, de cataplasmes de fécule de pommes de terre, que vous aurez soin de changer trois ou quatre fois par jour. Au bout de huit à dix jours, tout sera fini; il n'y aura plus ni suintement purulent, ni croûtes, ni ulcérations. La guérison sera complète, à la condition que vous empêchiez les enfants de se gratter, car l'action de leurs ongles empêcherait toute cicatrisation et entretiendrait, en l'augmentant encore, l'inflammation impétigineuse.

II

L'ACARE, OU SARCOPTE (ACARUS SCABIEI).

LA GALE, OU PSORE.

Le pou habite la surface de la peau qu'il irrite, qu'il enflamme, qu'il excorie par ses morsures; l'acare ou sarcopte réside dans l'épaisseur de l'épiderme, dans sa couche la plus profonde et, pour ainsi dire, à la surface même du derme. Borel, qui le désignait sous le nom de *ciron de la gale*, le compare à une tortue. Moquin-Tandon en fait une sorte d'araignée. M. Bazin lui reconnaît une forme arrondie, une couleur blanchâtre, un volume de 33 millimètres de long sur 25 millimètres de large, huit pattes, deux mandibules disposées en pince ou en crochet, et deux mâchoires. M. Bourguignon décrit son tube intestinal, et M. Lanquetin indique avec beaucoup de soin les caractères qui distinguent l'acarus mâle de l'acarus femelle; la femelle, d'après cet auteur, est moitié plus grosse que le mâle; elle seule pénètre dans l'épaisseur de l'épiderme, où elle se creuse des sillons, véritables galeries de cheminement et d'habitation dans lesquelles elle pond ses œufs, dans lesquelles aussi se développent les larves, après leur éclosion. Le sarcopte mâle, au contraire, reste à la surface de la peau, cherchant un abri sous les croûtes qui avoisinent les sillons. Tel est, en quelques mots, l'insecte ou animalcule dont la présence au sein de l'épiderme produit les lésions qui ont reçu le nom de gale ou de psore.

LÉSIONS INTRINSÈQUES ET PATHOGNOMONIQUES DE LA GALE.

Ces lésions ont été étudiées et parfaitement décrites par MM. Bazin et Piogey. Elles sont au nombre de trois : les *sillons*, les *vésicules*, les *papules*.

Les sillons sont creusés par le sarcopte femelle dans l'épaisseur de l'épiderme. Ces sillons ont une direction tantôt droite, tantôt courbe ; ils sont grisâtres ; leur longueur est de 1 à 2 centimètres, et souvent moindre ; ils ont deux extrémités : l'une, ouverte, par laquelle a pénétré le sarcopte ; l'autre, fermée, saillante, renflée, désignée par M. Bazin sous le nom d'*éminence acarienne*. C'est là, en effet, qu'habite et que se tient l'acarus. C'est là qu'on est sûr de le trouver et qu'on peut le saisir et l'apporter au dehors, sur la pointe d'une épingle ou d'une aiguille.

Les sillons, tels que nous venons de le dire, ne sont pas les seules lésions pathognomoniques de la gale ; ils en sont la plus importante, la plus démonstrative ; mais il y en a deux autres ; ce sont des vésicules et des papules, ainsi que nous l'avons déjà indiqué.

Les vésicules acariennes sont isolées, acuminées, blanches, transparentes, sans cercle érythémateux à leur base ; elles sont une annexe du sillon ; elles se trouvent tantôt sur son trajet, en sorte que le sillon les traverse, tantôt à une de ses extrémités, et, d'autres fois, elles sont entourées par le sillon, qui décrit autour d'elles une courbe dont elles sont comme enveloppées. Les vésicules peuvent manquer ; M. Hardy admet qu'elles manquent une fois sur dix. Dans certains cas, ces vésicules, sous l'influence d'une irritation très vive, déterminée par l'acare, peuvent devenir des pustules.

Les papules acariennes, d'après M. Hardy, ne manquent qu'une fois sur cent ; elles sont donc beaucoup plus fréquentes que les vésicules ; elles sont d'un rouge clair et peu prononcé ; elles sont quelquefois traversées par le sillon, qui rampe dans leur épaisseur, et parcourt leur surface, en se distinguant par sa traînée grisâtre. M. Piogey considère ces papules comme étant, avec les sillons, la lésion caractéristique et constante de la gale sur la verge. Il arrive quelquefois que, sous l'influence d'une inflammation vive, des pustules se forment sur ces papules, qui deviennent alors des papulo-pustules.

Ainsi la gale est caractérisée par trois lésions pathognomoniques : les *sillons*, les *vésicules*, les *papules*. Ces trois lésions lui appartiennent en propre ; elles constituent ses lésions anatomiques, symptomatiques, principales, *intrinsèques*.

Mais la gale se manifeste encore par d'autres lésions anatomiques, que l'on peut aussi appeler ses lésions symptomatiques, mais secondaires, extrinsèques, concomitantes, de réaction et de complication.

Lorsque la gale est ancienne, la peau ne supporte plus, sans s'altérer, la présence des acares ; l'irritation, le prurit qu'ils occasionnent, l'action des ongles, qui grattent, écorchent et déchirent les surfaces acariennes, tout cela finit par y développer une inflammation, souvent très vive ; et cette inflammation se traduit par des lésions de diverses espèces : ce sont des pustules d'ecthyma, des pustules d'impétigo, des plaques d'eczéma, des papules de lichen et de prurigo. Il s'établit ainsi, sur les surfaces occupées par les acares, et autour de ces surfaces, des poussées éruptives polymorphes, dont l'intensité masque et dissimule complètement les lésions principales et pathognomoniques de la gale. Ces éruptions polymorphes sont donc des complications et des symptômes concomitants, indirects ou secondaires de la gale, puisqu'elles se sont développées sous son influence. Plus la gale est ancienne, plus la peau est fine, sensible, impressionnable, et plus est fréquent et considérable le développement de ces complications.

Or, la peau de l'enfant présentant, au plus haut degré, ces conditions de finesse, de sensibilité et d'impressionnabilité, il en résulte que, chez lui, la gale est toujours accompagnée et compliquée de lésions concomitantes, qui la rendent quelquefois très grave, ainsi que nous le verrons tout à l'heure.

Les lésions cutanées principales, intrinsèques et extrinsèques, dont nous venons de vous donner une idée, ne sont pas les seuls symptômes de la gale ; il y en a un autre, non moins important, et qui ne manque jamais, c'est la démangeaison ou prurit. La gale est une affection essentiellement prurigineuse. Les démangeaisons sont occasionnées par les mouvements des acares dans l'épaisseur de l'épiderme ; et comme la chaleur est une cause d'excitation pour ces animaux, il en résulte que c'est la nuit, à la chaleur du lit, et le jour, au voisinage du feu, que les démangeaisons prennent le plus d'intensité. Elles sont alors irrésistibles ; le repos, le sommeil sont impossibles, les malades passent des nuits entières à se gratter, à s'écorcher, à se déchirer la peau avec leurs ongles.

Et si leur peau est affectée non pas seulement des lésions intrinsèques ou primordiales de la gale, c'est-à-dire de vésicules, de papules et de sillons acariens ; si elle est couverte de ses lésions extrinsèques, ou encore secondaires, c'est-à-dire de pustules d'ecthyma et d'impétigo, de plaques d'eczéma aigu et fluent, comprenez-vous les désastres que les ongles vont opérer, les ulcérations larges et profondes qu'ils vont produire, les douleurs excessives qu'ils vont occasionner ? Voilà déjà une raison pour laquelle la gale, chez les enfants, a toujours une certaine gravité ; mais ce n'est pas la seule, comme je vais vous le dire.

TRAITEMENT DE LA GALE.

C'est à M. Bazin que revient la gloire d'avoir trouvé le vrai traitement de la gale. Avant lui, nous nous en souvenons, pendant les années de notre internat, en 1846, 1847, 1848, 1849, on se contentait de moyens bien inefficaces. Ainsi on donnait aux malades des bains aromatiques faits avec des infusions de sauge, de lavande, de thym ; ce traitement durait de un à deux mois : et comme la gale est une affection éminemment contagieuse, elle avait tout le temps de se propager ; aussi les galeux étaient-ils extrêmement nombreux ; il y en avait beaucoup à la maison municipale de santé (maison Dubois), mais surtout à l'hôpital Saint-Louis et à l'hôpital de l'Enfant-Jésus.

M. Bazin, le premier, en 1830, démontra que, pour guérir la gale, il fallait mettre l'agent parasiticide en contact direct avec le parasite, et que, pour obtenir ce résultat, il fallait, au moyen d'une friction énergique, déchirer les sillons acariens, mettre à nu les acares et leurs œufs. C'était là le vrai principe. Voici comment M. Bazin l'appliquait. Étant admis que le soufre est le parasiticide par excellence, il faisait faire, aux galeux, une friction énergique sur tout le corps, avec la pommade d'Helmerich, composée de :

Axonge.	200 grammes.
Soufre sublimé	50 grammes.
Sous-carbonate de potasse. . . .	25 grammes.

Six heures après cette première friction, qui déjà avait ouvert les sillons, il en faisait faire une autre semblable. Le malade conservait, sur sa peau, la double couche de pommade d'Hélmerich que les deux frictions y avaient déposée. Le lendemain ou le surlendemain, il prenait un bain, et, deux jours après son entrée à l'hôpital, il en sortait guéri, après que ses vêtements avaient été placés dans une étuve à 100 degrés, de manière à détruire les acares qui pouvaient y être contenus. Le traitement de la gale était trouvé, et, comme Archimède, M. Bazin pouvait dire aussi son Εὕρηκα.

Cette médication, si sûre et si prompte dans ses résultats, avait réalisé un immense progrès; on pouvait croire qu'elle avait atteint l'idéal de la perfection. Une guérison certaine, après *deux jours* de traitement, c'était presque merveilleux. Et cependant ce n'était pas le dernier mot de la science; M. Bazin avait réduit le séjour de l'hôpital à deux jours, M. Hardy trouva le moyen de supprimer complètement l'hôpital. M. Bazin nous avait appris à guérir la gale en *deux jours*, M. Hardy nous apprit à la guérir en *deux heures*. Voici comment, et c'est ce traitement que vous devrez employer pour les enfants galeux, car il leur convient aussi bien qu'aux adultes.

Faites à vos petits malades, sur tout le corps, une première friction, énergique et prolongée, avec du savon noir, pour nettoyer la peau, pour ouvrir déjà les sillons acariens ; puis mettez-les dans un bain tiède ; pendant ce temps-là, placez leurs vêtements dans une étuve à 100 degrés, ou bien soumettez-les à une fumigation sulfureuse, en les plaçant au-dessus d'un brasier, dans lequel vous aurez jeté une poignée de fleurs de soufre. Au sortir du bain, faites-leur une deuxième friction, avec la pommade d'Hélmerich, et ils sont guéris. Tout est fini.

Recommandez-leur de conserver sur la peau la couche de pommade d'Hélmerich pendant deux jours, après lesquels ils prendront un ou deux bains pour l'enlever et détruire l'irritation légère produite par cette pommade. Recommandez-leur encore de changer leurs draps de lit, leur chemise de nuit, de passer au soufre tous leurs vêtements de laine, dans lesquels des acares pourraient se trouver, et, je vous le répète, tout est fini, la guérison est complète.

TRAITEMENT DES COMPLICATIONS DE LA GALE.

Mais, Messieurs, pour que ce traitement, héroïque dans ses résultats, et admirable par sa promptitude, puisse être employé, il ne faut pas que la peau soit devenue le siège de lésions inflammatoires et sécrétantes ; il ne faut pas qu'elle soit couverte de pustules d'ecthyma, de pustules ou de croûtes d'impétigo, et de plaques d'eczéma aigu, car alors les frictions avec le savon noir, et surtout avec la pommade d'Hélmerich, amèneraient de véritables désastres, causeraient d'atroces douleurs et produiraient des lésions telles que les accidents les plus sérieux en seraient l'inévitable conséquence.

Or, rappelez-vous ce que nous vous disions tout à l'heure : la présence des acares dans la peau des enfants, en raison de la finesse, de la sensibilité et de l'impressionnabilité exquises de cette peau, y détermine presque toujours une inflammation intense et réactionnelle, laquelle se traduit par des poussées éruptives ecthymateuses, impétigineuses, eczémateuses et papuleuses. Il en résulte que le traitement de la gale, tel que nous venons de vous le formuler, est absolument contre-indiqué et impossible.

Que faut-il faire alors? — Il faut se résigner à voir se prolonger une maladie que l'on est impuissant à arrêter; il faut que les pauvres petits êtres continuent à souffrir toutes les douleurs de la gale, à endurer ces démangeaisons insupportables qui les privent de repos et de sommeil ; il faut encore que vous continuiez à exercer sur eux une surveillance de tous les instants, pour les empêcher de se gratter. Et pendant tout ce temps-là vous devrez les soumettre à un traitement émollient, destiné à guérir les complications de leur gale. Vous devrez entretenir constamment des cataplasmes de fécule de pommes de terre autour des parties malades ; vous devrez leur faire prendre, tous les jours, des bains généraux et locaux d'amidon, de son, de sureau ou de guimauve ; vous devrez persévérer dans cette médication antiphlogistique jusqu'à ce que le feu des complications de la gale soit éteint. Ce n'est qu'alors seulement qu'il vous sera permis d'aborder le véritable traitement. L'existence habituelle de ces complications est la seconde raison pour laquelle la gale est une maladie sérieuse chez les enfants.

Si la gale est une maladie essentiellement prurigineuse, cause, pour les petits malades, dont le système nerveux est si irritable, de démangeaisons insupportables, d'agitation, d'insomnie, elle est aussi essentiellement contagieuse; elle est transmise aux enfants par le contact direct de leur nourrice et des personnes qui les entourent, et aussi par des langes et par tout autre vêtement contenant des acares.

Les régions sur lesquelles on la trouve le plus habituellement sont les espaces interdigitaux, le pli du poignet et du bras, les avant-bras, la verge, le ventre, les seins, les cuisses et les fesses. Elle n'existe jamais ni au cou ni à la face; la saleté, le défaut de soins hygiéniques favorisent son développement.

LA GALE PEUT-ELLE ÊTRE UNE CAUSE D'HERPÉTIS?

Ici, Messieurs, se place une question doctrinale importante : la gale ou psore, nous l'avons vu, détermine des lésions cutanées, dites lésions de complication ou d'accompagnement, lesquelles, habituellement, n'ont pas une durée longue, et guérissent facilement, lorsque surtout la gale elle-même est guérie; or ces lésions concomitantes et passagères sont-elles les seules que la gale puisse engendrer? ne peut-elle pas aussi en produire d'autres, plus durables, plus tenaces, généralisées, ayant un caractère constitutionnel, herpétique ou dartreux?

Nous n'hésitons pas à vous répondre : Oui, assurément. La diathèse herpétique, comme toutes les autres diathèses, est tantôt spontanément *héréditaire*, et tantôt *acquise*.

Dans ce dernier cas, elle est la conséquence de plusieurs causes, dont les unes peuvent être simplement des causes *occasionnelles* et *déterminantes* d'un état pathologique, de symptômes ou de lésions en germe dans l'économie, mais dont les autres peuvent aussi devenir un principe de viciation ou d'altération constitutionnelle, autrement dit d'herpétisme.

Ne savez-vous pas que l'herpétis, en l'absence de toute cause héréditaire, se déclare quelquefois sous l'influence de la malpropreté, d'une mauvaise hygiène, d'émotions morales très vives ou de préoccupations tristes? Ne l'avez-vous pas vue survenir, après les longues souffrances morales et physiques et les longues compressions d'appareils dans les cas de fracture de jambe ou de cuisse? Ne vous ai-je pas montré, il y a quelques mois, au n° 56 de la salle Saint-Charles, un homme devenu herpétique, sans antécédents, à la suite d'une violente frayeur? Il avait vu le tramway, dont il était le conducteur, coupé en deux par un convoi du chemin de fer de Ceinture, et, quelques semaines après, cet homme entrait dans notre service, avec un eczéma de la nature herpétique la plus caractérisée. L'éruption occupait les quatre membres ; elle était symétrique, généralisée, prurigineuse, sans cause locale ; elle a duré ce que durent les eczémas herpétiques, plusieurs mois, quand ce n'est pas plusieurs années. Voilà donc un cas, parmi plusieurs autres, dans lequel une secousse morale violente a engendré l'herpétis.

Et vous ne comprendriez pas que l'herpétis puisse

aussi être la conséquence et la suite d'une gale prolongée? La présence longtemps continuée des acares dans l'épaisseur de la peau, les démangeaisons vives, irrésistibles, qu'ils y occasionnent; l'agitation, le trouble, l'impatience, la mauvaise humeur, l'insomnie qui en résultent, l'inflammation de la peau, les poussées d'eczéma, d'impétigo, de lichen, de prurigo, d'ecthyma, qui se produisent à titre de complications; toutes ces douleurs, toutes ces excitations, toutes ces lésions locales, tous ces désordres fonctionnels ne pourraient donc avoir aucun retentissement dans l'économie, resteraient donc sans influence sur la constitution, ne pourraient donc lui porter aucune atteinte et n'y laisser aucune tache, aucune souillure, aucune altération?

Cela n'est pas admissible. Théoriquement, cela doit être; expérimentalement, cela est. Vous verrez en effet, et nous voyons souvent, soit à l'hôpital, soit en ville, des gens qui ont eu la gale il y a quelques années; qui, avant cette époque, n'avaient jamais subi la plus légère atteinte d'une dermatose quelconque, et qui, depuis la guérison de leur gale, ont presque continuellement des démangeaisons, du prurit scrotal ou vulvaire, des plaques d'eczéma ou des papules de lichen. Du reste, le langage vulgaire, qui exprime quelquefois des vérités, ne s'y trompe pas; ces gens-là vous diront *qu'il leur est resté de la gale dans le sang*. Cela est une vérité; je vous ai dit comment vous devez comprendre cette vérité; je la formule ainsi:

La gale, par tous les déboires, par tous les ennuis, par toutes les douleurs qu'elle occasionne, par tous les troubles fonctionnels dont elle est l'occasion; par les éruptions abondantes, polymorphes, qu'elle provoque, peut devenir, en l'absence de tout principe héréditaire, l'origine de manifestations herpétiques.

Et, maintenant, la conséquence pratique de ce fait, dont vous pourrez souvent vérifier l'exactitude, est celle-ci : Quand vous aurez à traiter une gale ancienne, généralisée, grave, compliquée de diverses affections concomitantes, ne vous contentez pas de mettre en usage le traitement si admirablement efficace de M. Hardy; ne vous contentez pas de calmer, par des émollients, les complications inflammatoires, et de détruire ensuite les parasites et leurs œufs par des frictions insecticides. Tout cela corrige le présent, mais n'assure pas l'avenir.

Prescrivez donc encore aux malades un traitement dépuratif. Faites-leur prendre, pendant un ou deux mois, de l'arsenic, de l'essence alcaline ou ferrugineuse de salsepareille de Fontaine ; du vin de quinquina ferrugineux d'Yvon ; de l'eau de la Bauche ou de Capvern. Vous modifierez ainsi avantageusement leur constitution; vous détruirez les principes vicieux qui peuvent s'y trouver, que les lésions psoriques peuvent y avoir déposés, et vous aurez chance de les préserver de manifestations herpétiques possibles et à craindre dans l'avenir. Donnez à vos petits malades, suivant leur âge et à chaque repas, soit une, soit deux pilules composées de :

Arséniate de soude . . . . . . 1 milligramme,
Extrait de gentiane . . . . 10 centigrammes,

ou bien faites-leur prendre, au lieu de pilules, si vous l'aimez mieux, une cuillerée, grande ou petite, à chacun des trois repas de la journée, de la solution suivante :

Eau distillée . . . . 500 grammes.
Arséniate de soude. . . . . 10 centigr.

QUATORZIÈME LEÇON

Les maladies de la peau chez l'enfant (*suite et fin*).

AFFECTIONS PARASITAIRES : PARASITES VÉGÉTAUX.

Messieurs,

Si la muqueuse gastro-intestinale, chez l'enfant, aussi bien que chez l'adulte, a ses habitants; si des êtres animés, de diverses espèces : le tænia, le lombric, l'ascaride lombricoïde, l'occiure, etc., viennent se fixer à sa surface; s'ils y vivent, s'y développent, s'y reproduisent; le tégument externe a aussi ses parasites, nous l'avons vu dans notre dernière leçon, et c'est là encore un de ces points de ressemblance, si importants à connaître, et sur lesquels j'ai si souvent insisté; c'est là une de ces similitudes, une de ces analogies, si intéressantes et si nombreuses, qui existent entre la peau et les membranes muqueuses, c'est-à-dire entre la peau du dedans et la peau du dehors. Elles ont, l'une et l'autre, leurs parasites, qui vivent, grandissent, se nourrissent, se meuvent, s'agitent, se multiplient à leur surface, ou dans leur épaisseur, et à leurs dépens.

Mais la peau n'a pas que des parasites animaux; elle en a aussi qui appartiennent au règne végétal. Si elle fournit à des animaux tout ce qui est nécessaire à leur subsistance, elle est encore une terre féconde, dans laquelle germent, poussent et se multiplient certains végétaux, qui, eux aussi, s'attachent à elle, et vivent de sa substance. Elle a, nous l'avons dit, deux parasites animaux principaux : le pediculus et l'acarus scabiei ; elle a trois parasites végétaux principaux : le tricophyton, l'achorion et le microsporon Audouini. Ce sont ces trois parasites, ou plutôt ce sont les affections cutanées qu'ils engendrent, qui vont faire l'objet de cette leçon.

I

TRICOPHYTON TONSURANS : TRICOPHYTIE, OU TEIGNE TONSURANTE.

On désigne sous le nom de *Tricophyton tonsurans* un cryptogame ou champignon, qui se fixe et se développe à la surface et dans l'épaisseur de la peau, dans toutes les régions où elle est velue, principalement au cuir chevelu, sur la lèvre inférieure, sur le menton, sur les joues, sur le cou, sur la face dorsale des mains, et à la région pubienne. Le tricophyton est presque exclusivement composé de *spores* et de *sporules*, c'est-à-dire de corpuscules floconneux, qui sont comme ses semences, et qui se répandent, s'implantent et s'inoculent sur les parties de la peau avec lesquelles elles sont en contact.

ÉVOLUTION DE LA TRICOPHYTIE, OU TEIGNE TONSURANTE.

Nous appellerons *tricophytie* l'ensemble des lésions cutanées qui sont produites par le tricophyton. Ces lésions sont multiples; et, dans l'ordre de leur évolution, elles peuvent être considérées comme appartenant à trois périodes :

1re période.	Pityriasis alba parasitaire. Érythème circiné parasitaire. Herpès circiné parasitaire.
2e période.	Herpès tonsurant.
3e période.	Sycosis ou mentagre.

Telle est la filiation des accidents que détermine, sur la peau, le tricophyton. Nous le répétons, ce parasite recherche les régions velues; il s'attaque aux poils; il s'accumule autour de leur base; il les étreint; il les étouffe en quelque sorte; il les casse, les détruit par fragments, les coupe au niveau de leur point d'émergence; il pénètre, en s'attachant à eux, jusque dans les profondeurs du follicule pilifère, qu'il enflamme, qu'il hypertrophie; qu'il fait suppurer, en devenant, au sein de ce follicule, un véritable corps étranger, sous la forme d'une gaine blanchâtre, semblable à de l'amiante, qui enveloppe la racine du poil, l'ébranle et en prépare l'énucléation et la chute.

Mais cet exposé rapide, cette idée sommaire de la teigne tonsurante, est insuffisante et trop vague; cette affection est trop fréquente, elle a trop d'importance et trop de gravité, pour ne pas mériter des détails plus précis, et une description plus méthodique. Aussi allons-nous la suivre, pas à pas, dans ses symptômes successifs, et dans l'ordre de son évolution.

PREMIÈRE PÉRIODE DE LA TEIGNE TONSURANTE.

Les accidents initiaux de la teigne tonsurante sont l'une ou l'autre des trois affections qui constituent la première période ; une seule quelquefois de ces affections ; quelquefois deux d'entre elles ; quelquefois aussi les trois, isolées, successives ou réunies.

Les spores ou sporules tricophytiques, avant de pénétrer profondément au centre du follicule pilifère, commencent à produire leur action sur la couche la plus superficielle du derme, où ils déterminent l'éruption de ces petites vésicules, disposées en un cercle régulier, et qui caractérisent l'*herpès circiné parasitaire*.

Si l'action irritante, produite par le parasite sur le derme, n'est pas assez intense pour amener la vésiculation de l'herpès circiné, elle détermine une simple rubéfaction, qui se manifeste aussi sous la forme annulaire : c'est l'*érythème circiné parasitaire*.

D'autres fois encore, ce n'est ni un cercle vésiculeux, ni un cercle érythémateux, que détermine le champignon déposé à la surface de la peau ; c'est une simple sécrétion épidermique furfuracée, souvent très abondante, un véritable pityriasis, auquel M. Bazin a donné le nom de : *Pityriasis alba parasitaire*.

Ainsi donc la présence du tricophyton, de ses spores, sporules, ou flocons champignonneux, à la surface de la peau, a, pour premier effet d'y déterminer une inflammation toute spéciale, *sui generis*, laquelle inflammation se caractérise par l'une ou l'autre des trois lésions suivantes :

Un herpès circiné parasitaire ;
Un érythème circiné parasitaire ;
Un pityriasis alba parasitaire.

Ces trois lésions sont le plus souvent isolées ; elles peuvent aussi exister simultanément. Qu'elles soient isolées, qu'il n'y en ait qu'une seule, ou qu'elles soient réunies, elles constituent, dans leur individualité, aussi bien que dans leur ensemble, ce que M. Bazin a appelé le premier degré, ou la première période, de la teigne tonsurante.

DEUXIÈME PÉRIODE DE LA TEIGNE TONSURANTE.

Dans la deuxième période de la teigne tonsurante, l'altération des poils se prononce; le champignon a eu le temps de s'attacher à eux; de pénétrer jusqu'à leur racine; de former autour d'elle la *gaine blanchâtre*, *amiantacée*, dont nous avons déjà parlé. Sous l'influence, sous l'étreinte du parasite, les poils deviennent malades; ils sont cassants, se brisent, se tortillent sur eux-mêmes, et finissent par tomber. Ils tombent par plaques circulaires, comme l'étaient les poussées de l'herpès circiné, ou de l'érythème circiné, et, après être ainsi tombés, ils laissent, après eux, une surface arrondie, régulière, une véritable *tonsure*, qui a valu à cette forme d'herpès le nom d'*herpès tonsurant*.

Les tonsures, ou surfaces dénudées, dépeuplées de poils, ont habituellement une coloration plus foncée que la peau qui les environne; elles paraissent également soulevées et saillantes, ce qui est dû à la turgescence, et à l'hyperhémie, dont les follicules pileux sont devenus le siége, sous l'influence des champignons qui les remplissent. Chez l'adulte, ces champignons, qui ont ainsi pénétré au sein des follicules pileux, à la face et dans toutes les régions qui sont couvertes par la barbe, ne tardent pas à y produire les lésions du *sycosis parasitaire*, c'est-à-dire de la troisième période de la teigne tonsurante. Mais chez l'enfant, dont le système pileux, à la face, n'est pas encore développé, et chez lequel les follicules pilifères de cette région ne sont encore qu'à l'état rudimentaire, la troisième période de la teigne tonsurante, la période sycosique, manque habituellement sur le visage ; et même la deuxième période, c'est-à-dire la période la plus importante, la plus caractéristique, la période tondante, ou tonsurante, celle qui détruit le poil, ne se produit pas non plus à la face, et pour la barbe, qui n'est encore qu'à l'état de poils follets ; elle ne se manifeste, de même que la troisième période, que sur le cuir chevelu, et pour les cheveux seulement.

La deuxième période de la teigne tonsurante est donc signalée par l'altération, par la chute des poils, et la formation des espaces dénudés ou *tonsures*.

TROISIÈME PÉRIODE DE LA TEIGNE TONSURANTE.

La troisième période, ou période sycosique, est caractérisée par l'inflammation du follicule pilifère, dont la turgescence inflammatoire constitue le tubercule sycosique. Cette période n'existe habituellement, chez l'enfant, que sur le cuir chevelu seulement ; nous en parlerons plus au long tout à l'heure.

Ainsi donc, avant de pénétrer au centre du follicule pileux, le parasite tricophytique commence par déterminer des accidents cutanés plus superficiels, moins graves, moins profonds (*érythème circiné parasitaire* ; *herpès circiné parasitaire* ; *pityriasis alba parasitaire*). C'est la première période de son évolution.

Dans la seconde période, les poils devenus malades, attaqués dans leur racine, altérés dans leur manière d'être, tombent et laissent, après leur chute, des espaces de peau circulaires, régulièrement dénudés, sous forme de tonsures, lesquelles sont arrondies, et dessinées avec une telle précision, et d'une manière si parfaite, qu'on pourrait les regarder comme étant le produit de l'art.

Remarquez, Messieurs, combien sont bizarres et singuliers, dans leurs manifestations extérieures, les caractères de la teigne tonsurante, à la première et à la seconde période de son évolution. S'agit-il de l'érythème circiné? vous le trouverez tantôt disposé en surface parfaitement arrondie, et formant une plaque érythémateuse, ayant la dimension d'une pièce de un à deux francs; tantôt cet érythème consistera en cercles linéaires complets, d'une rougeur plus ou moins vive, enfermant une surface de peau restée saine; quelquefois, il y aura plusieurs cercles d'érythème circiné, ou marginé, concentriques; inscrits les uns dans les autres; tous parfaitement distincts, séparés par des bandes de peau, dont la couleur est restée normale.

S'agit-il de l'herpès circiné? vous trouverez des vésicules excessivement petites, d'une durée de un à deux ou trois jours, entourant la base des poils, et disposées également en cercles complets et parfaitement réguliers. Quelquefois, il y aura un seul cercle, enfermant une surface de peau saine; quelquefois il y en aura plusieurs concentriques, distincts, et séparés les uns des autres.

S'agit-il du pityriasis alba? la surface pityriasique sera encore orbiculaire. La teigne tonsurante est-elle arrivée à sa deuxième période, c'est-à-dire à sa période de tonsure? les vésicules d'herpès, après avoir entouré la base des poils, ont-elles été remplacées par une agglomération des pores et de sporules champignonneuses, assez considérable pour étreindre la base du poil ou du cheveu, lui former une gaine complète et devenir visible à l'œil nu? sous l'effort et sous l'influence de cette prolifération cryptogamique, qui s'est accrochée au cheveu, qui a pénétré dans son épaisseur, qui l'a attaqué dans sa substance, qui l'a couvert de ses flocons blanchâtres, qui l'a entouré d'une gaine, couleur d'amiante, et qui l'a suivi jusqu'à sa racine, le cheveu a-t-il été altéré, est-il devenu malade, s'est-il tortillé sur lui-même, s'est-il cassé, et finalement est-il tombé, déraciné? le vide qui résultera de sa chute, l'espace qui restera dénudé, représenteront encore une surface tout à fait ronde, une tonsure aussi régulière que si elle avait été faite par la main d'un artiste capillaire.

SIÈGE DE LA TRICOPHYTIE, OU TEIGNE TONSURANTE.

Nous l'avons déjà dit, la teigne tonsurante siège dans toutes les régions velues. Chez l'enfant, lorsqu'elle se déclare sur la face, elle ne s'y manifeste que sous l'une ou l'autre des trois variétés qui caractérisent la première période de son évolution. Quand les spores cryptogamiques ont déterminé, soit une plaque de pityriasis alba, soit un érythème circiné, soit un herpès circiné, leur germination s'arrête, elle ne va pas plus loin, elles meurent, faute de terrain pour se développer, les poils follets étant déjà détruits, et n'offrant plus aucun aliment à leur développement. Aussi chez les enfants, et à la face, la teigne tonsurante guérit d'elle-même, sans arriver à sa seconde ni surtout à sa troisième période, c'est-à-dire à sa période sycosique. Le sycosis, avec ses tubercules profonds et suppurants, avec ses furoncles et ses complications phlegmoneuses du tissu cellulaire sous-cutané, n'existe donc pas à la face chez l'enfant; la deuxième période, ou la période de tonsure, n'existe pas non plus; la maladie s'arrête, et avorte à la fin de sa période pityriasique ou érythémateuse.

Elle occasionne habituellement à cette période des démangeaisons; aussi les malades se grattent, et, instinctivement, ils se servent du dos de la main, et en particulier du dos de la main droite. Aussi n'est-il pas rare de constater, sur cette région, des plaques de pityriasis alba parasitaire, des ronds d'herpès circiné parasitaire, ou d'érythème circiné parasitaire. En se grattant, l'enfant a inoculé le mal à la région dorsale de la main, et cette inoculation éclaire et confirme le diagnostic.

Ce n'est pas seulement à la face qu'on trouve les lésions parasitaires; on les voit aussi à la nuque, sur le cou, et plus rarement sur le tronc et sur les membres, par la raison que ces parties n'étant pas découvertes, elles sont moins exposées à la contagion.

Mais, chez l'enfant, le siège d'élection de la teigne tonsurante, c'est la tête, c'est le cuir chevelu; c'est là qu'on la constate le plus habituellement, et qu'on la reconnaît, aux tonsures qu'elle a déjà produites; aux ronds dénudés de cheveux qu'elle a déjà plus ou moins multipliés sur les différentes régions crâniennes. Son existence n'est révélée que par les dégâts et par les désastres consommés de la deuxième période de son évolution. En effet, à cause de l'épaisseur des cheveux, qui empêchent de voir et d'observer l'état du cuir chevelu, sa première période passe inaperçue; on ne peut pas constater les accidents du pityriasis alba, de l'herpès circiné, ou de l'érythème circiné. Ce n'est qu'à sa deuxième période, et quand déjà son œuvre de destruction s'est manifestée par une ou plusieurs tonsures, qu'on peut la diagnostiquer.

Abandonnée à elle-même, sur la tête de l'enfant, la teigne tonsurante multiplierait et agrandirait ses poussées; celles-ci, en s'élargissant, se rencontreraient, et de leur réunion il résulterait de larges espaces, irréguliers dans leurs contours, d'un blanc bleuâtre, et absolument dépourvus de cheveux. La tête tout entière pourrait se trouver ainsi dépouillée de cheveux; les sourcils, à leur tour, pourraient aussi être atteints, détruits; et l'arcade sourcilière pourrait rester glabre et plus ou moins complètement dépourvue de ses poils.

D'autre part, les champignons, laissés à eux-mêmes, au sein des follicules pilifères, ne tarderaient pas à les enflammer; ces follicules, sous l'influence de cette inflammation, s'hypertrophieraient, formeraient, dans l'épaisseur du cuir chevelu, de petites tumeurs mamelonnées, des tubercules qui rendraient sa surface inégale, et qui bientôt seraient le siège d'une suppuration profonde, produisant des croûtes épaisses et jaunâtres. Il y aurait là un véritable sycosis. Ainsi, chez les enfants, le sycosis tuberculo-pustuleux, troisième période de la teigne tonsurante, ne se rencontre que sur le cuir chevelu; et, s'il n'est pas soigné convenablement, ses surfaces tuberculeuses et pustuleuses se recouvrent de croûtes impétigineuses; expression de la violente inflammation qui, des follicules pileux, s'est propagée au derme lui-même.

En résumé, la première période de la teigne tonsurante, c'est-à-dire le pityriasis alba, l'herpès circiné, l'érythème circiné, parasitaires, ne se rencontrent, chez l'enfant, que sur la face. Et quand la teigne tonsurante a pris ainsi la face pour siège, et qu'elle y reste, elle n'y est pas durable ; elle s'y guérit d'elle-même, à la fin de sa première période, qui a suffi pour opérer la destruction du système pileux, encore à l'état naissant, rudimentaire, mal formé, représenté seulement par des poils follets. La tricophytie s'arrête donc d'elle-même, à sa première période, sur la face de l'enfant, et faute d'aliment, par le fait même de la destruction du système pileux de cette région ; elle n'y arrive même pas à sa deuxième période, et encore moins à sa troisième. Les tonsures et les tubercules sycosiques ne se voient jamais sur la figure de l'enfant.

C'est seulement sur le cuir chevelu et à la région crânienne, que la tricophytie trouve chez l'enfant, dans l'abondance de la chevelure, l'aliment dont elle a besoin pour son développement; c'est là, en effet, et là seulement, qu'elle se manifeste avec les tonsures de sa deuxième période, et avec les tubercules et les pustules de sa troisième période, ou période sycosique ; c'est là qu'elle s'éternise, qu'elle se fixe, qu'elle se propage avec une si désespérante ténacité, et qu'elle opère tous ses ravages.

Chez l'adulte, chez l'homme, au contraire, la tricophytie abandonne le cuir chevelu ; elle ne s'y montre plus; ce terrain semble ne plus lui convenir ; vous ne verrez pas, vous ne verrez plus chez l'homme de tonsures à la région crânienne, ni de tubercules sycosiques.

La tricophytie est descendue sur la face. Le système pileux y est riche et abondant; elle y trouve donc toutes ses conditions d'existence désirables, et c'est là en effet, sur les différentes régions de la face, sur les joues, sur les lèvres, sur le menton, sur le cou, que vous verrez la tricophytie chez l'homme ; c'est là que vous trouverez l'herpès circiné, le pityriasis alba, l'érythème circiné, parasitaires ; c'est là seulement, et non plus, nous le répétons, sur le cuir chevelu, que vous constaterez les tonsures de la tricophytie, à sa deuxième période, et les tubercules sycosiques de sa troisième période ; si chez l'homme vous trouvez encore la tricophytie au cuir chevelu, ce sera très rarement, et tout à fait à titre d'exception.

LÉSIONS DES CHEVEUX DANS LA TEIGNE TONSURANTE.

Au milieu de ces accidents inflammatoires, déterminés par le cryptogame, que deviennent les cheveux?

Dans la deuxième période, dans la période tonsurante, nous avons vu qu'ils ont disparu, les uns complètement déracinés ; les autres simplement cassés, au niveau de leur point d'émergence. Petit à petit, ils repoussent, mais incomplètement, clairsemés sur les surfaces dénudées ; le champignon qui continue à étreindre leur racine, à enflammer le follicule pileux, ne leur permet pas de pousser dans des conditions normales et physiologiques ; ce ne sont que des poils follets, grêles, ténus, sans force et sans vigueur ; ou bien ils sont blancs ou rouges, tortillés sur eux-mêmes et cassants.

Dans la troisième période, dans la période sycosique, la suppuration qui s'établit au sein du follicule pileux finit par ébranler, détacher la racine du cheveu ; cette racine, entourée de sa gaine champignonneuse, était devenue, dans le follicule, un véritable corps étranger, dont la présence avait entretenu l'inflammation sycosique ; quand elle est déracinée, elle ne tarde pas à être entraînée au dehors ; le cryptogame qui s'y était attaché en sort en même temps. Le pus avait déjà commencé à l'altérer et à le détruire. Il se trouve donc à la fois étouffé par la suppuration, entraîné par elle et par la chute du cheveu, en dehors du follicule. Celui-ci, débarrassé du parasite, retrouve bientôt son état normal, et produit un cheveu nouveau et normal aussi, de telle sorte que la teigne tonsurante peut guérir d'elle-même par l'énucléation spontanée, l'avulsion et la chute de la racine du cheveu, en même temps que par l'expulsion du cryptogame qui en est la conséquence. Mais il arrive aussi que, par le fait de l'inflammation, le conduit excréteur du cheveu s'oblitère, et que la papille pilifère s'atrophie ; dans ce cas, le cheveu ne repousse plus, et la calvitie est irrémédiable. La teigne tonsurante est guérie, mais au prix de la perte définitive de la chevelure, dans toute l'étendue des surfaces malades, qui resteront à jamais chauves, quoi qu'on puisse faire, et en dépit de toutes les tentatives et de tous les moyens employés pour faire repousser les cheveux.

Telle est, dans son évolution, dans ses symptômes, dans les lésions qu'elle produit, qui la caractérisent, la teigne tonsurante ; c'est une affection très commune chez les enfants des deux sexes. Elle est commune surtout dans les écoles, dans les pensions, et elle devient alors, pour les parents, une cause des plus grands mécomptes. Les chefs d'établissement, en effet, dès qu'ils ont constaté, sur la tête de leurs élèves, les tonsures tricophytiques, se hâtent de rendre les enfants à leurs familles, de peur de la contagion ; et ils ne consentent à les reprendre qu'après l'effacement des tonsures par une nouvelle poussée de cheveux, c'est-à-dire qu'après la guérison ; or la guérison se fait longtemps attendre, elle n'arrive souvent qu'après plusieurs mois.

On ne peut qu'approuver cet usage des maîtres de pension de mettre leurs enfants à l'abri de la contagion, car la tricophytie, dans les trois périodes de son évolution, est une des affections les plus contagieuses. Les spores et sporules cryptogamiques se transportent et s'inoculent, de l'enfant malade à l'enfant sain, par le contact direct des parties malades sur les parties saines ; par l'action des ongles qui, à la suite du grattage, en sont chargés, et les transmettent ainsi, non pas seulement sur le même individu de la région malade à une région saine, mais encore d'individu à individu. La contagion se fait encore par les vêtements, par les coiffures, par les objets de toilette, peignes, brosses, serviettes. Tous ces objets, dont se servent les enfants contagionnés, sont plus ou moins chargés de spores champignonneuses, qu'ils transmettent et inoculent aux autres enfants qui en font usage.

C'est donc une excellente précaution à prendre que d'isoler un enfant atteint de la teigne tonsurante, et de le placer dans des conditions telles que la tricophytie dont il est affecté ne puisse pas être transmise à son entourage.

TRAITEMENT DE LA TEIGNE TONSURANTE.

Lorsque la tricophytie est à la première période de son évolution, quand le cryptogame est encore à la surface ou dans la couche la plus superficielle de l'épiderme, et qu'il n'a manifesté sa présence que par des lésions également superficielles, telles que l'érythème circiné, le pityriasis alba ou l'herpès circiné, le simple contact avec des agents parasiticides suffit pour le détruire. Ici, comme dans le cas des parasites animaux, l'indication à remplir est donc celle-ci : mettre, dans un contact direct et immédiat, le parasite et la substance parasiticide. Or les substances douées de propriétés parasiticides, relativement au tricophyton, sont nombreuses. Il y a d'abord la teinture d'iode caustique. Faites trois fois par jour, sur les surfaces malades de la joue, du cou, de la nuque ou des mains, des badigeonnages avec cette teinture. Quand, après plusieurs badigeonnages, la première couche de l'épiderme mortifié se sera détachée, sous forme de squames ou de lamelles, faites encore cinq ou six badigeonnages, à vingt-quatre heures ou quarante-huit heures d'intervalle, afin d'attaquer les couches épidermiques les plus profondes, et vous pourrez regarder le malade comme guéri.

L'huile de cade est aussi un bon parasiticide ; badigeonnez, à plusieurs reprises, les surfaces tricophytiques, et pendant plusieurs jours de suite, soit avec de l'huile de cade pure, soit avec une pommade composée de :

Glycérolé d'amidon	30 grammes.
Huile de cade.	15 grammes.

Tous les deux jours, avant la friction cadique, faites une friction savonneuse.

Vous pouvez encore lotionner, d'une manière prolongée, en les frictionnant doucement, les parties contagionnées, avec une solution ainsi composée :

Sublimé.	1 gramme.
Eau alcoolisée	350 grammes.

Faites les frictions deux ou trois fois par jour, et continuez-les pendant une huitaine de jours.

Vous pourrez encore lotionner et frictionner avec une liqueur composée de la manière suivante :

Sulfure sec de potassium.	5 grammes.
Teinture de benjoin.	5 grammes.
Eau.	300 grammes.

Mettez dans un quart de verre d'eau une grande cuillerée à soupe de cette liqueur, que vous aurez eu soin d'agiter préalablement, et faites, trois fois par jour des lotions et des frictions, que vous continuerez pendant huit à quinze jours de suite.

Plusieurs pommades constituent encore d'excellents moyens de traitement; voici celle que conseille et qu'emploie M. Bazin, en frictions répétées, deux fois par jour :

Axonge fraîche.	30 grammes.
Turbith minéral (sous - sulfate jaune de mercure).	1 gramme.

Nous avons l'habitude de joindre l'action parasiticide du camphre à celle du turbith minéral ; nous donnons ainsi à la pommade une puissance parasiticide plus énergique. Voici comment est composée celle que nous employons de préférence :

Axonge fraîche.	30 grammes.
Turbith minéral	2 grammes.
Camphre.	6 grammes.

Nous nous servons encore quelquefois de la pommade suivante, qui nous donne de très bons résultats :

Axonge fraîche.	30 grammes.
Fleur de soufre.	10 grammes.
Camphre	10 grammes.

Faites, avec l'une ou l'autre de ces pommades, deux

ou trois frictions par jour, pendant une quinzaine de jours. Ayez soin, chaque jour, de faire une friction savonneuse, afin de bien nettoyer la peau, et de la rendre plus facilement absorbante. Le tricophyton ne résistera pas à ces moyens de destruction.

Mais si la tricophytie, siégeant au cuir chevelu, a déjà opéré des tonsures, si elle en est à sa seconde période, le traitement ne sera pas tout à fait aussi simple. Les spores et sporules champignonneuses ont en effet pénétré au sein des follicules pileux ; ils enlacent, dans une gaine, la racine du cheveu, et celle-ci, devenue malade, constitue, au centre du follicule, un véritable corps étranger, qui entretient et perpétue l'inflammation. D'autre part, le champignon profondément situé ne pourra pas être mis dans un rapport direct et immédiat avec le parasite ; il y a donc là une double cause d'insuffisance et d'inefficacité pour le traitement, tel qu'il convient à la deuxième période de la maladie.

Que faut-il faire alors ? — Extraire les cheveux malades, les épiler ; enlever aux follicules pileux les racines altérées, dont la présence les irrite et les enflamme ; enlever en même temps les parasites attachés à ces racines ; opérer ainsi un dégorgement salutaire, pour le follicule malade, et permettre à l'agent prasiticide de pénétrer jusque dans ses profondeurs, par le conduit pilifère, béant depuis l'avulsion du cheveu, afin d'y exercer son influence destructive sur les débris cryptogamiques qui pourraient y être restés.

Telle est la théorie de l'épilation.

La première chose à faire dans le traitement de la teigne tonsurante, à sa deuxième période, est donc l'épilation. Il faut saisir, avec une petite pince, tous les petits cheveux rabougris ; tous les poils follets, blancs, rouges, tortillés et atrophiés, qui poussent dans l'aire de la tonsure, et qui sortent de follicules malades ; il faut, quand on les a saisis, les tirer vivement, et par un petit coup sec, qui les arrache et les amène facilement au dehors. Il faut épiler de même tous les cheveux qui bordent la tonsure, qui déjà pourraient être contagionnés. On limite ainsi le mal ; on l'empêche de s'étendre. Après chaque séance d'épilation, on frictionne soit avec une des pommades, soit avec une des liqueurs que nous avons indiquées, et cela, comme nous l'avons dit, plusieurs fois par jour.

Au bout de huit à quinze jours, les cheveux ont repoussé ; mais ils sont encore malingres, sans force, parce que le follicule qui les produit n'est pas encore guéri ; une seconde épilation est encore nécessaire. Celle-ci, souvent, ne suffit pas encore, il en faut une troisième et une quatrième, quelquefois même une cinquième et une sixième ; il faut cesser d'épiler et de frictionner, quand les cheveux repoussent vigoureux, avec leur couleur et leur grosseur normales. On juge par là que les follicules sont guéris, et ne contiennent plus trace de spores champignonneuses.

Le traitement de la teigne tonsurante est donc long, pénible et douloureux, puisque plusieurs épilations successives sont nécessaires ; sa durée est habituellement de plusieurs mois. La meilleure preuve que la guérison est obtenue, c'est quand les tonsures se trouvent complètement effacées par des cheveux de couleur, de force, de grosseur et de consistance normales. Cependant il faut savoir que la tricophytie peut être guérie, que tous les champignons peuvent être détruits, sans que les cheveux repoussent. C'est le cas où les conduits pilifères ont été fermés par l'agglutination de leurs parois, et où le follicule est resté détruit ou atrophié. La calvitie est alors incurable. Et cependant la tricophytie est guérie ; ce qui le prouve, c'est que les tonsures, qui doivent rester définitivement chauves, ne s'agrandissent plus, qu'il ne s'en forme plus de nouvelles, et que tous les cheveux de leur pourtour sont sains et solides ; c'est qu'elles ne sont plus le siège d'aucune démangeaison ; qu'elles ne sont plus ni bleuâtres ni boursouflées ; en un mot, que la peau de leur surface a repris son aspect normal.

Le traitement de la tricophytie à sa troisième période, c'est-à-dire à sa période sycosique, est le même que celui du sycosis. Nous l'avons décrit assez longuement, dans notre premier volume, pour que nous puissions nous dispenser d'y insister davantage.

Il nous arrive quelquefois, Messieurs, d'être en désaccord avec notre illustre maître, M. Bazin. Mais pour tout ce qui a rapport aux maladies parasitaires, personne n'a su, mieux que lui, les comprendre et les décrire. Personne n'a su répandre une aussi vive lumière dans leur histoire, jusqu'à lui obscure et méconnue. C'est avec bonheur que nous rendons à ses magnifiques travaux toute la justice qui leur est due ; ils lui ont acquis un nom et une gloire impérissables.

II

ACHORION FAVIQUE OU SCHŒNLEINII : FAVUS, TEIGNE FAVEUSE, PORRIGO FAVOSA.

« On désigne, dit M. Baudot, sous le nom de *favus*, une teigne, c'est-à-dire une affection cutanée, due à l'existence de l'achorion Schœnleinii, sur les poils, les ongles et l'épiderme, caractérisée par des croûtes jaunâtres, et plus ou moins épaisses, sèches, raboteuses, d'une odeur *sui generis*, tantôt disposées d'une manière irrégulière, tantôt, au contraire, déprimées artistement, en forme de coupes; teigne déterminant la décoloration des cheveux et l'alopécie, et transmissible d'un individu à un autre. »

CARACTÈRES EXTÉRIEURS DU FAVUS, OU TEIGNE FAVEUSE.

Le favus, teigne faveuse ou porrigo favosa, est une des affections cutanées dont les caractères sont les plus tranchés ; quand on l'a vue une seule fois, on ne l'oublie pas, on la reconnaît toujours.

A sa période d'état, et quand il est dans tout son développement, le favus est caractérisé par des croûtes épaisses, ayant quelquefois un centimètre et demi de hauteur.

CROUTES OU GODETS FAVIQUES.

Ces croûtes sont d'un jaune safrané; elles sont sèches, cassantes, très friables. Elles exhalent une odeur de souris très prononcée, odeur fade, nauséeuse, repoussante, que l'on a comparée encore à l'odeur de l'urine de chat. Au point de vue du diagnostic, cette odeur est très importante; elle est tout à fait pathognomonique et n'appartient qu'aux croûtes faviques seules.

Les croûtes du favus sont tantôt isolées et tantôt disposées en larges surfaces. Si la couleur safranée de ces croûtes, si leur épaisseur, leur sécheresse, leur friabilité, leur odeur de souris ou d'urine de chat, sont pour elles des caractères spéciaux et éminemment distinctifs, leur forme n'est pas moins pathognomonique, car aucune autre affection n'en a de semblables.

Isolées, ces croûtes représentent des coupes, des cupules parfaitement régulières, rondes, à rebord saillant, à fond creux, du centre duquel émerge un cheveu. Ces cupules ont reçu le nom de *godets;* les godets sont profonds, évasés, larges quelquefois de plus de deux centimètres ; leur siège d'élection est sur le cuir chevelu, mais on les trouve aussi sous les ongles, sur les membres, sur le tronc. En voici un très beau que je vous présente, moulé par M. Baretta sur la cuisse d'une jeune fille de notre salle Henri IV. A l'hôpital de la *Pointe du sérail,* à Constantinople, le professeur Karathéodory nous en a montré de magnifiques, développés sur les parois latérales de la poitrine d'une jeune Israélite. Dans tout leur développement, et avec toute la régularité de leurs formes, les godets représentent la patère antique. Mais quand, dans leur accroissement, ils se sont débarrassés du feuillet épidermique superficiel, qui les recouvrait, ils se déforment en s'élargissant, ils rencontrent des godets voisins, avec lesquels ils se confondent, pour former avec eux de larges carapaces croûteuses, à contours irréguliers, à surface inégale, parsemée de saillies et de dépressions alternatives ; les dépressions correspondant au fond, et les saillies aux rebords d'anciens godets déformés. Au milieu, au pourtour et dans les environs de ces masses croûteuses émergent des cheveux, clairsemés, cassés, tortillés, altérés dans leur substance, lanugineux, qui n'ont plus ni leur couleur, ni leur consistance, ni leur solidité normales.

Telle est, Messieurs, la physionomie saillante et originale du favus ou teigne faveuse.

La teigne tonsurante ne se développe exclusivement que dans les régions velues : le poil, le cheveu sont absolument nécessaires à la germination du tricophyton, qui meurt dès qu'il n'en trouve plus pour s'y accrocher. L'achorion favique recherche aussi les régions velues ; son siège le plus habituel est le cuir chevelu, précisément à cause des cheveux qui s'y trouvent ; on l'appelle même quelquefois, pour cette raison, *achorion capitis*. Mais il peut aussi se développer, en dehors des régions velues ; le poil ne lui est pas absolument nécessaire, et il trouve, dans l'épaisseur des feuillets épidermiques, un terrain favorable à sa germination. C'est ainsi qu'on le rencontre sous les ongles et sur les parois latérales de la poitrine, là où je l'ai observé moi-même, chez une femme, et dans un endroit tout à fait dépourvu de poils.

Nous avons vu quels sont les caractères extérieurs de la teigne faveuse ; quel est l'aspect que présente la croûte favique, et quel est son siège ; voyons maintenant comment est composée cette croûte originale et bizarre, qui ne ressemble à nulle autre croûte.

Les croûtes, quelle que soit leur provenance, qu'elles représentent la scrofule ou la syphilis, qu'elles appartiennent à toute autre affection hérpétique, idiopathique, pseudo-exanthématique, telle que l'eczéma, l'impétigo, l'ecthyma, l'herpès ; ou bien qu'elles se rencontrent en dehors de tout état pathologique, comme celles qui se forment dans les fosses nasales, sont toujours le résultat de la concrétion d'un liquide sécrété, épanché ou extravasé. Ce liquide, très variable dans sa nature, peut être du mucus, du sang, de la sérosité, du pus, du muco-pus, de la sanie purulente.

Or, si la croûte favique diffère de toutes les autres croûtes par sa physionomie, elle n'en diffère pas moins par sa composition ; rien d'humide n'entre dans sa formation ; la matière sèche, jaune, friable, cassante et d'odeur fétide qui la compose, est de la matière champignonneuse. Elle n'est pas, elle ne peut pas être, elle si épaisse, si considérable, comme l'ont prétendu à tort quelques dermatologistes, la conséquence des petites pustules faviques, qui contiennent à peine une gouttelette de pus ; cela est impossible : elle est, nous le répétons, uniquement formée de substance cryptogamique ; c'est le champignon lui-même, c'est l'achorion favique, qui la constitue ; la croûte que je mets sous vos yeux, cette masse croûteuse si large, si épaisse, si volumineuse ; ces godets que je vous montre, si profonds, à bords si saillants, à configuration si régulière, j'allais dire si artistique, c'est le cryptogame, lui-même, dans tout son développement.

Voyons maintenant comment s'opère ce remarquable développement, et comment l'achorion, qui, à son origine, est microscopique, peut arriver à des proportions si considérables.

ÉVOLUTION DU FAVUS, OU TEIGNE FAVEUSE.

Trois périodes signalent l'évolution de la teigne faveuse.

La première période est signalée par deux lésions anatomiques différentes : un érythème, et une pustule ; on peut donc l'appeler période érythémateuse et pustuleuse.

La deuxième période est caractérisée par l'apparition et le développement du champignon; aussi cette période pourrait-elle être appelée période champignonneuse ou cryptogamique.

La troisième période est caractérisée par la chute des cheveux et la formation de cicatrices; c'est pourquoi elle pourrait être désignée sous le nom de période de calvitie et de cicatrices.

1° *Période érythémateuse et pustuleuse.*

L'achorion déposé à la surface de la peau y détermine, par sa présence, une irritation; cette irritation amène un érythème circiné, qui se présente sous la forme d'un nombre plus ou moins considérable de petits cercles ou anneaux de couleur rosée, disparaissant à la pression du doigt pour reparaître, dès que cette pression cesse de se faire sentir. L'achorion est alors un être microscopique, mais qui cependant irrite assez vivement la peau pour y produire ces rougeurs congestives, et pour occasionner d'assez fortes démangeaisons; aussi les petits malades ne résistent pas au besoin de se gratter.

Il ne tarde pas à pénétrer dans l'épaisseur de l'épiderme, et, en s'attachant aux cheveux, à gagner les follicules pilifères. C'est alors qu'on voit apparaître les pustules faviques, remarquables par leur petitesse, par leur aplatissement, par leur couleur safranée : c'est alors aussi que les cheveux, sous l'influence de l'étreinte du cryptogame, s'altèrent, perdent leur brillant, leur couleur naturelle, leur force; c'est alors qu'ils se cassent, s'étiolent, se tortillent sur eux-mêmes; car le champignon les attaque dans leur racine, qu'il ébranle, et, d'autre part, les empêche de recevoir la matière sébacée dont ils ont besoin pour être lubrifiés et vivifiés.

2° *Période champignonneuse.*

Le champignon, dans le follicule pilifère, s'attache comme nous l'avons dit, au cheveu ; il se développe, il pousse autour de sa gaine ; et bientôt on le voit apparaître, à travers, les pustules faviques, qu'il remplace ; ce n'est d'abord qu'un point jaune, sur lequel on voit déjà la dépression centrale, que traverse le cheveu. Ce petit point, ce petit champignon, à peine visible d'abord, s'accroît rapidement, et, à mesure qu'il augmente de volume, le godet, la cupule s'accusent davantage ; le fond se creuse, tandis que les bords s'élèvent, et leur hauteur, comme nous l'avons déjà dit, peut arriver jusqu'à un centimètre et demi environ.

Jusque-là le champignon, à l'état de godet, était resté comme enchâssé entre deux lames épidermiques, qu'il avait disjointes pour se développer. Mais la lame épidermique superficielle finit par se rompre ; alors le champignon s'accroît en toute liberté ; il s'élargit ; les godets se déforment, et, en s'unissant aux godets voisins, ils forment, avec eux, cette masse champignonneuse, jaunâtre, fétide et nauséeuse, cette carapace croûteuse, anfractueuse, où les saillies alternent avec les enfoncements, et que M. Baudot compare agréablement *au sol montagneux du département de l'Ardèche.* Cette surface de croûtes, à odeur de souris ou d'urine de chat, est parsemée de cheveux, de plus en plus malades, de plus en plus rabougris, décolorés, tordus sur eux-mêmes, atrophiés, et que la moindre traction suffit pour arracher.

3° *Période de calvitie et de cachexie.*

En prolongeant son séjour au sein du follicule pileux, le champignon, après avoir altéré le cheveu, finit par altérer le follicule ; il l'enflamme, il y entretient une irritation permanente, à la suite de laquelle il s'oblitère. La papille qui sécrète le cheveu ne résiste pas non plus à l'action destructive du cryptogame qui la détruit ; le cheveu qui est tombé ne peut plus se reproduire, puisque la papille sécrétoire est anéantie, et que le follicule pilifère ainsi que son conduit excréteur sont atrophiés et oblitérés. La calvitie est donc définitive et irrémédiable.

Mais alors le champignon, après la destruction du cheveu et du follicule pilifère, et la profonde altération des feuillets épidermiques atrophiés, ne pouvant plus se nourrir, manquant des aliments nécessaires à sa subsistance, dépérit à son tour et meurt. Les croûtes se détachent, et il reste, à la place qu'elles occupaient, des surfaces cicatricielles, recouvertes d'une peau dénaturée, amincie, ridée, dépourvue de cheveux et de matière pigmentaire.

Quelquefois, en même temps que ces accidents locaux se produisent, des troubles généraux, sérieux, se manifestent : l'appétit se perd, une diarrhée incoercible et colliquative s'établit, et le malade s'éteint dans le marasme et l'épuisement d'une véritable cachexie parasitaire.

Hâtons-nous de le dire, cette terminaison fatale est actuellement très rare. Grâce aux magnifiques travaux de M. Bazin et de notre savant collègue, M. Lailler, la teigne faveuse n'est plus abandonnée à elle-même, et à la longueur indéfinie et désastreuse de ses trois périodes, dont la durée est souvent de plusieurs années et ne se termine qu'après la destruction complète de la chevelure.

COMPLICATIONS DU FAVUS.

Tout corps étranger, inerte ou vivant, introduit et fixé dans nos tissus, y détermine une irritation plus ou moins vive, qui se traduit par des accidents inflammatoires, variés dans leurs manifestations, comme dans leur intensité. C'est ainsi que nous avons vu la gale ancienne compliquée d'affections éruptives polymorphes; c'est ainsi que la teigne tonsurante, surtout à sa période sycosique, engendre des complications eczémateuses et impétigineuses, qui recouvrent et dissimulent souvent les tubercules mentagreux ou sycosiques. Il en est ainsi pour l'achorion favique : sa présence dans l'épaisseur, ou à la surface de l'épiderme, produit souvent un état phlegmasique qui se traduit par des croûtes d'impétigo et d'eczéma, lesquelles se développent par-dessus les croûtes champignonneuses, dont elles dissimulent l'existence. Ces complications ne sont pas constantes, mais elles sont encore assez fréquentes, et je vous les signale comme une cause d'erreur pour votre diagnostic et votre pronostic.

Lors donc que, sur une tête d'enfant, vous trouvez une carapace de croûtes d'impétigo ou d'eczéma, faites toujours vos réserves, relativement à la gravité et à la durée de l'affection; car il pourrait se faire que cet impétigo n'existât qu'à titre de complication, et que ces croûtes se fussent développées sur des tubercules sycosiques ou sur une surface favique. Avant de formuler votre pronostic, ayez soin de savoir au juste quelle est la valeur de cet impétigo ; pourquoi il est là ; s'il ne cache pas une lésion plus grave et plus ancienne. Des cataplasmes de fécule de pommes de terre, bien cuits, bien diffluents, éclairciront cette question ; ils détremperont les croûtes impétigineuses ou eczémateuses ; ils les feront tomber et vous permettront d'apprécier l'état de la peau sous-jacente.

CAUSES DU FAVUS.

La teigne faveuse existe surtout dans l'enfance, plus souvent chez les jeunes garçons que chez les jeunes filles ; sans doute, dit M. Baudot, parce que les premiers, luttant corps à corps, changeant de casquettes ou de bonnets, se transmettent plus facilement le champignon de l'un à l'autre. Le favus se trouve habituellement dans la classe indigente ; c'est la teigne du pauvre. Il est contagieux ; il se transmet, comme le tricophyton, par le contact de la partie malade, sur une partie velue d'un autre enfant ; il se transmet encore par les coiffures, par les objets de toilette, par le linge de lit. Il est même transmissible, à distance, par l'air, qui peut transporter des spores ou sporules cryptogamiques, d'une tête malade sur une tête saine. Le vent ne féconde-t-il pas les plantes à distance, en leur apportant le pollen dont elles ont besoin ? pourquoi donc ne se chargerait-il pas des spores champignonneuses ?

Le favus se développe sous l'influence d'une mauvaise hygiène, de la saleté, de la mauvaise nourriture, du défaut d'air et d'exercice, de la constitution scrofuleuse ; mais sa cause véritable et la plus réelle, c'est la contagion. Éloignez donc, avec le plus grand soin, vos enfants de tout commerce, de toute approche, de toute cohabitation avec des enfants, chez qui vous soupçonneriez le favus. Il est transmissible aussi, de la région qu'il occupe, à une autre région. Le malade, en se grattant, emporte des spores ; les ongles en sont chargés, et ils les déposent et les inoculent, sur une autre partie de lui-même.

TRAITEMENT DE LA TEIGNE FAVEUSE.

Je ne vous parlerai pas de la calotte, procédé d'épilation aussi barbare, aussi douloureux, qu'il est peu efficace. La calotte est abandonnée depuis longtemps et avec raison.

Le traitement de la teigne faveuse est le même que celui de la teigne tonsurante. Il a été excellemment formulé par M. Bazin. L'indication capitale à remplir est de mettre le parasite dans un contact direct avec l'agent parasiticide ; par conséquent l'épilation est de rigueur. En arrachant les poils, vous opérez un dégagement salutaire dans le follicule, vous entraînez au dehors le champignon qui s'attache au cheveu, et vous laissez le conduit excréteur béant, tout prêt à recevoir et à faire pénétrer dans le follicule, les substances dont vous vous servirez en friction. Épilez plusieurs fois, quatre ou cinq fois, à trois semaines environ de distance ; épilez tant que vous verrez se produire des pustules faviques, et tant que les cheveux ne repousseront pas, dans des conditions normales. Je n'ai pas besoin de vous dire qu'avant l'épilation, vous devez couvrir la tête de cataplasmes de fécule, pour détremper, et faire tomber toutes les croûtes. Je n'ai pas besoin de vous dire non plus qu'après chaque séance d'épilation, et pendant plusieurs jours de suite, vous devrez lotionner, oindre et frictionner la tête avec les mêmes agents parasiticides que nous vous avons indiqués à propos de la teigne tonsurante. L'emploi de ces substances sera fait de la même manière, pendant le même temps, et avec les mêmes précautions. Continuez à frotter la tête, pendant un mois encore, tous les deux ou trois jours, à partir du moment où la guérison vous paraîtra obtenue; c'est un excès de précaution qui ne peut pas nuire à l'enfant. De même, pour l'épilation; épilez plutôt trop que pas assez; craignez toujours d'avoir détruit le champignon seulement à la surface de la peau, et d'avoir laissé des spores sur la racine du cheveu et dans l'intérieur du follicule.

III

MICROSPORON AUDOUINI. — TEIGNE PELADE.

Je vous ai dit, Messieurs, que l'enfant est sujet à trois teignes principales, qui sont, dans l'ordre de leur fréquence, la *teigne tonsurante*, due au tricophyton, teigne excessivement commune chez les enfants des deux sexes, et qui se manifeste, le plus souvent, à partir de quatre ou cinq ans, jusqu'à quinze ou dix-huit ans, et souvent au delà; teigne très contagieuse, qui, nous l'avons déjà dit, ne se voit plus, chez l'homme, à la région crânienne, ou du moins ne s'y voit que très rarement; nous n'en avons jamais observé que deux exemples.

La seconde teigne est la *teigne faveuse*, le *porrigo favosa*, résultant de la présence de l'achorion favique, ou Schœnleinii; teigne fréquente, surtout chez les enfants pauvres, et qui existe aussi quelquefois, rarement cependant, chez l'homme.

Il y a une troisième teigne, plus rare chez l'enfant que les deux premières, que je ne puis point cependant passer sous silence. C'est la *teigne pelade*. Elle est produite aussi par un cryptogame, décrit avec soin par M. Bazin, et ensuite par M. Lailler. Ce cryptogame, c'est le *Microsporon Audouini*.

La pelade, assez commune chez l'homme, est assez rare chez l'enfant. C'est une affection qui était encore mal connue, malgré les travaux de M. Devergie, et sur la nature de laquelle tous les dermatologistes n'étaient pas d'accord. Mais, d'après les belles recherches de MM. Bazin et Lailler, nous ne pouvons plus avoir de doute sur sa nature parasitaire. Elle est caractérisée par des dénudations ovalaires de cheveux et de poils, se produisant dans toutes les régions velues, au cuir chevelu principalement; dénudations moins régulières, moins rondes que celles de la teigne tonsurante, mais, en revanche, se faisant beaucoup plus vite, prenant des proportions plus considérables, et se multipliant assez rapidement pour détruire complètement, dans un court délai, tous les cheveux de la tête. C'est surtout chez l'homme, nous le répétons, que la pelade exerce ses ravages, non pas seulement sur la tête, mais sur le système pileux de tout le corps, qui peut être et qui est quelquefois absolument et irrémédiablement détruit, dans toutes ses parties et dans toutes ses régions : cheveux, cils, sourcils, barbe, poils des régions thoracique, axillaire, abdominale, pubienne, tout est rasé, détruit, anéanti ; le corps est complètement dépouillé, lisse et glabre.

La pelade est très contagieuse chez l'enfant ; mais, chose remarquable et inexplicable jusqu'à ce jour, elle n'est pas contagieuse chez l'adulte.

Chez l'enfant, elle est souvent liée à une constitution anémiée, délicate, strumeuse. Il ne faudra donc pas négliger de soumettre les enfants, qui en sont atteints, à une médication tonique reconstituante : huile de foie de morue ; sirop de phosphate de chaux de Julliard, ou de Barbarin ; sirop de protoiodure de fer, vin ferrugineux au quinquina d'Yvon, essence ferrugineuse de salsepareille de Fontaine, etc.

Comme traitement local, M. Lailler prescrit de raser la tête, à plusieurs reprises différentes, à dix ou vingt jours d'intervalle ; puis, de frictionner toutes les parties malades, soit avec de la teinture de piment ; soit avec de la teinture de gingembre, soit avec une liqueur composée de :

Alcali volatil	2 grammes.
Eau distillée	100 grammes.

M. Vidal fait aussi raser la tête, plusieurs fois, et après chacune de ces opérations il prescrit l'application d'un vésicatoire.

Quant à nous, nous prescrivons aussi l'action du rasoir, plusieurs fois répétée ; puis nous faisons des frictions avec l'alcool camphré ; avec l'éther sulfurique étendu d'eau ; ou bien avec la solution suivante, que nous vous recommandons spécialement :

Éther sulfurique	50 grammes.
Camphre	50 grammes.

Nous prescrivons aussi des onctions avec la pommade de Dupuytren, alternées avec des frictions éthérées.

Quelle que soit la médication employée, la pelade ne se guérit pas toujours, et les petits malades restent quelquefois avec de larges surfaces dénudées, et vouées à une calvitie incurable.

QUINZIÈME LEÇON

MALADIES DE LA PEAU CHEZ LE VIEILLARD.

PHYSIOLOGIE DU VIEILLARD.

Messieurs,

Dans une de nos précédentes leçons, nous avons saisi d'intéressants rapprochements et de remarquables analogies entre les maladies de la peau et les productions du règne végétal. Les plantes, avons-nous dit, ont chacune leur terrain de prédilection, dans lequel elles se développent avec toute la richesse de leur nature; et, lorsqu'on les trouve ailleurs, elles y sont dépaysées, mal à l'aise, sans force, sans fraîcheur et sans beauté. Il en est de même des affections cutanées, qui, elles aussi, ont leurs régions préférées, en dehors desquelles nous ne les voyons guère; et si parfois, cependant, elles s'y sont égarées, elles nous apparaissent modifiées, altérées dans leurs formes, dans leurs caractères, et à peine reconnaissables.

Les plantes, avons-nous dit encore, ont leurs saisons et leurs climats. Les unes ont besoin du soleil du Midi et des brises vivifiantes du printemps; les autres demandent un sol moins chaud, et préfèrent le ciel refroidi de l'automne. Il en est ainsi des dermatoses : les unes appartiennent au printemps, c'est-à-dire à l'enfance, avec toutes ses ardeurs, tous ses feux, toutes ses fougues ; les autres sont de l'automne, c'est-à-dire de la vieillesse, de l'arrière-saison de la vie, de l'âge où tout s'effeuille, se refroidit et se glace.

Chez l'enfant, nous avons vu s'épanouir toutes les efflorescences congestives et brûlantes ; toutes les dartres vives, chaudes et sécrétantes ; nous avons vu toutes les phlegmasies des muqueuses et de la peau ; toutes les affections saisonnières ; toutes les fièvres éruptives, exanthématiques et pseudo-exanthématiques ; en un mot, toutes les maladies à type inflammatoire, à forme aiguë, à évolution rapide dominer et résumer en quelque sorte toute la pathologie cutanée : c'était le printemps.

Chez le vieillard, la scène va changer ; le sol, la saison, le climat ne sont plus les mêmes ; nous sommes dans l'automne, dans l'hiver, dans les glaces du pôle de la vie ; les âges, les constitutions, les tempéraments sont différents ; les maladies seront différentes aussi. Le terrain est devenu aride, il s'est desséché, refroidi ; ses productions n'auront plus ni la sève abondante, ni la vitalité, ni la physionomie d'autrefois ; leur aspect sera sombre, languissant et atonique ; leur durée, sans les alternatives et sans les éclaircies d'une réaction désormais impossible, se traînera dans les longueurs et la monotonie désespérante d'une interminable chronicité.

Chez l'enfant, nous avions constaté une double vie, une double vitalité : l'activité vitale nécessaire à sa conservation, et l'activité vitale nécessaire à son développement et à sa croissance.

Chez le vieillard, cette double vitalité n'existe plus ;

elle n'a plus de raison d'être : à l'accroissement visible et progressif a succédé une décroissance non moins visible et non moins progressive ; ce n'est n'est plus le soleil étincelant et radieux du matin, qui monte à l'orient, c'est le soleil du soir, qui descend et s'éteint peu à peu, avant de disparaître à l'horizon.

Le vieillard assiste à sa désorganisation ; il meurt en détail, partiellement, et tous les jours un peu, avant de mourir tout à fait ; c'est une ruine encore debout, mais dont les pierres se détachent une à une ; c'est une eau qui s'écoule et qui ne se renouvelle pas, car la source en est tarie ; c'est un arbre qui perd ses feuilles, sans espoir de les voir repousser, car, pour lui, il n'y aura plus de printemps ; chaque jour lui enlève quelques parcelles, quelques lambeaux de sa vie ; et, quand la mort arrivera, elle n'aura plus à frapper qu'un reste et qu'un débris de lui-même.

Le vieillard ne connaît plus les charmes et les agréments extérieurs ; la beauté n'est plus, pour lui, qu'un regret, qu'un souvenir, qu'une vaine image, reléguée dans le lointain de son passé ; ses cheveux ont perdu leur éclat ; ils ont blanchi et sont tombés, comme tombent les feuilles, aux approches de l'hiver ; ses dents se sont ébranlées, elles sont vacillantes et tombent à leur tour ; des rides ont défiguré son visage ; ses yeux se sont enfoncés dans leur orbite ; sa peau est aride, sèche et parcheminée ; ses artères se sont ossifiées ; ses veines, sans élasticité, ont dessiné tout le long de ses membres inférieurs de disgracieuses traînées variqueuses ; ses articulations sont anguleuses ; tout son corps est amaigri, décharné, ou bien déformé par d'énormes et hideux amoncellements graisseux ; sa circulation s'est ralentie ;

sa température s'est abaissée; sa sensibilité s'est émoussée; sa voix est chevrotante; c'est une dégradation générale. Les années n'ont rien respecté, elles ont tout ravagé, tout détruit.

Avant de mourir tout entier, le vieillard se voit mourir successivement, petit à petit; et tout le long de son triste chemin il laisse, comme vestiges de son passage, des lambeaux de lui-même. Tout ce qui n'était pas absolument nécessaire à son existence l'abandonne; tout ce qui en était l'accessoire, le complément, l'ornement et la joie lui échappe. Ses fonctions physiologiques ne s'accomplissent plus que péniblement; il ne connaît plus le bienfaisant sommeil d'autrefois; son appétit s'est perdu; ses digestions sont lentes et difficiles; ses jambes sont débiles et paresseuses, la vie génésique est morte en lui; non seulement il n'en ressent plus les aspirations, non seulement il n'en connaît plus les exigences, mais encore ses organes lui font défaut; ils ne répondent plus à son appel, ils restent sourds à ses désirs. Chez l'homme, les testicules ne sécrètent plus, ou du moins leur secrétion n'est plus ce qu'elle était autrefois; les vésicules séminales restent vides, et la verge, rapetissée, sans érections. Chez la femme, après la ménopause, l'utérus n'est plus qu'un organe inutile et sans objet; son rôle est fini, il n'a plus qu'à se retirer de la scène; il s'atrophie; les glandes mammaires s'atrophient également, ou subissent la dégénérescence graisseuse; elles deviennent flasques, pendantes, oscillantes à tout mouvement, et ne sont plus qu'une difformité ajoutée à tant d'autres.

CARACTÈRES GÉNÉRAUX DES MALADIES DE LA PEAU CHEZ LE VIEILLARD.

Tel est le vieillard. Or, avec cette constitution ainsi détériorée, avec cette peau ainsi désorganisée, quel sera le caractère général des dermatoses? La peau n'a plus rien de ce qui est nécessaire au développement d'affections inflammatoires; elle est à peine vivante et n'a plus qu'un reste de vie; ses sécrétions humides sudorales, sébacées, se sont à peu près taries; sa circulation capillaire a diminué, sa température a baissé; elle a perdu non pas seulement sa souplesse, son élasticité, son humidité, sa température; elle s'est atrophiée, ridée; elle est devenue plus ou moins insensible à l'action directe des causes irritantes, aussi bien qu'à toute influence indirecte générale et réactionnelle. Le vieillard, suivant la remarque du M. Prus, est séreux, son sang est pauvre en globules; son système nerveux est peu impressionnable; aussi, chez lui, les réactions générales sont-elles lentes à se produire et peu prononcées; elles ne répondent plus à l'intensité des lésions, ou affections locales. C'est ainsi que l'on voit souvent des désordres intérieurs viscéraux sérieux, sans une fièvre proportionnée à la gravité de ces désordres, sans troubles fonctionnels importants, sans que la peau soit chaude et colorée.

Vous ne trouverez donc plus, chez le vieillard, ou du moins, vous ne trouverez plus que très rarement, ces affections de la peau, à forme aiguë, à type inflammatoire, qui étaient si communes chez l'enfant, et qui étaient le caractère dominant, et comme le résumé de sa pathologie cutanée. L'influence excitante et perturbatrice des saisons ne se fera plus sentir chez le vieillard ; par conséquent, vous ne verrez plus chez lui les affections cutanées dites *saisonnières*. Vous ne verrez plus, au printemps surtout, comme chez l'enfant, ces poussées aiguës d'impétigo, de lichen, d'herpès. Vous ne verrez plus d'affections pseudo-exanthématiques; ces affections pyrexiques légères, dont l'enfant vous offre de si fréquents exemples; ces fièvres, dites *fièvres de croissance*, *fièvres vernales*, ou de *printemps*, qui amenaient sur la peau une éruption d'érythème, d'ecthyma, d'eczéma, d'impétigo, de roséole. Vous ne verrez plus, ou du moins vous ne verrez que très rarement, des affections exanthématiques, des rougeoles, des scarlatines, des varioles, des varicelles; non, toutes ces affections appartenaient à l'enfance, et le vieillard n'a plus, dans sa constitution, ce qui est nécessaire à leur développement.

Il ne vous offrira pas non plus ces affections cutanées, dites *professionnelles*, si fréquentes dans l'adolescence et dans l'âge mûr. D'une part, il ne travaille plus guère; et, d'autre part, sa peau a pu s'accoutumer aux conditions fâcheuses de telles ou telles professions; elle en a eu le temps, et, tout en s'y habituant avec les années, elle a perdu son impressionnabilité, sa sensibilité et cette abondante vitalité, en vertu de laquelle une cause irritante quelconque pouvait toujours être pour elle le principe d'une inflammation réactionnelle.

Par les mêmes raisons, le froid laissera les pieds et les mains du vieillard sans engelures, et l'insolation ne déterminera chez lui ni érysipèle ni érythème. Quand vous verrez, chez le vieillard, un érysipèle, ce sera rarement un érysipèle simple, avec tous ses caractères de localisation, de délimitation et d'inflammation franchement tranchées. Ce sera, le plus souvent, un de ces érysipèles blafards, indices d'un état général mauvais; ambulants, serpigineux, toujours graves, et d'une durée toujours longue et indéterminée; ou bien, ce sera un érysipèle gangréneux, plus grave encore. De même, quand vous verrez un érythème, ce ne sera pas, dans un grand nombre de cas, un érythème simple, constitué par des plaques ou des papules rosées, résultant d'une congestion active et franchement inflammatoire du *derme*, et se terminant spontanément au bout de quelques jours ; ce sera un érythème grave, un *érythème paratrime*, aux teintes violacées, symptôme moins d'une congestion phlegmasique, que d'une désorganisation de la peau, et prélude de la gangrène.

Ainsi, chez le vieillard, peu ou point de dermatoses exanthématiques ou pseudo-exanthématiques; peu ou point d'affections cutanées, professionnelles, saisonnières, accidentelles ou autres, ayant un caractère inflammatoire. Les dermatoses, qui sont le propre de la vieillesse, ne sont pas, comme celles de l'enfance, des symptômes d'une vitalité exubérante et d'une constitution toujours exposée, par sa richesse même, à l'inflammation. Ce sont, au contraire, des dermatoses indiquant, tantôt une désorganisation locale, la désorganisation de la peau ; et tantôt une désorganisation générale, une dégradation des forces, une dépression grave et profonde de la vitalité ; en d'autres termes, les affections cutanées, qui appartiennent en propre à la vieillesse, sont des affections *cachectiques;* c'est-à-dire étant le symptôme de la cachexie sénile, et recevant, de cette cachexie même, les caractères qui les distinguent.

AFFECTIONS CACHECTIQUES.

Les principaux caractères des affections cachectiques sont : 1° une forme ulcérative et destructive ; 2° une forme essentiellement atonique, sans inflammation locale et sans réaction générale ; 3° une forme chronique et une durée indéterminée. Tels sont les trois principaux caractères des dermatoses cachectiques. Ces affections empruntent leurs caractères au terrain sur lequel elles se développent, c'est-à-dire à la constitution des malades, et à l'état de la peau sur laquelle elles se sont établies.

La constitution des malades est affaiblie, détériorée par l'âge ; la peau a perdu, sa vitalité ; il arrive souvent qu'elle est amincie et altérée par des maladies antérieures, par des eczémas, par exemple, ou par des varices. Dans ces conditions, les ulcérations qui se produisent auront une fatale tendance à s'étendre, soit en superficie, soit en profondeur ; la suppuration à laquelle elles donneront lieu, sera de mauvaise nature ; ce ne sera pas ce pus épais, phlegmoneux, crémeux, désigné sous le nom de *pus louable*, ce sera un pus séreux, mêlé de sang, une sanie purulente, noirâtre, infecte, se concrétant en croûtes noirâtres, d'un aspect repoussant, sous lesquelles le travail ulcératif continuera à se propager. Rien n'arrêtera, dans sa marche destructive, ce travail ulcératif ; aucune réaction, ni locale ni générale, ne le limitera. La constitution est épuisée, sans forces, et les parties ulcérées, aussi bien que celles qui entourent l'ulcération, n'ont plus de vitalité ; elles sont depuis longtemps affaiblies, désorganisées; elles n'ont rien de ce qui est nécessaire pour opposer une barrière aux ravages ulcéreux; elles ont moins encore la puissance vitale, propre à subvenir à un travail réparateur et cicatriciel. Il n'y a donc pas de raison pour que la destruction ulcérative s'arrête.

Remarquez, de plus, que ces ulcérations, souvent très étendues ou très nombreuses, tant par elles-mêmes que par la suppuration qu'elles fournissent, sont une nouvelle cause et un nouveau surcroît d'épuisement pour une constitution déjà épuisée.

Voilà, Messieurs, ce qui vous expliquera leur forme atonique, leur défaut d'énergie réactionnelle; ce sont des ulcères de mauvais aspect, de mauvaise nature, entés sur une constitution non moins mauvaise. Comment voulez-vous qu'une réaction salutaire se produise? que ces ulcères changent d'aspect; que leur fond, au lieu d'être blafard, sanieux et grisâtre, devienne d'un beau rouge, et se comble de bourgeons cicatriciels? Comment voulez-vous que ce changement local s'opère; en même temps qu'un changement dans l'état général; que l'appétit se réveille, que le pouls se relève, qu'un sentiment de bien-être se manifeste? Sans doute, tout cela est possible; nous voyons quelquefois ces heureuses transformations se produire, nous vous en avons montré des exemples, mais c'est rare, et c'est difficile à obtenir.

Toutes les affections cachectiques, comme nous le verrons tout à l'heure, n'ont point une forme ulcéreuse et destructive; mais elles ont toutes une forme atonique.

Leur troisième caractère est la chronicité, et la longueur dans la durée. La chronicité résulte de tout ce qui précède; que les affections cachectiques soient ulcéreuses, ou qu'elles ne le soient pas, elles sont toujours atoniques, sans réaction générale, d'un mauvais aspect, et par conséquent sans réaction locale. Elles sont toujours de forme chronique et de longue durée. En elles, il n'y a rien d'aigu, rien d'inflammatoire, rien d'accidentel; tout résulte de la sénilité, d'un affaissement général, d'une désorganisation ou d'une atonie locale; la lésion produite reflétera le caractère des causes sous l'influence desquelles elle se sera développée; et sa durée sera longue, comme sont toujours longues les affections de cause générale. Les affections cachectiques se prolongent souvent autant que la vie même du malade; elles sont le résultat de la débilitation sénile; elles augmentent, comme nous l'avons dit, cette débilitation; il n'y a donc pas de raison pour qu'elles guérissent; aussi elles ne cessent souvent qu'avec la vie même du vieillard.

Il y a donc des maladies de la peau dont l'existence est liée à toutes les influences désorganisatrices de la vieillesse. Ces maladies se retrouvent dans toutes les cachexies, quelles qu'elles soient, et quel que soit l'âge de la vie; mais nous n'avons à les considérer ici que dans la cachexie sénile. Ce sont l'*ecthyma*, le *pemphigus*, le *purpura*, le *prurigo*, le *rupia*, j'ajoute les *ulcères atoniques des jambes*.

Affections cutanées symptomatiques de la cachexie sénile

I

ECTHYMA CACHECTICUM SENILE.

L'ecthyma n'est pas toujours symptomatique d'un état cachectique. Vous pourrez voir, dans notre premier volume, toute l'histoire de cette affection. Il y a l'*ecthyma aigu*, ou la fièvre ecthymateuse, affection pseudo-exanthématique, saisonnière, très commune chez l'enfant, et que vous ne verrez jamais chez le vieillard; il y a l'*ecthyma parasitaire*, l'une des complications les plus fréquentes de la gale; il y a l'*ecthyma syphilitique*, l'une des manifestations tardives et tertiaires de la syphilis, quelquefois aussi l'une de ses manifestations précoces, dans le cas de syphilis maligne; il y a l'*ecthyma herpétique*, l'une des lésions les plus sérieuses de l'herpétis, et que l'on peut bien appeler une *herpétide maligne;* car cette herpétide est ulcéreuse, et, d'autre part, elle indique toujours un certain degré de détérioration dans la constitution.

Mais, en dehors de ces différentes natures de l'ecthyma, il y en a une qui se rencontre, en l'absence de toutes ces diverses conditions pathologiques que nous venons d'énumérer, et que l'on constate chez le vieillard, dans la décrépitude de l'âge; c'est l'*ecthyma cachectique,* l'*ecthyma symptomatique de la cachexie sénile.*

L'ecthyma cachectique est en général disséminé; on le trouve partout, mais spécialement sur les membres inférieurs. Quand les croûtes ecthymateuses se détachent, elles laissent à nu des ulcérations profondes, d'où s'échappent des suintements puriformes, sanieux et fétides. Ces ulcérations contractent des adhérences avec les pièces de pansements, avec les draps de lit; à tous les mouvements que fait le malade, ces adhérences se trouvent rompues; de là des douleurs très vives, de l'insomnie, de l'inappétence, et souvent de la fièvre hectique, prélude de la mort. L'ecthyma cachecticum ne guérit que quand ont disparu les influences cachectiques qui avaient déterminé son existence. C'est vous dire assez que sa guérison est rare; car, de toutes les cachexies, il n'en est pas de plus irrémédiable que la cachexie sénile. Vous porterez donc, sur l'*ecthyma cachecticum senile*, un pronostic très sérieux. Ce pronostic fâcheux sera basé, d'abord sur la vieillesse elle-même, et ensuite sur la lésion cutanée qui constitue l'ecthyma; lésion qui, par les douleurs qu'elle occasionne, par la suppuration qu'elle produit, achève d'abattre les forces, et précipite la catastrophe finale.

II

PEMPHIGUS CACHECTICUS SENILIS.

Messieurs, si vous mettez de côté le pemphigus aigu, constituant une fièvre pseudo-exanthématique, appelée *fièvre pemphigode*, fréquente chez l'enfant et chez l'adolescent, vous pourrez affirmer, qu'en dehors de cette forme aiguë et fébrile, le pemphigus est toujours une affection *cachectique*. Faisons cependant encore une exception pour le pemphigus palmaire et plantaire des nouveau-nés, qui est syphilitique. Mais, nous le répétons, en dehors de ces deux cas, le pemphigus est toujours une affection exprimant un état cachectique. Or, quand il existe chez le vieillard, il devient, par cela même, un symptôme de la cachexie sénile.

Le pemphigus de la cachexie sénile a pour siège habituel les membres inférieurs, et spécialement les jambes; le plus souvent le volume de ses bulles est petit. Ce ne sont plus ces énormes bulles, que l'on voit fréquemment dans la jeunesse; ce sont des bulles grosses comme des petites noisettes, le plus souvent aussi le pemphigus cachectique n'est représenté que par une seule bulle (*pemphigus solitarius*). Cette bulle unique ne présente point de cercle érythémateux à sa base; elle s'est formée sans aucun indice inflammatoire, sans aucun changement dans la coloration des téguments. Quand elle a cessé d'exister, une autre bulle semblable s'élève à son tour, après un intervalle plus ou moins considérable (*pemphigus successivus*). Et les choses continuent ainsi, pendant un temps toujours très long, et quelquefois jusqu'à la mort (*pemphigus diutinus*).

La sécrétion de ces bulles *solitaires, successives*, est peu abondante, c'est vrai; mais, par sa longue durée, elle finit par épuiser le malade. Du reste les bulles ne sont pas toujours solitaires et successives; elles sont quelquefois réunies en grand nombre, elles sont quelquefois aussi fort considérables, de sorte que l'épuisement qui en résulte est beaucoup plus prononcé.

En outre, quand les bulles se sont ouvertes, et quand la sérosité qu'elles contenaient s'est écoulée, elles laissent, après elles, des ulcérations superficielles, qui peuvent se creuser et s'étendre, sous l'influence des contacts, des pressions, des irritations dont les ulcérations sont l'objet de la part des corps extérieurs et des vêtements; et alors ces ulcérations, devenues larges, profondes et suppurantes, ne tardent pas à créer, pour le vieillard, une nouvelle cause d'épuisement, à laquelle il ne résistera pas longtemps. Vous porterez donc aussi un pronostic grave sur le *pemphigus cachecticus senilis*.

III

PURPURA CACHECTICA SENILIS.

Le purpura dont nous vous parlerons bientôt, et auquel nous consacrerons une leçon, est une affection qui consiste en taches hématiques, résultant d'une extravasation sanguine : le sang altéré dans sa nature, défibrinisé, déglobulisé, ayant perdu sa consistance, sa densité normale, filtre à travers les mailles des vaisseaux, devenus impuissants à le retenir, et s'épanche dans le tissu cellulaire. Il y forme des taches de dimensions variables. Ce sont quelquefois de petits points d'un rouge cuivré, ne disparaissant pas à la pression du doigt : ces taches de la dimension et de la forme des taches de rousseur, ou *lentigines*, sont appelées *pétéchies*. D'autres fois les taches sanguines sont larges, ce sont des placards, des surfaces de plusieurs centimètres d'étendue, et de couleur lie de vin, ne disparaissant pas à la pression du doigt, formées, comme les pétéchies, par une extravasation sanguine. D'autres fois encore, il se produit, sous la peau, de vastes suffusions sanguines, sous forme de larges plaques ecchymotiques noirâtres; ce sont de véritables ecchymoses. Verlhof a décrit cette affection sous le nom de *morbus maculosus*.

Or le purpura cachectica senilis étant le symptôme de la cachexie sénile, quand une fois, il s'est produit, persiste tant que dure la cachexie elle-même, et alors vous voyez sur les membres inférieurs, car ce sont eux qui en sont le siège habituel, se produire successivement, et d'une manière continue, les lésions ecchymotiques dont nous venons de vous parler. Il y a là une permanence successive de productions ecchymotiques, sous forme de pétéchies et de taches purpuriques, indiquant une altération du sang, et une véritable désorganisation, dans une constitution où la nutrition ne se fait plus que d'une manière défectueuse, et qui est profondément atteinte dans sa force et dans sa vitalité. Par conséquent, vous aurez à porter un pronostic sérieux sur cette affection purpurique, symptôme de la cachexie sénile, et dont la durée n'est le plus souvent limitée que par la vie même du malade.

IV

PRURIGO SENILIS.

Il y a un prurigo *parasitaire*, un prurigo *herpétique*, un prurigo *purement nerveux*, consistant en une véritable hyperesthésie des ramuscules nerveux qui se terminent dans les papilles de la peau. Cette dernière forme de prurigo, très commune aux parties génitales, dans les deux sexes, est connue sous le nom de prurit *vulvaire*, *anal*, *scrotal*, *génito-crural*. Nous avons dit, dans notre premier volume, que cette dernière forme appartient peut-être au lichen, plutôt qu'au prurigo. Mais telle n'est pas ici la question. — Il y a encore un *prurigo cachectique senilis*, décrit par tous les auteurs. Il siège de préférence aux membres inférieurs. Ses larges papules y sont disséminées ; et il y détermine des démangeaisons vives, atroces insupportables, plus intenses la nuit que le jour, et qui sont pour les malheureux vieillards, une cause permanente et invincible d'agitation, de souffrance et d'insomnie. Ce prurigo, d'abord symptôme de la cachexie sénile, ne tarde pas à devenir un de ses agents et une de ses causes, ou plutôt une des causes de son aggravation. Car, ne laissant au malade ni trêve, ni repos, ni sommeil ; il lui enlève, par cela même, l'appétit ; et quand le vieillard ne répare plus ses forces par une alimentation suffisante, il ne tarde pas à succomber. — Le prurigo senilis est donc, comme vous le voyez, une affection sérieuse, et sur laquelle j'appelle toute votre attention. Il ne guérit que difficilement ; le plus souvent il reste le triste et douloureux compagnon des derniers jours de la vie.

V

RUPIA SENILIS.

Le type de toutes les affections cachectiques est le rupia ; il en est la personnification la plus sérieuse et la plus redoutable. Je ne dois pas vous faire ici l'histoire du rupia ; vous la trouverez dans notre premier volume ; je n'ai qu'à vous signaler cette grave affection, relativement à la *cachexie sénile*, dont elle est trop souvent une des manifestations, en même temps qu'elle en devient une des causes les plus aggravantes.

En dehors de toute affection syphilitique ancienne, chez les vieillards qui, à aucune époque de leur vie, n'ont jamais payé le plus léger tribut à la diathèse syphilitique, non plus qu'à la diathèse herpétique, vous trouverez assez fréquemment le rupia ; il existera, nous le répétons, son pas comme le dernier écho, et comme les dernières et les plus dangereuses lésions de diathèses qui n'ont jamais existé, mais comme le signe de la cachexie sénile à sa plus haute expression. Le rupia, c'est la désorganisation; c'est la destruction ulcérative de la peau; c'est une de ces morts partielles et successives, que subit le vieillard, avant de mourir tout à fait. Ses forces vitales sont plus ou moins anéanties; les fonctions physiologiques ne s'accomplissent plus, chez lui, que d'une manière incomplète; la réparation ne se fait plus que d'une manière insuffisante; la peau participe à la détérioration générale; sa vitalité s'est amoindrie; ses sécrétions sudorale, sébacée, se sont taries; elle n'a plus son humidité, son élasticité, sa souplesse, sa chaleur d'autrefois; elle s'est amincie, et c'est dans ces conditions qu'elle devient le siège des ulcérations atoniques et désorganisatrices du rupia.

Le rupia cachectique se présente sous trois formes : tantôt les croûtes sont épaisses, et constituent ces saillies coniques, arrondies, larges de base, stratifiées, composées de plusieurs couches superposées, circulaires, de moins en moins larges, à mesure qu'elles sont plus élevées, et se présentant sous l'aspect des masses noirâtres, coniques, pyramidales, que l'on a comparées, soit à des écailles d'huîtres, soit à des boucliers antiques. C'est le rupia, dans tout son développement, que l'on a appelé, pour cette raison : *Rupia proeminens.*

Tantôt les croûtes ont moins d'épaisseur, elles sont moins saillantes, plus aplaties, moins volumineuses; *c'est le rupia simplex.* Enfin, dans une troisième forme, la bulle du rupia contient une sérosité noirâtre, et quand elle s'est rompue, elle laisse à nu une véritable escharre gangréneuse du derme, profonde quelquefois et longue à s'éliminer, en raison du peu de réaction qui se produit dans les parties circonférentielles, en raison aussi du mauvais état général ; c'est le *rupia escharrotica*.

Quelle que soit celle de ces trois formes que revête le rupia, il devient, pour le vieillard, une cause des plus sérieuses complications. La sanie purulente qui s'écoule des ulcérations achève de l'épuiser, en même temps qu'elle l'empoisonne par son odeur infecte : les moindres mouvements sont excessivement douloureux, par le fait des adhérences que contractent les ulcérations avec les vêtements ou les draps de lit ; l'appétit se perd complètement ; le sommeil est impossible ; la fièvre hectique s'allume et le malade meurt dans l'épuisement et le marasme.

VI

ULCÈRES ATONIQUES DES JAMBES : ULCÈRES ECZÉMATEUX ET VARIQUEUX.

Différentes causes peuvent amener l'ulcération des jambes chez le vieillard. C'est d'abord l'amincissement et la détérioration de la peau, provenant d'anciennes affections eczémateuses, guéries depuis un temps plus ou moins long, mais ayant laissé dans le tégument externe une altération profonde, une modification, en vertu de laquelle la peau a perdu son épaisseur et sa manière d'être normales ; elle est devenue mince, pelliculaire, comme une pelure d'oignon ; sa vitalité s'est considérablement amoindrie, en même temps que sa force de résistance aux contacts et aux violences extérieurs. En promenant le doigt à sa surface, on la sent lisse, satinée, réduite à une simple lamelle sans épaisseur; aussi le moindre contact un peu violent, le moindre choc l'entament; et une fois entamée, au lieu de se cicatriser, elle s'ulcère. Elle n'a plus en elle assez de vitalité, pour subvenir à la formation de bourgeons cicatriciels; loin de devenir le siège d'un travail réparateur, elle se désorganise au contraire de plus en plus; les bords et le fond de l'ulcère se sphacèlent; quand les parties mortifiées se détachent, tout ce qu'elles recouvraient a une teinte blafarde, grisâtre, de mauvais aspect; c'est encore du sphacèle, c'est de la pourriture d'hôpital : c'est encore de la destruction, en surface et en profondeur, des tissus vivants; c'est une désorganisation progressive, qu'aucune réaction, ni locale, ni générale, ne semble pouvoir arrêter.

C'est ainsi que se forment ces ulcères des jambes, si effrayants et si graves chez le vieillard; ulcères qui acquièrent des proportions, quelquefois énormes; qui, après avoir détruit complétement la peau, détruisent aussi les tissus musculaire, tendineux et aponévrotique.

N'oubliez pas, Messieurs, que la cause première, que le point de départ de ces ulcérations si redoutables pour la vieillesse, se trouvent dans de vieux eczémas, qui ont été négligés, mal soignés, qui sont devenus chroniques, et qui, en disparaissant enfin, ont laissé la peau ainsi détériorée, dénuée d'une puissance vitale suffisante pour résister à l'action atonique et désorganisatrice des années. En présence de tels faits, malheureusement si fréquents, et dont vous pouvez voir constamment des exemples dans nos salles, vous comprendrez comment, lorsque nous avons fait, dans notre premier volume, l'histoire de l'eczéma, nous avons pu porter un pronostic grave sur cette affection, lorsqu'elle siège aux jambes.

Les ulcères atoniques des jambes, chez le vieillard, si communs, principalement chez l'homme, ne dépendent pas seulement des lésions cutanées, que d'anciens eczémas ont laissées après eux; ils reconnaissent encore, pour cause déterminante, *les varices.*

Les varices, Messieurs, ne sont pas seulement une des lésions et une des infirmités, les plus communes, chez les deux sexes, dans l'âge mûr et dans la vieillesse; elles sont encore une des affections les plus graves et les plus désastreuses, dans leurs conséquences, que vous puissiez rencontrer.

Vous m'avez entendu tout dernièrement, dans une de mes conférences du lundi, consacrées *aux maladies des femmes,* vous signaler, avec l'énergie d'une indignation mal contenue, la légèreté, l'incurie, l'ignorance de beaucoup de médecins, qui, pour diagnostiquer un abaissement utérin, pour en avoir seulement l'idée, le soupçon, et, par conséquent, pour s'en occuper et y remédier, attendent que le prolapsus soit complet, c'est-à-dire incurable; ils condamnent ainsi de malheureuses jeunes femmes, victimes de leur imprévoyance, à porter toute la vie un affreux et abominable pessaire, alors qu'ils auraient si facilement pu leur éviter un pareil supplice.

Eh bien! cette indignation si légitime par rapport aux déplacements utérins, abandonnés à eux-mêmes, sans traitement, méconnus et négligés, alors qu'on pouvait les guérir; je ne crains pas de vous l'exprimer aujourd'hui, hautement, et avec la même énergie, relativement aux varices.

Parcourez la salle Saint-Charles, et voyez combien de lits y sont occupés par des ulcères variqueux; interrogez ces malheureux malades, condamnés à l'immobilité ; demandez-leur depuis combien de temps existent leurs ulcères; ils vous répondront qu'il y a dix ans, quinze ans, vingt ans, qu'ils en sont affectés ; que depuis dix ans, quinze ans, vingt ans, presque chaque année, pendant plusieurs mois, ils ont été obligés de quitter leurs travaux, et de rester à l'hôpital; et que peu de temps après une guérison lentement et péniblement obtenue, leurs ulcères se sont reproduits ; que de nouveau, il leur a fallu rentrer à l'hôpital, pour y faire des séjours de plus en plus prolongés, la cicatrisation de leurs ulcères devenant chaque année de plus en plus longue et difficile à obtenir.

Telle est en effet l'évolution des ulcères variqueux et eczémateux; ils ne guérissent presque jamais définitivement; les cicatrices ne s'opèrent qu'après des efforts persévérants, qu'après un temps toujours très long; mais l'ulcère ne tarde pas à se rouvrir, et à mettre de nouveau le malade dans la nécessité d'abandonner tout travail et de regagner l'hôpital. De sorte que l'existence de ces malheureux n'est plus qu'une suite non interrompue d'ulcères, dont la durée est interminable, et de guérisons passagères, alternant bientôt avec de nouvelles et désespérantes récidives ulcéreuses.

Voyons maintenant comment les varices peuvent occasionner ces ulcères toujours si graves :

Les veines, en se dilatant, en augmentant de volume, exercent, par cela même, une pression, une tension sur la peau. Cette pression, cette tension, dans un grand nombre de cas, finissent par irriter, par enflammer la peau, et cette inflammation se traduit par un eczéma. Il y a en effet un eczéma variqueux, qui résulte de l'existence de varices, lesquelles ont sur la peau l'action d'une cause locale irritante. Lorsqu'un eczéma a été ainsi produit, il ne se guérit jamais complètement, ou du moins il est sujet à de fréquentes récidives, puisque la cause productrice, c'est-à-dire les varices, persiste. Cet eczéma, par sa longue durée, amène la désorganisation de la peau, son amincissement, dont nous avons parlé plus haut, et la prédispose ainsi à l'ulcération.

En supposant que les varices n'engendrent pas d'eczéma, elles peuvent être encore, par elles-mêmes, et par le fait de leur action sur la peau, qu'elles usent, qu'elles amincissent, qu'elles dégradent, la cause prédisposante et comme le mode préparatoire d'ulcérations, dont la cachexie sénile devient la cause efficiente et déterminante.

Il est un cas, cependant, où elles sont, elles-mêmes, la cause directe d'ulcères; c'est le cas de leur rupture. Cette rupture n'est point rare; elle est le résultat, tantôt d'une violence extérieure, d'un choc, d'un coup, d'une blessure, d'une chute, et tantôt de l'altération même qu'ont subie les tuniques vasculaires. Ces tuniques, amincies, distendues, affaiblies, excoriées même quelquefois, ayant perdu leur épaisseur, leur force de résistance normales, se rompent, se perforent spontanément. La peau, qui était altérée, se perfore à son tour, sous l'impulsion du sang qui s'écoule de la déchirure veineuse, et cette solution de continuité ne tarde pas à devenir ulcéreuse.

Il peut arriver encore que la rupture veineuse n'amène pas la déchirure immédiate de la peau. Celle-ci peut avoir conservé assez de force pour résister à la première impulsion du sang extravasé, qui, alors, s'épanche et reste dans le tissu cellulaire sous-cutané, où il forme un thrombus.

Cette tumeur sanguine, souvent très considérable, a bientôt raison de la faible résistance que lui oppose une peau atrophiée, qui finit par céder, s'ouvrir et s'ulcérer.

Mais les varices ont encore une autre manière de détériorer la peau : les veines variqueuses ont perdu toute élasticité ; elles se laissent distendre par le sang ; elles en restent engorgées ; leurs tuniques n'ont plus leurs propriétés normales, en vertu desquelles se trouvait aidée la montée du sang veineux, revenant des extrémités vers le centre : souvent leur tissu s'indure, se dénature, devient crétacé, athéromateux. La circulation en retour se trouve donc très gênée : de là des arrêts dans cette circulation, une distension de plus en plus considérable de tous les rameaux veineux, superficiels et profonds ; de là de l'œdème dans la partie inférieure de la jambe; de là, par conséquent, une nouvelle cause de production eczémateuse, ou, tout au moins, d'une altération de la peau, qui la prédisposera à l'ulcération, lorsque la vieillesse lui aura apporté, à son tour, son contingent d'atrophie et de dégradation séniles.

Nous vous dirons, dans notre prochaine leçon, comment les varices auraient pu être arrêtées dans leur développement, et comment, par conséquent, ces désastreux ulcères des jambes auraient pu, dans bien des cas, être évités.

Vous le voyez donc, Messieurs, le caractère dominant des affections cutanées du vieillard, ce qui les distingue, c'est l'atonie, c'est la chronicité, c'est la tendance à l'ulcération et à la destruction des tissus, sans l'intervention d'aucun principe inflammatoire.

CACHEXIE OU SÉNILITÉ INFANTILE.

Avant de terminer ce que nous avions à vous dire de la cachexie sénile, et de ses manifestations cutanées, laissez-moi en rapprocher la cachexie infantile.

Rien ne ressemble à un vieillard de quatre-vingt-dix ans, autant qu'un enfant cachectique de deux mois ou de deux ans. La vieillesse la plus maladive et la plus décrépite n'est pas plus ridée, plus parcheminée et plus flétrie. Elle n'est pas plus hideuse à voir que la figure d'un petit vieillard, encore à la mamelle. Les extrêmes se touchent; l'alpha et l'oméga de la vie peuvent se confondre dans une même individualité; les deux sexes peuvent, vous le savez, être réunis sur le même sujet, et s'il y a l'hermaphrodisme des sexes, il y a aussi l'hermaphrodisme des âges.

J'ai été souvent à même de vous montrer quelques-uns de ces malheureux petits êtres, qui n'ont rien de l'enfance, excepté l'exiguïté des proportions, et qui, encore au berceau, sont déjà défigurés par toutes les flétrissures de la cachexie et toutes les dégradations anticipées de la vieillesse. Ce sont de véritables petits monstres, dont l'aspect est navrant et serre le cœur. C'est la cachexie infantile.

Elle est la conséquence d'une mauvaise hygiène, de la saleté, du défaut d'air; d'une nourriture en désaccord avec la délicatesse des organes digestifs; d'un lait défectueux, soit en qualité, soit en quantité; d'une naissance prématurée, etc. Si nous ne vous avons pas parlé, dans nos leçons relatives à l'enfance, de cette cachexie infantile, c'est, nous le répétons, parce qu'il nous a semblé que ces pauvres et misérables petites créatures appartenaient plutôt à la vieillesse.

Elles ne lui appartiennent point par l'âge, ni par les proportions du corps, c'est vrai ; mais elles lui appartiennent par toutes les altérations et par tous les ravages que peut subir le visage humain. Elles lui appartiennent encore par les affections cutanées. Ce sont les mêmes, et avec les mêmes caractères d'immunité inflammatoire, d'atonie, d'ulcération et de chronicité. Le terrain est le même, quoique sous une latitude différente : c'est la cachexie sur l'hémisphère sénile, aussi bien que sur l'hémisphère infantile ; là-bas, c'est la cachexie des années ; ici, c'est la cachexie de la misère.

La nature du sol est donc la même ; les productions seront les mêmes aussi, et sur le corps décharné et amaigri de ce petit être de deux mois, ou de deux ans, nous trouverons, comme sur le corps déformé du vieillard, les mêmes affections, symptomatiques de la cachexie, c'est-à-dire le pemphigus ; le rupia simplex ; le rupia escharrotica ; le prurigo ; le purpura.

Il y a donc, vous le voyez, une similitude complète entre la nature, la forme, la physionomie et le caractère des affections cutanées, observées aux deux pôles, aux deux extrémités de la vie, et développées sous les mêmes influences ; c'est un fait intéressant, que je tenais à vous faire constater.

SEIZIÈME LEÇON

Les maladies de la peau chez le vieillard (*suite*).

CONSIDÉRATIONS GÉNÉRALES SUR LA THÉRAPEUTIQUE DU VIEILLARD.

Messieurs,

Le caractère dominant des maladies de la peau, chez l'enfant, je vous l'ai dit, c'est l'inflammation ; c'est le type inflammatoire avec ses formes aiguës, avec ses évolutions rapides, avec ses congestions actives, avec ses efflorescences promptes et faciles, avec ses sécrétions abondantes, ses réactions générales, ses troubles fonctionnels et ses désordres nerveux et fébriles, dont l'intensité dépasse habituellement de beaucoup l'importance des lésions cutanées qui en sont la cause déterminante. L'enfant est comme une boussole d'une exquise sensibilité, qu'un rien peut émouvoir, et chez laquelle les moindres courants magnétiques déterminent les déviations et les perturbations les plus accentuées ; c'est une sensitive, chez laquelle le plus léger contact local exerce, sur tout l'ensemble, un retentissement instantané général et profond.

Chez le vieillard, au contraire, nous l'avons vu, le caractère dominant des maladies de la peau, c'est l'absence de toute inflammation locale et de toute réaction générale; c'est l'atonie, c'est la chronicité, c'est la lenteur des évolutions; c'est la tendance à l'ulcération, à la destruction et à la gangrène; c'est l'impassibilité de tout l'ensemble, en présence des lésions locales les plus sérieuses. Chez le vieillard, les sens sont émoussés, la sensibilité locale est diminuée et la puissance réactionnelle plus ou moins éteinte; la fièvre du vieillard n'est plus la fièvre aiguë, ardente et passagère de troubles inflammatoires fonctionnels ou nerveux; c'est la fièvre hectique, lente et chronique de la cachexie, du marasme et de l'épuisement.

C'est sur ces données générales que nous devons asseoir les bases du traitement.

A l'enfant, vous prescrirez une médication émolliente, antiphlogistique, révulsive, destinée à neutraliser un principe phlegmasique, à combattre ou à prévenir des complications de la même nature; quand vous lui administrerez des toniques, ce sera pour l'aider à se développer, pour subvenir à toutes les exigences de son accroissement.

Pour le vieillard, vous ferez appel à tous les analeptiques, à tous les stimulants, à tous les reconstituants; le temps de la décadence est arrivé; il ne s'agira que de l'arrêter et de le retenir sur la pente de son dépérissement et de sa désorganisation; les toniques ne seront plus, pour lui, que l'huile versée dans une lampe, dont la lueur pâle et vacillante menace à chaque instant de s'éteindre.

Vous aurez à instituer un double traitement : le traitement de la cachexie et le traitement des diverses lésions qui en sont l'expression. Ces deux médications, générale et locale, ne seront pas successives, mais simultanées; elles demanderont à être dirigées avec une grande sagacité, afin de n'occasionner aucun trouble fonctionnel, dont les conséquences pourraient être désastreuses. N'oubliez pas qu'il s'agit d'une existence frêle et vermoulue, qu'une secousse trop forte pourrait abattre ; évitez-donc l'emploi de ces moyens violents et perturbateurs que l'on ne prescrit d'habitude qu'en vue d'une réaction, qui dans le cas actuel ne se produirait pas, car la saison en est passée.

Ainsi en est-il des diverses applications hydrothérapiques; des affusions, des douches, des pluies, des frictions d'eau froide, moyens excellents, très toniques, très analeptiques, chez l'enfant et dans l'âge mûr, où l'on est toujours sûr d'une réaction consécutive, mais téméraires et dangereux chez le vieillard, chez lequel les forces réactionnelles font défaut. Ainsi en est-il encore du vomitif, quelquefois très efficace, héroïque même chez le vieillard, mais à la condition qu'il ait conservé une certaine vigueur, sans laquelle le vomitif, au lieu de produire une perturbation et une action déplétive et révulsive salutaire, pourrait causer une fatigue excessive, un abattement profond, allant jusqu'à la sidération. Les mêmes considérations s'appliquent aussi aux purgatifs, moyen très utile, indispensable souvent, mais souvent aussi redoutable, par ses effets trop abondants, sujets à dégénérer en diarrhée colliquative, incoërcible, qui détruit le peu de force restant encore au malade. Ne soyez donc pas trop hardis dans votre thérapeutique, avec le vieillard ; craignez toujours de porter à ses forces une atteinte dont elles pourraient ne pas se relever : ce sont des ruines qu'il ne faut pas secouer, de peur de les ébranler et de les abattre, et qu'il faut au contraire toujours ménager et toujours soutenir.

I

TRAITEMENT DE LA CACHEXIE SÉNILE.

Je viens de vous dire, Messieurs, ce qu'il ne faut pas faire, ou du moins ce qu'il ne faut faire qu'avec la plus grande réserve, dans le traitement de la cachexie sénile. Voyons maintenant quelle est la médication à laquelle vous devrez avoir recours. Ne l'oubliez pas, vous avez à soigner des dermatoses séniles, c'est-à-dire symptomatiques de la cachexie sénile ; or vous n'avez chance de les guérir que si vous parvenez à guérir la cachexie elle-même. Ne perdez jamais de vue cette vérité clinique à laquelle nous avons consacré une des leçons de notre premier volume, à savoir, *que la santé générale exerce une influence immense et tout à fait capitale sur les affections cutanées ; sur leur plus ou moins de gravité ; sur la manière favorable ou défavorable dont elles évoluent et dont elles se terminent.* Or, voilà des dermatoses nées et développées sous l'influence de la cachexie sénile ; tâchons donc de remédier à cette cachexie ; de relever l'état général des forces ; de rappeler l'appétit et le sommeil ; de rétablir les fonctions intestinales dans leur état normal ; telles sont les indications à remplir, tel est le but à atteindre.

Et, d'abord, plaçons le vieillard dans de bonnes conditions hygiéniques. Si c'est possible, envoyons-le à la campagne ; faisons-le changer d'air ; faisons-lui respirer l'air de la mer ou des montagnes. Un air vif et nouveau sera un stimulant, un excitant salutaire pour réveiller cet organisme endormi et défaillant. Si le malade ne peut pas quitter la ville, ayons soin au moins d'entretenir, dans son appartement, une aération convenable, une ventilation suffisante, qui chasse tous les miasmes; tâchons qu'il sorte tous les jours, à pied ou dans une voiture découverte ; rien ne peut remplacer un exercice pris dans de bonnes conditions. Ne le laissons pas dans son lit des journées entières; le séjour continuel ou trop prolongé au lit est mauvais pour le vieillard ; il s'y affaiblit encore davantage ; ses fonctions urinaires en particulier, si souvent troublées, y subissent une altération encore plus prononcée. Soumettons toute sa personne aux soins de la plus minutieuse propreté; prescrivons-lui des lotions journalières, faites largement et avec des liquides, sinon froids, du moins toniques, par la manière dont ils sont composés. Ainsi de l'eau tiède, additionnée d'eau de Cologne ou d'alcool camphré; du baume de Fioraventi; de la teinture de benjoin, du vin aromatique, etc.

Efforçons-nous de rappeler son appétit par l'administration successive, ou alternée, de tous les toniques, stimulants et excitants, que la pharmacie, la nature et l'industrie pourront nous offrir. Faisons-lui prendre, avant chacun de ses repas, une cuillerée à soupe de la potion suivante, dont les propriétés stimulantes pour les fonctions digestives sont incontestables :

Sulfate de strychnine	3 centigr.,
Sirop de menthe.	30 grammes,
Eau distillée	120 grammes,

ou bien, prescrivons-lui d'avaler dans un quart de verre d'eau, avant chaque repas, une cuillerée à café de l'élixir stomachique amer de Stoughton, ou bien deux gouttes, dans une cuillerée d'eau, de la teinture amère de Baumé; ou bien encore vingt gouttes de la mixture suivante :

Teinture de Colombo	aa.
Teinture de Simarouba.	
Teinture de quinquina	

Faisons-lui prendre, toutes les trois ou quatre heures, une ou deux grandes cuillerées de vin de quinquina au bordeaux, au malaga ou au madère. Donnons-lui du vin de Champagne, frappé ou non frappé, apéritif et stimulant de la plus grande valeur ; du vin de Bordeaux, des vins d'Espagne ; du vin tannique de Saint-Raphaël ou de Bagnols ; du grog au rhum ou au cognac ; du punch. Ne négligeons pas les tisanes amères et aromatiques, les infusions de feuilles d'oranger, de tilleul, de menthe poivrée, de petite centaurée, de camomille, de mélisse, d'absinthe ; les macérations, faites à froid, de quinquina, de quassia amara ; les eaux minérales de la Bauche, de Capvern, de Bussang, d'Orezza, de Royat, de Condillac, etc. Essayons diverses préparations ferrugineuses : l'essence ferrugineuse de salsepareille de Fontaine, le sirop de protoiodure de fer, le vin de quinquina ferrugineux au malaga d'Yvon ; essayons aussi les sirops de phosphate de chaux de Julliard ou de Barbarin.

Donnons-lui la nourriture la plus tonique, la plus succulente, la plus propre à relever ses forces et à flatter son appétit : des viandes saignantes, rôties, de la venaison, du poisson, des huîtres, du beurre frais, des œufs, de la crème, des bouillons, des consommés, des potages, du thé de bœuf. Entretenons les fonctions intestinales par des lavements émollients, laxatifs, purgatifs ; ou bien modérons-les par des lavements dans chacun desquels vous ferez cuire :

Amidon. . . . . 30 grammes.

En cas de diarrhée persistante, ne vous contentez pas des lavements amidonnés, ni des lavements à l'eau de riz ; ajoutez dans chacun de ces lavements :

Laudanum de Sydenham . . . . 15 gouttes.

Faites prendre en même temps, dans une cuillerée d'eau, immédiatement avant chacun des trois repas :

Laudanum de Sydenham . . . . 2 gouttes,
Sous-nitrate de bismuth . . . . 15 centigr.,

ou bien une grande cuillerée, d'heure en heure, de la potion suivante, que l'on devra agiter chaque fois :

Eau distillée de menthe . . . . 120 grammes,
Carbonate de chaux . . . . 4 grammes,
Gomme arabique en poudre. . . . 4 grammes,
Landanum de Sydenham . . . . 1 gramme,
Sirop de ratanhia . . . . 30 grammes,

ou bien encore une grande cuillerée, de trois en trois heures, de la mixture suivante, dont vous apprécierez les propriétés toniques et astringentes :

Vin de Colombo . . . .)
Vin de quassia amara. . . . . . |
Vin de monaesia. . . . . } aa.
Vin d'absinthe . . . .)

Rappelez-vous que le vieillard, comme l'enfant, ne supporte ni la diète, ni la diarrhée ; ils ont, l'un et l'autre, un besoin incessant de réparation, et si ce besoin n'est pas satisfait, ils tombent, l'un et l'autre, très rapidement, dans une prostration, dans une faiblesse et dans un épuisement souvent irrémédiables. L'adulte et l'homme dans la force de l'âge ont seuls le privilège, en temps de maladie, et à la condition de ne faire aucune dépense de forces, de supporter assez longtemps la diète, et de vivre ainsi plusieurs jours sans manger. Par un travail d'intussusception et d'absorption intérieure qui s'opère en eux, ils se nourrissent en quelque sorte de leur propre substance; mais un vieillard et un enfant qui ne mangent pas sont destinés à une mort prochaine. La diarrhée les tue, aussi bien que la diète; ils ne résistent pas à l'épuisement, qui, pour eux, en est très vite la conséquence.

Ayez donc toujours l'œil ouvert sur les fonctions gastro-intestinales du vieillard et de l'enfant; elles sont pour eux, par excellence, la source et l'aliment de la vie.

Après vous avoir indiqué par quels moyens vous devrez combattre la cachexie sénile, voyons maintenant comment vous devrez soigner chacune des dermatoses qui en sont la traduction et le symptôme.

II

TRAITEMENT DES AFFECTIONS CUTANÉES SYMPTOMATIQUES DE LA CACHEXIE SÉNILE.

Nous venons de voir quels sont les divers moyens à l'aide desquels vous pouvez espérer remédier à la cachexie sénile, c'est-à-dire rétablir plus ou moins complètement les fonctions physiologiques du vieillard, et relever l'état général de ses forces; jamais il ne vous sera permis de négliger ces moyens. Mais, quelle que soit leur utilité, ils ne seront pas suffisants dans certains cas, où la cachexie se manifestera par des lésions cutanées, qui, par elles-mêmes, exigeront aussi un traitement spécial. Or toutes les affections cutanées cachectiques sont assez sérieuses pour fournir des indications thérapeutiques spéciales à chacune d'elles, et très importantes, que vous devrez toujours savoir remplir.

Ce sont ces traitements locaux que nous allons passer rapidement en revue.

ECTHYMA CACHECTICUM SENILE

Si les croûtes sont adhérentes, si elles recouvrent exactement les ulcérations sous-jacentes, n'y touchez pas ; ménagez-les ; ce sont des organes de protection tout naturels, qui mettent les ulcérations ecthymateuses à l'abri de tous les contacts irritants, de toutes les adhérences aux vêtements, aux pièces de pansement. Dans les cas les plus heureux, le seul traitement local est de respecter les croûtes, qui se détacheront d'elles-mêmes, lorsque les ulcérations qu'elles recouvraient seront cicatrisées.

Mais les choses ne vont pas toujours aussi bien : tantôt les croûtes tombent, sous l'influence de l'action des ongles du malade qui éprouve des démangeaisons et qui se gratte ; tantôt elles se détachent, parce que les progrès des ulcérations sous-jacentes et l'abondance de la suppuration les ont décollées. On se trouve alors en présence d'ulcérations dont le nombre, la profondeur, l'étendue et la sécrétion purulente font courir les plus sérieux dangers aux malades.

Faites alors des pansements qui mettent ces ulcérations à l'abri de tous les contacts extérieurs, et qui modifient leur surface. Couvrez-les d'emplâtres de sparadrap de Vigo, que vous renouvellerez tous les jours. C'est un excellent pansement, très simple, agglutinatif et doué de propriétés légèrement toniques, qui exciteront le travail cicatriciel.

Mais, en dépit de ce pansement, il arrive souvent que les ulcérations s'agrandissent, que leur fond devient fongueux, blafard, sanieux, grisâtre, gangréneux même; dans ce cas, il faut se hâter de modifier cette manière d'être par des topiques très émollients, très adoucissants ou très excitants, modificateurs, et quelquefois même caustiques. Pansez alors ces ulcères de mauvaise nature avec de la râpure de carottes ou de pommes de terre fraîches, râpure préparée au moment même où on en fait l'application, ou bien avec des cataplasmes de fécule bien cuite; employez aussi la teinture d'iode, la solution normale de perchlorure de fer, pures ou étendues d'eau, en badigeonnages ou en applications permanentes, au moyen de plumasseaux de charpie qui en seront imbibés; employez encore des rondelles de citron que vous maintiendrez dans chacune des ulcérations. Servez-vous aussi du vin aromatique, de l'alcool camphré; de l'iodoforme dont vous saupoudrez chaque ulcération; ayez recours encore à certaines pommades excitantes, telles que l'onguent styrax, l'onguent de la mère. S'il y avait de la véritable gangrène, touchez légèrement le fond et les bords des ulcérations avec de l'acide nitrique, avec du nitrate acide de mercure, avec de l'acide acétique, etc. Tel est le traitement local que je vous recommande, et dont vous retirerez souvent de bons effets dans l'évolution de l'ecthyma cachecticum.

RUPIA SENILIS.

Tout ce que nous venons de dire relativement à l'ecthyma cachecticum s'applique, de point en point, au rupia. Dans cette dernière affection, plus grave comme lésion locale, plus grave aussi comme valeur séméiotique, puisque habituellement elle indique un degré de cachexie plus prononcée et plus profonde, le traitement local mérite une attention encore plus sérieuse. Les ulcérations du rupia sont plus larges, plus creuses que celles de l'ecthyma; elles donnent lieu à une suppuration plus abondante, de plus mauvaise nature; leurs bords se gangrènent plus fréquemment; la gangrène est une des complications les plus fréquentes du rupia, puisqu'elle constitue une des variétés de cette affection, *le rupia escharrotica*. Les croûtes du rupia sont beaucoup plus volumineuses, plus saillantes, plus larges, plus molles, plus faciles à ébranler que celles de l'ecthyma. Par conséquent, l'état local, la lésion cutanée seront beaucoup plus sérieux; ils entraîneront des accidents locaux et généraux plus redoutables aussi. Vous avez donc à porter sur ces lésions la plus scrupuleuse attention. Vous devrez, par les raisons que nous vous avons données à propos de l'ecthyma, ménager les croûtes, les respecter; et quand, après leur chute, les ulcérations sont à découvert, vous devrez soigner ces ulcérations, suivant les indications que nous vous avons données pour les ulcérations ecthymateuses.

A tous les moyens de pansement que nous vous avons recommandés, ajoutez pour les ulcérations du rupia, et en vue de combattre leur tendance à la gangrène et de tarir leur sécrétion abondante et de mauvaise nature, ajoutez la poudre composée suivante :

Camphre pulvérisé.	aa.
Charbon végétal porphyrisé. . .	
Poudre de tan	

Emplissez les ulcérations de cette poudre, et chaque jour, avant de la renouveler, lavez ces mêmes ulcérations avec de l'alcool camphré, avec du vin aromatique ou avec de l'eau saturée de chlorure de chaux.

Alternez l'usage de cette poudre avec la solution suivante, dont vous imbiberez une boule de charpie fine, et dont vous aurez soin d'entretenir l'humidité :

Chlorate de potasse	20 grammes.
Eau distillée.	400 grammes.

Les accidents si graves provenant de la chute des croûtes, c'est-à-dire les douleurs, les adhérences, l'abondance de la suppuration, les difficultés, les longueurs des pansements, tout cela doit vous faire comprendre de quelle importance est la conservation des croûtes. C'est un principe sur lequel je ne saurais trop insister, et dont vous ne devrez vous départir que si vous constatiez que, à l'abri et sous le couvert de ces croûtes, les ulcérations, au lieu de se rétrécir et de se combler progressivement, par un travail cicatriciel, augmentent au contraire, s'élargissent et se creusent davantage.

C'est dans ce cas-là seulement que, pour être à même d'exercer, sur les ulcérations, une action modificatrice énergique, par un pansement spécial, vous devrez faire tomber les croûtes.

Permettez-moi, Messieurs, à ce propos, de vous raconter une anecdote qui ne sera pas pour vous sans intérêt : il y a quelques années, dans un voyage qu'il fit à Paris, l'illustre Hébra voulut bien me faire l'honneur de suivre ma visite dans cet hôpital. J'avais précisément alors, au n° 58 de la salle Henri IV, une femme de vingt-cinq à trente ans, affectée d'un rupia syphilitique des plus graves. C'était le *rupia proeminens* dans toute l'intensité de son développement; tout le corps était parsemé de ces croûtes noirâtres, larges, saillantes et pyramidales, très justement comparées à des écailles d'huître. Je conduisis le maître au lit de cette malade, à laquelle il donna la plus grande attention. — « Que faites-vous de ces croûtes? me dit-il. — Je les conserve soigneusement, lui répondis-je. — Et moi, reprit-il, JE LES GRATTE (c'est l'expression dont il se servit), et je les enlève. »

Telle est, en effet, la méthode du célèbre dermatologiste du Grand-Hôpital de Vienne. Avait-il raison? avions-nous tort? — Malgré la juste confiance que nous inspirait un si savant maître, nous n'avons pas *gratté* les croûtes; nous les avons soigneusement conservées, et dans ce cas, comme dans tous les autres semblables, nous n'avons eu qu'à nous applaudir de cette pratique conservatrice.

Je vous disais, en vous parlant du traitement de la cachexie sénile, que le vieillard supporte mal le séjour permanent au lit, que l'immobilisation et la position horizontale continue sont, pour l'ensemble de son organisme, une cause d'affaiblissement, et, en particulier, de congestion pour ses voies urinaires : or le siège d'élection de l'*ecthyma cachecticum*, du *rupia senilis* et du *pemphigus cachecticus* étant aux membres inférieurs, et spécialement aux jambes, il en résulte que, pour obtenir la guérison de ces affections ulcéreuses, il est nécessaire de condamner le malade à cette immobilisation, à cette position horizontale continues, permanentes, et cela pendant un temps toujours très long, au détriment de sa santé générale. Si vous le laissez marcher, afin de lui procurer le mouvement que réclament impérieusement son âge et sa constitution détériorée, vous rendez, par suite de la position déclive des parties ulcérées, impossible leur guérison. Si vous lui prescrivez le séjour au lit et la position horizontale, vous causez, par cela même, un préjudice à sa santé, déjà si détériorée. Vous vous trouvez donc ainsi, relativement à votre malade, en face d'un dilemme dont il ne peut sortir qu'à son désavantage, et qu'à ses risques et périls. C'est encore là une raison qui augmente la gravité de ces affections, déjà si graves par elles-mêmes et par leur nature, puisqu'elles sont le symptôme de la cachexie.

PEMPHIGUS CACHECTICUS SENILIS.

Tous les motifs de conservation que nous vous avons fait valoir pour les croûtes de l'ecthyma cachecticum et du rupia senilis existent, pour les bulles du *pemphigus cachecticus*. Elles aussi doivent être ménagées afin d'éviter à l'ulcération dermique sous-jacente tous les contacts, tous les frottements, toutes les adhérences, toutes les causes d'irritation venant du dehors. Si le derme, en effet, reste à nu ; s'il subit, sur sa surface ulcérée, l'influence directe de l'air extérieur, des vêtements, des ongles, vous devez comprendre qu'il en résultera, pour lui, une irritation qui se traduira par des douleurs, par un surcroît d'inflammation ulcérative, et par une surabondance de sécrétion; de là, pour le pauvre malade, une plus grande somme de dangers. Il faut donc conserver, avec le plus grand soin, le feuillet épidermique qui forme la bulle, et qui s'interpose, comme un organe protecteur, entre le derme ulcéré et le monde extérieur.

Mais ce feuillet épidermique est très mince, très peu résistant; il se déchire très facilement; les pansements ordinaires, eux-mêmes, le détruiraient; sa conservation est donc presque impossible. Pour l'obtenir, notre collègue, M. Hillairet, a eu l'idée très heureuse d'employer le pansement par occlusion, préconisé par M. Alphonse Guérin, pour les grands traumatismes chirurgicaux. Nous avons adopté ce mode de pansement, très rationnel, très simple, et très bon dans ses résultats.

Nous appliquons sur chaque bulle de pemphigus une feuille de ouate, que nous maintenons avec des tours de bande. Par suite de la rupture de la bulle, la ouate reste adhérente à l'ulcération; elle lui sert d'opercule et d'organe de protection; elle y demeure collée, jusqu'à ce que, la cicatrisation complète de l'ulcération s'étant opérée, la ouate se détache d'elle-même, comme une véritable croûte. Nous ne pouvons mieux faire que de vous recommander ce pansement, bien supérieur à tous les autres topiques, dont le renouvellement, nécessaire, est toujours douloureux, et dont le maintien, à poste fixe, est d'une réalisation très difficile.

PRURIGO SENILIS.

Ici, Messieurs, nous n'avons plus de croûtes ni de feuillet épidermique à conserver; nous n'avons plus d'ulcérations à protéger et à cicatriser. Nous avons à calmer un prurit, des démangeaisons insupportables, qui sont un supplice permanent pour le vieillard; qui le mettent dans l'irrésistible nécessité de se gratter, et qui, par conséquent, chassent, loin de lui, le sommeil réparateur, dont il a un si grand besoin. Telle est l'indication à remplir.

Or, en raison de l'âge avancé du malade, nous ne pouvons pas lui prescrire des bains fréquents et répétés, comme ceux qui sont si bien indiqués et si utiles, en pareil cas, aux autres âges de la vie, ainsi les bains sulfureux, avec : sulfure sec de potassium, 150, et même 200 grammes; bains de sublimé : avec 20 ou 30 grammes de sublimé, dissous dans l'alcool; bains alcalins, avec : sous-carbonate de soude, 500, et même 800 grammes; bains vinaigrés, avec un ou deux litres de vinaigre; bains ferrugineux cutanés révulsifs de Julliard, composés de :

Sous-carbonate de soude.	aa.
Sulfate de fer.	
Essence de romarin et de thym blanche	

bains gélatineux composés, de Tarin, composés de

Gélatine.	aa.
Sous-carbonate de soude.	
Chlorure de sodium.	
Essence de lavande.	

bains aromatiques, avec une infusion de 500 grammes à 1 kilog. de plantes aromatiques; bains de vapeur; bains froids, douches froides, en arrosoir, en colonne, en cercle; bains russes; douches écossaises.

Toutes ces variétés de bains, d'applications balnéaires

et hydrothérapiques, sont excellentes chez l'enfant, dans la jeunesse, et dans l'âge mûr; elles constituent des moyens de perturbation, pour l'innervation cutanée, très utiles, et très efficaces dans le traitement du prurigo. Mais le vieillard, surtout le vieillard cachectique, ne peut pas être ainsi plongé, à intervalles rapprochés, dans des bains qui auraient l'inconvénient de le fatiguer, et peut-être aussi de l'exposer à des refroidissements graves dans leurs conséquences. Nous ne voulons pas dire que les bains doivent être proscrits pour le vieillard; non assurément; mais des bains très fréquents, très répétés, quotidiens, comme il faut qu'ils le soient dans le prurigo, seraient, chez lui, intempestifs et dangereux. Donnez-en, mais avec une prudente réserve; remplacez-les par des frictions d'huile de cade de genévrier, ou par des frictions ainsi composées :

Sublimé	1 gramme.
Alcool.	50 grammes.
Eau.	500 grammes.

Ces frictions faites alternativement l'une et l'autre, et alternées aussi avec quelques-uns des bains ci-dessus mentionnés, apaiseront les démangeaisons, et procureront au malade le calme, le repos et le sommeil dont il a besoin.

PURPURA CACHECTICA SENILIS.

Le purpura senilis ne réclame pas de traitement spécial; une médication interne, telle que nous l'avons formulée plus haut, est seule nécessaire. Cependant il sera bon et utile, dans le but de vivifier la peau, d'activer, de réveiller ses fonctions physiologiques, de la frictionner, deux ou trois fois par jour, avec de l'alcool étendu d'eau, ou bien avec toute autre liqueur aromatique, tonique et stimulante, telle que celle-ci que nous employons souvent :

Baume de Fioraventi.	150 grammes.
Teinture de benjoin.	30 grammes.
Teinture de cascarille	30 grammes.

Ces frictions, tout en stimulant la vitalité de la peau, auront encore pour avantage de tonifier tout l'ensemble de l'organisme, et de favoriser ainsi la résorption du sang extravasé.

ULCÈRES ATONIQUES DES JAMBES.

Je vous ai dit, Messieurs, combien sont fréquents et combien sont graves les ulcères atoniques des jambes, chez le vieillard. Je vous ai montré ces ulcères opérant de vastes destructions, qui souvent n'intéressent pas seulement toute l'épaisseur de la peau, mais atteignent encore et dévorent le tissu cellulaire, les muscles et leurs tendons. Je vous ai fait comprendre combien sont désastreuses dans leurs conséquences ces lésions si lentes, si tenaces dans leur évolution, si difficiles, si longues à guérir; si opiniâtres et si désespérantes dans leurs récidives. Je vous les ai présentées comme étant, par excellence, la misère et la désolation de la vieillesse, qu'elles enlèvent à tout travail; qu'elles condamnent, pendant des périodes toujours très longues, et toujours renaissantes, à l'inaction et à l'immobilisation la plus absolue.

Ces ulcères, nous vous l'avons dit, dépendent de deux causes : d'anciens eczémas, et de varices. Ce sont, le plus souvent, des ulcères variqueux et eczémateux. Or, avant de vous dire comment vous devrez les traiter, pour les guérir, laissez-moi d'abord vous dire comment vous pourriez les prévenir.

TRAITEMENT PRÉVENTIF DE CES ULCÈRES.

Il y a des médecins totalement dépourvus d'une des plus précieuses qualités qui doivent toujours faire partie du bagage médical; je veux parler de cette faculté divinatrice qui consiste à pressentir une maladie avant qu'elle ne soit déclarée. Cette faculté, nous l'apellerons le tact, le flair médical. Lisfranc a été un des glorieux initiateurs de la *chirurgie conservatrice;* vous, Messieurs, soyez les habiles praticiens de la *médecine préventive*. Si vous savez acquérir le flair médical, si vous savez voir dans l'avenir, si vous savez deviner une maladie, comme le marin devine la tempête, comme le guide de la montagne sait deviner la tourmente de neige, vous serez de vrais médecins; vous aurez prévenu et détourné des maladies, des lésions, des infirmités, que vous auriez souvent été impuissants à guérir, si vous les aviez méconnues dans leur origine, et si vous les aviez laissées suivre leur marche envahissante. Ne soyez pas comme ces médecins qui, pour diagnostiquer et traiter une maladie, attendent qu'elle soit devenue incurable.

TRAITEMENT DE L'ECZÉMA DES JAMBES.

Or, faisant l'application de ce principe aux ulcères atoniques des jambes, nous dirons que, dans un très grand nombre de cas, ils auraient pu, ils auraient dû être évités. En effet, ils ont une double origine, l'eczéma et les varices.

Sans doute, il n'est pas au pouvoir du médecin d'empêcher un eczéma de se fixer sur les jambes ; mais il est souvent au pouvoir du médecin d'empêcher que l'eczéma ne s'éternise et ne devienne chronique, et par conséquent ne prépare les voies aux ulcères séniles. Quand vous avez à traiter un eczéma des jambes, pensez que de cet eczéma peut sortir et sortira ultérieurement un ulcère, si vous ne prenez pas toutes les précautions nécessaires pour empêcher que cet eczéma ne devienne chronique. Or cette chronicité, si redoutable pour l'avenir, se produira, si vous n'instituez pas un traitement sévère ; si vous employez une médication insuffisante, défectueuse, mal conçue ; si vous laissez les malades marcher ; si vous ne leur signifiez pas, tout de suite, qu'ils doivent, par le seul fait de leur eczéma, et pour se préserver des ulcères de la vieillesse, quitter immédiatement tout travail, cesser de marcher, ne pas se tenir assis les jambes en bas ; mais qu'il leur faut absolument rester au lit, les jambes élevées sur des coussins, et enveloppées de cataplasmes de fécule de pommes de terre, et cela, jusqu'à la guérison complète de leur eczéma.

TRAITEMENT DES VARICES.

Et de même, pour les varices, si tous les médecins en connaissaient le danger ultérieur ; s'ils pensaient que les varices n'étant pas douloureuses, n'occasionnant même souvent aucune gêne, ceux qui en sont atteints n'ont jamais, ou presque jamais, l'idée de parler spontanément, et les premiers, d'une affection, d'une infirmité, dont ils ne sont nullement incommodés, et dont ils ne soupçonnent pas la gravité et les conséquences fâcheuses pour l'avenir ; si tous les médecins, disons-nous, savaient cela, comme ils doivent le savoir, ils questionneraient leurs malades à ce sujet, ils appelleraient leur attention sur ce point si important ; ils s'informeraient de l'état de leurs jambes ; ils les examineraient ; ils verraient par eux-mêmes s'il n'y a pas, de la part des jarretières, une constriction trop forte, qui, gênant la circulation en retour, favorise le développement variqueux, suffit même à le produire, ou à l'augmenter quand il existe déjà. Ils interrogeraient et examineraient ainsi, principalement les femmes qui ont eu un grand nombre d'enfants ; et tous ceux qui, par habitude ou par nécessité de travail, restent debout.

Et s'ils constataient, chez ces personnes, des tendances variqueuses, et, à plus forte raison, des varices déjà formées, ils feraient supprimer les jarretières ; ils prescriraient deux lotions d'eau froide et alcoolisée par jour, pour tonifier la peau, pour lui donner plus de force de résistance aux développements variqueux ; ils prescriraient en outre des bas élastiques pour agir dans le même sens, ils interdiraient les bains de pieds chauds, les marches trop longues, tout ce qui peut congestionner les membres inférieurs. Voilà ce que devraient faire des médecins attentifs, instruits et prévoyants ; et, avec ces soins et ce traitement préventifs, s'ils ne guérissaient pas les varices, du moins ils en arrêteraient le développement, ils les empêcheraient d'arriver à ces dilatations excessives qui sont toujours une menace et un danger pour l'intégrité de la peau.

C'est ainsi, c'est par de semblables précautions, que

les ulcères des jambes pourraient être, dans un grand nombre de cas, évités, ou du moins rendus beaucoup plus rares.

TRAITEMENT DES ULCÈRES DES JAMBES.

Mais les ulcères existent. Comment les guérirez-vous

D'abord, et avant tout, il faut exiger que les malades gardent le lit, et même, autant que possible, que les jambes ulcérées soient tenues élevées sur des coussins. Rappelez-vous que toutes les solutions de continuité siégeant aux membres inférieurs; que tous les traumatismes, que toutes les ulcérations inflammatoires, gangréneuses ou atoniques; que toutes les affections aiguës et chroniques, à sécrétion humide et à tendance ulcérative, ne guérissent jamais, ou du moins ne guérissent que très difficilement, si les parties atteintes restent dans la position déclive. La congestion dans laquelle cette déclivité entretient la région malade; la gêne qui en résulte pour la circulation en retour; l'irritation causée par la marche et par les divers frottements qu'elle occasionne; la difficulté et même l'impossibilité de maintenir, dans la position verticale du membre, les topiques convenables, et convenablement appliqués; tout cela fait, nous le répétons, que la position horizontale du membre et que l'immobilisation sont absolument nécessaires; et d'autant plus qu'il s'agit ici d'ulcères atoniques, creusés au milieu de tissus atrophiés, n'ayant que rès peu de vitalité, et par conséquent disposés à s'ulcérer progressivement de proche en proche, et tous les jours plus largement.

Donc, position horizontale et immobilisation.

Application en permanence de cataplasmes de fécule

de pommes de terre, comme premier topique, pour déterger toutes les surfaces ulcérées, pour calmer l'inflammation chronique, de mauvaise nature, congestive et ulcérative, dont elles sont le siège.

Quand cette première indication aura été remplie, il s'agira de stimuler le travail réparateur cicatriciel; d'activer le bourgeonnement du fond de l'ulcère; d'exciter la vitalité de ses bords. Dans ce but, vous emploierez alternativement tous les modes de pansements, et tous les topiques les plus toniques, les plus stimulants : les badigeonnages avec une solution de nitrate d'argent, ou avec le crayon; le pansement avec de la charpie sèche; le pansement avec de la charpie imbibée de vin aromatique, de solution de perchlorure de fer, de teinture d'iode plus ou moins étendues d'eau, de solution de chlorure de chaux, d'alcool camphré ou non camphré, de baume de Fioraventi, de teinture de benjoin. On pourra aussi se servir de diverses pommades, que l'on étalera sur des plumasseaux de charpie, ou dont on enduira des compresses de linge; ainsi, par exemple, de la pommade suivante :

Onguent styrax.	30 grammes.
Tannin	2 grammes.
Baume Opodeldock.	15 grammes.
Huile d'amandes douces.	q.s.

Si les ulcères sont sanieux, grisâtres et profonds, on pourra aussi les traiter avec diverses poudres; dont on les emplira; ainsi avec la poudre suivante :

Charbon végétal porphyrisé. . .	50 grammes,
Poudre de quinquina jaune. . .	25 grammes,
Poudre de camphre	25 grammes,

ou bien la poudre d'iodoforme, ou bien encore la poudre d'alun. Puis, quand ils commenceront à se combler, par des bourgeons charnus, on pourra les traiter par la compression faite au moyen de bandelettes de diachylon gommé imbriquées, ou de bandelettes de sparadrap de Vigo.

C'est par l'ensemble et la succession de ces divers moyens que vous finirez par guérir les ulcères séniles. Mais ce ne sera qu'après un temps toujours très long, et avec la crainte de les voir récidiver, et se reproduire bientôt spontanément, ou sous l'influence de la plus légère cause venant du dehors.

SÉNILITÉ INFANTILE.

Nous vous avons parlé de la cachexie ou sénilité infantile, affectant les tout jeunes enfants, et se traduisant, non pas seulement par la dégradation du corps, mais encore par des lésions cutanées, semblables aux lésions de la cachexie du vieillard (*prurigo; purpura; ecthyma; rupia; pemphigus*). Le traitement local sera le même que chez le vieillard; mais ce sera surtout au traitement général que vous devrez avoir recours, et ce traitement consistera, avant tout, à donner au petit vieillard une bonne nourrice, un lait excellent, une alimentation en rapport avec la délicatesse de son âge, succulente, d'une digestion très facile, avec des soins hygiéniques irréprochables à tous égards.

Il y a quelque temps, un de ces malheureux petits êtres, de six mois, nous fut apporté dans les conditions les plus déplorables. Il avait été confié à une nourrice qui, au lieu de lui donner son lait, le bourrait de purée de pommes de terre et de bouillie de farine. Vous n'avez jamais rien vu de plus hideux que cette petite figure grippée, ridée, amaigrie; que cette physionomie éteinte, souffreteuse, et sans autre expression que celle de l'épuisement. C'était à la fois la misère et la vieillesse réunies, avec tous leurs ravages, toutes leurs dégradations et toutes leurs décrépitudes.

Nous étions alors au commencement de l'été; ce pauvre petit misérable fut placé, par mes conseils, à Neuilly, en pleine campagne; une chèvre fut mise à sa disposition, aucune nourrice n'ayant voulu consentir à lui donner le sein. Cette chèvre fut dressée à se laisser téter, elle mangeait des herbes fraîches, auxquelles on incorporait du sel marin. Au bout de deux ou trois mois, l'enfant était devenu méconnaissable; toute trace de cachexie avec disparu ; les rides de la vieillesse s'étaient effacées ; la peau s'était colorée; les formes s'étaient arrondies, la guérison était obtenue; l'enfance avait repris tous ses droits et tous ses caractères, la métamorphose était complète.

DIX-SEPTIÈME LEÇON

Les maladies de la peau chez le vieillard (*suite*).

AFFECTIONS CUTANÉES DIATHÉSIQUES.

Messieurs,

Nous avons abordé, dans nos deux dernières leçons, l'étude des maladies de la peau chez le vieillard. Pour mieux vous en faire saisir la physionomie ; pour rendre plus saillants à vos yeux les caractères qui leur appartiennent, et qui établissent une différence si profonde et si tranchée entre elles et les maladies cutanées de l'enfance, nous avons pris la vieillesse dans sa plus haute expression, dans sa période la plus avancée, à sa période de cachexie et de décrépitude.

Mais tous les vieillards ne sont pas des cachectiques ; il y en a qui, sous les glaces de l'âge, ont conservé une verdeur toute juvénile ; or les affections cutanées de ceux-là ne sont point des affections cachectiques.

D'autre part, le vieillard a, lui aussi, ses diathèses ; il peut être scrofuleux, syphilitique, herpétique, et par conséquent être affecté de lésions cutanées de nature scrofuleuse, herpétique et syphilitique. La dermatologie du vieillard ne comprend donc pas seulement les dermatoses de la cachexie sénile ; elle comprend encore les dermatoses de la scrofule, de la syphilis et de la dartre ou herpétis.

Or, si les scrofulides, les syphilides et les herpétides sont, chez le vieillard, ce qu'elles sont chez l'enfant et chez l'adulte, nous n'avons point à nous en occuper d'une manière spéciale. Mais il n'en est pas tout à fait ainsi. Sans doute ces diverses dermatoses diathésiques se présentent toujours avec leurs caractères pathognomoniques ; quel que soit l'âge de la vie auquel on les observe, on les trouve constamment avec leur coloration spéciale, avec l'aspect qui les distingue, avec la physionomie qui leur appartient en propre.

Chez l'enfant, chez l'adulte et chez le vieillard, la syphilis a toujours, invariablement, ses mêmes teintes cuivrées, ses mêmes ulcérations, à fond grisâtre, à bords tranchants, coupés à pic ; ses mêmes croûtes épaisses, dures, persistantes, vert foncé ; ses mêmes douleurs du soir et de la nuit ; douleurs périodiques, intermittentes, atroces, térébrantes, siégeant dans les nerfs, dans les muscles, dans les os, dans les articulations ; ses mêmes destructions ulcératives de la peau, des muqueuses et des os ; ses mêmes localisations pathologiques ; ses mêmes productions morbides dans le foie, dans le poumon, dans la cavité crânienne, dans le canal médullaire.

Chez l'enfant, chez l'adulte et chez le vieillard, l'herpétis se reconnaît à sa disposition symétrique, à sa généralisation, aux démangeaisons qu'elle détermine, à sa longue durée, à sa ténacité, à ses récidives.

Et quand la scrofule a survécu à l'âge mûr, on la retrouve, dans la vieillesse, ce qu'elle était dans le milieu de la vie et dans l'enfance, avec sa couleur vineuse, avec ses ulcérations à bords décollés et déchiquetés, avec ses brides et ses anfractuosités cicatricielles, avec ses déformations, ses atrophies et ses destructions irrémédiables.

Ainsi donc, à tous les âges de la vie, les dermatoses diathésiques sont toujours elles-mêmes ; elles conservent leur originalité idiosyncrasique et caractéristique. Mais cependant elles subissent, par le fait de la différence des âges, certaines modifications ; nous les avons vues chez l'enfant ; voyons-les maintenant chez le vieillard.

I

LES SYPHILIDES CHEZ LE VIEILLARD.

La vieillesse est rarement le berceau de la syphilis ; rarement elle prend naissance chez le vieillard ; les glaces de l'âge ont éteint les feux de l'amour, et les organes impuissants restent sourds à l'appel des désirs et des convoitises. Il est donc rare de rencontrer, dans la vieillesse, le chancre primitif, ainsi que les éruptions syphilitiques précoces, telles que la roséole, la papuleuse plate ou lenticulaire, squameuse ou non squameuse ; les tubercules muqueux, isolés, ou confluents en plaques. Cependant, comme, dans l'histoire de la syphilis, l'exception est toujours côte à côte avec la règle et le principe ; il faut avouer que, dans des cas encore assez nombreux les accidents primitifs et secondaires se rencontrent sur le corps refroidi du vieillard ; s'il n'a eu ni la force ni la puissance d'aller les cueillir, les raffinements du vice sont venus les lui apporter.

Habituellement les efflorescences syphilitiques de la vieillesse ne sont que les échos lointains et les retentissements d'une diathèse ancienne, qui a déjà été traitée, mais incomplètement. On a pu la croire guérie ; elle n'était qu'endormie ; elle s'est réveillée, mais son réveil a été insidieux, et ne s'est manifesté que par des signes obscurs, torpides quelquefois dans leur évolution, mal définis dans leurs caractères, peu prononcés dans leur développement, mais d'autres fois aussi d'une excessive gravité.

C'est ainsi qu'on verra sur quelques points du corps des groupes peu nombreux de papules ou de tubercules, disposés circulairement, reconnaissables à leur teinte cuivrée, sans prurit, existant comme à l'insu du malade, mais n'en constituant pas moins une poussée de *syphilides en groupe*, c'est-à-dire une éruption toujours tardive, et intermédiaire entre les accidents secondaires et les accidents tertiaires.

Vous verrez aussi, chez le vieillard, se reformer de vieilles ulcérations de l'isthme du gosier, ou du voile du palais. Vous verrez d'anciennes exostoses, du tibia principalement, méconnues ou bien oubliées, parce que depuis quinze, vingt ou trente ans, elles n'avaient occasionné aucune gêne, aucune douleur ; vous les verrez ne pas résister au choc le plus léger, se briser au moindre effort, et produire ainsi une fracture dans leur continuité même.

Il y a quelques années, nous avons donné des soins, avec notre très regrettable et très savant ami, M. Adolphe Richard, chirurgien de l'hôpital Beaujon, à un homme de soixante-dix ans environ. Cet homme, en sautant du marchepied de sa voiture sur le trottoir, s'était cassé la jambe dans un point où le tibia présentait une tuméfaction considérable ; interrogé par nous sur ses antécédents, le malade nous raconta qu'il avait eu autrefois la syphilis, mais que depuis trente ans au moins aucun accident ne s'était manifesté, à l'exception de cette hypertrophie osseuse, qu'il avait conservée, mais sans en être aucunement incommodé.

Des lésions syphilitiques plus fréquentes sont des ulcérations qui se forment sur divers points du corps, et spécialement sur le visage, dans les sillons naso-labiaux, au pourtour de la bouche, et sur le menton. Ces ulcérations se produisent quelquefois de toutes pièces sur une peau saine ; mais quelquefois aussi elles ont pour siège des tubercules très anciens, datant de plusieurs années, dont l'évolution s'était arrêtée sous l'influence de la vieillesse, dont la nature avait été méconnue, et auxquels le malade avait, depuis longtemps, cessé de faire attention. — A un moment donné, et sous l'action d'une cause qui nous échappe souvent, ces tubercules s'ulcèrent, et quelquefois même les ulcérations sont gangréneuses.

Nous avons observé un cas semblable de syphilide tuberculeuse de la face, devenue ulcéreuse et gangréneuse, chez un vieillard qui, depuis plus de trente ans, n'avait jamais souffert d'une ancienne syphilis, laquelle avait été, nous disait-il, parfaitement guérie dans sa jeunesse, La nature syphilitique de ses ulcérations a été reconnue, non pas seulement par nous, mais encore par notre éminent maître, M. le professeur Hardy, qui a vu le malade en consultation avec nous, et qui a constaté, comme nous, les heureux effets du sirop de Gibert sur ces accidents ulcéreux et gangréneux, dont la guérison a été assez rapide.

Mais, de toutes les lésions cutanées syphilitiques du vieillard, les plus communes sont assurément le rupia et l'ecthyma, affections toujours très graves, le rupia surtout; graves par la diathèse dont elles sont l'expression, et graves par elles-mêmes, par les ulcérations qui les constituent. Tout ce que nous avons dit sur ces deux affections cachectiques dans nos précédentes leçons nous dispense d'y insister davantage, le rupia et l'ecthyma syphilitiques ayant les mêmes caractères et la même évolution que le rupia et l'ecthyma cachectiques, et n'en différant que par leur nature et par le traitement qu'ils nécessitent.

Telle est la syphilis chez le vieillard : rarement primitive ; réveil, le plus souvent, d'anciens accidents, que l'on pouvait croire à tout jamais guéris, mais qui étaient restés à l'état latent, et dans une sorte de longue et perfide incubation. Réveil tantôt languissant, insidieux et sans gravité, et tantôt plein de dangers et de menaces pour une existence affaiblie et déjà minée par le nombre des années.

II

LES HERPÉTIDES CHEZ LE VIEILLARD.

Chez l'enfant, nous l'avons dit, la constitution herpétique, en raison de la finesse de la peau, de son exquise sensibilité, de sa vitalité exubérante, de l'abondance de ses sécrétions, se manifeste habituellement par des éruptions que les anciens appelaient *des dartres vives;* c'est-à-dire par des lésions cutanées, à type inflammatoire, à sécrétion humide, telles que l'eczéma, le lichen eczémateux, l'impétigo. La peau de l'enfant, nous l'avons dit encore, a une circulation trop riche, elle est trop humide, trop largement pourvue de glandules sudoripares, de follicules sébacés; elle a trop de dispositions natives à l'inflammation pour être épaissie, pétrifiée, momifiée en quelque sorte, par le psoriasis. Ce n'est que chez l'adulte, et dans l'âge mûr, que l'on trouve le psoriasis dans tout son développement, avec l'épaisseur, la sécheresse et la dureté de ses squames et de sa carapace écailleuse.

Chez le vieillard, la peau s'est atrophiée ; elle a perdu sa puissance vitale, sa chaleur d'autrefois ; elle est devenue sèche et aride ; aussi elle ne peut plus produire les dartres vives, inflammatoires, à évolution rapide, exigeant, pour leur développement, une chaleur et une fécondité vitales qu'elle ne possède plus. Très rarement, en effet, la peau du vieillard est le siège d'un eczéma fluent, d'un lichen eczémateux aigu, d'un impétigo dartreux, saisonnier, ou de cause locale.

Si la peau du vieillard a trop peu de sève et de vitalité pour devenir le siège d'affections aiguës, inflammatoires et à sécrétion humide, elle en a trop peu également pour subvenir aux productions abondantes épidermiques d'affections chroniques, telles que le psoriasis. La peau de l'enfant avait trop d'activité vitale pour se recouvrir des productions mortes du psoriasis; la peau du vieillard n'en a plus assez pour donner lieu à ces mêmes sécrétions. Atrophiée, n'ayant plus qu'une vitalité diminuée, qu'un reste de vie, elle ne peut plus rien produire, pas même la sécrétion épidermique du psoriasis.

Aussi le psoriasis est-il rare chez le vieillard; il ne prend jamais naissance dans la vieillesse ; quand on l'y trouve, c'est à titre de récidive ; c'est une vieille souche qui avait laissé des racines et qui repousse ; ce n'est jamais une plante nouvelle qui se développe pour la première fois. Et encore ce psoriasis, d'ancienne lignée, n'aura plus son intensité d'autrefois ; ses squames seront moins épaisses, moins adhérentes, moins belles et moins nacrées ; elles seront ternes et pelliculaires ; ce sera un psoriasis atrophié, chétif, rabougri, sans force d'expansion, comme les plantes des sommets alpestres, qui restent étiolées et se meurent d'inanition, parce qu'elles n'ont ni assez de terre végétale ni assez de chaleur pour se développer.

L'herpétis ne sera donc, le plus souvent, représentée, chez le vieillard que par des affections cutanées, non sécrétantes ; et celle qui s'y trouve le plus fréquemment, c'est *le prurigo*, le prurigo herpétique, c'est-à-dire le prurigo généralisé, symétriquement disposé ; répandu, non pas seulement sur le tronc, mais encore sur les membres, et en particulier sur les membres inférieurs ; le prurigo tenace, persistant, indéfini dans sa durée, douloureux, irritant, intolérable par son prurit et ses démangeaisons irrésistibles du jour, et surtout de la nuit.

Vous trouverez encore, chez le vieillard, *le lichen chronique*, qui, lui non plus, n'est point une affection sécrétante, et n'exige, par conséquent, de la part de la peau, aucun travail d'activité vitale et de production ; le lichen chronique, qui épaissit la peau, qui la rend sèche, raboteuse, qui lui enlève sa souplesse, y entretient des démangeaisons vives, et la rend analogue, par son aspect, par son épaisseur, par sa consistance et par sa surface dure et rugueuse, à la peau des pachydermes. C'est ainsi que le plus souvent se comporte l'herpétis chez le vieillard.

III

LES SCROFULIDES CHEZ LE VIEILLARD

La scrofule commence chez l'enfant, nous l'avons vu, vers la troisième ou cinquième année ; elle débute, le plus souvent, par les muqueuses des paupières et du nez ; puis les ganglions sous-maxillaires s'engorgent ; et la peau se prend à son tour. L'évolution de ces lésions cutanées étant très lente, ce n'est habituellement qu'après l'enfance, c'est-à-dire vers l'âge de douze à dix-huit ans, que les plus redoutables de ses manifestations se développent, que la scrofulide pustuleuse apparaît, avec ses croûtes épaisses et persistantes, et que la scrofulide tuberculeuse commence à creuser ses ulcérations, et à opérer ses destructions, *en surface* ou *en profondeur*. C'est pendant l'adolescence et l'âge mûr, de seize à quarante-cinq ans, que les ravages de la scrofule se produisent avec toute leur intensité, et que s'accomplissent ces désastres, qui font des malheureux malades autant de difformités plus ou moins repoussantes, quand ce ne sont pas de véritables monstruosités.

C'est pendant cette période, de quinze à quarante-cinq ou cinquante ans, que *la scrofulide tuberculo-ulcéreuse en surface* laboure le visage, le front, le cou, les joues, de ses ulcérations qui doivent laisser des cicatrices indélébiles des ectropions, les lèvres buccales rétrécies, atrophiées, devenues trop courtes pour fermer la bouche, désormais condamnée à rester indéfiniment et hideusement béante, impuissante à retenir la salive qui s'en écoule incessamment.

C'est pendant cette même période que *la scrofulide tuberculo-ulcéreuse en profondeur*, seconde forme du *lupus vorax*, pénètre à fond dans les tissus, les perfore dans toute leur épaisseur, atteint les os, les cartilages, pour les perforer aussi. C'est alors que le nez, siège d'élection de ses ravages, s'aplatit, que sa racine s'affaisse, après la destruction de ses os propres, du cartilage de la cloison, et des cartilages de ses ailes ; que le voile du palais, détruit lui-même, laisse, entre les fosses nasales et la bouche, une communication directe, qui gêne autant l'articulation de la voix que la déglutition.

Tous ces désastres, nous le répétons, s'accomplissent pendant l'adolescence et l'âge mûr ; l'enfance en avait vu le commencement ; la vieillesse en voit l'achèvement. Mais alors le génie destructeur de la scrofule semble s'être épuisé par les excès mêmes qu'il a produits ; sa puissance ulcérative semble usée ; elle s'arrête dans son œuvre de destruction ; le malade est guéri, dans ce sens que son mal n'ira pas plus loin ; mais il reste plus ou moins défiguré. Sa santé générale peut n'en être pas altérée, et les années de la vieillesse peuvent se succéder encore nombreuses, en dépit des difformités les plus graves et les plus repoussantes.

Mais il n'en est pas toujours ainsi : les lésions de la scrofule ; la gêne qu'elles apportent à l'exercice des fonctions physiologiques ; leur extension à des organes importants, qu'elles altèrent et qu'elles détruisent, tels que le nez, la voûte palatine, le voile du palais ; l'abondance et la durée de la suppuration qu'elles occasionnent ; les influences morales fâcheuses qu'elles exercent, tout cela peut affaiblir et détériorer la constitution. Il y a une cachexie scrofuleuse, qui est la conséquence des lésions de la scrofule. Or, si cette cachexie scrofuleuse se produit aux abords de la vieillesse, la constitution doublement minée, dégradée par la scrofule et débilitée par les années, n'aura pas assez de force pour réagir contre la cachexie scrofuleuse, qui ne tardera pas à enlever le malade. Dans ce cas, les forces vitales, épuisées déjà dans l'adolescence et l'âge mûr, par la persistance de lésions trop considérables pour être supportées impunément, viendront s'engloutir et achever de s'éteindre dans la débilité sénile.

Voilà ce que vous verrez souvent : des vieillards scrofuleux mourir avant l'âge, dans un épuisement et dans un marasme prématurés, parce que la lutte que leur organisme a soutenue pendant de longues années, contre les envahissements successifs des lésions de la scrofule, a détruit leur sève vitale. Ainsi les ravages de la scrofule, vaillamment supportés dans la force de l'âge, deviennent souvent, pour la vieillesse, un principe de débilitation contre lequel elle est impuissante à réagir, et auquel elle succombe. C'est ainsi que la scrofule se termine souvent dans la double cachexie sénile et diathésique.

IV

TRAITEMENT DES LÉSIONS CUTANÉES DIATHÉSIQUES CHEZ LE VIEILLARD

C'est lorsque vous avez à soigner une diathèse quelconque, chez un vieillard, que vous devez surtout avoir présent à l'esprit ce principe clinique si important : à avoir que, dans le traitement de toute maladie quelle qu'elle soit, vous devez vous occuper, non pas seulement de la maladie, mais encore du malade. Oui, Messieurs, je le répète, soignez la maladie; mais, si vous voulez la guérir, soignez aussi le malade.

Or, n'oubliez pas ici que vous avez affaire à un vieillard, c'est-à-dire à une constitution débilitée par l'âge, et affaiblie déjà par les années, avant qu'une maladie diathésique soit venue lui apporter encore un nouveau contingent d'affaiblissement, un nouvel appoint de débilitation.

Donc préoccupez-vous avant tout de l'état général des forces; de la manière dont s'accomplissent les fonctions physiologiques; de l'état du pouls, de son degré plus ou moins grand de faiblesse; interrogez la langue; voyez si elle n'est pas sèche ou saburrale; si l'appétit est normal; si les digestions sont faciles; s'il n'y a pas de vomissements; si tels ou tels aliments, les plus succulents, peuvent être acceptés et digérés. Voyez comment fonctionne l'intestin; s'il n'y a pas de diarrhée, ou si la constipation est habituelle; informez-vous s'il y a du sommeil. C'est par là qu'il faut commencer l'examen du malade; et c'est par là aussi qu'il faut commencer le traitement.

La première de toutes les indications à remplir, quelle que soit la diathèse, c'est, en raison de l'âge du malade, de soutenir, de relever ses forces; de le mettre ainsi en état de réagir contre son mal. Stimulez donc l'appétit par tous les moyens que nous vous avons indiqués dans notre dernière leçon; rétablissez l'ordre dans les fonctions digestives; aucun traitement altérant et antidiathésique n'est possible, surtout chez le vieillard, si la santé générale n'est pas ce qu'elle doit être; si, en particulier, il y a des troubles gastro-intestinaux.

Lors donc que, par les moyens que nous vous avons indiqués, à propos du traitement de la cachexie sénile, vous serez parvenu à rétablir l'équilibre, s'il était troublé; lorsque tout désordre fonctionnel sera calmé; lorsque, par ces préliminaires indispensables, vous aurez préparé le terrain, donnez alors, mais seulement alors, les médicaments antidiathésiques.

TRAITEMENT DES SYPHILIDES.

Le malade est-il syphilitique? donnez-lui, tous les jours, s'il ne présente que des accidents secondaires, précoces, ou tardifs, mais non ulcéreux, une syphilide papuleuse disséminée, par exemple, ou en groupe; donnez-lui une pilule ainsi composée :

Protoiodure d'hydrargyre . . .	3 centigr.
Extrait d'opium.	1 centigr.
Extrait de gentiane.	10 centigr.

Nous vous recommandons l'usage de cette préparation hydrargyrique; elle est habituellement facilement supportée; et l'extrait d'opium, incorporé dans chaque pilule, en facilite la tolérance par l'estomac et par l'intestin.

Si les lésions cutanées sont ulcéreuses, s'il y a un rupia, ou un ecthyma syphilitique, ou bien une syphilide tuberculo-ulcéreuse et gangréneuse, le mercure devient insuffisant; adjoignez-lui l'iodure de potassium. Faites prendre au vieillard, tous les jours, une des pilules précédentes, le matin par exemple; et, l'après-midi, donnez-lui un ou deux grammes d'iodure de potassium, dissous dans de l'eau, ou dans du sirop d'écorce d'oranges amères. Ou bien faites-lui prendre tous les jours, à l'exclusion de la pilule hydrargyrique, une ou deux grandes cuillerées du sirop de Gibert, en deux doses, dans un demi-verre d'eau chaque fois. Le sirop de Gibert contient, par chaque grande cuillerée :

Biiodure de mercure.	1 centigr.
Iodure de potassium.	50 centigr.

C'est là une excellente préparation ; malheureusement elle a une saveur tellement désagréable que les malades, souvent, ne peuvent pas la supporter.

Si les accidents sont franchement tertiaires ; s'il y a des lésions osseuses, ou des tumeurs gommeuses, en même temps que des lésions cutanées ulcéreuses, dans ce cas, contentez-vous d'administrer l'iodure de potassium, à l'exclusion de toute préparation mercurielle. Donnez, de préférence, l'iodure de potassium dissous dans l'essence de salsepareille ; vous avez ainsi, non seulement le sel iodo-potassique, mais encore tous les avantages d'une préparation officinale, dans laquelle on a conservé, par une distillation faite dans des alambics parfaitement clos, tous les principes dépuratifs, fixes et volatils de la salsepareille. Telle est l'essence *iodurée* de salsepareille de Fontaine, que nous employons à la dose de deux à quatre grandes cuillerées par jour, en deux doses, en dehors des repas, et chaque dose dans un demi-verre d'eau sucrée ou non sucrée. Chaque cuillerée de cette liqueur contient 50 centigrammes d'iodure de potassium.

Concurremment avec les spécifiques, ne manquez pas de faire prendre à votre malade des toniques, des analeptiques, des reconstituants. Songez qu'il y a chez lui une double cause de débilitation : l'âge et la maladie ; faites-lui donc prendre du vin de quinquina, du vin de Bordeaux, du vin de Saint-Raphaël ; donnez-lui aussi des ferrugineux : du vin de quinquina ferrugineux d'Yvon ; du chocolat ferrugineux de Julliard ; de l'essence ferrugineuse de salsepareille de Fontaine. Le quinquina et ces préparations ferrugineuses, d'une digestion et d'une assimilation faciles, seconderont l'action de l'iodure de potassium, en tonifiant l'organisme. Prescrivez aussi l'usage de certaines eaux minérales fortifiantes et apéritives, telles que les eaux de la Bauche, de Capvern, de Bussang, d'Orezza.

Par l'ensemble de ces moyens, vous faciliterez la tolérance de l'estomac pour l'iodure de potassium, vous entretiendrez les fonctions digestives dans leur état normal ; vous fortifierez le malade, et vous préviendrez ainsi la double cachexie que vous avez à redouter chez lui : la cachexie de l'âge et la cachexie de la syphilis.

Tout en vous occupant ainsi, au point de vue thérapeutique, de la constitution appauvrie du malade, et de la diathèse syphilitique, dont il est atteint, ne négligez pas le traitement local des lésions ulcéreuses de la peau, des ulcérations gangréneuses de la face, et des ulcérations du rupia et de l'ecthyma. Tout ce que nous vous avons dit du traitement de ces lésions, quand elles ne sont que des *lésions cachectiques*, s'applique parfaitement à elles, lorsqu'elles sont *syphilitiques ;* nous n'y reviendrons donc pas ici, et nous vous renvoyons à notre dernière leçon, pour tout ce qui a rapport au traitement local des lésions cutanées ulcéreuses de la syphilis.

TRAITEMENT DES HERPÉTIDES.

Nous ne vous répèterons pas, Messieurs, à propos des herpétides, ce que nous vous avons dit tout à l'heure relativement aux syphilides; c'est que vous devez, avant toute autre chose, vous occuper de l'état général du malade. Quels que soient l'âge et le sexe de vos malades, apportez toujours la plus minutieuse attention à tout ce qui concerne leur santé générale, leur tempérament, leur constitution, l'état général de leurs forces, le sentiment de bien-être ou de mal-être qu'ils ont d'eux-mêmes, leur degré plus ou moins grand de faiblesse, la manière dont se comportent les appareils de la nutrition, de la respiration, de la circulation et de l'innervation, dans l'accomplissement de leurs fonctions respectives.

Or, si ces recommandations sont toujours d'une haute importance, si tout ce qui s'y rattache doit inspirer et diriger le traitement que vous aurez à prescrire, c'est surtout quand il s'agira du vieillard que vous devrez ne pas les perdre de vue. Pensez en effet que le vieillard manque de ressort, qu'une réaction est toujours, chez lui, douteuse, souvent même impossible à obtenir; qu'une fois tombé dans l'atonie, dans la débilitation, vous n'êtes jamais sûrs de pouvoir l'en relever et l'en faire sortir.

Laissez-moi vous rapporter, à ce propos, le fait d'une dame de soixante-huit à soixante-dix ans, à laquelle j'avais prescrit une potion contenant, suivant la formule de Rasori, 30 centigrammes de tartre stibié. Malgré l'addition de 50 grammes de sirop diacode, cette potion, qui cependant ne fut pas prise tout entière, détermina trois ou quatre vomissements, suivis de douze ou quinze garde-robes abondantes. A la suite de ces déjections, la malade tomba dans une véritable sidération; tout ce que nous avons pu faire pour la ranimer fut inutile; le pouls, devenu filiforme, ne put être relevé; la prostration arriva à ses dernières limites, et la malade s'éteignit dans l'épuisement trois jours plus tard. Que cet exemple vous serve de leçon, comme il m'en a servi à moi-même. Ne donnez jamais aux vieillards, sans une nécessité absolue, des médicaments capables de produire une action pertubatrice, à laquelle peut-être ils pourraient ne pas pouvoir résister. D'autre part, quand vous les voyez affaiblis, débilités, ne manquez pas de vous en préoccuper; ne négligez pas l'indication des toniques; et même, si vous avez à leur faire suivre une médication altérante, antidiathésique, joignez-y toujours des analeptiques; que le fer, que le quinquina, que le phosphate de chaux en soient toujours les indispensables auxiliaires. Si ces médicaments n'ont point à réparer les forces, ils auront du moins à les soutenir, à les empêcher de se déprimer, car, une fois tombées, vous ne savez pas si vous pourriez les relever.

Lors donc que vous avez à traiter l'herpétis, à l'âge de la vie qui nous occupe, ne prescrivez pas l'arsenic tout seul; il constituera sans doute la médication principale, mais vous aurez besoin d'une médication complémentaire, et vous la trouverez dans le quinquina, dans le fer, dans les vins généreux, dans une alimentation succulente et réparatrice. Il y a, ne l'oubliez pas, une cachexie herpétique, comme il y a une cachexie syphilitique. Faisons tous nos efforts pour empêcher le malade d'y tomber, car nous serions peut-être impuissants à l'en retirer.

Comme préparation arsenicale, je vous recommande les pilules suivantes :

Arséniate de soude.	1 milligr.
Extrait de gentiane.	10 centigr.

Donnez six de ces pilules par jour, deux à chacun des trois repas, ou bien, si vous l'aimez mieux, faites prendre à chacun des trois repas une cuillerée à soupe de la solution suivante :

Arséniate de soude.	10 centigr.
Eau distillée	500 grammes.

Voilà pour le traitement général.

Quant au traitement local, ce sera celui du prurigo, ce sera celui du lichen chronique, ce sera celui du psoriasis ; nous en avons assez longuement parlé dans notre premier volume pour que nous puissions nous dispenser de vous en rappeler aujourd'hui les indications et les errements.

TRAITEMENT DES SCROFULIDES.

Nous avons vu précédemment que le vieillard n'est que rarement sujet à des lésions scrofuleuses en évolution. Sans doute, on peut encore observer chez lui des ulcérations scrofuleuses actives et continuant leurs progrès envahissants et destructeurs ; mais c'est rare ; le plus souvent, le vieillard ne porte plus que les ravages accomplis, terminés et irrémédiables de la scrofule, qui a épuisé toute sa malignité dans l'adolescence et l'âge mûr. Il semble que cette redoutable diathèse, aux allures essentiellement lentes, torpides, chroniques, ait besoin, pour se développer, d'une constitution jeune, ou tout au moins dans la force de l'âge, et qu'elle trouve sa fin dans la débilitation sénile, qui aurait le privilège de l'arrêter et de mettre enfin un terme à ses ravages.

Les choses étant ainsi, vous n'aurez plus à vous occuper, chez le vieillard scrofuleux, que d'un traitement général, tonique, reconstituant, destiné à réparer les brèches faites antérieurement par la scrofule. Ce traitement aura pour but de prévenir la double cachexie sénile et scrofuleuse, ou du moins de retarder son invasion. Il aura pour but encore de soutenir, de fortifier un organisme miné, sapé depuis longtemps par la diathèse, et en même temps affaibli par l'âge.

Vous prescrirez donc un régime aussi réparateur que possible, et cette réparation, ce soutien des forces défaillantes du vieillard, vous les puiserez dans le régime alimentaire le plus succulent, et dans la médication la plus tonique et la plus reconstituante (fer, quinquina, phosphate de chaux, huile de foie de morue).

Si la vieillesse n'avait pas pu encore éteindre la scrofule et si l'évolution de ses lésions n'était pas encore définitivement arrêtée, vous auriez à traiter localement ces lésions, et vous dirigeriez ce traitement local d'après les préceptes et les indications que nous vous avons données, quand, précédemment, nous vous avons parlé du traitement des diverses lésions de la scrofule.

DIX-HUITIÈME LEÇON

Les maladies de la peau chez le vieillard (*suite et fin*).

AFFECTIONS CUTANÉES PARASITAIRES

Messieurs.

La peau de l'enfant est souvent habitée, nous vous l'avons dit, par des parasites. Ces parasites sont des êtres vivants ; les uns naissent, se développent et se reproduisent à la surface de la peau ; les autres s'établissent et se multiplient dans son épaisseur. Les uns appartiennent au règne végétal : ce sont des cryptogames ou champignons ; il y en a trois ; deux principaux : c'est le *tricophyton*, produisant la tricophytie, ou teigne tondante, et l'*achorion favique*, engendrant la teigne faveuse. Il y en a encore un troisième, dont nous vous avons aussi parlé, c'est le *microsporon Audouini*, auquel est due la teigne pelade.

Les autres parasites sont du règne animal : c'est le *sarcopte*, ou *acarus scabiei*, qui produit la gale ; ce sont les trois variétés de poux : le *pediculus capitis*, qui donne lieu à l'*impetigo granulata* du cuir chevelu ; le *pediculus corporis*, qui détermine le prurigo de la partie supérieure du dos ; le *pediculus pubis*, qui amène quelques poussées.

sans importance, d'impétigo, d'ecthyma, d'eczéma, et qui, quelquefois, existe sans déterminer aucune lésion cutanée appréciable dans la région pubienne.

Nous vous avons longuement décrit ces affections parasitaires, ainsi que les lésions de la peau qui en sont les complications. Nous vous avons montré la peau de l'enfant et de l'adolescent comme étant le terrain privilégié des affections parasitaires du règne végétal. C'est chez l'enfant et chez l'adolescent que la *tricophytie*, ou teigne tondante, se trouve presque exclusivement. Elle apparaît vers l'âge de quatre à six ans, et ne se retrouve plus du tout, ou du moins que très rarement, sur la tête, après vingt ou vingt-cinq ans; l'âge mûr ne la connaît pas, ou du moins ne la connaît que très peu; nous ne l'avons vue que deux fois chez l'homme, à la région crânienne, qu'elle a désertée, pour se limiter et descendre aux régions faciale et cervicale.

La teigne faveuse, le *porrigo favosa*, est également la maladie de l'enfance et de l'adolescence. Elle se développe, comme la tricophytie, de quatre à six ans; elle subsiste dans toute sa vigueur, pendant la seconde partie de l'enfance, pendant l'adolescence, et ne se montre plus que très rarement, et à titre d'exception, chez l'homme.

La teigne pelade, assez rare, mais très contagieuse chez l'enfant, devient plus fréquente, mais cesse d'être contagieuse chez l'homme.

Ainsi l'enfance et l'adolescence possèdent ces trois sortes de teigne : elles s'y développent dans toute leur intensité, dans toute leur fréquence, dans toute leur puissance de propagation, d'extension, de destruction pour la chevelure.

L'âge mûr est plus épargné par les teignes ; il est à

peu près exempt de la teigne tondante sur le cuir chevelu; le *tricophyton tonsurans* n'a pas de prise sur lui dans cette région. La teigne faveuse, si commune dans l'enfance et l'adolescence, ne l'atteint que très rarement. Si la teigne pelade sévit assez fréquemment sur lui, en revanche, en arrivant jusqu'à lui, elle a perdu sa puissance contagieuse, qu'elle possédait à un si haut degré, et qui la rendait si redoutable dans l'enfance.

Ainsi, des trois teignes, une seule affecte la tête de l'homme à l'âge mûr, et encore n'est-elle plus alors contagieuse. Un homme affecté de la pelade peut impunément, pour sa femme et pour ses enfants, continuer à vivre de la vie de famille, sans crainte de contagionner personne. Tandis qu'un enfant, malade de la pelade, la transmettra à ses parents, à ses camarades, à tous ceux qui auront avec lui des contacts.

La vieillesse est complètement exempte des teignes; le tricophyton ne va pas même jusqu'à l'âge mûr, encore moins arrive-t-il jusqu'à la vieillesse. Le favus, qui n'atteint l'âge mûr que dans des cas très rares et tout à fait exceptionnels, n'arrive pas non plus jusqu'au vieillard. La pelade qui, sur la tête de l'homme, a perdu toute sa puissance contagieuse et qui, par conséquent, est en voie de déclin, ne va pas plus loin, et n'atteint jamais le vieillard.

Le vieillard reste donc inattaquable aux teignes; aucune des trois n'a le pouvoir de l'atteindre. Est-ce parce que le système chevelu ne compte plus en quelque sorte chez lui? Est-ce parce que le peu de cheveux qu'il conserve encore, étant altérés, ne peuvent plus convenir à la nourriture et au développement des cryptogames? Nous ne saurions le dire; tout ce que nous savons, c'est que la vieillesse est exempte des teignes, et que vous ne verrez jamais chez elle ni tricophytie, ni favus, ni pelade.

La vieillesse jouit-elle de la même immunité par rapport aux parasites animaux? — C'est ce que nous allons examiner.

L'acare atteint les tout jeunes enfants; la gale est très commune à toutes les époques de l'enfance; et, en raison de la finesse de la peau de l'enfant, de sa très grande impressionnabilité et de sa remarquable disposition à l'inflammation, la gale, chez les enfants, est presque toujours très grave, en raison des complications nombreuses et intenses qu'elle éveille et qu'elle développe.

Il en est de même dans l'adolescence et dans l'âge mûr; la gale y existe fréquemment; mais plus le galeux est avancé dans la vie, et moins vous trouverez, autour des papules, des vésicules et des sillons acariens; moins vous trouverez de ces lésions cutanées, dites lésions de complication; moins vous serez gêné dans le traitement parasiticide, par ces poussées éruptives de lichen, d'eczéma, d'ecthyma, poussées si fréquentes et si abondantes, que nous vous faisions remarquer chez l'enfant. Cela tient à ce que plus l'homme avance en âge, et plus sa peau s'endurcit, plus elle se fait, plus elle s'habitue à tous les contacts; plus elle se familiarise avec les diverses causes d'irritation qui peuvent agir sur elle; plus elle devient tolérante, indifférente et insensible pour tout ce qui, autrefois, n'aurait pas été supporté impunément par elle. Cela tient encore à ce que la peau perd, petit à petit, avec les années, cette exquise sensibilité en vertu de laquelle elle s'enflamme si promptement, et avec tant de facilité, dans l'enfance et dans la jeunesse, sous les moindres influences irritantes.

Chez le vieillard, vous trouverez encore la gale, mais très rarement et très exceptionnellement. Sur cent galeux, il y en aura soixante-dix qui auront de six mois à trente ans; vingt qui auront de trente ans à soixante ans, et dix seulement qui auront plus de soixante ans.

A quoi cela tient-il? Sans doute, me direz-vous, cela tient à ce que le vieillard est moins exposé qu'on ne l'est dans les trois premiers quarts de la vie à toutes les influences contagieuses, à tous les contacts impurs, à la vie des ateliers, etc. — Nous n'en disconvenons pas, mais la véritable cause de cette presque immunité dans laquelle il se trouve par rapport à la gale n'est pas là seulement; elle est surtout dans la transformation, dans la dégradation de sa peau, par le fait de la vieillesse.

La peau du vieillard est une peau atrophiée, presque dénuée de vitalité; elle est amincie, desséchée, parcheminée; elle a perdu son élasticité; quand elle a subi une distension, elle ne revient plus que très incomplètement sur elle-même; ses glandules sudoripares sont plus ou moins atrophiées, leur sécrétion est plus ou moins supprimée; de là sa sécheresse habituelle; ses follicules sébacés, atrophiés également, oblitérés, cessent d'être le siège d'une sécrétion lubrifiante; aussi la peau du vieillard est-elle aride, cassante; elle n'a plus ni souplesse ni rien d'onctueux; en un mot, elle est devenue presque inerte et sans vie.

Ces conditions ne sont pas favorables au développement, dans l'épaisseur de son tissu, d'êtres animés, qui, pour vivre, ont besoin de se nourrir de sa propre substance, de sa propre vie; et si ces animaux ne doivent pas trouver en elle les ressources vitales dont ils ont besoin pour eux-mêmes, ils ne s'y fixent pas.

Telle est la véritable cause de l'excessive rareté de la gale chez le vieillard. Et si par hasard, cependant, vous en voyez un exemple, vous constaterez que le nombre des acares, c'est-à-dire des vésicules et des sillons, ne sera pas considérable ; vous n'en trouverez qu'un très petit nombre seulement, ce qui vous indiquera que les acares ne sont pas dans un milieu convenable à leur développement, qu'ils y sont mal à l'aise pour y vivre, et qu'ils ne peuvent pas s'y multiplier.

De plus, vous ne trouverez pas, chez le vieillard, ou vous ne trouverez qu'à peine, les lésions concomitantes et de complication de la gale, si communes dans l'enfance et dans la jeunesse. La source de la vie, presque tarie dans sa peau, et à peine suffisante pour alimenter les acares, n'a plus de quoi subvenir à la formation de lésions aiguës, inflammatoires et sécrétantes, qui, pour se développer, ont besoin d'un foyer riche en activité vitale et en principes vitaux.

Suivez bien cette curieuse décadence de la gale aux différents âges de la vie : dans l'enfance et dans la jeunesse, elle est dans toute l'exubérance de sa fréquence, de son intensité et du développement de ses complications ; les acares sont nombreux, ils pullulent, ils se multiplient, c'est une véritable fourmilière, on les trouve partout, le corps en est infesté dans presque toutes ses parties ; les espaces interdigitaux, les poignets, les avant-bras, les seins, les jambes, les cuisses, le ventre, la verge, les fesses sont remplis de leurs sillons, de leurs vésicules, de leurs papules et de toutes leurs lésions concomitantes ; c'est une éruptation généralisée ; c'est presque une invasion universelle.

Dans l'âge mûr, la gale se restreint, elle se limite,

elle cesse de se répandre au loin, et en dehors de ses sièges d'élection; elle ne déborde plus; elle rentre dans son lit; elle se confine dans les régions où on la voit le plus souvent, et qui semblent lui appartenir : les espaces interdigitaux, le pli du poignet, la verge, l'auréole des seins.

Non seulement sa sphère d'étendue est bien plus limitée, mais elle a moins de force, moins de puissance de réaction ; elle n'a plus le pouvoir de faire éclore, d'engendrer les lésions polymorphes, qui, dans la jeunesse, étaient ses complications habituelles, son accompagnement ordinaire et comme ses satellites; elle est seule, et réduite à elle-même.

Dans la vieillesse, enfin, elle disparaît presque tout à fait, et si on la voit encore, de loin en loin, c'est comme par extraordinaire, et à de très rares exceptions.

Chez l'enfant de un à deux ans, aussitôt que la tête commence à se garnir de cheveux, vous voyez apparaître le pou; le *pediculus capitis* est la seule espèce de pou que l'on trouve habituellement dans l'enfance. Une peau trop fine, trop humide, ne convient pas au *pediculus corporis*.

A l'âge de la puberté, quand la région pubienne se garnit de poils, le *pediculus pubis* s'y développe. A cette époque de la vie, ces parasites, le *pediculus capitis* principalement, se reproduisent, se multiplient avec une incroyable rapidité; on en voit quelquefois des quantités innombrables pulluler dans la chevelure, et de là se répandre dans le lit du malade, sur tous ses vêtement et sur tout son corps; c'est là ce que l'on appelle la *phthiriase de la tête*.

Le *pediculus corporis*, remarquable par ses fortes proportions et par sa couleur grisâtre, fait son apparition à cette même époque. Il devient plus commun dans l'âge mûr, alors que la peau est plus épaisse, plus sèche, moins lubrifiée.

Chez le vieillard, le *pediculus capitis* ne se trouve plus guère ; il disparaît avec les cheveux, et quand les cheveux persistent, il n'en disparaît pas moins. Le pou respecte les cheveux blancs du vieillard ; il ne les habite pas. Il en est de même du pediculus pubis.

Nous avons vu que les parasites végétaux disparaissent aussi de la tête du vieillard. Le tricophyton n'attend pas même la vieillesse ; on ne l'y retrouve plus dès l'âge mûr. La pelade ne franchit pas non plus le seuil de la vieillesse ; et l'achorion favique ne l'affecte pour ainsi dire jamais non plus.

La tête du vieillard est donc, pour tous les parasites, végétaux et animaux, une région inaccessible, inhabitée et inhabitable ; tous la désertent, tous l'abandonnent, tous disparaissent avant que le temps de la vieillesse soit arrivé.

Un seul parasite reste à la vieillesse ; né dans la jeunesse, l'âge mûr l'a vu se développer en plus grande abondance, et le lui a transmis, c'est le pediculus corporis.

PEDICULUS CORPORIS. PHTHIRIASE SÉNILE

On désigne sous le nom de *phthiriase* l'existence et la production nombreuse de poux à la surface du corps, soit sur le cuir chevelu, soit sur le tronc, sous les aisselles, et à la région pubienne. Mais on a plus spécialement réservé ce nom pour le cas où les poux habitent la peau du tronc.

La saleté, le défaut de bains, de lotions; des vêtements malpropres, portés trop longtemps sans être changés; la misère, la cachexie sénile, une hygiène mauvaise à tous les points de vue, telles sont les causes sous l'influence desquelles se produit la phthiriase. Elle est caractérisée, nous le répétons, par la présence de poux, qui naissent, se développent, se multiplient, se meuvent à la surface de la peau du corps. C'est sur le tronc, et principalement sur la partie supérieure du dos, entre les épaules, qu'ils se trouvent en plus grand nombre; on les trouve aussi sur la poitrine, sur le ventre; ils s'attachent aux vêtements, se répandent dans le lit; ils cheminent tout autour des phthiriasiques, dont l'abord est toujours très dangereux; car les poux, voyageant, grimpant partout, envahissent avec la plus grande facilité tout ce qui est à leur portée; et du corps, du lit, des vêtements, du malade, ils passent très vite sur les vêtements et de là sur le corps de ceux qui les approchent. La phthiriase est donc extrêmement contagieuse, aussi vous ne devrez jamais, sans une nécessité bien urgente, vous appuyer sur le lit du malade; et s'il vous faut pratiquer la percussion, la palpation, l'auscultation, ou un examen quelconque, vous ne sauriez prendre trop de précautions, pour vous mettre à l'abri de la plus facile, de la plus rapide et de la plus dégoûtante de toute les contagions.

PRURIGO PARASITAIRE, OU PÉDICULAIRE.

Les poux répandus sur la surface de la peau l'irritent par leur présence, par leurs mouvements et surtout par les blessures qu'ils lui font pour se nourrir. Il en résulte des démangeaisons atroces, irrésistibles, qui forcent les malades à se gratter, et qui, souvent, les tiennent éveillés des nuits entières. A la suite de cette double irritation, lorsque surtout elle est déjà ancienne, l'irritation causée par les poux et l'irritation causée par les ongles, la peau subit une triple altération, sur laquelle j'appelle toute votre attention.

1° Elle devient bistrée, noirâtre, presque semblable à la peau d'un nègre ; cette coloration est la conséquence d'une hypersécrétion de matière pigmentaire ; et cette hypersécrétion se produit sous l'influence de la double action irritante des ongles et des parasites.

2° Elle est sillonnée, dans toutes ses régions, mais principalement sur le ventre, sur les parois de la poitrine, et sur le dos, de petites plaies linéaires, plus ou moins nombreuses ; ce sont des déchirures, des égratignures, faites par les ongles, dans les grattages violents auxquels se livrent les malades.

3° Toute la peau, à la partie supérieure du dos, à la base du cou, et dans tout l'espace compris entre les épaules, est parsemée de larges papules de prurigo. Ce prurigo est causé par l'action irritante des poux, par leurs morsures, par tous les mouvements auxquels ils se livrent sur une surface de peau entamée, tourmentée, non seulement par eux, mais encore par les ongles du malade, et par tous les frottements auxquels il se livre, dans le but de calmer d'insupportables démangeaisons.

Relativement à la cause qui l'a produit, ce prurigo a reçu le nom de *prurigo parasitaire ou pédiculaire*.

DIAGNOSTIC DU PRURIGO PARASITAIRE

Je ne saurais trop, Messieurs, arrêter votre attention sur ce prurigo, dont il vous est si important de diagnostiquer la nature. Son siège, à la base du cou, à la partie supérieure du dos, entre les deux épaules, est le trait caractéristique, et tout à fait pathognomonique. Toutes les fois que, sur un vieillard, vous verrez une éruption de papules prurigineuses dans cette région, par cela seul, diagnostiquez, affirmez la nature *parasitaire* de ce prurigo, et alors prenez garde à vous ; tenez-vous à distance : *Cavete pediculos*. Le prurigo parasitaire, en effet, est le seul qui siège à la partie supérieure du dos.

Le *prurigo senilis* ou *cachecticus* occupe de préférence les membres inférieurs.

Le *prurigo herpétique* est disséminé sur tout le corps ; on le trouve sur les membres supérieurs, sur les membres inférieurs, sur tout le tronc, en avant et en arrière ; et, de plus, on retrouve, dans sa dissémination, la disposition symétrique qui est un des caractères de toutes les éruptions de nature herpétique.

Le *prurigo concomitant ou symptomatique de la gale* n'existe que dans les régions où se trouvent les acares, c'est-à-dire dans les espaces interdigitaux, aux plis du poignet, etc., et, de plus, ce prurigo est toujours accompagné d'autres affections génériques de la peau, c'est-à-dire de pustules ou de croûtes d'ecthyma ; de pustules ou de croûtes d'impétigo ; de papules de lichen et de petites plaques d'eczéma.

Seul, nous le répétons, le prurigo, symptomatique de la phthiriase, siège à la partie supérieure du dos ; il y est fixé, confiné, limité. Ce seul caractère vous le fera reconnaître.

TRAITEMENT DE LA PHTHIRIASE ET DU PRURIGO PARASITAIRE.

Pour guérir le prurigo parasitaire, il faut déjà supprimer la cause sous l'influence de laquelle il s'est produit ; la cause cessant d'être, le prurigo cessera aussi, et par cela même, *sublàta causa, tollitur effectus.*

Donc, détruisez les parasites, et le plus tôt possible, cela est très facile. Faites prendre au malade deux ou trois bains, dans chacun desquels vous verserez une solution convenablement alcoolisée, contenant 20, 30 ou 40 grammes de sublimé corrosif. Ayez soin de soumettre, pendant que le malade sera dans le bain, tous ses vêtements, soit à une fumigation de fleurs de soufre, soit à un dégagement de vapeur à 100 degrés, afin de tuer les parasites que ces vêtements pourraient contenir ; prescrivez que tout le linge de lit et de nuit soit changé ; et quand le malade aura pris, dans ces conditions, deux ou trois bains de sublimé, il sera débarrassé des parasites ; mais restera le prurigo.

Ce ne sera pas long ; ce sera l'affaire de huit à dix jours. Et cette prompte guérison est encore un des caractères pathognomoniques de ce prurigo.

Rappelez-vous en effet combien est lent et difficile à guérir le prurigo herpétique. Cette guérison est si longue et si difficile à obtenir qu'Hébra la déclare impossible, et tout à fait irréalisable.

Le prurigo cachectique, quand il guérit, ce qui n'est pas habituel, n'arrive à la guérison qu'après un temps toujours très long, et qu'après la guérison de la cachexie elle-même.

Le prurigo parasitaire, au contraire, disparaît en huit à dix jours. Faites prendre au malade, huit jours de suite, un bain tenant en dissolution :

Sulfure sec de potassium, 150 ou 200 grammes,

et le prurigo sera complètement effacé.

Pour résumer tout ce que nous vous avons dit, dans cette leçon, sur les maladies parasitaires, causées par des parasites végétaux et animaux, et pour vous montrer combien leur nombre décroît ainsi que leur gravité, à mesure que le malade avance en âge, nous allons les rassembler toutes dans un tableau synoptique, et vous les mettre sous les yeux, ainsi réunies, aux trois grandes époques de la vie : l'enfance et la jeunesse, l'âge mûr, la vieillesse.

AFFECTIONS CUTANÉES PARASITAIRES AUX DIFFÉRENTS AGES DE LA VIE.

ENFANCE ET JEUNESSE.	AFFECTIONS PARASITAIRES DU RÈGNE VÉGÉTAL.	*Teigne tonsurante*, très commune ; très contagieuse.
		Teigne faveuse, assez fréquente ; très contagieuse.
		Teigne pelade, moins fréquente ; très contagieuse.
	AFFECTIONS PARASITAIRES DU RÈGNE ANIMAL.	*Gale*, très commune ; très contagieuse ; complications locales nombreuses, très diverses et ne manquant presque jamais.
		Phthiriase, trois espèces de poux.

AFFECTIONS CUTANÉES PARASITAIRES AUX DIFFÉRENTS AGES DE LA VIE (SUITE).

AGE MUR.	AFFECTIONS PARASITAIRES DU RÈGNE VÉGÉTAL.	*Teigne tonsurante*, n'existe plus à la tête, mais à la face et au cou seulement ; contagieuse. *Teigne faveuse*, très rare; contagieuse. *Teigne pelade*, assez fréquente, mais n'est plus du tout contagieuse.
	AFFECTIONS PARASITAIRES DU RÈGNE ANIMAL.	*Gale*, plus rare que dans l'enfance et la jeunesse; toujours contagieuse; complications locales moins intenses et plus rares. *Phthiriase*, trois espèces de poux.
VIEILLESSE.	AFFECTIONS PARASITAIRES DU RÈGNE VÉGÉTAL.	*Teigne tonsurante*, n'existe jamais. *Teigne faveuse*, n'existe jamais. *Teigne pelade*, n'existe jamais.
	AFFECTIONS PARASITAIRES DU RÈGNE ANIMAL.	*Gale*, très rare ; pas de complications locales. *Phthiriase*, une seule espèce de poux.

Remarquez, Messieurs, combien est décroissante la proportion des affections cutanées parasitaires, et combien, dans son déclin, elle suit le cours de la vie.

Dans le premier âge de la vie, depuis la naissance jusqu'à vingt ou trente ans (enfance et jeunesse), nous assistons à l'efflorescence de toutes les maladies parasitaires; nous les voyons *toutes*, sans exception, et dans toute l'intensité de leur développement, j'allais dire dans toute la richesse de leur épanouissement. Nous les voyons avec tout le cortège des affections locales, qu'elles ont fait naître autour d'elles, et qui sont leurs compagnes, leurs satellites, en même temps que leurs complications. Nous trouvons les trois espèces de teignes : la teigne tonsurante, la teigne faveuse, la teigne pelade ; nous trouvons la gale, avec la polymorphie de toutes ses affections concomitantes ; nous trouvons enfin la phthiriase, avec les trois espèces de poux.

Dans l'âge mûr, de trente à soixante ans, il n'y a plus que deux espèces de teignes sur le cuir chevelu : la teigne tonsurante l'a abandonné pour se restreindre à la face ; il ne reste plus que la teigne faveuse, qui devient de plus en plus rare, et la teigne pelade ; celle-ci sévit avec toute son intensité, mais en revanche elle a perdu sa puissance de transmission, elle a cessé d'être contagieuse.

La gale, elle aussi, est devenue plus rare et, en même temps qu'elle est devenue moins fréquente, elle a perdu de sa gravité ; ses complications locales sont moins intenses, moins prononcées ; elles manquent quelquefois.

La phthiriase a encore ses trois espèces de poux.

Dans la vieillesse, les trois teignes ont disparu ; il n'y en a plus du tout.

La gale est devenue très rare, et quand par hasard, et comme par exception, on la trouve encore, elle est seule, réduite à elle-même, sans accompagnement et sans complication locale.

Le pou de la tête et le pou du pubis n'existent plus ; le pou du corps, seul, a survécu ; il n'y a plus qu'une seule espèce de phthiriase, celle du corps.

DIX-NEUVIÈME LEÇON

Coup d'œil général et d'ensemble sur les caractères, la marche et l'évolution des affections cutanées aux différents âges de la vie.

Messieurs,

Sortons aujourd'hui des maladies parasitaires, montons plus haut, élargissons notre horizon. Groupons toute la dermatologie à nos pieds, et promenons nos regards sur le vaste tableau qu'elle nous présente, afin de la voir et de l'apprécier dans son ensemble, et telle qu'elle est répartie aux différents âges de la vie.

Nous vous le disions un jour, il y a entre les végétaux et les affections cutanées de singulières ressemblances, de bizarres similitudes et de curieux rapprochements à faire.

Les plantes ont leurs saisons : la flore du printemps n'est pas celle de l'été ni celle de l'automne.

Les maladies de la peau subissent de même l'influence des saisons ; chaque saison a les siennes, de même que chaque saison fait éclore ses fleurs.

Les plantes ont aussi leurs terrains de prédilection ; les unes ont besoin d'un sol froid, sec et pierreux ; les autres recherchent une terre plus chaude, plus riche et plus arrosée, et si elles viennent à pousser en dehors du terrain qui convient à chacune d'elles, elles y sont dépaysées, mal à l'aise, méconnaissables, sans force et sans beauté.

Les maladies de la peau ont également leurs terrains; ces terrains sont les diverses régions du corps, dont les qualités de structure, de constitution, de sécheresse et d'humidité sont, vous le savez, des plus variables. Et quand vous les rencontrez en dehors, et loin de leurs sièges d'élection, elles ne sont plus elles-mêmes; leurs traits sont altérés; leur physionomie est changée; c'est à peine souvent si vous pouvez les reconnaître.

Les plantes ont encore leurs climats; autre, et bien différente, est la végétation des zones brûlantes du Midi, des zones tempérées, et des zones refroidies du Nord.

Les maladies de la peau, elles aussi, ont leurs climats et ces climats, ce sont les différents âges de la vie. Leurs zones brûlantes, leurs terres chaudes et leur soleil du Midi, c'est la jeunesse avec toutes ses ardeurs, tous ses bouillonnements, toutes ses exubérances de vitalité et toutes ses richesses physiologiques. Leur zone tempérée, c'est l'âge mûr, avec sa sève moins abondante, avec son activité plus calme et moins débordante. Leur zone refroidie du Nord, c'est la vieillesse avec toutes ses défaillances, tous ses affaiblissements et toutes les glaces de l'âge.

Quelquefois, au milieu de toutes ses décadences, la vieillesse semble vouloir s'arrêter sur la pente qui l'entraîne; elle se réveille, elle se redresse comme pour sortir de ses ruines, elle retrouve d'anciennes, mais passagères ardeurs de jeunesse; d'anciens feux mal éteints, qui couvaient sous ses cheveux blancs, se rallument en elle; mais ce sont des lueurs fugitives et sans durée. C'est ainsi que l'on trouve des volcans jusque sous les neiges éternelles des régions désolées du pôle.

Chacune de ces périodes de la vie humaine a ses affections cutanées spéciales, de même que chaque zone du globe a sa végétation propre.

I

MALADIES DE LA PEAU DE L'ENFANCE ET DE LA JEUNESSE

Ici, Messieurs, nous sommes dans la zone torride, dans le pays du soleil, dans les *tierras calientes*. La végétation est luxuriante; la sève surabonde; tout pousse à vue d'œil, tout fleurit, tout s'épanouit; c'est la nature dans toute sa fécondité.

Nos plantes, à nous, ce sont les affections cutanées, et vous allez les voir surgir de tous côtés, se développer avec une évolution rapide, avec le caractère chaud et brûlant du sol qui les produit.

L'enfant est à peine entré dans la vie que déjà de nombreuses causes de maladies cutanées exercent sur lui leur action. Sa peau est d'une excessive ténuité, d'une exquise sensibilité, et la voilà, habituée qu'elle était à la température douce, constante et lubrifiante des eaux amniotiques pendant toute la vie intra-utérine, la-voilà subitement exposée aux influences de l'air, aux vicissitudes de la température, à tous les rapports, à tous les contacts les plus irritants. Ce sont des matières graisseuses, laissées négligemment à sa surface et qui rancissent; ce sont des urines, des matières fécales, dont elle est incessamment humectée et recouverte; ce sont des vêtements, des langes, trop chauds ou trop froids, mal lessivés, trop serrés, d'un tissu trop rude; ce sont des soins de propreté insuffisants ou mal compris, et des frottements de toute nature.

Aussi la peau du petit enfant ne tarde pas à s'enflammer, et cette inflammation à type aigu, à évolution rapide, revêt des formes différentes et se présente sous des aspects nombreux et variés.

C'est alors que nous voyons apparaître sur le cuir chevelu des *croûtes dites laiteuses*, des plaques d'impétigo et d'eczéma, et, sur diverses régions du corps et des membres, des érythèmes intertrigineux, secs ou purifluents, des érythèmes papuleux ou tuberculeux; quelquefois des érysipèles simples ou phlegmoneux.

Plus tard arrive l'époque du sevrage et de la dentition, et alors voici les *feux de dents*, sur la figure, sur le cou, sur la poitrine et jusque sur les membres; le strophulus prurigineux, l'érythème papuleux et tuberculeux; le lichen ruber.

De vastes carapaces d'eczéma et d'impétigo couvrent le cuir chevelu et la figure de leurs croûtes humides, épaisses et noirâtres; des suintements eczémateux se produisent derrière les oreilles et dans les plis du cou: ce sont *les scrofulides bénignes, exsudatives et superficielles de M. Bazin*. Ce sont, pour nous, les traductions simples et variées d'un principe inflammatoire abondant, et toujours en germe dans une peau fine, impressionnable, richement pourvue de nerfs, de vaisseaux, d'appareils glandulaires, principe incessamment excité et développé par toutes les influences extérieures.

Non seulement la peau de l'enfant, par sa richesse constitutive, par sa finesse, par sa grande impressionnabilité, est toujours disposée à l'inflammation; mais cette inflammation est encore préparée et attisée par la constitution tout entière de l'enfant; par la rapidité de sa circulation; par l'activité de ses fonctions physiologiques; par son extrême sensibilité nerveuse; par une foule de causes extérieures et locales, et par sa grande aptitude à subir l'impression de tel ou tel principe contagieux. C'est l'âge des fièvres, des troubles, des désordres, des perturbations intérieurs, qui ont leur écho, leur retentissement et leur traduction sur la peau.

C'est l'âge des exanthèmes, des fièvres dites exanthématiques, ou pyrexies; c'est l'époque de toutes les efflorescences exanthématiques : de la variole, de la varioloïde, de la varicelle, de la scarlatine, de la rougeole, de l'érysipèle.

La nature délicate de l'enfant ne subit pas impunément l'influence des saisons. Les vicissitudes de température, le passage de l'hiver à l'été, et de l'été à l'hiver, impriment à tout son organisme des secousses qui sont encore exprimées par des lésions cutanées multiples et variées.

Ce sont les éruptions dites *saisonnières*, les pseudo-exanthèmes, ou fièvres pseudo-exanthématiques : l'urticaire aigu, ou fièvre ortiée, des éruptions d'herpès, ou fièvre herpétique, des poussées de pityriasis rubra, de lichen ruber, d'eczéma rubrum (fièvre eczémateuse), de pustules d'ecthyma, d'impétigo, de bulles de pemphigus aigu (fièvres ecthymateuse, impétigineuse, pemphigode).

Vous voyez quelle multiplicité, quelle variété, quelle fréquence d'affections cutanées, dans l'enfance et dans la jeunesse; et toujours des affections à forme aiguë, à type inflammatoire, à évolution rapide, à sécrétions abondantes.

Mais ce n'est pas tout. Un trouble gastro-intestinal a-t-il lieu? une digestion laborieuse se produit-elle? l'irritation de la muqueuse des voies digestives se reflète sur la peau, elle y a son retentissement, et vous voyez se développer une belle éruption de papules d'érythème, ou de plaques d'urticaire, affections, l'une et l'autre, congestives, aiguës et inflammatoires.

Ce n'est pas tout encore : l'action directe des rayons solaires sur les parties découvertes, sur la tête, sur la figure, sur le cou, sur les mains, y détermine ce que l'on appelle une *insolation* ou coup de soleil, et cette insolation, suivant son intensité, produit, soit un érythème, soit un érysipèle.

Le froid amène de semblables effets ; il congestionne, il enflamme le nez, les oreilles, le menton, les doigts, les orteils. C'est cette inflammation dont M. Bazin voudrait encore faire une *scrofulide bénigne*, dans laquelle nous ne voyons, nous, qu'une inflammation *à frigore*, que l'on désigne sous le nom vulgaire d'*engelures*, et que l'on trouve aussi décrite sous la dénomination d'*érythème pernio*.

Toutes ces poussées aiguës, toutes ces congestions actives, toutes ces plaques exanthématiques, toutes ces vésicules, toutes ces pustules, toutes ces bulles à sécrétion abondante, à évolution rapide, ne sont-elles pas la végétation luxuriante du climat brûlant de l'enfance et de la jeunesse ? Ne sont-elles pas ses productions dermatologiques spéciales, et sa flore particulière et caractéristique? Toutes ces affections si nombreuses, si variées, mais ayant toutes le même cachet d'acuïté, le même type inflammatoire, sont le propre de l'enfance et de la jeunesse ; elles lui appartiennent, et ne sont qu'à elles seules.

A côté de celles-là, il y en a d'autres encore, qui leur sont communes avec l'âge mûr et la vieillesse, mais qui sont beaucoup plus fréquentes chez elles que dans les deux autres parties de la vie. Ce sont d'abord les affections syphilitiques, et, avant elles, le *chancre primitif mou*, induré et phagédénique ; les *syphilides* secondaires, précoces, disséminées, rubéoliques, papuleuses, papulo-squameuses, tuberculeuses, tuberculo-squameuses ; les syphilides secondaires tardives, en groupes, papuleuses, tuberculeuses et serpigineuses ; les syphilides tertiaires, ulcéreuses, pustulo-crustacées, serpigineuses, malignes et ulcératives, telles que les syphilides ecthymateuses, rupiformes et phagédéniques.

Dans l'enfance et la jeunesse, nous avons aussi toutes les *herpétides*, mais principalement celles dont le type est inflammatoire, dont la forme est aiguë, et les sécrétions humides et abondantes, telles que l'eczéma, l'impétigo, le lichen eczémateux. Nous voyons commencer et se développer le psoriasis ; et parfois aussi le prurigo, comme contraste, avec *les dartres vives habituelles*, consteller toute la face et tout le corps de ses larges papules à forme chronique, à durée indéfinie.

L'enfance et la jeunesse sont encore le terrain de la scrofule. C'est la diathèse la plus lente, la plus morte dans son évolution, et cependant il lui faut, pour développer ses lésions si torpides dans leur marche, toute la chaleur des premiers âges.

Enfin, n'est-ce pas encore à cette période de la vie que toutes les maladies parasitaires sévissent avec le plus d'intensité, que se développe, avec le plus de vigueur, cette végétation souterraine et de mauvais aloi, qui engendre les teignes tonsurante, pelade et faveuse? N'est-ce pas là que la gale se présente avec le plus d'acuïté et le plus de complications, et que les animaux pédiculaires pullulent en plus grand nombre, dans l'épaisseur de la chevelure, comme fourmillent les insectes dans l'épaisseur du feuillage ?

Telle est, Messieurs, la vue synthétique et d'ensemble que je voulais vous donner de la dermatologie, dans l'enfance et dans la jeunesse. Remarquez combien la plupart de ses entités, de ses productions morbides, sont vives, aiguës et rapides dans leurs allures ; remarquez combien elles sont nombreuses et variées dans leurs lésions, comme dans leur nature ; combien elles ont de sève, de force et de puissance dans leurs manifestations et dans leurs poussées. Ne vous représentent-elles pas la flore si riche et la végétation luxuriante des pays chauds ?

II

MALADIES DE LA PEAU DE L'AGE MUR.

Ici, nous sommes sous un soleil moins ardent, dans un climat plus tempéré, dans des terres moins chaudes ; aussi la végétation sera moins variée, moins touffue, moins plantureuse.

De trente à cinquante ou cinquante-cinq ans, l'homme est dans sa période d'état ; il est arrivé au sommet de la colline, dont l'autre versant sera son déclin. Il a toute sa force, tout son développement ; mais il n'a plus ni la fougue, ni l'impétuosité de la jeunesse ; il est devenu plus calme, plus maître de lui ; sa circulation est moins précipitée ; ses fonctions digestives sont plus lentes ; ses sécrétions, moins abondantes, sa vitalité moins active et moins exubérante ; sa peau n'a plus la même finesse, ni la même impressionnabilité.

Aussi les affections cutanées, à type aigu, inflammatoire, à évolution rapide, seront-elles plus rares. Les affections saisonnières ne se montreront plus guère; les pseudo-exanthèmes seront moins fréquents. Les exanthèmes, la rougeole, la scarlatine, la variole, la varicelle, ne seront presque plus que des exceptions, à moins que ces maladies ne règnent épidémiquement. C'est ainsi que les végétaux des zones tropicales ne se voient que très peu souvent dans des régions moins chaudes.

En revanche, les affections à évolution lente, à forme chronique, et dépourvues de tout caractère inflammatoire, prendront tout le développement qu'elles comportent. Le psoriasis y paraîtra, avec toute l'épaisseur et toute la blancheur de ses squames plâtreuses ou nacrées. Le prurigo y disséminera ses papules à large base et à sommet noirâtre, qui sont le siège de tant de démangeaisons; le lichen y groupera ses papules acuminées, à forme aiguë d'abord, puis chronique; et finalement s'étalant, se prolongeant, dix, quinze ans, et quelquefois davantage, et pachydermisant la peau. Quand il siègera, et ce sera fréquent, à la marge de l'anus, au scrotum, au périnée, à la face interne des cuisses et aux jarrets, il y causera ces accès de prurit, ces démangeaisons irrésistibles et intermittentes, si désolantes autant par leur intensité que par leur ténacité.

L'eczéma, la plus commune de toutes les affections dartreuses, s'y produira, avec toutes les saccades, toutes les poussées, sans cesse renaissantes, et toutes les longueurs de son interminable évolution. S'il siège aux jambes, il y préparera cet amincissement de la peau qui promet à la vieillesse une série presque non interrompue d'ulcères, qui se reforment, qui se rouvrent, presque aussitôt leur cicatrisation.

Telle est, en quelques mots, la physionomie des affections cutanées de l'âge mûr; elles n'ont plus, vous le voyez, le cachet aigu, inflammatoire, la marche rapide, l'existence fugitive qu'elles avaient dans l'enfance et dans la jeunesse; elles n'éveillent plus ces réactions générales, ces ébranlements, ces perturbations de toute la santé, et tous ces troubles fonctionnels qu'elles déterminaient autrefois ; elles sont chroniques et n'ont plus de retentissement dans l'économie, qui reste impassible et dans son état le plus normal, au milieu des manifestations les plus intenses et les plus généralisées du prurigo, du psoriasis et de l'eczéma.

L'âge mûr est un champ ouvert à toutes les efflorescences de la syphilis ; elles y sont plus fréquentes et plus nombreuses que dans l'enfance, mais moins communes que dans la jeunesse. Comme dans l'enfance et la jeunesse, on y trouve le chancre avec ses variétés : le chancre mou, le chancre induré, le chancre phagédénique; on y trouve toutes les syphilides précoces : la roséole, les tubercules muqueux, les plaques muqueuses végétantes, les condylômes, la syphilide papuleuse, la syphilide squameuse et papulo-squameuse, la syphilide lenticulaire, la syphilide tuberculeuse et tuberculo-squameuse; on y trouve toutes les syphilides tardives; les syphilides en groupe, papuleuses et tuberculeuses ; les syphilides vésiculeuses, pustuleuses, acnéiformes, herpétiformes ; les syphilides serpigineuses non ulcéreuses. On y trouve encore toutes les syphilides tertiaires, ulcéreuses, serpigineuses, et non serpigineuses, celles que l'on désignait autrefois sous le nom de *lupus syphilitique*. On y trouve les syphilides tuberculo-ulcéreuses et gangréneuses, l'ecthyma syphilitique, le rupia syphilitique, l'ulcère syphilitique, avec tous ses caractères pathognomoniques, ses bords taillés à pic, tranchants, non décollés, sa forme arrondie, son fond grisâtre, ou de couleur cuivrée.

L'âge mûr est encore l'apanage et la proie de la scrofule. Les premières lésions cutanées strumeuses remontent à l'âge de quatre, cinq ou six ans. Leur évolution est torpide et tellement lente qu'elles n'ont pas pu, pendant les années de l'enfance, opérer tous leurs ravages; elles les continuent pendant la jeunesse; elles les achèvent pendant l'âge mûr.

Dans l'enfance, les lésions scrofuleuses n'ont été que de simples macules; que de simples taches d'érythème chronique et persistant (*scrofulide érythémateuse*); elles n'ont été que de petits tubercules isolés ou en groupes, de couleur vineuse (*scrofulide tuberculeuse à sa première période*), ou bien que de petits abcès phlegmoneux superficiels (*scrofulide phlegmoneuse*).

Si la marche progressive de ces lésions n'a pas été arrêtée par un traitement à la fois local et général, des ravages plus considérables se consomment dans tout le cours de la jeunesse. La *scrofulide érythémateuse* prend des teintes vineuses; elle devient proéminente par le fait d'un œdème sous-jacent; elle s'étale davantage et forme, au milieu des parties environnantes, une saillie nettement tranchée; elle se couvre de squames, et devient la scrofulide *érythémato-squameuse*.

La scrofulide *tuberculeuse* s'ulcère, et ce sont ces ulcérations, appelées autrefois des *lupus*, qui dévorent les parties molles, en larges surfaces, ou qui, pénétrant dans leur profondeur, détruisent successivement la peau, les muscles, les tissus aponévrotiques et fibreux, et jusqu'aux cartilages et aux os eux-mêmes.

Telle est l'œuvre de destruction que la scrofule opère pendant la jeunesse. Il arrive souvent que tout est fini, que la destruction est complète, quand a sonné l'âge mûr ; soit qu'un traitement énergique ait pu enfin arrêter les progrès envahissants du mal, soit que le mal, usé, épuisé en quelque sorte par ses propres excès, se soit arrêté de lui-même.

Dans ce cas, l'âge mûr n'a plus à craindre les ravages terminés d'une diathèse, sinon guérie, du moins enrayée dans sa marche ; il n'a plus qu'à accepter, avec une courageuse résignation, les faits accomplis que lui a légués la jeunesse.

Mais il n'en est pas toujours ainsi : le génie destructeur de la scrofule ne s'arrête pas toujours sur le seuil de l'âge mûr, et pendant cette période de la vie il continue quelquefois sa marche ulcérative. Tout à l'heure, quand l'homme de quarante ans n'avait à son passif que des lésions consommées, irrémédiables, et définitivement terminées, il les supportait sans une altération bien notable pour sa santé générale.

Vous verrez, Messieurs, partout, et surtout dans cet hôpital, de véritables monstres, dévisagés par la scrofule, conserver leur activité, leur appétit, leur force, leur santé en un mot. Mais il n'en est pas toujours ainsi : lorsque la scrofule ne s'est point arrêtée dans *sa malignité*, lorsqu'elle continue, pendant l'âge mûr, ce qu'elle avait déjà fait dans l'enfance et la jeunesse, il arrive que la constitution est profondément détériorée ; que l'énergie vitale est épuisée, que les fonctions physiologiques se troublent et s'altèrent ; cela devient la cachexie scrofuleuse, qui emporte le malade. C'est ainsi que quelquefois la scrofule se termine, dans le cours de l'âge mûr, par la mort du malade.

Nous avons déjà vu que, chez l'homme, les affections parasitaires n'ont plus ni la même fréquence ni la même gravité que dans l'enfance et dans la jeunesse.

A partir de vingt-cinq à trente ans, la tricophytie disparaît du cuir chevelu; il n'est plus question de la teigne tonsurante; les cheveux n'ont plus rien à craindre du tricophyton, qui concentre ses ravages sur les diverses régions de la face et du cou. La teigne faveuse est excessivement rare.

La teigne pelade, née chez l'enfant, arrive à l'homme après avoir continué à sévir pendant la jeunesse. Elle attaque l'âge mûr; elle y exerce de grands ravages; non seulement elle peut détruire, et elle détruit en effet tous les cheveux de la tête, mais elle peut encore amener la perte du système pileux tout entier et dans toutes les régions du corps. Elle peut détruire, et sans retour, les sourcils, les cils, la barbe, les poils des aisselles et du pubis. J'ai vu quelques-uns de ces cas malheureux, dans lesquels les malades n'avaient pas un seul cheveu, un seul poil, sur n'importe quelle région du corps. Mais en revanche, si la pelade est à ce point redoutable chez l'homme, elle a perdu, chez lui, toute sa puissance contagieuse. La contagion n'existe plus chez l'homme. Vous pouvez faire impunément, et sans aucun danger de contagion, coucher avec sa femme un mari atteint de pelade.

La phthiriase, avec les trois espèces de poux, sévit dans l'âge mûr comme dans la jeunesse; il en est de même de la gale, mais celle-ci détermine autour de ses lésions intrinsèques et nécessaires moins d'inflammation concomitante, moins de complications que dans l'enfance et la jeunesse, et, si elle y est moins grave par conséquent, elle y est aussi moins fréquente.

III

MALADIES DE LA PEAU DE LA VIEILLESSE.

Nous ne sommes plus dans la zone tempérée ; nous entrons dans les régions déshéritées du Nord, dans des terres refroidies et infécondes, sous un ciel de glace, qui ne connaît plus le soleil. La végétation sera pauvre, rabougrie, misérable, rare, sans variété et sans force. Nous sommes sur le déclin de la vie ; nous descendons la colline plus vite que nous ne l'avons montée ; ses pentes nous entraînent, et chaque jour qui passe nous en fait voir le sommet, qui s'éloigne davantage derrière nous.

Telle est la vieillesse ; c'est l'âge de toutes les décadences et de toutes les ruines ; c'est la saison des frimas, et si parfois elle trouve un peu de chaleur, c'est qu'elle s'est réchauffée au soleil des souvenirs.

Sa flore sera triste et désolée ; ce seront toutes les affections de la décrépitude et de la cachexie. Le *prurigo senilis*, l'*ecthyma cachecticum*, le *pemphigus cachecticus*, le *rupia senilis*, les *ulcères atoniques et gangréneux des jambes*. Voilà les affections qui lui appartiennent en propre et qui portent sa livrée ; voilà ses produits.

Si elle est encore sujette aux manifestations de l'herpétis, ces manifestations ne seront plus, comme dans l'enfance et la jeunesse, représentées par des affections aiguës, inflammatoires, à sécrétions humides abondantes, et d'une morbidité, si je puis hasarder cette expression, aussi vivace que la constitution infantile et juvénile elle-même. Ce ne seront pas non plus, comme dans l'âge mûr, ces affections à forme torpide et chronique, mais très accentuées par l'intensité de leur développement, et par la quantité des produits épidermiques qu'elles sécrètent, comme sont le psoriasis et l'herpétide exfoliatrice. Non, la constitution du vieillard est trop pauvre pour fournir de pareilles sécrétions; elle n'a plus de sève; la peau est par trop desséchée, atrophiée et dépourvue de vitalité; aussi les lésions symptomatiques dont elle deviendra le siège seront des lésions non sécrétantes, comme le prurigo, comme le lichen chronique, ou comme un psoriasis bâtard, ayant à peine quelques squames; ou bien encore comme un eczéma sec et prurigineux, A cette époque, comme l'a parfaitement établi M. Bazin, le principe dartreux porte souvent son action, moins sur la peau que sur les organes intérieurs, sur les bronches, sur l'estomac, sur le foie, sur l'intestin. Si des localisations cancéreuses ne se produisent pas, il y a des catarrhes bronchiques herpétiques, des accidents dyspeptiques, des diarrhées chroniques, et ces désordres fonctionnels ne tardent pas à faire tomber le malade dans une cachexie, plutôt encore herpétique que sénile.

Les accidents primitifs locaux de la syphilis ne se montrent guère chez le vieillard, non plus que les accidents constitutionnels précoces. On n'y voit habituellement, en fait d'accidents secondaires, que des syphilides en groupes, c'est-à-dire des lésions indiquant que la syphilis remonte à une époque ancienne. Mais le plus souvent, quand la syphilis a survécu, c'est par des syphilides tertiaires qu'elle manifeste son existence. C'est l'ecthyma, c'est le rupia, c'est la syphilide pustulo-crustacée, c'est la syphilide tuberculeuse et gangréneuse, c'est la syphilide ulcéro-serpigineuse, qui représentent la diathèse.

La scrofule a désarmé avant l'heure de la vieillesse;

celle-ci n'est que l'héritière de désastres accomplis pendant l'enfance, pendant la jeunesse et pendant l'âge mûr. Si ces désastres ne sont que des difformités, tout au plus gênantes, la santé générale du vieillard peut ne pas s'en trouver atteinte ; mais si l'importance de ces lésions occasionne des troubles sérieux dans l'accomplissement des fonctions physiologiques ; si par exemple la bouche, incomplètement fermée par le rétrécissement atrophique des lèvres, laisse incessamment s'écouler la salive; ou bien si la destruction d'une partie de la voûte palatine cause une perpétuelle entrave à la déglutition, dans ce cas, les ravages opérés par la scrofule dans un autre âge, quand même ils seraient absolument arrêtés, apportent à la vieillesse un nouveau contingent de malaise et d'affaiblissement; ils contribuent à produire la cachexie sénile, et à précipiter la catastrophe finale.

Envisagée au point de vue des affections parasitaires, la dermatologie du vieillard n'est pas moins pauvre. Les parasites végétaux n'ont aucun accès chez lui ; il est également et toujours exempt de la teigne tonsurante, ou tricophytie, de la teigne faveuse et de la teigne pelade. Les parasites animaux ne le recherchent guère; très rarement il a la gale; et jamais, quand elle existe chez lui, elle n'est accompagnée de complications inflammatoires. Le plus souvent enfin, des trois espèces de poux, il n'en conserve qu'une seule, le *pediculus corporis;* les deux autres espèces ont habituellement disparu par le fait de la chute des cheveux et des poils, ou de l'altération profonde que leur fait subir la vieillesse.

SECONDE PARTIE

VINGTIÈME LEÇON

Messieurs,

Nous vous avons montré, dans notre première partie, toute l'importance des maladies de la peau ; cette importance, nous vous l'avons fait voir d'abord au point de vue de leur valeur séméiotique. Nous vous les avons présentées comme n'étant le plus souvent, en effet, que l'expression, traduite au dehors, de presque tous les états pathologiques dont peut être affectée notre économie. Je vous ai fait voir que la peau n'est, pour ainsi dire, qu'un vaste panorama sur lequel viennent se refléter et se peindre, en caractères faciles à saisir, la plupart de nos troubles fonctionnels, graves ou légers, profonds et chroniques, aussi bien qu'éphémères, accidentels et passagers. Je vous ai montré que, sur la peau, vous pouvez lire de vos yeux et toucher de vos doigts les manifestations de presque toutes nos perturbations morbides, aussi bien que de presque toutes nos diathèses; elles viennent, à la surface de notre tégument externe, se matérialiser en quelque sorte devant nous, s'étaler et se révéler à nos regards, sous la forme de lésions spéciales à chacune d'elles.

Les maladies de la peau, vous ai-je dit encore, ne s'imposent pas seulement à vous parce qu'elles sont une des lumières de la pathologie ; elles ont encore, par elles-mêmes, par la nature, par la gravité des ulcérations anatomiques qui les constituent, et qu'elles laissent après elles, une importance qu'il ne vous est pas permis de méconnaître.

Enfin elles sont tellement fréquentes à tous les âges de la vie, dans l'un et l'autre sexe, et dans toutes les positions sociales, les traitements qu'elles exigent sont d'une telle importance et souvent d'une telle difficulté, qu'il y a là, pour vous, un sujet d'études aussi intéressant qu'indispensable.

Cela posé, nous avons abordé la dermatologie de l'enfance ; je vous en ai fait apprécier les caractères spéciaux : je vous ai fait voir combien, à cet âge, sont fréquentes, variées et nombreuses les maladies de la peau. C'est le printemps de la vie ; c'est le moment de la sève et de la germination ; c'est aussi le moment de la poussée et de l'épanouissement, pour toutes les éruptions cutanées ; elles s'y développent presque à chaque instant, presque à chaque pas, sous tous les prétextes, sous toutes les influences, et du dedans et du dehors ; c'est une efflorescence perpétuelle ; c'est une végétation aussi riche, aussi abondante et aussi chaude que le sont, à cet âge, les principes vitaux ; l'exubérance, le trop-plein de la vie débordent sur la peau.

Comme contraste et comme pendant à ce tableau si vaste de la dermatologie infantile que nous nous sommes efforcé de dérouler sous vos yeux, dans son ensemble et dans ses détails, nous vous avons fait voir ce que deviennent, chez le vieillard, les maladies cutanées. Entre les dermatoses séniles et les dermatoses infantiles, il y a la même différence qui existe entre l'enfance et la vieillesse, nous vous l'avons montré. D'un côté c'est la forme aiguë ; c'est le type inflammatoire ; c'est l'évolution rapide ; c'est la congestion active ; ce sont les sécrétions abondantes et phlegmasiques ; ce sont les dartres vives. De l'autre c'est l'atonie ; c'est la chronicité ; c'est la tendance à l'ulcération, à la destruction et à la gangrène ; *ce sont les dartres mortes.*

Entre ces deux pôles, entre ces deux points extrêmes de la dermatologie, il y a un trait d'union ou plutôt une transition ; ce sont les maladies cutanées de l'âge mûr ; de même qu'entre les années de l'enfance et les années de la vieillesse il y a un âge intermédiaire qui les relie, qui les rattache les unes aux autres, et qui, des premières, mène insensiblement aux secondes. Ces maladies intermédiaires ou de l'âge mûr, nous vous les avons fait voir aussi. Puis, dans un tableau synoptique, nous avons exposé devant vous la dermatologie tout entière, afin de vous la faire saisir d'un seul coup d'œil et dans son ensemble, afin de vous montrer, en même temps, comment elle se répartit et quels sont ses caractères aux différentes époques de la vie.

Dans l'enfance et la jeunesse, vous l'avez vue avec toute sa richesse, avec toute sa sève, avec la multiplicité des individualités morbides les plus variées.

Dans l'âge mûr, ces produits sont puissants dans leurs développements, mais moins nombreux, moins chauds dans leur nature et moins rapides dans leur évolution,

Dans la vieillesse, ils sont plus rares encore; ils n'ont plus ni force de sécrétion ni puissance végétative; ils sont atoniques et inféconds, comme la vieillesse elle-même.

Tel est, en quelques mots, le résumé de la première partie de ce cours.

Dans la seconde, notre dessein est de vous faire l'histoire de plusieurs affections cutanées qui n'ont pas pu trouver place dans notre premier volume. Nous allons donc descendre des hauteurs, des généralités et des rapprochements comparatifs de la synthèse, dans les détails et les spécialités de l'analyse.

Mais, avant d'aborder l'étude des différentes monographies que nous avons l'intention de faire avec vous, il nous a paru nécessaire de traiter deux questions doctrinales de la plus haute importance, deux questions qui ont passionné et qui passionnent encore les dermatologistes, car elles les divisent, car, sur ce terrain, les maîtres les plus éminents sont dans le plus complet désaccord; les uns nient, les autres affirment; Hippocrate dit : OUI; Galien dit : NON. Je veux parler de l'*arthritis* et de l'*herpétis;* de l'arthritis engendrée, prônée et défendue à outrance par M. Bazin et par de nombreux et vaillants champions, ses élèves, mais niée et combattue, avec non moins de vigueur, de talent et de conviction par M. Hardy; de l'herpétis affirmée et soutenue par M. Bazin et par M. Hardy, mais niée et combattue par M. Pidoux et par l'illustre Hébra.

Il faut bien que nous vous fassions notre profession de foi sur ces deux questions, qui, on peut le dire, occupent le premier rang parmi les plus importantes de toute la dermatologie. Y a-t-il donc réellement une diathèse que l'on puisse dénommer, avec M. Bazin, l'*arthritis?* Y en a-t-il une autre qu'il faille admettre, en dépit d'Hébra, sous le nom d'*herpétis?* En d'autres termes, une partie des maladies de la peau n'existe-t-elle qu'à l'état de symptôme d'une diathèse qui s'appellerait l'arthritis? et une autre partie des mêmes maladies ne serait-elle que l'expression d'une autre diathèse décrite sous le nom d'herpétis? Examinons, avec un soin scrupuleux et impartial, cette double question, et consacrons notre leçon d'aujourd'hui à l'arthritis.

ARTHRITIS

Il est certaines questions doctrinales que l'on n'aborde qu'avec crainte, tant est considérable l'autorité des maîtres qui les ont étudiées, ou le nombre de leurs défenseurs. Mais il est de mon devoir de vous déclarer ma pensée sur une doctrine qui est née dans cet hôpital, qui a été pendant longtemps l'objet d'un enseignement apprécié par de nombreux élèves, et auquel l'hôpital Saint-Louis doit une bonne partie de sa réputation. Vous avez tous nommé la théorie de M. Bazin, fondée sur l'existence d'une diathèse inconnue avant lui, l'*arthritis.*

Sur quoi repose cette théorie? quelles sont les raisons qui nous empêchent d'en être partisan? Tel sera l'objet de cette leçon; c'est poussé par le désir de justifier le silence que j'ai toujours gardé, par rapport à l'arthritis, au lit des malades, que je me décide à attaquer aujourd'hui la doctrine d'un homme de la valeur scientifique de M. Bazin; jamais, en effet, vous ne m'avez entendu dire qu'une affection cutanée quelconque était due à la constitution arthritique du sujet, et que cette affection était une *arthritide*. M. Bazin aurait-il donc mal vu ou mal interprété les faits qu'il a observés, ou bien ferions-nous preuve d'obstination en ne voulant pas nous rendre à l'évidence de ces faits? Cette évidence existe-t-elle? C'est ce que je vais examiner avec vous.

M. Bazin définit l'arthritis : une maladie constitutionnelle, non contagieuse, déterminant, du côté des articulations des manifestatoins diverses, fréquemment, caractérisées par la production de tophus; et, du côté de la peau, des éruptions variables qu'il appelle, en raison de leur nature, des *arthritides*.

Deux maladies, la goutte et le rhumatisme, sont le principe de la diathèse arthritique qu'elles engendrent. Ces deux maladies, si différentes par leurs manifestations et par leur nature, sont, pour M. Bazin, identiques, et constituent une seule et même individualité morbide. Or, c'est ce que nous ne pouvons pas admettre; nous voilà donc arrêtés, dès la définition, et refusant d'accepter la base sur laquelle la théorie a été édifiée.

La goutte, en effet, est la maladie des gens riches, gros mangeurs, dont la vie oisive ne comporte qu'un exercice très modéré; de là un excès des principes azotés ingérés en trop grande quantité; excès se traduisant par la surabondance de l'acide urique dans le sang. Les manifestations articulaires de la goutte occupent de préférence les petites articulations, et s'accompagnent constamment de déformations que l'on explique par le dépôt d'urates calcaires dans les tissus articulaires; la goutte est sinon incurable, du moins d'une guérison très difficile; elle se termine souvent par des affections gastro-intestinales, des congestions, ou des hémorrhagies cérébrales, ou pulmonaires, dues à la dégénérescence athéromateuse des artères.

Le rhumatisme, au contraire, est la maladie des travailleurs, des ouvriers exposés aux intempéries et aux changements brusques de température ; il siège dans les grandes articulations et les déforme peu ; il est plus facilement curable que la goutte ; mais il peut devenir très dangereux, par l'inflammation de toutes les grandes séreuses dont il peut s'accompagner : les péricardites, les endocardites, les pleurésies, les péritonites, les méningites même, ces complications si fréquentes et si redoutables du rhumatisme, en sont des exemples. Du reste M. Bazin lui-même ne paraît pas avoir une foi bien robuste dans la solidité de la base sur laquelle il a établi son arthritis, puisqu'il semble reconnaître implicitement que, pour lui, goutte et rhumatisme ne sont pas identiques ; il nous dit, en effet, *que les arthritides procédant de la goutte sont humides, tandis que celles qui procèdent du rhumatisme sont sèches* : le voilà donc déjà en contradiction avec lui-même sur le principe fondamental même de sa doctrine.

Mais, avant de vous présenter les objections que j'ai à opposer à cette doctrine, permettez-moi de vous la rappeler en peu de mots, telle que son auteur nous la présente.

L'arthritis, nous dit M. Bazin, a des prodrômes, ou, si l'on aime mieux, certains terrains de prédilection, qui favorisent son développement. L'arthritique est un homme gros, gras, à tempérament sanguin, à figure congestionnée ; ses cheveux sont rares ; il est sujet aux migraines et aux hémorrhoïdes ; il transpire facilement et beaucoup, sous l'influence de la moindre cause, principalement à la tête, aux aisselles et dans la région génito-crurale.

Lorsque, chez un individu ainsi prédisposé, l'arthritis se développe, la maladie présentera dans sa marche quatre périodes distinctes. Dans une première, il n'y aura que des douleurs vagues dans les membres et dans les articulations; les migraines seront fréquentes et tenaces. Dans une seconde période, les arthralgies s'accentueront davantage; on constatera sur la peau des éruptions diverses, en général peu durables. La troisième période ne sera que l'exagération de la précédente; on aura affaire à de véritables arthrites aiguës, et les affections de la peau auront un caractère de ténacité et de malignité qu'elles n'avaient pas eu encore.

Enfin, dans la quatrième période, les lésions cutanées disparaissent et sont remplacées par des lésions profondes et graves, par du cancer du côté des viscères abdominaux et des grandes séreuses. Telle est l'arthritis, ainsi que M. Bazin la comprend.

Or, puisque nous nous occupons spécialement de la peau, laissons de côté les manifestations nerveuses, articulaires et viscérales, pour ne nous attacher qu'aux caractères assignés par M. Bazin aux lésions cutanées de l'arthritis, aux *arthritides*, comme il les appelle. Ce sont ces caractères, donnés comme pathognomoniques, mais dans lesquels nous ne trouvons absolument rien de réel, de sérieux, de constant, relativement à la séméiologie, que nous allons examiner.

1° Les *arthritides* sont des lésions *sèches;* tout à l'heure il nous disait *que les arthritides provenant de la goutte sont humides*. Nous voilà déjà pour la deuxième fois dans la confusion, le chaos et la contradiction.

Le type des arthritides est l'eczéma squameux, et M. Bazin aime à citer cette dermatose comme exemple. — Mais, lui répondrons-nous, tous les eczémas, arrivés à la quatrième période, ne sont-ils pas également secs? Ce même eczéma, que vous caractérisez maintenant d'*arthritique*, parce qu'il est *sec*, vous eussiez été obligé de le dénommer *herpétique*, lorsqu'il était humide et fluent; de sorte que la même affection cutanée exprimerait l'*herpétis* dans les premières périodes de son évolution, et l'*arthritis* dans la dernière période. Mais attendez, M. Bazin ne tardera pas à se contredire encore et à se donner à lui-même un nouveau démenti; car, plus loin, il nous décrit comme « *arthritides malignes* » l'hydroa bulleux, le pemphigus et même l'eczéma aigu généralisé; toutes affections dont la lésion mère étant une vésicule, ou une bulle, sont par cela même essentiellement *humides*. Vous le voyez donc, ce prétendu caractère de *sécheresse* assigné par M. Bazin aux arthritides, est, par M. Bazin lui-même, réduit à néant, puisqu'il nous les montre tantôt sèches et tantôt humides; par conséquent, rien, absolument rien, au point de vue de ce caractère, ne justifie l'invention, l'existence des *arthritides*.

Voulez-vous encore un autre exemple des contradictions de M. Bazin, toujours à propos de ce même caractère de *sécheresse* qui, d'après lui, distingue les arthritides? Vous connaissez tous le *psoriasis scarlatiniforme*, c'est-à-dire le psoriasis modifié, et devenu humide, par le fait même de la constitution anatomique de son siège, lorsqu'il se développe dans la zone génitale; eh bien! M. Bazin en fait une *lésion arthritique*, de sorte que le psoriasis, la dermatose sèche par excellence, pour devenir arthritique, doit cesser d'être *sec* et prendre une forme *humide*.

2° Un deuxième caractère des arthritides est de se présenter avec une forme *circulaire;* mais vous allez voir que ce caractère n'a pas plus de valeur que le précédent. En effet, nous le constatons dans des affections qui n'ont rien à voir avec la diathèse arthritique : est-ce que le zona, est-ce que l'herpès, est-ce que le psoriasis circinata n'ont pas une forme orbiculaire?... L'herpès circiné, le pityriasis circiné, la teigne tondante, toutes affections de nature exclusivement parasitaire, ne se présentent-elles pas aussi sous la forme de surfaces arrondies, ou de cercles plus ou moins complets? N'en est-il pas encore de même pour la syphilis, dont les lésions tardives affectent aussi la forme orbiculaire Du reste, M. Bazin nous déclare lui-même que les arthritides ne tardent pas à perdre leur forme orbiculaire en s'étendant et en se soudant les unes aux autres. Donc, là encore, rien de spécial, rien de pathognomonique qui confirme, motive et justifie la création des *arthritides*.

3° Un troisième caractère des arthritides consiste dans leur *disposition*. Elles sont, nous dit M. Bazin, *isolées*, *non symétriques*, et elles occupent de préférence la ligne médiane du corps. Dans des cas fréquents, vous trouverez, Messieurs, que les dermatoses affectent cette disposition. Voici, par exemple, une ou plusieurs plaques d'eczéma, arrondies, sèches, isolées, occupant la ligne médiane du tronc; c'est, pour M. Bazin, une *arthritide* dans toute l'acception du mot. Voilà les caractères de l'*arthritis* bien solidement établis, M. Bazin triomphe... Mais attendez, prenez garde, la roche Tarpéienne n'est pas loin : *Desinit in piscem mulier formosa superne*. La contradiction est là ; le démenti donné à la doctrine ne se fera pas longtemps attendre. Découvrez le malade, et vous allez voir, sur les deux cuisses, sur les deux jambes, une éruption semblable à celle du tronc, mais *symétrique*, *disposée symétriquement*, ce qui, pour M. Bazin lui-même, suffit pour en faire une *herpétide*.

Voilà donc un malade qui serait *arthritique* dans la moitié supérieure de son corps, et *herpétique* dans la moitié inférieure!... J'avoue que je ne puis admettre une pareille dualité dans la nature de deux lésions cutanées identiques. Ces faits sont habituels ; vous pourrez les constater à chaque instant dans nos salles ; ils vous prouveront que les arthritides ne se justifient pas plus par leur *disposition* que par leur *sécheresse* et leur *forme circulaire*.

4° Les manifestations cutanées de l'arthritis, dit encore M. Bazin, sont presque toujours représentées par des *lésions multiples*. — Mais ce quatrième caractère n'est nullement spécial à l'arthritis ; il appartient, vous le savez, à une affection parasitaire bien connue, à la gale : je vous ai souvent montré, dans le cours de ces conférences, la présence de l'acarus déterminant en même temps de l'eczéma, du prurigo et de l'ecthyma sur le même sujet. Il appartient aussi aux affections cutanées, dites professionnelles : *la gale des épiciers* n'est-elle pas constituée le plus ordinairement par la présence simultanée, sur la même région, de l'eczéma et du lichen? Ces deux exemples suffisent pour vous montrer que la multiplicité des lésions existe dans d'autres cas que dans l'arthritis, et que, par conséquent, on ne peut pas la considérer comme un caractère propre et pathognomonique pour cette prétendue diathèse.

5° Passant ensuite au *siège* que peuvent occuper les arthritides, M. Bazin dit qu'elles occupent de préférence les parties découvertes, mais que cependant on peut les rencontrer sur les cuisses, les jambes, le tronc; bref, on finit par voir qu'elles peuvent siéger partout: ce cinquième caractère tiré du siège n'a donc, ainsi que les précédents, aucune valeur.

6° Un sixième caractère donné par M. Bazin à ses *arthritides*, c'est l'*absence de démangeaisons*. Si ce caractère était réel et constant, il établirait entre les arthritides et les herpétides une distinction parfaitement tranchée; on sait, en effet, qu'un des caractères des herpétides consiste dans les démangeaisons vives dont elles sont le siège. Malheureusement, M. Bazin, toujours fidèle à se démentir lui-même, et à réduire lui-même à néant toutes ses assertions, ne manque pas de nous dire qu'il y a des cas dans lesquels les arthritides sont le siège de très vives démangeaisons; et il nous cite des observations de pemphigus et de lichen arthritiques, dans lesquels les démangeaisons ont été tellement vives, qu'elles ont amené l'émaciation des malades. Donc, là encore, rien de distinctif, rien de pathognomonique.

7° Une objection qui a souvent été posée aux détracteurs de l'arthritis est celle-ci: Voici un malade, goutteux, par conséquent arthritique; il présente une éruption quelconque, du lichen, par exemple; tout d'un coup l'éruption disparaît, mais on voit aussitôt survenir des symptômes graves du côté des articulations, des organes thoraciques ou abdominaux; vous rappelez la maladie vers la peau par une médication énergiquement révulsive; et les accidents pulmonaires, articulaires ou abdominaux cessent comme par enchantement. Comment comprendre ces phénomènes, si l'on n'admet pas une diathèse dont les manifestations se portent tour à tour sur la peau, sur les articulations, sur l'intestin, sur les poumons?

Cette objection, Messieurs, est plus spécieuse que solide; elle ne prouve rien en faveur de l'arthritis. Je ne vois, et vous ne devez voir dans ces faits incontestables, qu'une application de plus de la grande loi que je vous ai si souvent rappelée, du balancement, du rapport intime que la physiologie et la pathologie nous démontrent exister entre l'enveloppe extérieure du corps et les membranes séreuses, synoviales et muqueuses. Quand la peau est malade, je n'ai pas besoin d'invoquer l'arthritis pour comprendre le retentissement possible de son état morbide sur les organes intérieurs, qui lui sont liés par des connexions, par des sympathies évidentes et admises par tous.

8° Les arthritides, nous dit M. Bazin, disparaissent à la quatrième période de l'arthritis, et alors les organes viscéraux deviennent malades; ce qui prouve bien que toute cette scène, que toute cette évolution morbide sont dominées par une diathèse. Oui, répondrons-nous à M. Bazin; en effet, il y a là une diathèse; mais comme la diathèse herpétique se comporte absolument de la même manière, comme elle rend raison de ces faits, nous ne voyons pas pourquoi vous ne reconnaissez pas là l'*herpétis*, plutôt que de faire intervenir une diathèse nouvelle, problématique, à laquelle vous assignez des caractères dont aucun ne résiste à l'examen, et qui ne se distinguent jamais nettement des caractères de l'herpétis.

9° Des affections cutanées présentant tous les caractères assignés aux arthritides, et dénommées *arthritides* par M. Bazin lui-même, existent chez des sujets qui ne sont nullement *arthritiques*, c'est-à-dire qui ne sont ni goutteux ni rhumatisants, et qui n'ont aucun des attributs de la prétendue constitution arthritique. Or une dermatose quelconque, lorsqu'elle est diathésique, ne se manifeste jamais que sur des sujets dont la constitution est évidemment entachée de la diathèse dont cette dermatose est une des expressions ; c'est ainsi que des *syphilides* n'existent jamais que chez des syphilitiques ; c'est ainsi que des *scrofulides* ne se voient que chez des scrofuleux. La conséquence de ce fait d'observation clinique est qu'en réalité il n'y a ni *arthritides* ni *diathèse arthritique*.

10° Une maladie diathésique ne se guérit que par le traitement spécifique ou antidiathésique qui lui est propre ; c'est ainsi que la syphilis ne se guérit que par le mercure et l'iodure de potassium ; c'est ainsi que la scrofule ne se guérit que par les iodiques et les ferrugineux. M. Bazin le sait parfaitement ; aussi, pour démontrer par la thérapeutique l'existence de l'arthritis suivant ce vieil adage : « *Naturam morborum curationes ostendunt*, » a-t-il établi en principe que l'arthritis a un spécifique, et que ce spécifique est la médication alcaline représentée par le bicarbonate de soude, qu'il fait prendre dans un sirop appelé par lui sirop alcalin.

Mais, Messieurs, les faits cliniques les plus nombreux et les mieux observés donnent encore le démenti le plus formel à cet argument en faveur de l'arthritis. Vous verrez, en effet, et je vous ai montré bien des fois, des affections cutanées présentant tous les caractères assignés par M. Bazin aux arthritides, guéries sans sirop alcalin, et par un traitement arsenical, c'est-à-dire par la médication spécifique de l'*herpétis*.

D'autres fois, vous verrez et vous avez vu de prétendues arthritides guérir très bien, sans aucun traitement général. Pour ne prendre qu'un exemple, voyez le sycosis de la lèvre supérieure que l'on observe chez les priseurs, ou chez les individus affectés d'un coryza chronique. M. Bazin le considère comme arthritique, et le traite par le sirop alcalin, tout en supprimant, bien entendu, la cause qui l'a produit. Pour moi, qui considère cette variété de sycosis comme une inflammation purement locale, et due à une cause artificielle et locale, je n'institue qu'un traitement local, et je guéris aussi vite et aussi bien qu'avec le sirop alcalin. Ainsi donc la thérapeutique infirme, au lieu de l'établir, l'existence de l'arthritis.

Tels sont, Messieurs, les principaux arguments que je voulais vous présenter, pour vous montrer l'inanité de la doctrine de l'arthritis. Cette doctrine a été professée ici, dans cet hôpital, par un homme d'un immense talent, et dont le nom, nous aimons à le proclamer, est une de nos gloires contemporaines; mais ce maître, qui nous a laissé sur les maladies parasitaires de si admirables travaux, s'est trompé sur l'arthritis; il a *fondé* une doctrine qui, d'abord, pèche par la base, puisqu'elle s'appuie sur la confusion de deux maladies distinctes et différentes, la goutte et le rhumatisme; et qui, ensuite, a le défaut, ainsi que je vous l'ai démontré, de ne posséder aucun caractère propre, spécial et pathognomonique. Cette doctrine ne répond à aucune réalité; elle ne résiste pas à un examen sérieux; M. Bazin lui-même a commencé à démolir son édifice de ses propres mains ; nous le voyons, en effet, contraint, par la force des choses, d'en distraire certaines parties qu'il y avait fait entrer d'abord; ainsi, par exemple, dans sa première édition, il décrit un *zona arthritique*, et, dans la seconde, il avoue que le zona n'est qu'une affection pseudo-exanthématique, essentielle, existant en dehors de tout état diathésique.

Comment donc un esprit aussi élevé que M. Bazin a-t-il pu voir ce qui n'existe pas, et prendre ainsi l'ombre pour la réalité? Messieurs, le voici : il en est des maladies de la peau comme de toutes les maladies internes; elles sont modifiées, influencées par la constitution des malades et par le siège qu'elles occupent; autres sont les *herpétides* chez des individus à tempérament sec, nerveux, et chez des sujets gros, à constitution molle et lymphatique, chez lesquels la sensibilité est à peine développée. Il faut donc, en clinique, toujours considérer *le malade et la maladie;* et c'est parce que M. Bazin n'a pas tenu compte de ce principe et de ces faits qu'il a été induit en erreur : il a pris, pour manifestations d'une diathèse nouvelle, tantôt de simples lésions de cause locale, et sans racine dans l'économie, comme le sycosis de la lèvre supérieure ; tantôt des lésions tenant à l'herpétis, mais modifiées dans leur manière d'être par leur siège, par la constitution ou par la santé générale des malades.

Voilà tout le secret de l'arthritis, et l'opinion que nous devons en avoir; mais si, en effet, l'arthritis et les arthritides doivent être rayées de la nomenclature dermatologique, M. Bazin n'en restera pas moins un des maîtres les plus éminents, un des hommes dont le nom aura fait le plus d'honneur à cet hôpital.

VINGT ET UNIÈME LEÇON

HERPÉTIS

Messieurs,

Notre dernière leçon a été une leçon doctrinale ; nous avons posé et discuté, devant vous, la grande question de l'*arthritis*. Et où donc, en effet, cette question pouvait-elle être plus convenablement traitée que dans cet hôpital, puisque c'est ici même qu'elle a pris naissance, et qu'elle s'est développée sous l'impulsion féconde du talent de son auteur. L'auteur de l'arthritis, vous le connaissez, c'est M. Bazin, notre maître à tous, un des hommes les plus éminents de notre époque médicale contemporaine, un esprit généralisateur, philosophique, le digne héritier des Alibert et des Biett, et dont le nom restera comme une des gloires de l'hôpital Saint-Louis.

Avant M. Bazin, les dermatologistes disaient : Il y a trois diathèses qui produisent, sur la peau, leurs lésions caractéristiques ; ces trois diathèses sont : la *syphilis*, la *scrofule*, la *dartre* ou *herpétis*. M. Bazin est venu et a dit : Il y a une quatrième diathèse que vous ne connaissez pas ; elle résulte de l'existence de la goutte ou du rhumatisme ; deux maladies identiques, qui n'en sont qu'une, et que M. Pidoux a eu raison de comparer à deux branches jumelles qui poussent sur une tige commune. Et quand, chez un rhumatisant ou chez un goutteux, ce qui est la même chose, se développent des lésions cutanées, ces lésions sont la manifestation de la diathèse arthritique; elles se nommeront, en conséquence, *arthritides*, et seront reconnaissables à certains caractères qui leur sont propres. Telle est, en quelques mots, la formule de l'arthritis.

Lorsqu'un homme de la valeur de M. Bazin a créé une doctrine, c'est un devoir d'étudier cette doctrine; mais de ce devoir découle naturellement le droit de critique; et la critique elle-même s'élève à la hauteur d'un devoir, pour celui qui accepte la mission d'enseigner. Or, dans notre dernière leçon, j'ai rempli ce devoir; je l'ai rempli avec respect, puisque je me trouvais aux prises avec l'autorité d'un maître, mais en même temps avec conviction; ne croyant pas à l'arthritis, je ne pouvais pas vous y laisser croire. L'arthritis repose, en effet, sur une base qui est fausse (l'identification de la goutte et du rhumatisme); or une conséquence qui découle d'un principe faux est fausse elle-même.

Mais M. Bazin pouvait bien s'être trompé sur le point de départ de l'arthritis, sans que pour cela l'arthritis cessât d'être quelque chose de très réel : aussi avons-nous dû examiner quels sont les symptômes, quels sont les caractères qu'il attribue aux *arthritides*. De ce côté encore, nous n'avons trouvé qu'erreur et contradiction. En effet, après avoir dit, par exemple, qu'un des principaux caractères des arthritides est la sécheresse, M. Bazin range parmi les arthritides malignes le pemphigus, l'hydroa bulleux et l'eczéma généralisé, affections essentiellement humides....

M. Bazin nous indique que la forme orbiculaire est propre aux lésions de l'arthritis, et nous lui montrons que la même forme se retrouve dans certaines lésions syphilitiques, exanthématiques et parasitaires. Il prétend que la disposition des lésions cutanées sur la ligne médiane du corps est le trait caractéristique de l'arthritis; et nous lui faisons voir que, sur le même individu, les mêmes lésions deviennent *symétriques* (c'est-à-dire *herpétiques*) sur les membres inférieurs; de sorte que le même malade, de par M. Bazin lui-même, serait à la fois herpétique et arthritique; herpétique par en bas, arthritique par en haut. Nulle part nous n'avons pu saisir un caractère sérieux, constant, qui, n'appartenant qu'aux *arthritides*, établirait en effet leur nature *arthritique*. — L'arthritis, avons-nous conclu, n'existe donc pas. Elle doit être rayée des cadres nosologiques, puisque, erreur à son point de départ, elle ne possède aucun caractère spécial et pathognomonique qui établisse d'une manière sérieuse son individualité, son entité morbides.

Est-ce à dire pour cela qu'un homme de la valeur de M. Bazin se soit trompé du tout au tout, et que rien ne puisse expliquer son erreur? Non, Messieurs, il n'en est point ainsi, et nous avons vu que le seul tort de M. Bazin a été de voir *la maladie seule et non le malade* en même temps. Le malade est le *terrain;* la maladie est le *produit.* Or, ne savez-vous pas que la nature du terrain a toujours le privilège de modifier la physionomie du produit? En botanique, ne sait-on pas que les mêmes essences végétales sont différentes dans leur aspect, dans leur vigueur, suivant le terrain où elles poussent? En pathologie interne, ne faites-vous pas la même remarque? Une pneumonie ne varie-t-elle pas dans les accidents généraux qui l'accompagnent, suivant la constitution du malade qui en est atteint? Il en est de même dans les maladies de la peau. Dans certains cas, sous l'influence de certaines constitutions, les *herpétides* n'apparaissent point avec tout l'ensemble de leurs caractères pathognomoniques, sans que pour cela elles cessent d'être de nature *herpétique*. C'est ce que M. Bazin n'a pas vu. Or, là où il trouve une diathèse nouvelle qu'il appelle *arthritis*, nous ne voyons, nous, qu'une modification dans les caractères de l'herpétis; modification tenant à la constitution du malade. Voilà pourquoi nous ne pouvons pas admettre l'arthritis.

Messieurs, si notre dernière leçon a été une négation, celle-ci va être une affirmation. Nous venons affirmer aujourd'hui, devant vous, l'existence de la diathèse *herpétique*, ou, autrement dit, de l'*herpétis;* et, en cela, nous nous trouvons de l'avis de M. Bazin.

Nous sommes heureux aussi de pouvoir nous abriter derrière l'opinion de M. Hardy; un autre maître qui, lui aussi, a été une des gloires de cet hôpital, et aux lumières duquel nous aimions tant avoir recours. La diathèse herpétique, en effet, est généralement admise aujourd'hui; seuls, MM. Pidoux et Hébra, le savant dermatologiste viennois, la nient.

Voyons donc si, au contraire de l'arthritis, l'herpétis a une existence réelle; si elle a des manifestations telles, qu'il soit impossible de n'en pas faire une entité morbide.

Mais d'abord, qu'est-ce que l'herpétis? Pour répondre à cette question, nous ne pouvons mieux faire que de nous reporter à la définition qu'en donne M. Bazin : L'herpétis est une maladie constitutionnelle héréditaire, non contagieuse, non inoculable, caractérisée par des lésions affectant d'abord la peau et les muqueuses, pouvant devenir viscérales, et remarquables, quand elles existent sur la peau, par leur ténacité, leur durée, leur généralisation et leur récidivité.

L'herpétis est donc une diathèse tout comme la scrofule, la tuberculose et la syphilis; elle diffère de cette dernière, en ce qu'elle ne possède point de virus inoculable; comme ces trois diathèses, elle est héréditaire, et, comme ces trois diathèses aussi, elle peut résulter d'une cause toute spéciale, que je crois avoir signalée le premier, et que j'ai appelée *l'imprégnation spermatique.*

Depuis longtemps, j'ai été frappé de voir des femmes devenir phthisiques, alors que rien dans leurs antécédents, héréditaires ou acquis, ne pouvait expliquer l'explosion de cette diathèse; rien, si ce n'est la cohabitation avec un mari tuberculeux : j'ai trouvé huit ou dix cas de ce genre, à propos desquels j'ai fait, il y a quelques années, une communication à la Société médicale des hôpitaux. Quoi d'étonnant, en effet, que la femme, en rapports si intimes avec un germe déjà vicié, du fait même de son origine, ne puisse y résister, et que, la première, elle en supporte les tristes conséquences? Ce qui existe pour la phthisie peut exister aussi pour l'herpétis. Il n'y a pas bien longtemps, je voyais dans mon cabinet une femme qui, avant son mariage, n'avait jamais présenté la moindre lésion cutanée; elle n'avait à redouter aucun antécédent héréditaire de ce genre. Quelque temps après son mariage, avec un homme atteint d'eczéma herpétique, elle devient elle-même eczémateuse et herpétique. Si, comme j'ai lieu de le croire, cette filiation originelle est un fait réel, l'herpétis se communiquerait donc de l'homme à la femme, de même que la tuberculose, la scrofule et la syphilis, par *imprégnation spermatique*, c'est-à-dire par l'absorption qui s'opère, chez la femme, d'un sperme entaché du germe de l'une ou de l'autre de ces diathèses.

Pour faire de l'herpétis une étude complète, examinons-la sous différents points de vue :

CAUSES DE L'HERPÉTIS.

Nous savons déjà que l'herpétis peut avoir pour cause l'*hérédité*, ou l'*imprégnation spermatique*, mais qu'elle n'est jamais ni contagieuse ni inoculable. La *prédisposition*, elle aussi, joue un rôle dans l'étiologie de l'herpétis comme d'ailleurs dans le développement de toutes les maladies. Vous savez, en effet, que, de trois individus exposés à l'influence de la même cause morbide, l'un pourra sortir absolument indemne, le second avec une pneumonie, le troisième avec une attaque de rhumatisme articulaire aigu. Il en est de même pour l'herpétis : tel individu sera, quelles que soient les conditions où il vive, à l'abri de toutes les manifestations de l'herpétis; tandis qu'un autre, au contraire, sous l'influence des mêmes causes, subira l'atteinte de cette diathèse.

Les causes qui, favorisées par la prédisposition, pourront donner naissance à l'herpétis, sont principalement les professions dans lesquelles la peau, se trouvant habituellement en contact avec des substances irritantes, est toujours exposée à en être altérée. Si, chez certains individus, en effet, les affections cutanées, dites *professionnelles*, restent locales ; chez d'autres, au contraire, elles se généralisent, et prennent les caractères des affections herpétiques. De même qu'il y a une phthisie héréditaire et une phthisie acquise, il y a une *herpétis héréditaire* et *une herpétis acquise.*

FORMES SOUS LESQUELLES SE MANIFESTE L'HERPÉTIS.

Forme aiguë; forme chronique. — Voyons maintenant quelles sont les formes que revêt l'herpétis dans son évolution : c'est, avons-nous dit, une affection diathésique : aussi a-t-elle toujours une longue durée; mais si, au point de vue de sa durée, cela est vrai et ne peut être contesté, il n'en est pas de même au point de vue de ses manifestations, qui peuvent revêtir une forme tantôt aiguë, tantôt chronique, tantôt mixte. Un eczéma fluent, généralisé, symétrique, herpétique en un mot, peut guérir sans passer à l'état chronique; et cet eczéma, manifestation de la diathèse herpétique, aura eu une marche essentiellement et exclusivement aiguë ; d'autres fois, l'herpétis se manifestera bien par des lésions aiguës (eczéma, lichen); mais ces lésions, malgré un traitement convenable, passeront à l'état chronique. Dans ce cas, nous aurons donc une manifestation herpétique à forme mixte, aiguë d'abord, chronique ensuite.

L'herpétis, enfin, pourra se manifester par des lésions ayant toujours une forme chronique, comme le psoriasis et le prurigo, par exemple.

Forme intermittente; forme continue. — L'herpétis, dans son évolution, se présente avec des manifestations tantôt *continues*, et tantôt *intermittentes*. Elle débute ordinairement sous une forme intermittente : ainsi ses lésions initiales, abandonnées à elles-mêmes, après une durée plus ou moins longue, disparaissent souvent; après un temps plus ou moins long aussi, elles reparaissent, et c'est habituellement aux changements de saisons, à l'entrée du printemps ou de l'hiver, que s'opèrent ces réapparitions, sources de tant de mécomptes pour les malades, qui pouvaient se croire guéris, et qui se trouvent ainsi ramenés à une plus exacte apppréciation de leur état réel. Ils étaient restés au pouvoir de la diathèse herpétique, dont les premières manifestations s'étaient produites sous une forme intermittente. Ces cas, nous devons le dire, ne sont pas rares. D'autres fois, l'herpétis est *continue*. Elle a pris alors tellement et si complètement possession du malade que rien désormais ne peut le débarrasser de ses lésions. Aussi a-t-on dit que l'herpétis est incurable. Nous reviendrons plus tard sur ce qu'il faut penser de cette doctrine décourageante au premier chef.

Forme bénigne; forme maligne. — Comme pour la syphilis, comme pour la scrofule, nous admettons pour l'herpétis une forme *bénigne* et une forme *maligne*. L'herpétis est bénigne, quand ses manifestations n'offrent, par elles-mêmes, de gravité à aucun point de vue relatif à la peau ou à la santé générale; lorsque, encore, elles ne doivent laisser derrière elles aucune difformité. Les manifestations de cet ordre sont l'eczéma, dans la plupart des cas; le lichen, le pityriasis, le prurigo... N'oublions pas cependant que l'eczéma et le prurigo, suivant certaines conditions de siège qu'ils occupent et de forme qu'ils peuvent revêtir, deviennent quelquefois de véritables affections *malignes;* nous l'avons déjà dit dans une de nos précédentes leçons.

La forme maligne de l'herpétis résulte de deux conditions différentes. Tantôt, en effet, l'herpétis est maligne, non parce que ses lésions sont, par elles-mêmes, de nature à porter une atteinte sérieuse à la constitution de la peau, mais parce que, par leur généralisation et leur durée, elles peuvent apporter des troubles considérables à la santé générale. Ainsi en est-il pour le malade actuellement couché au lit n° 24 de la salle Saint-Charles; il est atteint d'un eczéma généralisé ; eczéma qui, depuis quatre ans, a résisté à tous les moyens de traitement. Dans d'autres cas, l'eczéma constitue une forme maligne, alors que, généralisé et s'éternisant sous une forme fluente, il affaiblit et épuise le malade par l'abondance de ses sécrétions, ou bien lorsque, siégeant aux jambes, il les prédispose aux ulcères si graves dont nous vous avons déjà parlé.

Le prurigo, en lui-même, ne paraît pas, au premier abord, constituer une forme maligne. Dans certains cas, cependant, vous le verrez torturer les malades d'une façon inouïe : les obliger à se rouler par terre; les contraindre à saisir, pour se gratter, les objets les plus durs... des morceaux de bois, des cailloux; vous le verrez même les porter au suicide, pour échapper à des tourments intolérables. Il en est ainsi du *prurigo formicans* et du *prurigo ferox*.

D'autres fois l'herpétis revêt une forme primitivement et constamment maligne, par le fait même de ses lésions, qui sont ulcéreuses, destructives, et qui entraînent pour la peau les troubles fonctionnels les plus considérables, en même temps que les accidents les plus sérieux pour la santé générale : tels sont le pemphigus et le rupia.

Je sais bien que la nature herpétique de cette dernière affection a été contestée; mais c'est à tort. J'ai vu des exemples de rupia herpétique tout à fait indéniables. J'ai encore présent à l'esprit un fait qui, de plus, vous fera comprendre l'influence néfaste que peut avoir, sur les maladies de la peau, un traitement intempestif. Il s'agit d'un homme qui, ayant un eczéma de nature herpétique, alla, malgré mes recommandations les plus vives, faire une saison à Barèges, et qui, six semaines après, revenait dans mon cabinet, atteint d'un rupia que j'ai soigné pendant plus de six mois ; et notez bien que ce fait est loin d'être unique, et qu'il serait facile de trouver de nombreuses observations d'herpétides bénignes, transformées ainsi en herpétides malignes, en pemphigus par exemple, et cela du fait d'un traitement irritant, intempestif, et contraire à toutes les indications.

Le pemphigus et le rupia ne sont pas les seules manifestations *malignes* de l'herpétis. Le malade que je vous présente, et qui aujourd'hui est guéri, était atteint d'une *herpétide maligne exfoliatrice*, herpétide grave par excellence, dans laquelle on voit la surface des téguments se desquamer d'une façon incroyable. Ce malade peut vous dire que, tous les matins, c'était par poignées que l'on retirait de son lit des flocons d'épiderme détachés pendant la nuit. Quand il marchait, l'on pouvait suivre sa trace aux nombreux débris épidermiques qu'il laissait tomber derrière lui.

Dans ce cas, le derme est presque à nu ; les fonctions de la peau sont profondément modifiées, sinon abolies ; et vous savez combien ces fonctions sont nécessaires à notre existence ; vous savez tous que, quand elles sont compromises d'une façon notable, nous avons à craindre des lésions viscérales de la plus haute importance, des péricardites, des entérites, des bronchites, etc. Vous devez comprendre encore dans quel état de marasme, de cachexie et d'épuisement devra succomber le malheureux obligé de fournir tous les éléments d'une sécrétion épidermique si abondante. Il se passera, dans ce cas, ce qui se passe dans certains cas d'eczéma fluent généralisé : le malade, impuissant à supporter une sécrétion excessive et intarissable, meurt dans le marasme.

ÉVOLUTION DE L'HERPÉTIS

Après vous avoir montré l'herpétis sous les différentes formes avec lesquelles elle se présente à notre observation, suivons-la maintenant dans les différentes phases de son évolution. Elle nous présente à étudier trois périodes : 1° une période *intermittente;* 2° une période *continue;* 3° une période de *cachexie.*

PREMIÈRE PÉRIODE : PÉRIODE D'INTERMITTENCE

L'herpétis débute par des lésions dont la durée n'est habituellement pas continue, et dont la gravité, d'abord peu considérable, devient progressivement croissante à mesure qu'elles se reproduisent.

Quelles qu'elles soient, elles sont d'abord peu prononcées et n'occupent que de petites surfaces. Ainsi, ce sera un psoriasis à forme punctata, ou un eczéma limité et très restreint. Ces premières manifestations n'ont évidemment pas de gravité par elles-mêmes ; mais elles devront toujours inspirer des craintes sérieuses pour l'avenir. Elles sont tenaces en raison de leur origine, due à un état vicieux de l'organisme. Et non seulement elles sont tenaces, mais elles sont encore progressivement croissantes. Ainsi le psoriasis, qui avait commencé par la forme *punctata*, élargira ses surfaces et deviendra un *psoriasis diffusa*. Il en sera de même de l'eczéma : un traitement bien dirigé ne sera certainement pas inefficace; mais, ne vous y trompez pas, ce traitement devra être suivi pendant des mois entiers; et cela, pour une lésion qui, au premier abord, semblait insignifiante. Quand cette lésion aura disparu, le malade pourra se croire guéri, car toute trace de son affection se sera effacée sans laisser aucune cicatrice. Mais le plus souvent ce n'est pas là une véritable guérison ; la récidive sera plus ou moins tardive, mais elle aura lieu, et ce sera tantôt après plusieurs années, cinq ans, dix ans, vingt ans ; tantôt, malheureusement, après un temps beaucoup plus court, après quelques mois seulement.

Et, quand ces manifestations de la diathèse herpétique reviendront, elles seront plus étendues et plus prononcées que les précédentes ; c'est vous dire que, pendant l'intervalle qui séparera deux éruptions successives, le mal se sera aggravé à l'insu du malade, et quelquefois du médecin. Ajoutons que ces intervalles de santé apparente sont d'autant moindres que l'affection aura reparu un plus grand nombre de fois. Ainsi un malade verra s'écouler quatre, cinq ou six ans, entre la première et la seconde manifestation de l'herpétis ; trois ans, deux ans seulement entre la seconde et la troisième ; et une année à peine entre les suivantes.

CARACTÈRES ET SIÈGE DE L'HERPÉTIS AUX DIFFÉRENTES ÉPOQUES DE LA VIE

Si tous les âges sont sujets à l'herpétis ; si l'enfant, l'adulte et le vieillard peuvent en être atteints, disons que, en général, le siège, la forme, sont variables, suivant les âges. Chez l'enfant, c'est sur la tête que se développe le plus souvent la maladie; chez l'adulte, c'est sur le tronc et les membres, et surtout dans les régions où la peau est fine, délicate et en rapport avec elle-même (aisselles, face interne des cuisses, etc., etc). La forme, avons-nous dit, est aussi variable que le siège : chez l'enfant, ce sera la forme humide (eczéma, impétigo); chez l'adulte et le vieillard, ce sera la forme sèche (prurigo, psoriasis, lichen). Mais, si l'herpétis sévit à tous les âges, il n'en est pas moins vrai que c'est principalement entre quarante et cinquante ans que l'on voit surgir ses premiers accidents, ou réapparaître d'anciennes affections, souvent oubliées. Cet âge correspond, chez la femme, à la ménopause, époque où s'opèrent, dans son organisme, tant d'importantes modifications. Tous les téguments subissent l'influence de la diathèse; les muqueuses n'en sont point indemnes : la conjonctive, la muqueuse nasale, celle de l'isthme du gosier, et, chez les petites filles, la vulve, sont le siège fréquent d'herpétides, à la fois internes et externes.

Mais, durant cette époque d'éruption, que devient la santé générale? Comment s'exécutent les différentes fonctions physiologiques ?

Le plus souvent, nous sommes heureux de le dire, l'organisme ne paraît pas se ressentir de ces atteintes répétées : vous verrez des herpétiques avec un psoriasis généralisé, un eczéma fluent, occupant la presque totalité du corps (si toutefois la sécrétion n'est pas trop abondante), continuer à se bien porter, et n'accuser aucun trouble fonctionnel. Vous en voyez un exemple remarquable : c'est cet homme couché au n° 24, affecté, depuis plus de quatre ans, d'un eczéma généralisé, d'une ténacité désespérante, et dont la santé s'est parfaitement conservée. Les formes intermittentes se développent sans dérangement notable dans l'organisme.

L'herpétis se manifeste souvent par des lésions cutanées effrayantes, occupant l'universalité des téguments, et laissant la santé intacte. Bien plus, il vous sera donné de voir des malades atteints d'un état dyspeptique tenace; d'autres se plaignant d'oppression, de dyspnée, d'accidents thoraciques sérieux et réfractaires, accuser un mieux sensible, après l'apparition d'une plaque de psoriasis ou d'eczéma. Et que cela ne vous étonne pas, Messieurs. Vous savez, en effet, combien est intime la corrélation qui existe entre les muqueuses et la peau. Tout individu herpétique porte en lui un germe malfaisant, *humeur peccante*, disaient les anciens, qui doit s'exhaler par un point quelconque des téguments. Le tégument externe n'est souvent intact qu'aux dépens des muqueuses, et réciproquement. C'est un fait important, en dermatologie, que la peau de l'herpétique est, pour ainsi dire, une soupape de sûreté, un émonctoire par où doit s'éliminer l'humeur peccante qui, sans cela, porterait son action dangereuse sur les organes internes.

DEUXIÈME PÉRIODE : PÉRIODE CONTINUE

La période continue des manifestations herpétiques est déjà plus grave. A ce moment, en effet, les lésions de la peau restent fixes, persistantes et sans discontinuité. L'affection en est arrivée à un point de gravité tel, que le médecin reste trop souvent impuissant. Tant que la santé générale se soutient, tant que le malade peut supporter la suppression plus ou moins complète des fonctions de la peau, tout espoir est loin d'être perdu; mais il arrive un moment où l'organe est profondément atteint dans sa vitalité. Alors des accidents internes se manifestent, des localisations morbides se font sur les viscères, et la troisième période, dite de *cachexie*, commence.

TROISIÈME PÉRIODE : PÉRIODE DE CACHEXIE.

Le malade est soumis à une double cause d'épuisement : l'abolition des fonctions de la peau, et les sécrétions anormales dues aux lésions cutanées. Que ces sécrétions soient séreuses (eczéma, pemphigus), purulentes (impétigo, ecthyma), sanieuses (rupia), épidermiques (psoriasis, herpétide exfoliatrice), le résultat est le même. Aussi nous assistons à une véritable dégringolade du malade. Émaciation progressive et rapide, faiblesse toujours croissante, épuisement, dont la mort est le terme fatal. La mort est souvent aussi la conséquence d'une lésion viscérale; la peau a quelquefois repris alors son état normal; mais, à l'intérieur, il s'est développé des lésions de la plus haute gravité, telles que la tuberculose pulmonaire, telles que le cancer (Bazin); le développement du cancer constitue même, pour cet auteur, la quatrième et ultime période de l'herpétis. Sans être aussi affirmatif que notre illustre maître, nous pouvons dire qu'il est fréquent de voir des herpétiques devenir cancéreux. Dans d'autres circonstances, c'est un catarrhe suffocant, survenu à la suite de la suppression brusque d'un eczéma fluent, qui emporte le malade. D'autres fois, c'est une hémorrhagie, ou une apoplexie plus ou moins foudroyante.

DE LA CURABILITÉ DE L'HERPÉTIS

Ainsi donc l'herpétis est une maladie de la plus haute gravité. Est-ce à dire pour cela qu'elle soit incurable? Sur ce point, nous nous permettrons de ne pas être de l'avis de M. le professeur Hardy.

Malgré le respect de l'élève pour le maître, je ne puis me ranger à une opinion aussi sévère et aussi décourageante. Pour nous, il n'est point de maladies incurables, et jamais nous ne devons désespérer de la guérison du malade qui s'est confié à nos soins. « *Vos condamnés à mort courent les rues*, » disait Récamier, et avec raison, aux médecins pessimistes, toujours prêts à porter un pronostic fatal. N'avons-nous pas tous vu de ces guérisons surprenantes qui doivent apprendre au médecin à ne jamais abandonner la lutte? Il doit toujours, et quand même, combattre les progrès du mal, et ne se déclarer vaincu que devant la mort!... On guérit tout; mais, pour cela, il faut la foi, la confiance et la persévérance. N'a-t-on point dit que la vérole était incurable? Heureusement pour la moitié de l'humanité, il n'en est pas ainsi. Si la vérole était, par sa nature, incurable, combien peu d'hommes auraient le droit de se marier, et combien devraient être condamnés par le médecin à un célibat perpétuel!..

Il en est de même de l'herpétis; c'est une maladie grave, sans que, pour cela, elle soit au-dessus des ressources de la thérapeutique.

TRAITEMENT DE L'HERPÉTIS

Nous avons étudié, avec tous les détails qu'elle comporte, cette question, dans notre premier volume; nous n'y reviendrons pas ici. Je me contenterai de vous rappeler, d'une manière générale, que ce traitement doit être double : il faut soigner la lésion externe, quand il y a lieu de le faire, et en même temps combattre la diathèse. Pour remplir cette dernière indication, nous possédons un médicament précieux : l'arsenic!

Voyons, maintenant, quels sont les caractères des manifestations cutanées de l'herpétis, si bien étudiées et décrites par MM. Bazin et Hardy sous le nom d'*herpétides.*

DES HERPÉTIDES ET DE LEURS CARACTÈRES

1° *Ténacité.* — Nous avons déjà dit combien ce caractère est prononcé, et cela n'a rien qui doive nous étonner, puisque nous sommes en présence d'une affection générale, d'une diathèse. Voyez, en effet, quelle différence entre un eczéma professionnel, qui guérit après huit jours d'un traitement purement local; et la même lésion, qui, chez un herpétique, ne cède qu'à peine à un traitement continué avec persévérance pendant plusieurs mois.

2° *Accroissement progressif.* — Ce second caractère n'est pas moins important que le premier; aussi peut-on dire de l'herpétis ce que les anciens disaient de la renommée : « *Crescit eundo.* » Ici, encore, nous retrouvons l'influence de la diathèse poursuivant son œuvre.

3° *Généralisation; symétrie.* — Par le fait même de sa nature, toute affection herpétique doit avoir une tendance à s'étendre et à se généraliser, mais cette généralisation s'effectue d'une manière régulière et symétrique. La symétrie consiste dans la disposition parfaitement semblable des mêmes lésions cutanées sur les parties correspondantes du corps ou des membres.

4° *Fécondité.* — Les herpétides ont encore pour caractère de produire des sécrétions qui peuvent être de nature différente, mais qui sont abondantes. Ces sécrétions sont ou solides (lamelles épidermiques du psoriasis, du pityriasis, de l'herpétide exfoliatrice); ou liquides (ecthyma, impétigo, eczéma, rupia); et lorsque ces sécrétions sont généralisées, abondantes et persistantes, elles constituent par elles-mêmes une des formes malignes de l'herpétis.

5° *Douleur.* — La douleur est un caractère qui manque rarement aux herpétides, quoiqu'elle puisse être de forme et d'intensité très variables. Si quelquefois elle consiste dans une sensation de chaleur, de brûlure (eczéma), le plus souvent elle se produit sous la forme d'une démangeaison qui, nous l'avons vu, dans le *prurigo ferox*, atteint quelquefois des degrés excessifs, et peut même conduire le malade au suicide. Ce caractère, douloureux et *prurigineux*, des affections herpétiques est d'autant plus prononcé que les sécrétions dont elles sont le siège, sont moins actives. Le prurigo, par exemple, est une affection absolument sèche, non sécrétante, et c'est la plus prurigineuse de toutes. L'eczéma qui, dans sa première période, est brûlant, cesse de l'être au même degré, alors que la sécrétion s'établit dans sa deuxième période; et il devient très prurigineux quand, à sa quatrième période, sa sécrétion s'est tarie.

6° *Couleur.* — Les herpétides n'ont pas une coloration spéciale, uniforme et pathognomonique. Les lésions de la syphilis sont cuivrées, couleur du jambon cru et de la chair musculaire, celles de la scrofule sont lie de vin, vineuses, et cette coloration seule peut les faire diagnostiquer. Dans les herpétides, au contraire, nous trouvons toute la gamme des couleurs.

Ainsi le psoriasis est d'une blancheur nacrée ou plâtreuse ; l'eczéma, suivant ses périodes, est rose, d'un gris jaunâtre, ou d'un rouge brillant et à reflets métalliques ; l'impétigo est jaune comme le miel ; l'ecthyma est gris à sa période pustuleuse, et noir à sa période croûteuse.

7° *Fixité de lésion; diversité de siège.* — Toutes les lésions primitives des affections cutanées, papules, pustules, vésicules, etc., se rencontrent dans les herpétides, sans que l'on puisse en établir la fréquence relative Mais quand l'herpétis adopte, pour se manifester, une lésion, elle reste fidèle à cette lésion ; elle se reproduit toujours avec cette même lésion ; son siège peut varier et varie, en effet, puisque nous avons vu qu'elle a une tendance incessante à la généralisation ; mais elle a beau s'étendre et se reproduire, ce sera toujours sous sa même forme, et avec sa même lésion primitive. Ce sera toujours un psoriasis, un eczéma ou un prurigo.

Ainsi, dans l'herpétis, nous trouvons le double caractère *de la fixité de forme et de la diversité de siège.* Dans la syphilis, nous avons aussi la diversité de siège, mais non plus la fixité de forme ; la syphilis est, en effet, variable et protéique dans ses manifestations. La scrofule, au contraire, se distingue à la fois et par la fixité de forme et par la fixité de siège. Quand elle s'est fixée sur une région, elle y reste invariable dans son siège et dans sa forme primitive.

Vous voyez avec quelle diversité se présente l'herpétis ; mais, au milieu de cette diversité, elle a toujours des caractères fixes et nettement tranchés qui la font reconnaître. J'avais donc bien raison de vous dire que si l'arthritis n'existe pas, puisqu'elle manque de caractères pathognomoniques, il n'en est pas de même de l'herpétis ; l'herpétis, en effet, est une diathèse indéniable, indiscutable, puisqu'elle imprime à toutes les lésions dont elle est l'origine, et qui deviennent sa manifestation, un cachet qui n'appartient qu'à elle seule.

Je me devais à moi-même, Messieurs, et je vous devais à vous aussi cette double profession de foi doctrinale relativement à l'arthritis et à l'herpétis.

C'était un devoir pour moi de vous dire et de vous démontrer que l'arthritis n'existe pas ; que la prétendue diathèse arthritique n'a pour elle aucun des caractères qui donnent à une doctrine droit de domicile dans la science. D'un côté, son point de départ est une erreur, puisqu'elle a pour base la confusion et l'identification de la goutte et du rhumatisme ; de l'autre, son existence comme entité morbide n'est signalée par aucun fait pathologique, par aucun signe séméiotique qui permette de lui attribuer, de lui reconnaître, des caractères spéciaux pathognomoniques ne convenant qu'à elle seule, et la distinguant, soit de la diathèse herpétique, soit des lésions cutanées de cause locale. Par conséquent, votre thérapeutique n'aura pas à s'en préoccuper ; mais en revanche elle devra, dans le traitement de toute affection cutanée, aussi bien que dans le traitement de toute maladie interne, ne jamais manquer de tenir le compte le plus sérieux, non pas seulement de la nature, du genre et de la forme de la dermatose, mais encore de la constitution du malade qui en est atteint. Il faut voir et soigner le malade, en même temps que vous voyez et que vous soignez la maladie.

Après avoir affirmé l'inanité de l'arthritis, je devais affirmer la réalité de l'herpétis. La diathèse herpétique se présente à nous avec des caractères particuliers, saisissants, parfaitement tranchés, n'appartenant qu'à elle seule, constants, toujours les mêmes, et lui assignant, par conséquent, une existence indéniable.

Ici, Messieurs, toute personnalité, si grande qu'elle soit, ne compte plus quand il s'agit d'un fait reconnu et dûment constaté. Quelque éclatants que soient les noms de Bazin et d'Hébra, la vérité est plus éclatante encore; nous devons la rechercher et la proclamer avec indépendance, en nous dégageant de toute considération de personnes; quelque éminentes, quelque respectées que puissent être les individualités, elles s'effacent et disparaissent en présence de la vérité.

VINGT-DEUXIÈME LEÇON

COUP D'ŒIL PANORAMIQUE SUR L'ENSEMBLE DE LA DERMATOLOGIE

Messieurs,

Avant d'aborder l'étude de chacune des affections cutanées, dont il faut maintenant nous occuper, permettez-moi de dérouler sous vos yeux, pendant quelques instants, le tableau des principales lésions constitutives des dermatoses. Nous les examinerons, non pas au point de vue de leur valeur séméiotique, nous l'avons fait; non pas au point de vue de leur structure anatomo-pathologique, nous l'avons fait aussi; mais nous nous contenterons de les envisager dans leur aspect, dans leur apparence ; nous ne verrons que leurs formes extérieures, que leur manière d'être, que leur coloris; nous n'apprécierons que ce qu'elles ont de pittoresque; ce sera comme une promenade dans un jardin dermatologique.

L'ennui naquit un jour de l'uniformité.

Si ce vers, d'un auteur célèbre, exprime une pensée vraie, peu de sciences doivent être plus attrayantes que la dermatologie. Il en est peu, en effet, qui soient plus variées dans leur objectif, et qui s'offrent à notre étude avec plus de contrastes et plus de diversité.

Je vous ai déjà signalé de nombreux points d'analogie, de rapport et de ressemblance entre les dermatoses et les végétaux. Les plantes ont leurs saisons et leurs climats, de même que les dermatoses affectionnent tel ou tel âge de la vie, et les unes et les autres se distinguent par la variété de leur apparence, de leur manière d'être, de leur physionomie; ici et là, dans nos salles, comme dans la nature, quelle diversité! quel mélange! quel assemblage d'aspects, de formes, de nuances et de couleurs!

A côté des squames blanches et pelliculaires de l'herpétide exfoliatrice, qui s'effeuillent et se détachent, comme se détache, en lamelles foliacées, l'écorce des platanes et des bouleaux, voyez les squames épaisses, adhérentes, argentées et nacrées du psoriasis; voyez les reflets brillants, rougeâtres, miroitants et métalliques de l'eczéma; voyez les teintes cuivrées de la syphilis, à côté des teintes vineuses de la scrofule; à côté du rose tendre de l'urticaire et de l'érythème; du rouge ardent de la couperose; du rouge framboisé de la scarlatine, et des taches lie de vin du purpura.

Regardez les croûtes sèches, en cupule et safranées du favus, auprès des croûtes humides, rocheuses et jaune miel de l'impétigo, auprès des croûtes noires de l'ecthyma; des croûtes verdâtres de la syphilis, et des croûtes stratifiées de noir et de gris de la scrofule.

Considérez les pustules isolées, larges, arrondies, gris perle et persistantes de l'ecthyma; les pustules confluentes, pointues, éphémères et suintantes de l'impétigo; les pustules acnéiques, saillantes, au sommet tuberculeux, et les pustules sycosiques, enfoncées et traversées par un poil.

Voyez encore la dissémination, sur le front et sur les joues, des points noirs de l'acné punctata; voyez toutes ces taches rubéoliques; toutes ces papules syphilitiques, plates et lenticulaires, qui constellent par milliers la surface du corps; admirez ces îlots, ces archipels aux formes bizarres, aux contours nettement tranchés, du psoriasis diffusa, de l'érythème marginé, du pityriasis circinata, qui s'élèvent au-dessus de la peau, comme les îles et les continents émergent du milieu de l'Océan.

N'est-ce pas un magnifique panorama? N'y a-t-il pas là toute la richesse et toute la variété des parterres les mieux fleuris?

Mais, comme chaque tableau a son côté sombre, remarquez aussi ces croûtes noires et répugnantes du rupia; ces ulcères phagédéniques, à fond grisâtre; ces ulcérations cancroïdiennes, à fond mamelonné, à suppuration sanieuse; leur aspect hideux et repoussant n'est-il pas l'indice de leur mauvaise nature et de leur caractère grave et malin? Et de même, par un rapprochement de plus entre les deux règnes, ne trouvez-vous pas des plantes telles que la belladone et la jusquiame, par exemple, dont l'aspect sombre et sinistre semble révéler la nature dangereuse et les propriétés malfaisantes?

J'aime, Messieurs, ces aperçus généraux et ces regards d'ensemble. C'est par eux surtout que l'on comprend toute la beauté d'une science; qu'on apprécie la corrélation de toutes ses parties, et qu'on saisit le trait d'union qui rapproche et réunit tous les détails dont elle se compose.

Avant de pénétrer dans le cœur de la science que vous voulez étudier; avant de scruter une à une toutes les questions qu'elle soulève, une vue générale et synthétique a le mérite de vous en faire, dès l'abord, entrevoir l'économie; elle vous en donne la clef, elle vous en ouvre les accès et vous montre la route que vous avez à parcourir.

Avez-vous, au contraire, déjà fouillé toutes les profondeurs de la science? avez-vous pénétré dans tous ses méandres? avez-vous résolu tous ses problèmes? — La même vue synthétique et d'ensemble est le complément nécessaire de vos travaux; elle en est le résumé, le couronnement et la mise en application.

C'est ainsi que le voyageur s'élève sur un point culminant, d'où il peut embrasser d'un même coup d'œil tout le pays qu'il a déjà traversé. C'est alors seulement qu'il s'en fait une juste idée, qu'il apprécie les distances franchies, qu'il reconnaît les positions relatives de tous les objets auprès desquels il a passé et qu'il les coordonne sous ses yeux, pour en garder un fidèle et durable souvenir.

Mais ce n'est pas assez d'avoir la notion de toutes les dermatoses, quant à leur manière d'être extérieure; de savoir les reconnaître à leur coloris, à leur forme, à leur physionomie, à leurs croûtes, à la façon dont elles se présentent à nos regards, et dont elles impressionnent nos yeux. Il faut encore les classer, les catégoriser suivant leurs attributs et suivant leurs caractères.

Les unes sont inféconde et stériles : ce sont des lésions fixes, constantes, immuables, sans changement, sans modification, sans sécrétion aucune ; elles sont et restent pendant toute leur durée ce qu'elles étaient dès le premier jour de leur existence. Tel est le prurigo, tel est le lichen, aigu et chronique ; tels sont les tubercules et les papules de la syphilis; tels sont encore plusieurs des exanthèmes et des pseudo-exanthèmes; tous ceux dont la seule lésion anatomique consiste dans une congestion active, aiguë ou chronique du derme : ainsi la rougeole, la scarlatine, la roséole, l'urticaire, l'érythème; aussi bien l'érythème aigu, passager, quelle que soit sa cause, interne ou externe, que l'érythème chronique de la couperose et de la scrofule. Toutes ces dermatoses ne sont le siège d'aucun travail de sécrétion; ce sont des affections *non sécrétantes*.

D'autres dermatoses, au contraire, subissent dans leur manière d'être, dans leur lésion constitutive, des modifications incessantes; elles sont le siège d'une sécrétion qui s'opère en elles, et par le fait même des altérations anatomiques qui les constituent; ces sécrétions sont de diverses natures; elles sont plus ou moins abondantes, peu importe; mais, quelles qu'elles soient, elles établissent, pour les affections qui les produisent, une catégorie spéciale : ce sont les *affections sécrétantes*.

Ainsi toutes les affections cutanées peuvent se diviser en deux grandes classes, suivant qu'elles sécrètent ou ne sécrètent pas : *affections sécrétantes*, *affections non sécrétantes*.

Nous allons voir maintenant que les affections sécrétantes vont se diviser à leur tour en deux catégories, suivant la nature de leurs produits de sécrétion.

Les unes ont une sécrétion invariablement épidermique, toujours sèche. Ce sont les affections *sécrétantes sèches* (psoriasis, pityriasis, herpétide maligne exfoliatrice, ichthyose).

Les autres ont une sécrétion variable dans sa nature, mais toujours humide; c'est de la sérosité; c'est du pus;

c'est un mélange de sérum et de pus, sérosité purulente; c'est un mélange de pus et de sang, sanie purulente; c'est un mélange de sérum et de liquide gommeux, sérosité gommeuse.

Toutes les affections cutanées qui sont le siège d'une de ces sécrétions humides trouveront leur place dans la catégorie des *affections sécrétantes humides* (eczéma, eczéma lichénoïde, impétigo, eczéma impétigineux, herpès, ecthyma, variole, varioloïde, varicelle, hydroa, miliaire, pustules acnéiques et sycosiques, pemphigus, rupia).

Un grand nombre d'affections cutanées sont remarquables, non pas seulement par la sécrétion qui s'opère en elles, mais encore par les douleurs dont elles sont le siège.

Ces douleurs varient de caractère. Tantôt c'est une cuisson, c'est une sensation de chaleur et de brûlure; c'est une tension; tantôt ce sont des battements, ou des élancements; le plus souvent c'est du prurit; ce sont des démangeaisons; c'est un besoin plus ou moins impérieux de se gratter, c'est-à-dire de substituer une irritation artificielle, produite par les ongles, à une irritation cutanée fugace ou légère, intense ou durable, mais difficilement supportable, quelquefois même absolument intolérable.

Or, dans les affections cutanées, le phénomène *douleur* et le phénomène *sécrétion* semblent s'exclure réciproquement; ils existent habituellement en raison inverse, ou même à l'exclusion l'un de l'autre.

Les affections non sécrétantes, celles qui ne sont le siège d'aucune sécrétion, comme le prurigo et le lichen, sont précisément celles qui possèdent, au plus haut degré, le funeste privilège d'être douloureuses ou prurigineuses. C'est dans le prurigo que le prurit atteint son maximum d'intensité. Quand le prurit se présente sous l'une ou l'autre de ses formes graves, de *prurigo formicans*, ou de *prurigo ferox*, les malades sont tourmentés par de véritables et irrésistibles tortures. Il leur semble que des légions de fourmis circulent dans l'épaisseur de leur peau, qu'elles labourent et ravagent dans tous les sens, et à toutes les profondeurs. Ce sont alors des douleurs atroces, qui procèdent par ondées, par bouffées, par saccades, par explosions ; le besoin de se gratter dépasse toute mesure ; c'est de la rage, c'est de la fureur, c'est de la frénésie ; les malades se précipitent hors de leur lit, se roulent à terre, se jettent dans l'eau glacée, se déchirent avec leurs ongles, avec tous les corps durs dont ils peuvent s'emparer ; c'est la folie, c'est le délire de la douleur ; c'est la fièvre hectique, c'est le marasme, c'est la consomption, c'est la mort, quand ce n'est pas le suicide.

Eh bien ! ce prurit que nous venons de vous dépeindre dans son plus cruel paroxysme, vous ne le trouvez, nous le répétons, que dans les dermatoses non sécrétantes. Elles ne peuvent pas épuiser les malades par l'abondance ou par la durée de leurs sécrétions ; en revanche, dans les cas graves, elles peuvent troubler toutes leurs fonctions physiologiques, ruiner, anéantir leurs forces et leur santé, par l'épuisement de l'inappétence, de l'insomnie et de la douleur.

Dans le lichen, même absence de sécrétion, et par conséquent même caractère douloureux ; seulement la modalité douloureuse est différente : ce ne sont plus des fourmis qui chevauchent à travers le derme, qu'elles labourent, qu'elles déchirent et qu'elles dévorent, ce sont des milliers de pointes d'aiguille qui s'enfoncent dans l'épaisseur de la peau; chaque papule du lichen devient une aiguille acérée, dont la piqûre, multipliée par le nombre des papules, devient un intolérable supplice.

Il y a des affections cutanées qui sont, alternativement et suivant les périodes de leur évolution, sécrétantes et non sécrétantes. Chez celles-là, la douleur alterne avec la sécrétion : tel est l'eczéma. Dans sa première période, dans sa période érythémateuse, pas de sécrétion, mais une tension, mais une chaleur, mais une brûlure des plus intenses. A sa deuxième et à sa troisième période, les vésicules se soulèvent, elles s'emplissent de liquide; après leur rupture, la sécrétion de ce liquide continue à s'opérer à la surface des ulcérations dermiques; c'est le flux eczémateux. Alors plus de tension, plus de chaleur, plus de brûlure; la sécrétion a éteint le feu, a noyé la douleur. A la quatrième période, la sécrétion cesse, l'épiderme se reforme; les surfaces suintantes se dessèchent; les cicatrices se préparent; la douleur reparaît brûlante et prurigineuse.

Vous observerez ce même phénomène d'immunité de la douleur dans toutes les dermatoses, même les plus graves, pourvu qu'elles soient sécrétantes, que leur sécrétion soit sèche ou humide.

Dans le psoriasis, dans l'herpétide exfoliatrice, dans l'ichthyose, sécrétion épidermique, sous forme de squames ou d'écailles : pas de prurit, pas de démangeaisons, pas de picotements, pas de sensations douloureuses.

Dans le pemphigus, dans l'ecthyma, dans le rupia, dans l'impétigo, sécrétion séreuse, purulente, sanieuse; pas de douleur, pas de prurit. Si les malades souffrent, c'est par le fait des adhérences, des frottements, des contacts de tout ce qui les touche avec les surfaces ulcérées. Mais sachez préserver ces surfaces de tous ces contacts ; isolez-les, et il n'y aura pas de douleur.

Toute sécrétion équivaut donc, pour les dermatoses, à une exemption de douleur.

La syphilis, si douloureuse dans ses manifestations, sur les os, sur les nerfs, sur les tissus fibreux péri-articulaires, est absolument indolore dans ses lésions cutanées. Les syphilides ulcéreuses et non ulcéreuses, précoces ou tardives, secondaires ou tertiaires, limitées, fixes ou serpigineuses, sont absolument indemnes de toute douleur. Quelle que soit la lésion de la peau, par le seul fait de sa nature syphilitique, cette lésion n'est pas douloureuse. Le lichen, dans tout autre cas, toujours si prurigineux, ne l'est plus lorsqu'il est syphilitique. Les ulcères phagédéniques les plus profonds et les plus étendus, ceux qui compromettent le plus la vie par les épouvantables ravages qu'ils opèrent, sont exempts de toute douleur.

Il en est de même des lésions scrofuleuses ; les scrofulides ulcéreuses les plus malignes ont beau détruire nos tissus ; elles ont beau creuser leurs ulcérations dans toute l'épaisseur du derme ; elles ont beau le ronger, le dévorer ; toutes ces destructions, tous ces désastres, par cela seuls qu'ils sont l'œuvre de la scrofule, s'opèrent sans douleur.

Vous le voyez donc, Messieurs, le phénomène *douleur* est des plus importants à connaître et des plus intéressants à étudier, dans les affections de la peau ; nous ne le trouvons jamais en rapport avec la gravité de ces affections ; celles qui, par leur nature et par le caractère de leurs lésions, sont les plus sérieuses et les plus alarmantes, sont précisément celles qui sont le plus exemptes de douleur. Et réciproquement les plus bénignes, telles que le prurigo, deviennent quelquefois les plus dangereuses et les plus malignes, par le seul fait de la douleur qu'elles occasionnent.

Un autre phénomène de l'histoire générale des dermatoses, tout aussi important que la douleur, c'est *la sécrétion* dont elles sont le siège; cette sécrétion ne doit pas nous intéresser seulement parce qu'elle est l'antagoniste de la douleur, elle a bien d'autres titres à notre attention. Elle est liquide ou solide.

La sécrétion liquide est de nature variable, nous l'avons déjà dit; c'est de la sérosité pure, comme dans le pemphigus; c'est un mélange de sérosité et de matière gommeuse, comme dans l'eczéma; c'est un mélange de sérosité et de pus, comme dans l'herpès, dans la miliaire, dans la varicelle, dans l'eczéma lichénoïde, dans l'eczéma impétigineux. C'est du pus, comme dans l'impétigo, l'ecthyma, la variole, la varioloïde, l'acné pustuleuse, le sycosis; c'est un mélange de pus et de sang, comme dans le rupia.

Le liquide sécrété, au contact de l'air, ne tarde pas à se concréter et à former des croûtes. Celles-ci sont de forme, d'épaisseur, de consistance et de couleur variables; leurs caractères extérieurs sont assez tranchés pour être pathognomoniques et suffire au diagnostic des affections génériques, dont la sécrétion les a produites. C'est ainsi que vous diagnostiquerez l'impétigo, l'ecthyma, l'eczéma, le rupia, à la seule vue des croûtes qui appartiennent à chacune de ces affections.

La sécrétion se fait quelquefois en une seule poussée, en un seul jet; puis elle se tarit, elle se solidifie, elle devient croûte, et, quand la croûte se détache, les parties sous-jacentes se sont desséchées et se sont cicatrisées, sous l'abri protecteur de la croûte, que vous devez toujours ménager. C'est ainsi que les choses se passent dans l'herpès, dans l'impétigo et dans les formes les moins graves de l'ecthyma et du pemphigus, et même du rupia.

D'autres fois, quand les croûtes se sont formées, la sécrétion continue à s'opérer dans les ulcérations qu'elles recouvrent ; ces ulcérations, de nature maligne, au lieu de se cicatriser, s'élargissent et deviennent de plus en plus profondes, à mesure que les croûtes deviennent elles-mêmes de plus en plus larges et de plus en plus épaisses. Il en est ainsi dans les formes les plus graves du rupia, de l'ecthyma et du pemphigus. C'est dans des cas semblables qu'il faut ne plus ménager les croûtes, mais, au contraire, les enlever, afin de mettre à nu les ulcérations, et de les modifier par les topiques les plus énergiques.

Enfin, dans un troisième cas, la sécrétion ne s'arrête pas, elle continue après l'ouverture des vésicules, dans lesquelles elle était primitivement renfermée ; elle devient tellement abondante qu'elle entraîne les croûtes qui avaient pu se former, et qu'elle ne laisse pas le temps à d'autres croûtes de se former à leur tour ; elle se fait sans interruption, à ciel ouvert, à la surface d'ulcérations dermiques superficielles qui restent à nu. C'est l'eczéma fluent, ou le flux eczémateux, véritable catarrhe de la peau.

Les conséquences de toutes ces sécrétions varient suivant leur nature, suivant leur abondance et suivant leur durée.

Si elles ne s'opèrent que dans un espace limité ; si, par conséquent, elles ne sont pas abondantes et que leur durée ne se prolonge pas, elles n'entraînent aucun danger, elles ne portent aucun préjudice à la santé générale.

Mais si elles se produisent sur de vastes surfaces, sur la plus grande partie du corps ; si elles persistent pendant un temps considérable, en dépit de tous les efforts du traitement ; si elles coulent avec abondance, alors elles font courir au malade de sérieux dangers ; elles les affaiblissent peu à peu ; elles épuisent leurs forces, elles les amaigrissent, elles les font tomber dans le marasme, et dans une consomption telle que la terminaison fatale devient inévitable.

Et comment en effet l'organisme pourrait-il résister longtemps à un suintement incessant, qui s'opère sur le tronc, sur les membres ; qui humecte, qui inonde non seulement les pièces de pansement, mais jusqu'au lit des malades ? Cela est impossible, et vous avez pu en voir un triste exemple dernièrement dans la salle Saint-Charles.

Ces sécrétions eczémateuses et pemphigodes, si abondantes, si généralisées, si tenaces, sont encore, pour les malades, la source d'un autre genre de dangers. Elles les épuisent, vous le comprendrez facilement ; mais si, par une cause quelconque, par l'effet d'un refroidissement par exemple, elles viennent à se supprimer brusquement, le molimen morbide, qui s'était porté et qui exerçait son action sur la peau, est répercuté sur les organes intérieurs, et les plus graves accidents se produisent, soit dans les centres nerveux, soit dans les poumons, soit dans les viscères abdominaux. De telle sorte qu'un malade affecté d'un eczéma fluent, ou d'un pemphigus considérable et généralisé, se trouve placé dans cette grave alternative : la mort à courte échéance par la consomption de tout son être, ou la mort plus prochaine encore par une métastase sur les organes intérieurs.

Une sécrétion sèche, épidermique, très abondante, comme celle de l'herpétide exfoliatrice, fait courir aux malades les mêmes chances d'épuisement et de complications métastatiques.

Vous le comprenez donc, ces sécrétions anormales, qui s'établissent ainsi à la surface et sur une vaste étendue de la peau, sont toujours très redoutables, mais l'épuisement des forces et les métastases ne sont pas les seuls dangers qu'elles entraînent.

Si ces sécrétions sont de mauvaise nature, comme celle du rupia ; si elles consistent en une sanie purulente, infecte ; si elles exhalent une odeur fétide, nauséeuse, insupportable, le malade se trouve alors plongé au milieu d'une atmosphère empoisonnée ; il absorbe incessamment les miasmes putrides qui se dégagent des suintements dont il est inondé. Il est donc soumis à une continuelle intoxication miasmatique, qui devient, pour lui, une nouvelle cause d'altération constitutionnelle, de marasme, de fièvre hectique et de terminaison fatale.

Dans ce vaste tableau que je viens de dérouler sous vos yeux, notez encore, parmi les dermatoses, trois catégories, d'après leur gravité :

1° Les affections *bénignes*, c'est-à-dire celles qui ne font courir à la peau aucun danger de destruction, et qui ne causent aucun trouble sérieux dans la santé générale ;

2° Les affections *malignes*, comme le rupia par exemple, comme le pemphigus, qui, par elles-mêmes, par la nature ulcérative de leurs lésions, et par leurs complications générales, sont toujours dangereuses et redoutables :

3° Les affections *mixtes, bénignes* en elles-mêmes, comme le psoriasis, comme l'eczéma, comme le prurigo, mais qui, dans certaines conditions de forme, de siège et d'intensité, deviennent de véritables affections *malignes*.

Après ces considérations générales, abordons maintenant l'étude de plusieurs dermatoses importantes, que nous avons à vous faire connaître.

VINGT-TROISIÈME LEÇON

URTICAIRE

Messieurs,

Le psoriasis et l'urticaire sont assurément les deux affections les plus disparates de toute la dermatologie.

Le psoriasis est la dartre *morte* par excellence ; c'est le plus parfait emblème de la chronicité ; il dessèche la peau, il l'épaissit, il lui enlève sa souplesse, en tarissant ses sécrétions humides. Avec le psoriasis, la peau n'est plus ni sudorale, ni lubrifiée par le produit des glandes sébacées ; elle perd sa finesse, son élasticité, son velouté, sa transparence, je dirais presque sa vitalité. Elle devient une sorte de carapace inerte, de cuirasse sèche, épaisse, dure, insensible, écailleuse. Et quand cette cuirasse, quand cette carapace est formée par une étroite et inextricable imbrication de squames blanches, pulvérulentes et arides; quand la peau est ainsi dénaturée, méconnaissable, pétrifiée, momifiée; quand elle est devenue semblable à la peau d'un rhinocéros; alors le psoriasis est constitué, il ne change pas, il reste ce qu'il est, sans variation, sans modification ; il s'immobilise, il se perpétue dans son inertie et dans le *statu quo* de son existence indéfinie, uniforme, toujours la même, aussi longue souvent que l'existence même du malade. C'est le lierre qui s'attache à l'arbre, qui s'enlace autour de lui, qui l'étreint, et qui s'en fait inséparable. Voilà le psoriasis.

L'urticaire est aux antipodes; c'est l'affection la plus aiguë, la plus instantanée dans son apparition, la plus fugace, la plus rapide dans son évolution. Son explosion est subite : c'est une élevure, c'est une papule, c'est en même temps temps un prurit, une cuisson, une brûlure. La démangeaison, la brûlure sont vives ; le prurit est irrésistible, mais sans durée ; une heure, deux heures, une nuit se passent dans la même douleur, dans l'agitation et l'insomnie, et tout a disparu ; il n'y a plus rien, ni papule, ni élevure, ni démangeaison ; mais, le lendemain, et souvent à la même heure que la veille, tout reparaît ; nouvelle éclosion, sur la peau, de papules, d'élevures blanches et rosées; nouvelle cuisson, nouvelle agitation, nouvelle insomnie, nouvelle souffrance, jusqu'à ce que tout cesse de nouveau, pour reparaître encore avec la même acuïté, et s'effacer ensuite avec la même promptitude.

Quelle est donc cette étrange et bizarre affection, où rien n'est fixe, rien n'est stable, où tout est surprise, où tout est fugitif et insaisissable, aussi bien le symptôme que la lésion? C'est ce que nous allons tâcher de vous faire bien comprendre dans cette leçon.

L'urticaire est caractérisée par l'apparition soudaine et rapide de petites élevures à contours irréguliers, légèrement rosées, ou plus pâles que la peau saine; de nature érythémateuse; disparaissant spontanément et tout d'un coup, sans laisser de trace de leur présence; et donnant lieu, dans tous les cas, à des troubles de la sensibilité, variant depuis la simple démangeaison jusqu'à la cuisson et jusqu'à la brûlure les plus insupportables.

Le nom d'urticaire est dérivé du mot *urtica* (ortie); il a été donné à la maladie qui nous occupe, par suite de l'analogie de ses symptômes avec ceux que l'on observe lorsque la peau a été en contact avec deux plantes de la famille des urticées, l'*Urtica urens* et l'*Urtica dioïca*. Certains auteurs, Alibert entre autres, appellent l'urticaire *cnidosis*, du mot grec κνίδη, qui signifie ortie; M. Bazin se sert du mot urticaire, ou fièvre ortiée, pour désigner la forme aiguë de la maladie, et de celui de cnidosis pour désigner sa forme chronique. Nous croyons inutile de charger encore de ce mot nouveau la nomenclature, déjà si abondante, des affections de la peau, et nous emploierons uniquement le terme d'urticaire, quelle que soit la forme de la maladie à laquelle nous ayons affaire.

La lésion cutanée, avons-nous dit, est caractérisée par une élevure, ordinairement irrégulièrement arrondie, se détachant d'un fond légèrement érythémateux, ou simplement constitué par la peau saine. Ce qui appartient en propre aux papules de l'urticaire, et ce qui les différencie de celles de l'érythème, c'est de surgir brusquement, de disparaître très vite et d'être le siège d'une vive démangeaison.

Tantôt l'éruption est accompagnée et précédée de quelques symptômes généraux, le plus souvent peu sérieux : anorexie, état saburral de la langue, courbature, fièvre légère; tantôt (et c'est le cas le plus fréquent) l'éclosion des papules se fait sans aucune réaction générale, elle passerait inaperçue si elle n'était accompagnée d'un symptôme si constant qu'on peut le considérer comme pathognomonique : nous voulons parler d'une sensation de cuisson ou de brûlure, et d'un prurit qui entraîne le besoin irrésistible de se gratter. Ce phénomène est appelé *urtication* par quelques auteurs.

Dès maintenant nous en savons assez pour reconnaître l'urticaire dans sa forme la plus simple, par l'instantanéité de son apparition et de sa disparition, et par les démangeaisons qu'elle provoque.

Mais les choses ne se passent pas toujours ainsi : l'urticaire peut présenter des variétés de configuration, de disposition, de forme et d'évolution, qui lui impriment des caractères différents. Examinons les cas les plus ordinaires.

VARIÉTÉS DE CONFIGURATION.

La forme papuleuse que nous avons décrite est la plus fréquente, mais l'élevure de la peau peut manquer, et la lésion ne consister qu'en une simple tache congestive, disparaissant sous la pression du doigt, mais accompagnée de l'urtication ; c'est l'*urticaria maculosa*. Au lieu de la tache arrondie, la rougeur congestive peut se présenter sous la forme d'une traînée rectiligne, comme la trace, sur la peau, d'un coup de fouet, ou en forme de cercle ; on a alors l'*urticaria gyrata*. Si par la pensée on exagère l'élevure de la peau, dans l'urticaire commune ou papuleuse, *urticaria papulata*, on aura une forme nouvelle, caractérisée par la présence d'une saillie volumineuse et tuberculeuse de la peau ; ce sera l'*urticaria tuberosa*. Quelquefois, au centre du tubercule, on voit se former une hémorrhagie très légère, suivie de coloration violacée de la peau, et disparaissant après avoir passé par les différentes teintes de dégradation de l'ecchymose. M. Bazin fait de cette lésion un symptôme pathognomonique de l'arthritis. Enfin, dans certains cas, l'inflammation de la peau se propage au tissu cellulaire sous-cutané, qui devient le siège d'un œdème véritable; cette variété de forme d'urticaire prend le nom d'*urticaria œdemata*.

VARIÉTÉS DE DISPOSITION.

Le siège habituel de l'urticaire est sur les parties découvertes, les mains, les avant-bras, la face, les épaules chez les femmes; mais on peut la rencontrer sur toute la surface du corps, et spécialement sur le tronc; tantôt sous la forme de papules isolées séparées les unes des autres, comme dans l'*urticaria simplex* ou *sparsa;* tantôt sous la forme d'élevures beaucoup plus étendues et résultant de la confluence de papules isolées, comme dans l'*urticaria conferta*.

VARIÉTÉS DE FORMES.

L'urticaire se présente sous deux formes bien distinctes. Dans la *forme aiguë*, décrite par Willan et Bateman sous le nom de fièvre ortiée, elle a tous les caractères d'une véritable pyrexie : malaise et troubles gastro-intestinaux, constituant les prodromes; fièvre assez intense au moment de l'éruption et disparaissant avec elle au bout de huit ou dix jours.

M. Bazin en fait, avec raison, un pseudo-exanthème, et une fièvre pseudo-exanthématique. Dans la *forme chronique*, les symptômes aigus manquent absolument, les douleurs sont moins vives ; mais l'affection, tout en présentant des intermittences plus ou moins éloignées dans leurs manifestations, dure des mois et même des années.

VARIÉTÉS D'ÉVOLUTION.

Nous insisterons spécialement sur la forme d'urticaire connue sous le nom d'*urticaria evanida*. Elle peut être aiguë ou chronique, quant à sa durée, mais toujours elle procède par bonds, par saccades, par éclosions subites et inattendues. L'éruption se fait tout à coup, en un point quelconque de la peau, elle dure quelques heures, puis disparaît spontanément, pour reparaître le lendemain dans les mêmes circonstances. Suivant que ces accidents, après s'être montrés pendant huit ou dix jours, cessent complètement, ou qu'au contraire ils persistent pendant un temps beaucoup plus long, on dit que l'urticaire evanida est aiguë ou chronique.

L'urticaria evanida est ordinairement nocturne. Pendant toute la journée, les malades ne sentent absolument rien, et peuvent se livrer à leurs occupations ordinaires. Mais, dès que la nuit est venue, ou lorsqu'ils se mettent au lit, ils voient certaines parties de la peau, ou la peau tout entière, se couvrir brusquement des papules de l'urticaire, et, à partir de ce moment, ils sont en proie aux démangeaisons les plus vives, les plus incommodes et les plus agaçantes. Le matin, tout disparaît, et la journée est parfaitement tranquille.

On comprend que lorsque l'urticaire evanida nocturne a duré pendant plusieurs mois, il puisse en résulter des troubles graves, par suite de la privation du sommeil;

l'amaigrissement, la fatigue, la perte des forces et de l'appétit, la fièvre hectique même peuvent en être la triste conséquence.

L'*urticaria evanida diurne* est moins fréquente; inutile d'insister sur la gêne qu'elle apporte dans les relations sociales; l'insomnie n'existant pas, comme dans le cas précédent, les troubles de la santé générale sont beaucoup plus lents à se produire.

Dans les deux formes d'urticaire evanida, diurne et nocturne, l'affection revêt quelquefois un caractère bizarre : la *périodicité*. L'éruption apparaît tous les jours, ou tous les deux jours, à heure fixe, et disparaît après avoir duré un temps qui ne varie jamais. Comme dans toutes les maladies à manifestations périodiques, le sulfate de quinine est indiqué dans cette forme d'urticaire, et produit les meilleurs résultats.

L'urticaria evanida peut se montrer avec d'autres caractères; la disparition des papules peut être tout à fait locale, et suivie immédiatement d'une nouvelle poussée sur un autre point du corps. L'urticaire, dans ce cas-là, est dite *erratique*.

Le plus souvent donc l'urticaire, dans son évolution, se présente sous la forme *evanida* ou *intermittente*. Mais quelquefois aussi l'urticaire est continue dans sa durée, et chaque papule peut persister pendant un ou deux septénaires ; c'est alors la forme dite *urticaria perstans*.

ÉTIOLOGIE.

L'urticaire de *cause externe* est fréquente ; elle succède, ainsi que nous l'avons dit plus haut, à la piqûre de certains insectes : puces, punaises, etc., ou de certaines plantes, *urtica urens*, *urtica dioïca*, *rus toxicodendron*, etc. D'autres fois l'éruption apparaît sans cause apparente; l'urticaire est alors *idiopathique;* elle se montre de préférence au commencement du printemps chez les sujets jeunes, lymphatiques, que les excès ou la fatigue y ont prédisposés; c'est à elle qu'on a donné le nom de fièvre ortiée; presque toujours, en effet, elle est précédée et accompagnée d'un peu de fièvre, de malaise, d'inappétence. C'est une véritable pyrexie, une fièvre éruptive, essentielle et pseudo-exanthématique.

Mais, dans la plupart des cas, l'urticaire est *symptomatique de désordres gastro-intestinaux :* accidentels, comme on les observe à la suite de repas trop copieux, et de l'ingestion de mets indigestes : homards, truffes, crevettes, fraises, etc., ou habituels chez les individus affectés de dyspepsie ou de diarrhée chronique : c'est la forme evanida qui, soit dit en passant, est la plus ordinaire dans les urticaires de ces causes-là.

Enfin on voit quelquefois, surtout chez les femmes nerveuses et impressionnables, l'urticaire survenir tout d'un coup, sous l'influence d'émotions morales vives, colère, peur, chagrin, accès de jalousie. J'observe dans ce moment même une jeune dame qui, soumise pendant quelque temps à la contrainte de visites peu sympathiques, fut prise d'une urticaire qui persista aussi longtemps que les visites désagréables sous l'influence desquelles elle s'était manifestée. Les auteurs (Devergie, Cazenave, etc.) rapportent des exemples curieux de cette forme d'urticaire qu'on pourrait, en raison de son étiologie, désigner sous le nom d'urticaire *spasmodique* ou *nerveuse*.

DIAGNOSTIC.

Il n'y a pas d'affection de la peau qui présente les trois signes pathognomoniques de l'urticaire : *élevures de la peau*, *apparition et disparition brusques de l'éruption*, *urtication*; aussi serons-nous très bref au sujet du diagnostic différentiel.

Certaines formes d'*érythèmes papuleux* pourraient, à la rigueur, en imposer et faire croire à une urticaire, mais les papules de l'érythème ne présenteront jamais la coloration blanche rosée ou rose pâle de celles de l'urticaire ; elles apparaîtront peu à peu, et successivement, persisteront un temps plus ou moins long, et ne disparaîtront que graduellement, sans jamais avoir été le siège de démangeaisons; caractères bien différents de ceux de l'urticaire,

L'urticaire tuberculeuse, ou *urticaria nodosa* ou *tuberosa*, offre quelques traits de ressemblance avec l'*érythème noueux*. Mais cette dernière maladie est ordinairement peu douloureuse ; et, par cela seul, on la différenciera facilement de l'urticaire tubéreuse, qui, elle, est toujours accompagnée de la sensation d'*urtication* portée à son maximum d'intensité.

PRONOSTIC.

Il est bien évident que la gravité de l'urticaire est subordonnée à sa cause, et que dans la plupart des circonstances c'est une maladie des plus bénignes. Toutes les éruptions fugaces, survenant sous l'influence de causes externes, saisonnières ou symptomatiques d'une digestion anormale, en sont des exemples. Plus sérieux sera le pronostic dans les cas de dyspepsies rebelles, où l'urticaire, qui en est le symptôme, ne cessera qu'après le rétablissement des fonctions digestives, si difficile à obtenir.

TRAITEMENT.

D'après ce que nous venons de dire, la thérapeutique de l'urticaire sera des plus simples pour la plupart des cas ; le traitement local, à notre avis, doit être nul. Les bains simples ou émollients, les onctions ou les frictions avec des pommades ou des substances astringentes, telles que le vinaigre; les adoucissants, tels que la poudre d'amidon, n'ont aucune action, tant sur la durée de l'éruption que sur la douleur qui l'accompagne.

La diète, des boissons délayantes, quelques purgatifs doux, un vomitif au besoin, seront prescrits dans les cas d'urticaire liée à un trouble gastrique ; dans le cas d'atonie des fonctions digestives, ou de diarrhée chronique, la strychnine, les amers, les astringents seront indiqués.

Notre abstention absolue de traitement local, dans l'urticaire, a une portée plus grande qu'il ne paraît tout d'abord. L'observation démontre, en effet, que toute maladie de la peau, quelque peu prononcée qu'elle soit, peut, dans certaines circonstances, et lorsqu'on la supprime brusquement, avoir, sur les viscères abdominaux ou thoraciques, une influence fâcheuse, que l'on explique par le mot vague de « répercussion ». Or certaines formes d'urticaire paraissent jouir, au suprême degré, de ce triste privilège; aussi nous verrez-vous toujours respecter l'éruption, lorsqu'elle sera accompagnée d'un prurit intense, ou qu'elle persistera, après l'emploi des moyens simples que nous venons de vous indiquer.

Telle est, Messieurs, aussi succincte et aussi claire qu'il nous a été possible de vous la faire, l'histoire de l'urticaire. Il est deux points de son étiologie sur lesquels nous désirons revenir, à cause de leur importance.

Le premiér de ces deux points a rapport aux troubles gastro-intestinaux, dont l'urticaire est le symptôme. A ces troubles gastro-intestinaux, tantôt aigus et tantôt chroniques, correspond une urticaire également aiguë ou chronique. Il y a de vieilles gastro-entérites chroniques, de vieilles dyspepsies, des diarrhées, des états saburraux habituels, des inerties de l'estomac et de l'intestin, qui sont accusés séméiologiquement par une urticaire *evanida* ou *perstans* de forme chronique et de très longue durée. Le traitement, dans ces cas, doit viser exclusivement les troubles gastro-intestinaux : les vomitifs, les purgatifs répétés, les amers, les excitants des fonctions digestives, tels que l'élixir stomachique amer de Stoughton; la strychnine, la noix vomique, l'élixir de Gendrin, les eaux de la Bauche, de Capvern, de Vals, de Bussang, d'Orezza, doivent être prescrits. A mesure que l'état normal se rétablira dans les fonctions digestives, vous verrez les manifestations ortiées perdre de leur intensité, et enfin disparaître complètement.

Des troubles aigus, accidentels et passagers de l'estomac et de l'intestin, tels qu'une indigestion par excès de table ou par l'ingestion de substances alimentaires difficiles à digérer, suffisent pour provoquer une éruption d'urticaire. Nous allons vous en rapporter un exemple pris dans nos salles : l'observation en a été recueillie par M. Bastard, notre interne. Cette observation vous montrera qu'en pareil cas deux éruptions cutanées, d'espèces différentes, mais ayant la même valeur symptomatique, l'urticaire et l'érythème papuleux, peuvent exister simultanément et alternativement ; les fièvres pseudo-exanthématiques, de même que les fièvres exanthématiques, peuvent donc se compliquer réciproquement.

Le nommé Jacques Julien, âgé de dix-sept ans, boucher, qui fait le sujet de cette observation, est d'une constitution robuste; il a toujours joui d'une excellente santé.

Le 4 novembre 1878, il mangea du homard et des huîtres, et le jour même, dans l'après-midi, il fut pris de démangeaisons très vives aux mains et aux avant-bras, qu'il vit bientôt se couvrir de plaques d'urticaire. Ces démangeaisons persistèrent toute la nuit ; et le lendemain il vit que toute la surface du corps et du visage était couverte des mêmes plaques d'urticaire. Cette éruption persista, avec des rémittences, jusqu'au 8 novembre, jour où il vint demander un lit à l'hôpital Saint-Louis, où il fut reçu dans le service de M. le docteur Guibout.

A son entrée, on constate que tout le corps et principalement les membres, le visage et la partie inférieure de la poitrine sont couverts d'élevures blanchâtres reposant sur un fond cramoisi, qui les déborde et les entoure d'une auréole rouge vif, en un mot, de plaques d'urticaire nettement caractérisées et très confluentes. — Elles sont beaucoup plus espacées sur l'abdomen et dans la région dorsale.

Sur les membres, elles sont tellement confluentes qu'elles se réunissent et que la peau de ces régions offre une coloration rouge presque générale, sur laquelle se détachent les élevures blanchâtres. Les membres semblent même légèrement tuméfiés. — Cette éruption s'accompagne de démangeaisons très vives et de fourmillements qui sont augmentés par la chaleur du lit. — Léger état saburral. (Vomitif : un gramme et demi de poudre d'ipéca.)

9 *novembre.* — A la visite, les plaques d'urticaire ont presque entièrement disparu et il n'en reste que quelques-unes sur les bras et les cuisses. Mais sur le devant de la poitrine il reste de larges plaques rouges irrégulières, légèrement saillantes, ne présentant pas, comme la veille, d'élevures blanchâtres, et ayant l'aspect de plaques d'érythème papuleux. (Purgatif : 50 grammes de sulfate de magnésie.)

11 *novembre.* — Les plaques d'urticaire ont reparu en grande abondance, et le malade dit qu'elles sont surtout apparentes après chacun de ses repas. (Deuxième vomitif.)

18 *novembre.* — Les plaques ont presque complètement disparu et l'on n'en aperçoit plus que quelques-unes très espacées. (Deuxième purgation.)

20 *novembre.* — Depuis cinq jours, l'éruption s'est complètement effacée, et le malade quitte l'hôpital.

C'est là un cas d'urticaire dont la cause est très nettement accusée. — En effet, quelques heures après avoir mangé du homard et des huîtres, l'éruption se déclare ; elle a été la fidèle compagne des accidents gastriques ; elle a disparu quand, sous l'influence du traitement, ces accidents ont disparu eux-mêmes.

URTICAIRE SPASMODIQUE OU NERVEUSE.

Le deuxième point de l'étiologie de l'urticaire, sur lequel nous désirons appeler votre attention d'une manière toute spéciale, a trait aux influences morales.

Il y a une urticaire spasmodique ou nerveuse, de même qu'il y a un ictère spasmodique ou nerveux. Nous vous avons parlé d'une jeune dame chez laquelle l'ennui des visites répétées d'une personne désagréable avait déterminé une urticaire papuleuse aiguë.

Nous en connaissons une autre, très timide, qui, chaque fois qu'elle entre dans un salon, éprouve une vive émotion ; et cette émotion est immédiatement traduite sur sa peau par la poussée instantanée de papules d'urticaire.

Nous en connaissons une troisième qui éprouve un profond dégoût pour les fraises ; à leur seule vue, à leur seule odeur, dans un dîner, elle sent tout de suite des papules d'urticaire lui pousser sur les épaules, sur la poitrine et sur les bras.

Cette influence morale étiologique, dans les maladies de la peau, est très intéressante, et jusqu'à présent elle n'a pas été assez étudiée ; très souvent même elle a passé inaperçue, en France du moins.

Les dermatologistes anglais lui ont consacré d'importants travaux. Érasme Wilson et le docteur Gull sont d'avis que les plaques saillantes d'urticaire dont nous venons de vous parler, qui apparaissent subitement sous une influence morale, et peuvent disparaître le moment d'après, avec la même rapidité, sont d'origine et de cause nerveuse. Ils les regardent comme un spasme de la peau, comme étant produites par la contraction spasmodique des fibrilles musculaires qui se ramifient dans l'épaisseur du derme, et font partie de sa trame et de sa contexture. MM. Schiff, Claude Bernard et Marey ont particulièrement appelé l'attention sur ces fibres musculaires lamineuses, qui forment de petits muscles dans l'épaisseur du derme, et qui entrent aussi dans la structure des vaisseaux et des capillaires veineux et artériels. Ces petits faisceaux musculaires sont sous la dépendance du grand sympathique ; ils se contractent spasmodiquement, sous l'influence d'une émotion morale vive, soudaine, imprévue, et leur spasme peut produire et produit en effet, d'après les auteurs anglais que nous venons de citer, des élevures de plaques d'urticaire.

CHAIR DE POULE (CUTIS ANSERINA).

Les mêmes phénomènes d'influence nerveuse sur la peau ont été soigneusement étudiés en Allemagne. Hébra les signale sous le nom de *névroses cutanées*. Il en cite comme exemple le phénomène connu sous le nom de *chair de poule* (*cutis anserina*), qui pourrait, dit-il, être mis en avant, comme représentant des névroses de la motilité de la peau.

Voici comment Hébra explique la chair de poule (traduction de M. Doyon) :

« L'état désigné sous le nom de chair de poule (*cutis anserina*) consiste dans des saillies des follicules pileux, sous forme de petites élevures fermes, sur le tronc et les extrémités, par suite desquelles les parties de la peau qui en sont atteintes ont l'aspect et donnent la sensation d'une peau d'oie plumée. La cause prochaine de cet état est une contraction des muscles redresseurs des poils, qui, composés de fibres musculaires organiques, s'attachent à la base des follicules, tandis que l'autre extrémité, qui les termine, se perd dans les couches les plus superficielles du chorion, où probablement elles trouvent leur point fixe sur les papilles, tout en envoyant aussi un faisceau musculaire à la glande sébacée qui appartient à chaque follicule. Par la contraction de ces faisceaux musculaires, le fond des follicules pileux est relevé, et alors ceux-ci viennent faire saillie à l'extérieur, conjointement avec les papilles voisines, l'épiderme qui les couvre et l'orifice du follicule. L'effet produit est l'apparition, à la surface de la peau, de petites élevures, dont le centre paraît traversé par un poil fin, ou est formé par une petite nodosité épidermique. »

Ces petites élevures de la *chair de poule* n'ont qu'une durée passagère; elles se manifestent sous l'influence, aussi bien d'une irritation directe des nerfs de la peau, comme l'impression du froid, d'une variation brusque de température, que sous l'influence d'une émotion morale vive, d'un saisissement, d'une surprise, d'une frayeur, d'un danger menaçant.

Cette influence exercée par le moral sur la peau, ne se fait pas sentir seulement dans l'*urticaire*, ni dans la *chair de poule*; nous l'avons constatée aussi, et d'une manière très remarquable, dans l'eczéma. Nous avons vu des cas d'eczéma se produire plus ou moins rapidement, après des influences morales vives, et ne pouvant guère être expliqués que par ces influences morales. En voici trois exemples intéressants, dont les observations ont été recueillies sous nos yeux par M. Bastard, notre interne. Nous n'allons pas jusqu'à prétendre qu'il y a un eczéma nerveux et spasmodique, comme il y a une urticaire nerveuse et une *chair de poule* nerveuse; non, assurément, mais ce que nous voulons établir, c'est que des influences morales peuvent être des causes déterminantes d'une éruption eczémateuse en germe, dans l'économie. Les observations suivantes vont vous le démontrer.

Depuis notre séjour à l'hôpital Saint-Louis, dans le service de M. le docteur Guibout, nous avons eu l'occasion de rencontrer plusieurs cas intéressants dont nous venons aujourd'hui donner la relation.

Il s'agit d'abord de trois cas d'eczéma présentant ceci de remarquable, qu'ils se sont manifestement développés sous l'influence d'une vive émotion morale :

— Le nommé Bad..., âgé de trente-neuf ans, conducteur de tramway, entre le 14 juin 1878 dans le service de M. le docteur Guibout, salle Saint-Charles, n° 54, pour un eczéma impétigineux parfaitement symétrique.

Cet homme, d'une bonne santé habituelle, n'accuse aucun antécédent héréditaire, et n'a eu, jusqu'à cette époque, aucune affection cutanée. Pas de syphilis; habitudes alcooliques.

Le 22 janvier, le tramway dont cet homme est conducteur fut coupé par un train du chemin de fer de ceinture; le cocher et plusieurs personnes furent tués. La frayeur du malade fut telle qu'elle occasionna chez lui un violent tremblement nerveux qui dura pendant quatre jours.

Trois semaines environ après cet accident, il vit se développer, sur ses bras, ses jambes et ses cuisses, une éruption de petites vésicules d'abord disséminées, puis de plus en plus confluentes, et qui ont fini par constituer de grandes plaques d'eczéma.

Ces plaques, réparties sur les quatre membres, affectent une disposition parfaitement symétrique ; elles sont recouvertes de croûtes jaunâtres, et offrent ainsi l'aspect caractéristique de cette variété mixte de lésion cutanée qui constitue l'eczéma impétigineux. — Dès son entrée à l'hôpital, le malade a été soumis au traitement de l'eczéma, et actuellement il est en bonne voie de guérison.

— Le nommé Bl..., âgé de 17 ans, graveur, entre, le 5 juillet 1878, salle Saint-Charles, n° 8.

Ce jeune homme, d'une bonne santé habituelle, n'accuse pas d'antécédents héréditaires. Il y a deux mois environ, il ressentit une vive émotion à la suite d'un accident dont il fut témoin ; il fut pris immédiatement d'un violent tremblement nerveux qui dura un quart d'heure. C'est trois semaines environ après cet accident qu'il fut atteint d'un eczéma qui, d'abord limité au cou et à la face, ne tarda pas à se généraliser et à envahir les autres parties du corps. Actuellement, le malade est guéri de son eczéma, qui a disparu après trois semaines de traitement.

—Le nommé Bér..., âgé de quarante-deux ans, charretier, entre le 5 juillet 1878, salle Saint-Charles, n° 19.

Cet homme a déjà été atteint, il y a douze ans, d'un eczéma généralisé, affection pour laquelle il a été traité à l'hôpital Saint-Louis, dans le service de M. Bazin. Il fut complètement guéri au bout de deux ans de traitement, et, depuis, la guérison s'était parfaitement maintenue jusqu'à ce jour, c'est-à-dire pendant dix ans.

Huit iours avant son entrée à l'hôpital, ce malade

fut vivement impressionné par un accident de voiture. Comme chez les deux malades précédents, l'émotion fut assez vive pour lui occasionner un tremblement nerveux qui cessa au bout d'une demi-heure. Le jour même, environ deux ou trois heures après cet accident, il eut un peu d'eczéma de la face, et, le lendemain, tout son corps fut couvert d'un eczéma généralisé dont il n'avait eu aucune atteinte depuis dix ans. — Ce malade est resté quinze jours dans le service, dont il est sorti à peu près complètement guéri.

Les trois cas d'eczéma que nous venons de citer, et qui d'ailleurs n'offrent rien de particulier au point de vue de la lésion elle-même, ont ceci de remarquable que tous les trois se sont manifestement développés sous l'influence d'une émotion morale vive, et c'est là le point sur lequel nous désirons attirer l'attention.

En effet, les dermatologistes, quoique signalant l'influence des émotions morales sur le développement des affections cutanées, n'ont pas suffisamment insisté sur cette cause, et lorsque cette étiologie est signalée, elle l'est au sujet d'affections autres que l'eczéma, pour le développement duquel leur influence incomprise et non aperçue a été passée sous silence.

Il reste à savoir si une émotion morale, quelque vive qu'elle soit, suffit à elle seule pour déterminer un eczéma ; nous ne le croyons pas, et nous pensons que, pour que cette cause agisse, il faut qu'elle se manifeste chez un sujet prédisposé, c'est-à-dire en puissance de la diathèse herpétique. Cette opinion est confirmée par l'observation du dernier de nos malades ; cet homme était, en effet, manifestement herpétique, puisque, douze ans auparavant, il avait été déjà atteint d'un eczéma généralisé ; et l'émotion morale qui a déterminé la réapparition de son eczéma est venue réveiller en quelque sorte, chez lui, la diathèse endormie depuis dix ans. Il est en outre à remarquer que, chez lui, la cause morale a déterminé l'éruption beaucoup plus rapidement que chez les deux autres malades, qui jusqu'alors n'avaient encore eu aucune manifestation de l'herpétisme.

Quant au mode d'action, à la pathogénie de cette cause, il est probable qu'il faut la rechercher dans les troubles vaso-moteurs qui succèdent à une impression morale, et peut-être n'est-il pas impossible qu'une émotion très vive puisse, dans certains cas, et chez certains sujets prédisposés, occasionner des troubles vaso-moteurs assez considérables pour amener, dans la circulation de la peau, une perturbation assez grande et assez persistante pour favoriser le développement d'une affection cutanée eczémateuse.

En résumé, nous avons admis une urticaire spasmodique, nerveuse, *sine materia*, résultant d'une émotion morale, seule, et sans l'intervention d'aucune autre cause prédisposante. Quant à l'eczéma, si les causes morales ont, comme nous l'avons démontré, une incontestable influence sur son développement, c'est lorsque les malades ont en eux une prédisposition à l'herpétis ; car nous ne pouvons pas admettre que l'eczéma soit, dans aucun cas, spasmodique ou nerveux, comme l'urticaire et comme la chair de poule.

VINGT-QUATRIÈME LEÇON

ÉRYTHÈME

Messieurs,

L'érythème est une affection congestive, inflammatoire, aiguë ou chronique, de la peau, caractérisée par une coloration rosée, d'une teinte vive, qui disparaît à la pression du doigt, et se reproduit aussitôt que cette pression est supprimée; existant le plus souvent sans accidents prodromiques, sans phénomènes réactionnels, mais avec une douleur locale assez vive, et se terminant ordinairement par résolution, et sans desquamation. Voilà l'érythème.

Après cette définition, il semble que tout soit fini, et qu'il n'y ait plus rien à dire : il semble que l'érythème soit l'affection la plus simple, la plus bénigne, et que, dès lors qu'il est de nature inflammatoire, si l'on ajoute que les surfaces érythémateuses doivent être couvertes de topiques émollients, on aura complété son histoire.

Telle est la première idée que l'on se fait de l'érythème.

Mais combien cette idée est peu exacte! en apparence, l'érythème n'est rien; en réalité, il est tout. Au premier abord, c'est une affection sans importance et sans valeur éméiotique. Avec plus d'attention, on le voit partout, on le rencontre partout : il s'étend, il pénètre, il se glisse partout; ses divisions, ses ramifications sont presque infinies; il s'insinue, il prend place parmi les affections cutanées les plus nombreuses, les plus disparates et les plus opposées par leur nature; il s'y mêle, il s'y incorpore tellement qu'il en devient partie constitutive et inséparable. Il enlace toute la dermatologie comme dans un vaste réseau, dont chacune des mailles lui appartient.

Pour s'universaliser ainsi, il faut qu'il revête les formes les plus différentes; qu'il prenne les aspects les plus divers; qu'il se présente avec les configurations les plus dissemblables, et en effet il a les allures les plus variées, et on peut dire de lui qu'il est un véritable Protée.

Tantôt il passe rapide, fugitif, éphémère, et le jour qui l'a vu naître le voit finir; tantôt, au contraire, sa durée est indéfinie; par sa couleur rouge et congestive, il a toute la physionomie d'une affection aiguë; par sa persistance opiniâtre, il a tous les caractères de la chronicité.

Tantôt c'est l'affection la plus légère; c'est une petite rougeur produite par une cause toute locale, par un frottement intempestif, par une pression exagérée, par le passage d'un insecte; tantôt, au contraire, cette même rougeur est le prélude d'une escharre; elle présage l'ulcération, la destruction et la gangrène.

Tantôt ce sont de petites papules rosées et fugaces qui annoncent quelques troubles digestifs légers et sans importance. Tantôt ce sont des tubercules, des nodosités ou des taches, indices de troubles généraux, pyrexiques, ou liés au rhumatisme.

Tantôt ce sont des macules appartenant à la syphilis, et constituant des syphilides précoces et tardives, ou des placards dénotant la scrofule ou la couperose.

Les affections parasitaires, la tricophytie et le favus ont leur période érythémateuse ; il y a un érythème circiné parasitaire, et un érythème favique.

Toutes les dermatoses qui revêtent la forme aiguë commencent, dans leur première période, par être de purs érythèmes, jusqu'à ce que, sur leurs surfaces érythémateuses, se développent, dans une seconde période, leurs lésions spéciales et pathognomoniques ; et quand ces lésions ont pris naissance, l'érythème initial les accompagne et les entoure comme d'un cercle et d'une auréole ; il en est ainsi dans l'eczéma, dans l'herpès, dans la miliaire, dans l'impétigo, dans l'ecthyma, dans la varicelle, dans le pemphigus.

Vous voyez, Messieurs, quelles vastes proportions prend l'érythème ; son histoire s'agrandit, au point de devenir, pour ainsi dire, l'histoire de la dermatologie tout entière, et par conséquent de présenter les plus grandes difficultés dans son exposition.

Tâchons cependant de la rendre d'une intelligence aussi facile que possible, tout en lui conservant tous les détails qu'elle comporte ; tout en vous la faisant voir sous toutes les formes qui lui appartiennent ; dans un si vaste sujet, soyons à la fois court et complet. Pour atteindre ce double but, nous examinerons l'érythème sous quatre chefs différents :

1° Formes et configurations extérieures ;

2° Causes ; et nous les diviserons en causes externes et en causes internes ;

3° Diagnostic ;

4° Traitement.

I

FORMES ET CONFIGURATIONS EXTÉRIEURES.

L'érythème, nous le répétons, est une inflammation de la peau, caractérisée par une coloration rouge, ou au moins légèrement rosée; existant le plus souvent sans prodromes et sans phénomènes réactionnels, se terminant ordinairement par résolution, et sans desquamation.

A cette définition générale, dans laquelle pourront rentrer la plupart des cas, ajoutons cependant que, dans quelques circonstances, l'érythème pourra être précédé ou accompagné de symptômes généraux, ordinairement peu sérieux. La teinte rosée de l'érythème est produite par une congestion active des capillaires du derme : en effet, sa rougeur disparaît sous la pression du doigt pour reparaître bientôt après; et vous savez que ce caractère appartient en propre à ces sortes de colorations des téguments. Tantôt, comme nous l'avons dit, l'érythème peut exister sans prodromes; tantôt, au contraire, il est accompagné de troubles gastro-intestinaux et d'accidents fébriles, légers et toujours sans gravité. Dans tous les cas, les surfaces érythémateuses sont le siège d'une sensation de cuisson, de chaleur, et même de brûlure. L'érythème peut ne durer que quelques heures, quelques jours; il peut aussi devenir chronique et persister pendant des années. La résolution est sa terminaison ordinaire; elle se fait par dégradation progressive de la teinte rosée, jusqu'au retour complet à la coloration normale de la peau; la desquamation, après la guérison, est extrêmement rare; c'est à peine si, dans quelques occasions, on peut observer une exfoliation peu marquée, analogue à celle du pityriasis.

Tel est l'érythème dans sa forme la plus générale; rien de plus simple en apparence; mais ne vous y trompez pas, nous vous l'avons déjà dit, il n'est pas une affection de la peau qui revête des formes aussi variées et des aspects aussi différents.

L'érythème est rarement généralisé; le plus souvent, il reste local, limité à une seule région; il est des cas cependant *où il est disséminé et généralisé* sur toute la surface du corps; c'est lorsqu'il affecte la forme papuleuse, et lorsqu'il est sous la dépendance d'un état général fébrile; c'est lorsqu'il existe à l'état de *fièvre érythémateuse* ou fièvre *pseudo-exanthématique érythémateuse;* c'est encore lorsqu'il est le symptôme d'un embarras gastrique. Dans ces cas-là, nous le répétons, l'érythème peut être *généralisé;* mais, le plus souvent, il est et reste *local.*

Tantôt il est constitué par de simples taches, ou macules (*erythema maculatum*); ou bien par des papules rosées, formant une notable saillie au-dessus de la peau restée saine (*érythème papuleux*). C'est sous cette forme qu'on le trouve le plus souvent, dans la fièvre *essentielle*, *saisonnière*, *vernale*, *pseudo-exanthématique*, *érythémateuse;* c'est sous cette forme encore qu'il se manifeste, dans l'irritation des voies digestives, après l'ingestion de substances alimentaires d'une digestion difficile, telles que le homard, les moules, etc., ou bien après l'usage de certains médicaments irritants, tels que le copahu (*érythème copahique*).

Tantôt ce ne sont plus des papules, mais des tubercules (*erythème tuberculeux*); d'autres fois c'est une rougeur vive, framboisée, analogue à la coloration de la scarlatine (*érythème scarlatiniforme*); c'est encore sous ces aspects que se présente l'érythème, dans le cas de *fièvre éruptive érythémateuse*.

D'autres fois encore, l'érythème est localisé aux membres inférieurs, et spécialement à la partie antérieure des jambes; il y repose sur une base indurée, véritable tumeur formée par une inflammation partielle du tissu cellulaire sous-cutané; la rougeur de la peau est intense, violacée, et bleuâtre à son centre; au bout de quelques jours, elle pâlit, et finit par disparaître, après avoir passé par toutes les teintes de l'ecchymose en voie de déclin. Cette forme de l'érythème, que l'on rencontre aussi aux avant-bras, est souvent accompagnée de manifestations rhumatismales; mais elle existe aussi en dehors du rhumatisme. M. Bazin la considère comme arthritique; on la désigne sous le nom d'*érythème noueux* (*erythema nodosum*).

Quelquefois l'érythème se présente sous la forme de lignes courbes orbiculaires, festonnées, formant une saillie, un relief et une ligne de démarcation très caractérisés et très nets au-dessus de la peau saine; c'est l'*érythème marginé*.

Vous verrez encore l'érythème sous la forme de cercles, d'abord peu étendus; puis s'élargissant progressivement; l'érythème, dans ce cas, sera *parasitaire*; symptomatique de la présence du tricophyton; en raison de la forme qu'il affecte, et de sa nature, vous l'appellerez l'*érythème circiné parasitaire*.

Vous le trouverez aussi affectant les doigts, les orteils, le nez, les oreilles, avec une teinte violacée, bleuâtre, un gonflement du tissu cellulaire sous-cutané, une douleur très vive, et une disposition prononcée aux gerçures ou crevasses ; c'est dans ce cas l'*érythème pernio*, vulgairement connu sous le nom d'*engelures*.

Mais, de toutes ses configurations, la plus fréquente, c'est la configuration *en nappe*, en large surface ; c'est celle qu'il affecte lorsqu'il est *intertrigineux*, c'est-à-dire lorsqu'il existe dans des régions où la peau est en contact et en frottement avec elle-même.

Quelquefois vous verrez les surfaces érythémateuses, ayant à la fois la teinte vive et rosée de l'érythème et la teinte foncée et vineuse du purpura ; et si vous exercez une pression, vous constatez que les teintes roses seules disparaissent sous le doigt, tandis que les teintes purpuriques restent. Il y a là un mélange, une existence simultanée de purpura et d'érythème ; ou bien il y a une affection mixte, bâtarde, qui tient à la fois du purpura et de l'érythème, et qui a pour type les caractères réunis et fusionnés de ces deux affections confondues en une seule. Cette affection bâtarde, mixte et complexe, nous l'appellerons un *érythème purpurique*, ou un *purpura érythémateux*. Nous allons tout à l'heure vous en faire connaître un cas intéressant. Cette fusion de l'érythème et du purpura nous rappelle la fusion de l'eczéma et de l'impétigo, du lichen et de l'eczéma, etc.

Enfin, dans les cas où l'on ne peut rapprocher la lésion observée d'aucun des types que nous venons d'énumérer rapidement, on la range dans cette variété d'érythème, décrite par Bateman sous le nom d'*herpès iris ;* décrite par Hébra et par M. Hardy sous le nom d'*érythème polymorphe*, et que M. Bazin, avec plus de raison, appelle *hydroa vésiculeux*.

Telles sont, Messieurs, les diverses formes sous lesquelles l'érythème se présente à nous. Énumérons-les :

Érythème local;
Généralisé;
Maculeux (erythema maculatum);
Papuleux;
Tuberculeux;
Scarlatiniforme;
Noueux (erythema nodosum).
Marginé;
Circiné parasitaire;
Pernio (engelures);
En nappe, ou intertrigineux;
Purpurique;
Polymorphe;
Auréolaire.

A toutes les formes de l'érythème signalées dans les auteurs, nous en ajoutons une, celle qui termine notre colonne d'énumération. Nous lui donnons le nom d'érythème auréolaire. C'est en effet une véritable auréole : c'est l'auréole congestive érythémateuse qui entoure presque toutes les lésions, presque toutes les affections cutanées; c'est l'auréole érythémateuse, à évolution aiguë, autour de l'eczéma, de l'herpès, de l'ecthyma, de l'impétigo; à évolution chronique et à durée indéfinie, autour des lésions de la scrofule, autour de certaines lésions de la syphilis, autour du psoriasis lui-même, et dans la couperose.

Après vous avoir montré l'érythème dans ses diverses configurations, et dans les différentes formes qu'il revêt, nous allons maintenant l'étudier dans son étiologie, c'est-à-dire dans les causes sous l'influence desquelles il se développe.

II

CAUSES DE L'ÉRYTHÈME.

L'érythème est produit par des causes de deux ordres bien différents : les unes sont des causes externes, venant du dehors, locales, agissant directement sur la peau ; les autres sont des causes internes.

CAUSES EXTERNES.

Toutes les fois que la peau sera comprimée un peu fortement, pendant un temps plus ou moins long, on observera une rougeur ordinairement passagère, et qui cessera dès que la cause productrice sera éloignée : ainsi se produit l'érythème dans les cas de bandages trop serrés, de positions fixes trop longtemps soutenues, etc. L'irritation de la peau par un insecte, par une puce, par une araignée, par une chenille ; l'action de certaines euphorbiacées, du croton par exemple ; la farine de lin fermentée, comme cela s'observe si souvent dans les cataplasmes, la moutarde, l'onguent mercuriel, produisent, soit par simple contact, soit à la suite de frictions, un véritable érythème. M. Hardy insiste spécialement sur l'irritation de la peau, produite par l'onguent napolitain. Cette irritation est un érythème ardent, semé de petites vésicules. M. Hardy l'appelle, pour cette raison, *érythème vésiculeux*, ou *hydrargyrique*.

Le froid est une cause fréquente d'érythème. Tantôt

la rougeur n'est que passagère ; ainsi, quand le visage a été exposé à une basse température, la peau devient rouge, mais elle reprend sa coloration normale très rapidement. Tantôt, l'action du froid étant plus prolongée, l'érythème persiste sous la forme d'une surface rouge bleuâtre, indurée et douloureuse, siégeant de préférence aux doigts, aux orteils, au bout du nez, aux oreilles ; il prend alors le nom d'*érythème pernio*, vulgairement connu sous le nom d'engelures. M. Bazin, s'appuyant sur le fait que les enfants chétifs et lymphatiques sont plus exposés à contracter des engelures que les autres, fait de cette forme d'érythème une scrofulide bénigne. Nous ne partageons pas cette manière de voir, et nous nous rangeons volontiers sous ce rapport à l'avis de M. Hardy. Tout le monde peut avoir des engelures, et tous ceux qui en ont ne sont pas des scrofuleux.

Opposons à l'érythème produit par le froid l'érythème par insolation, peu grave comme lésion de la peau, et nous arrivons à la forme peut-être la plus fréquente des érythèmes de cause externe, à savoir l'*intertrigo*.

L'intertrigo se rencontre surtout aux deux extrêmes de la vie, chez les enfants et chez les vieillards. Partout où la peau est en contact avec elle-même, dans les points où elle est riche en glandes, en filets nerveux et en vaisseaux, où elle présente sa plus grande minceur, il est fréquent d'observer une rougeur inflammatoire, souvent chronique, qui n'est autre chose que de l'érythème intertrigineux. Ainsi, c'est au niveau des aisselles, des plis génito-cruraux, entre les fesses, entre l'oreille et la peau qui recouvre l'apophyse mastoïde, que l'on peut le voir le plus souvent. Chez les tout jeunes enfants à la base du cou, dans les plis fessiers ; chez les vieilles femmes au-dessous des seins, ou dans les plis que présente la paroi abdominale chargée de graisse. L'intertrigo est ordinairement sec : cependant, quand il devient le siège d'une inflammation très vive, on le voit donner lieu à une sécrétion, à une exhalation mucoso-purulente, qui lui avait fait donner par Devergie le nom d'*intertrigo purifluens* et par Wilson celui d'*eczema mucosum*, dénomination vicieuse, comme nous le verrons en parlant du diagnostic.

L'intertrigo, d'une façon générale, est plus gênant que douloureux; cependant, lorsque l'irritation est intense, par suite des frottements répétés, elle occasionne des douleurs très vives, qui condamnent les malades à l'immobilité.

Enfin l'érythème peut être symptomatique de la tricophytie. Dans la teigne tondante, dans l'herpès et l'érythème circinés, les points de la peau qui sont occupés par le parasite présentent le plus ordinairement une coloration rouge plus ou moins intense, à laquelle on attribuera sa véritable valeur, en prenant en considération son siège, sa durée, et les symptômes concomitants ; en dernier ressort, le microscope, en démontrant la présence de spores et de tubes caractéristiques, donnera de précieux renseignements sur la nature de l'affection.

CAUSES INTERNES.

L'érythème se développe sous l'influence d'un grand nombre d'états pathologiques, de troubles fonctionnels, et d'affections générales, aiguës, passagères, chroniques et diathésiques. On le voit fréquemment sous sa forme papuleuse, à la suite de l'ingestion de certains aliments, tels que la marée, les fraises, etc., ou de médicaments tels que le copahu, l'iodure de potassium, etc. Dans ces cas, la manifestation cutanée n'est que le retentissement du trouble momentané des fonctions digestives.

Dans le rhumatisme, outre l'érythème noueux que nous avons mentionné, on observe fréquemment, tout autour des articulations, des rougeurs érythémateuses qui indiquent toujours un état inflammatoire aigu ou subaigu de la synoviale, et qui ont reçu le nom de roséole rhumatismale.

Des états fébriles généraux, des fièvres essentielles, des pyrexies, surtout au printemps et au commencement de l'hiver, se traduisent souvent, dans l'enfance et dans la jeunesse, par des éruptions d'érythème généralisé ou partiel, affectant les formes papuleuse ou scrofuleuse.

Dans les cachexies, dans les maladies fébriles de longue durée, telles que la fièvre typhoïde, il n'est pas rare de voir se développer, sur les points du corps qui sont constamment en contact avec le lit, des mortifications partielles de la peau et même des parties profondes.

Ces eschares sont ordinairement précédées d'une coloration rouge des téguments, qui devra attirer l'attention du médecin, et l'engager à diriger tous ses efforts contre la destruction de la peau.

Cette forme d'érythème a reçu le nom d'*érythème paratrime;* elle s'observe surtout au niveau du sacrum, des ischions, des coudes et des talons.

La fièvre typhoïde a, sous la forme de *taches rosées, lenticulaires*, une éruption d'érythème qui lui est particulière, et qui est un de ses meilleurs symptômes.

Dans les cas d'anasarque symptomatique, d'une affection cardiaque, d'une maladie de Bright, ou de toute autre cause, la distension extrême de la peau, due à l'épanchement de sérosité dans le tissu cellulaire sous-cutané, est accompagnée fréquemment d'une coloration rouge appelée *érythème læve, érythème lisse*. Comme dans l'*érythème paratrime*, cette rougeur est d'un mauvais augure ; que l'on vienne à piquer la peau avec une lancette, ou qu'elle s'ulcère spontanément, l'on verra la solution de continuité, quelque petite qu'elle soit, devenir le point de départ d'une ulcération gangréneuse.

Dans la syphilis, l'érythème s'observe à deux périodes. Six semaines environ après l'accident primitif, on voit apparaître la roséole, qui revêt parfois la forme d'un *érythème maculeux, papuleux* et même *tuberculeux*. Plus tard, à l'époque des accidents intermédiaires, entre les accidents précoces et les accidents tertiaires, on voit encore l'érythème, sous forme d'anneaux de cercles ; c'est la roséole circinée syphilitique tardive. A une période beaucoup plus avancée de la maladie, au moment où cet accident tertiaire si fréquent, la gomme, se forme et s'ulcère, on voit encore, à son niveau, ou à son pourtour, la peau devenir le siège d'une coloration érythémateuse avec tous ses caractères.

La scrofule a aussi son érythème. Tantôt on n'observe qu'une coloration, souvent assez vive, de la face, persistant pendant des années et résistant à tous les traitements : c'est la *scrofulide érythémateuse simple*. Tantôt, sur cette surface colorée, se développent les tubercules, et, plus tard, les ulcérations du lupus vorax.

Dans l'acné, la teinte rouge violacée, qui entoure les follicules sébacés enflammés, n'est autre chose qu'un érythème, connu vulgairement sous le nom de *couperose*.

Toutes les manifestations si variées de la diathèse herpétique, l'eczéma, l'herpès, l'impétigo, le psoriasis lui-même, avant de présenter leur lésion élémentaire, des vésicules ou des papules, sont précédées d'une période érythèmateuse, sans caractère spécial, et qui souvent passe inaperçue.

Enfin, pour M. Bazin, l'érythème se montre très fréquemment dans l'arthritis. — Pour lui, l'érythème noueux est toujours lié à cette diathèse.

Nous devons mentionner encore l'érythème qui accompagne deux affections rares dans notre pays, la pellagre et l'acrodynie. Dans la pellagre, si bien étudiée par M. Landouzy père, de Reims, la rougeur de la peau est accompagnée d'accidents gastro-intestinaux, de diarrhée, et surtout de symptômes cérébraux, ordinairement sérieux, pouvant se terminer par la folie. Dans la seconde, l'érythème est fugace et compliqué de manifestations catarrhales du côté des muqueuses bronchique, nasale et intestinale; on peut dire que l'acrodynie est une grippe accompagnée d'érythème.

III

DIAGNOSTIC DE L'ÉRYTHÈME.

Comme dans toutes les maladies de la peau, le diagnostic de l'érythème comprend deux points : 1° le différencier des affections qui pourraient être confondues avec lui, c'est-à dire le diagnostic du genre ; 2° un cas d'érythème étant donné, établir sa nature.

DIAGNOSTIC DU GENRE.

1° Une affection avec laquelle l'érythème offre certaines analogies d'apparence est l'*érysipèle*. On trouve dans l'érysipèle, en effet, la coloration rouge de l'érythème, disparaissant sous la pression du doigt; mais cette rougeur, au lieu d'être diffuse, s'arrête nettement, et tranche sur les parties saines, non seulement par la différence de la couleur, qui est violacée dans l'érysipèle, mais encore par une légère élévation de la peau, par un véritable bourrelet à bords festonnés, qu'on ne trouvera jamais dans l'érythème. En outre, les parties malades sont le siège d'une sensation de tension bien plus douloureuse que dans l'érythème, et presque toujours on pourra constater l'existence d'adénites multiples. A ces caractères physiques, déjà bien suffisants pour différencier les deux affections, on peut ajouter les signes fournis par l'état général.

L'érythème, avons-nous dit, est apyrétique dans la plupart des cas, tandis que, dans l'érysipèle, il y a toujours un ou plusieurs frissons suivis d'une élévation notable de la température, des symptômes gastro-intestinaux, anorexie, vomissements, constipation, état saburral de la langue; chez certains sujets, du délire, de l'ataxie, ou un véritable état adynamique, comme dans la fièvre typhoïde. Tous ces signes, que nous ne pouvons que rappeler, suffiront pour différencier les deux affections, à leur période d'état. Une fois la rougeur passée, on n'observera que dans l'érysipèle une desquamation en larges plaques, bien différentes des lamelles furfuracées, qui n'existent pas même toujours dans l'érythème. Enfin l'érysipèle seul, dans ses formes phlycténoïdes, phlegmoneuses, œdémateuses, gangréneuses, pourra donner lieu à des ulcérations, à des escharres de la peau ou à des phlegmons.

2° Le diagnostic avec la *rougeole* se basera sur l'aspect des taches, qui, dans la rougeole, sont déchiquetées, plus disséminées, plus généralisées que dans l'érythème ; en outre, la coexistence de la bronchite, du catarrhe nasal et oculaire avec l'éruption, les crachats nummulaires, la tuberculisation possible, sont des caractères qui appartiennent en propre à la rougeole.

3° La *scarlatine* a aussi ses grands traits, qui permettront de la reconnaître. Son angine du début, la gravité de ses prodromes, l'élévation énorme de la température au moment de l'éruption, la couleur rouge foncé, la teinte framboisée, la disposition en larges plaques qui la caractérise, l'albuminurie qui l'accompagne presque toujours, et enfin la desquamation par lambeaux épidermiques étendus, suffiront pour éviter une erreur et une confusion.

4° Avec la *roséole*, le diagnostic pourra être plus difficile. En effet, cette éruption saisonnière caractérisée par l'apparition de petites taches érythémateuses, sans réaction générale, sans fièvre, sans malaise, en imposera quelquefois. On peut cependant assigner à la roséole, comme caractères distinctifs : la fugacité de l'éruption, qui ne dure ordinairement qu'un ou deux jours, et sa généralisation plus grande que dans l'érythème.

5° Wilson appelait *eczéma muqueux* l'érythème intertrigineux, accompagné de sécrétion purulente. Cette dénomination est des plus défectueuses ; elle implique une ignorance absolue de la façon dont se produisent les exsudats dans les deux affections. Dans l'*eczéma*, la sécrétion se fait dans de petites vésicules, qui se crèvent, ou dans lesquelles le liquide se concrète ; de là des croûtes. Dans l'intertrigo, il n'y a jamais de croûtes ; le liquide s'exhale de toute la surface érythémateuse, et s'évapore, comme la sueur, sans laisser de traces. En outre, l'érythème intertrigineux guérit ordinairement très vite par des moyens simples, tandis que l'on voit l'eczéma procéder par poussées successives indéfinies, et résister souvent très longtemps aux traitements les mieux entendus.

6° La *lymphangite*, surtout dans sa forme dite réticulaire, donne à la peau une coloration rosée, qui pourrait être prise pour un érythème. Mais en y regardant d'un peu plus près, au besoin en s'aidant d'une loupe, on reconnaîtra la disposition arborescente des lymphatiques enflammés. En outre, l'adénite est constante dans la lymphangite, ce qui n'a pas lieu dans l'érythème.

7° L'*urticaire* offre, avec certains érythèmes, avec l'érythème papuleux en particulier, un rapport de cause qui pourrait induire en erreur sur le genre de la maladie ; l'éruption des papules rosées, blanches au centre de l'urticaire, succède, en effet, très souvent à l'ingestion des mêmes aliments qui, chez d'autres individus, produisent les érythèmes papuleux, mentionnés plus haut. Rappelons, comme signe distinctif, que l'érythème est absolument indolore, tandis que l'urticaire, comme son nom l'indique, est constamment accompagnée d'une sensation de démangeaison très désagréable, insupportable même, d'une urtication véritable. Les lésions sont, en outre, beaucoup plus fugaces, et disparaissent souvent en quelques heures dans l'urticaire.

8° Le *purpura* a pour lui un signe si caractéristique qu'il suffit à lui seul pour établir le diagnostic différentiel des deux affections ; ses taches violacées, produites par l'extravasation sanguine, restent fixes et ne disparaissent pas à la pression du doigt.

9° Enfin il est une maladie très rare de notre temps, et dans nos climats, dont les lésions cutanées pourraient être prises pour de l'érythème ; nous voulons parler de la *lèpre*. Les taches de la lèpre, au lieu d'être rouges ou rosées, sont cuivrées, fixes, recouvertes d'une desquamation légère, et ne disparaissent pas à la pression. En outre on constate, à leur surface, un signe qui manque absolument dans toutes les affections que nous avons mentionnées, aussi bien que dans l'érythème, c'est l'anesthésie complète de la peau.

DIAGNOSTIC DE LA NATURE DE L'ÉRYTHÈME.

On comprend facilement toute l'importance de cette partie du diagnostic ; ce n'est pas tout que d'avoir établi à quel genre appartient la lésion ; il faut encore savoir, si l'on veut faire un traitement rationnel, sous quelle influence cette lésion s'est développée. Aussi faut-il avoir présente à l'esprit l'étiologie complète des érythèmes, et nous ne saurions que répéter ce que nous avons dit à ce sujet. C'est en se basant sur le siège, sur le mode d'apparition, sur les antécédents, que l'on reconnaîtra les érythèmes de cause externe, professionnels ou artificiels. C'est en constatant les troubles généraux, la fièvre, l'état des organes digestifs, que l'on reconnaîtra les érythèmes produits sous l'influence d'excès de table, de troubles gastriques, ou de fièvre essentielle, éruptive, saisonnière. C'est en interrogeant avec soin les antécédents du malade, et son état actuel, que l'on établira la nature scrofuleuse, syphilitique ou herpétique de l'érythème.

PRONOSTIC DE L'ÉRYTHÈME.

Il en est de même pour le pronostic, dont la gravité repose tout entière sur la connaissance exacte de la cause et des symptômes concomitants. Les érythèmes de cause externe ; ceux qui sont liés à un trouble gastrique ; ceux qui caractérisent les fièvres éruptives érythémateuses, sont ordinairement peu graves, en tant que lésions de la peau et que symptômes d'états pathologiques internes ; ils disparaissent sans laisser de traces.

Il n'en est pas de même des *érythèmes læve* et *paratrime* qui, survenant chez un individu déjà débilité par une maladie organique, ou à la suite d'une fièvre grave, indiquent un état de dénutrition déjà avancé, et peuvent être suivis d'ulcérations de la peau de très mauvaise nature.

Enfin, de tous les érythèmes, les plus sérieux soit comme lésion cutanée, soit surtout comme symptômes d'un état constitutionnel grave, sont ceux que l'on observe dans la scrofule, la syphilis et la pellagre.

IV

TRAITEMENT DE L'ÉRYTHÈME.

Il est impossible de donner un aperçu général de la thérapeutique de l'érythème; elle varie avec sa nature, et nous nous bornerons à indiquer les moyens de combattre ceux que l'on rencontre le plus souvent.

Les érythèmes artificiels, de cause externe, cesseront d'eux-mêmes, si l'on supprime la cause externe qui les a produits; cela va de soi.

L'érythème intertrigineux est souvent plus rebelle. Outre le repos absolu de la partie malade, l'éloignement, les unes des autres, des parties érythémateuses, et la recommandation des soins de la plus excessive propreté, on se trouvera bien de l'application de poudres desséchantes et isolantes (amidon, lycopode, bismuth) entre les parties enflammées. Si cela ne suffit pas, lotions émollientes, bains, cataplasmes de fécule; si, enfin, l'affection résiste à ces moyens, application sur la peau de liquides astringents, de solution alumineuse, d'eau blanche, de perchlorure de fer très étendu.

L'érythème paratrime sera combattu par des frictions avec des liqueurs alcooliques, par l'application de poudres de quinquina, de tannin, d'onguents excitants, tels que l'onguent styrax. Bien entendu, le traitement général, tonique et reconstituant, devra marcher de pair avec la tonification locale de la peau.

L'érythème pernio, les engelures, doivent être soignés par des moyens analogues; en effet, sous l'influence du froid prolongé, la peau a perdu sa vitalité; aussi, parmi les nombreux remèdes qui ont été proposés, ceux qui réussissent le mieux ce sont les frictions avec des alcoolats plus ou moins excitants, alcool camphré, baume de Fioraventi, vin aromatique; l'eau froide, et les frictions avec la neige, agissent dans le même sens, en tonifiant la peau.

Les érythèmes sont-ils symptomatiques d'une digestion imparfaite, ou d'une irritation légère de l'estomac? un vomitif, une purgation, la diète, feront cesser tous les accidents, et l'éruption disparaîtra sans traitement local.

Les érythèmes syphilitiques ne réclament également aucune intervention locale; ils pâlissent et disparaissent dès que, sous l'influence du spécifique par excellence, le mercure, ou l'iodure de potassium, l'état général a été modifié.

Il n'en est pas de même des érythèmes scrofuleux; non seulement on leur opposera un traitement général, dans lequel on prescrira les amers, les iodiques, l'huile de foie de morue, le sirop d'iodure de fer; mais encore un traitement local, qui aura pour but de provoquer une inflammation substitutive de la peau, sur les points malades. Vous me voyez, dans ces cas, employer la teinture d'iode en applications répétées, ou mieux encore, une pommade que nous formulons ainsi :

Axonge	20 grammes.
Biiodure de mercure. . . .	10 ou 20 grammes.

Nous étendons une couche de cette pommade sur la partie érythémateuse. Le lendemain, elle a produit une éruption artificielle comparable à l'impétigo, que nous traitons ensuite par les émollients ; plusieurs applications successives de ce topique sont ordinairement nécessaires pour remplacer la surface érythémateuse par une peau blanche et normale.

Voici maintenant l'observation telle qu'elle a été recueillie par notre excellent interne, M. Bastard, du cas remarquable d'érythème purpurique dont nous vous avons parlé plus haut.

ÉRYTÈME PURPURIQUE CHEZ UN MALADE ATTEINT DE PSORIASIS.

Le nommé Dambrowitch (Ladislas), Polonais âgé de vingt-six ans, cordonnier, entre, le 17 mai 1878, salle Saint-Charles, n° 30, service de M. le docteur Guibout.

Fils d'un père mort phthisique, cet homme, d'origine polonaise, a eu dans sa jeunesse des manifestations scrofuleuses, telles que : abcès ganglionnaires en différentes régions (aine, aisselle). Néanmoins son état général a toujours été bon, et il a l'apparence d'un homme assez robuste.

Il y a quatre ans, pendant un séjour qu'il fit en Amérique, il eut une première atteinte de psoriasis, qui débuta par le cuir chevelu et la nuque, où il resta localisé pendant dix-huit mois à deux ans. C'est alors seulement que l'affection a envahi les autres parties du corps, les bras, le tronc et les membres inférieurs. Après un traitement assez prolongé, et sur lequel le malade ne donne que de vagues indications, il a été guéri à peu près complètement, et cette guérison s'est maintenue pendant une année.

Arrivé à Paris depuis dix mois, son affection n'a pas tardé à se manifester de nouveau et à envahir les parties primitivement atteintes, et il entre le 17 mai dans le service de M. le docteur Guibout.

Les plaques de psoriasis sont abondantes aux coudes, aux avant-bras, sur le dos, l'abdomen et la nuque. Dans ces régions, elles affectent la forme du psoriasis nummulaire, les plaques ayant les dimensions d'une pièce de 40 sous à une pièce de 5 francs, et couvertes de belles écailles d'un blanc argenté.

Sur les membres inférieurs, les plaques sont beaucoup plus rares et plus petites ; il n'y en a que quelques-unes sur les cuisses et les mollets, et il n'en existe pas aux genoux, siège habituel du psoriasis. Elles offrent donc ici les caractères du psoriasis guttata.

Dès son entrée à l'hôpital, ce malade est soumis au traitement habituel du psoriasis : frictions avec l'huile de cade pure, bains alcalins, et arsenic à l'intérieur.

Après trois semaines de traitement environ, l'on voit apparaître, sur la peau des régions qui sont le siège du psoriasis, de grandes taches de coloration foncée, et qui, au dos surtout, affectent une disposition fort singulière.

L'abdomen et le dos sont entourés, comme par un bandage de corps, par une vaste plaque, prenant depuis la base du thorax jusqu'aux plis inguinaux et descendant un peu sur les cuisses. En outre, il existe dans le dos une disposition très curieuse : à sa partie supérieure, cette grande tache se continue sous forme de deux bandes, larges d'environ trois travers de doigt, se séparant à angle aigu, pour aller gagner la partie moyenne des omoplates ; elles affectent ainsi la disposition de deux cornes, ou plutôt de deux bretelles soutenant un bandage de corps.

La coloration de ces taches est très remarquable, et composée de deux éléments. En effet, il existe un élément congestif, représenté par une coloration rouge très prononcée, disparaissant à la pression, ayant en un mot tous les caractères de l'érythème. Sur ce fond érythémateux, la peau présente une coloration brune assez foncée, ne se modifiant pas à la pression du doigt, et ayant les caractères d'une suffusion sanguine, du purpura. Il est, en outre, à remarquer que l'élément congestif, la partie érythémateuse, déborde d'environ un centimètre sur tout le pourtour, les taches purpuriques, de sorte que, dans cette petite zone, la peau présente les caractères de l'érythème pur. Ce mélange de ces deux éléments fait porter à M. Guibout le diagnostic d'érythème purpurique. Mais, ce qu'il y a de remarquable, c'est la disposition bizarre qu'affectent les taches, surtout sur le tronc.

Ajoutons que des taches semblables, dans leur coloration, se sont développées sur toutes les régions atteintes de psoriasis (bras, avant-bras, cuisses, cou, etc.). De plus, il est à remarquer que sur ce fond rouge brun, formé par l'érythème purpurique, l'on aperçoit parfaitement les taches de psoriasis qui, dépouillées complètement de leurs squames, se distinguent par leur forme arrondie, leur coloration plus claire et rosée, et par ce fait, qu'à leur niveau la peau y est plus lisse et plus douce.

Dès que l'on s'est aperçu du développement de cet érythème purpurique, les frictions avec l'huile de cade ont été suspendues, et le traitement a consisté uniquement en bains émollients, en toniques à l'intérieur. Vin de gentiane, vin de quinquina, tisane de houblon.

Au bout d'une quinzaine de jours environ, l'élément

érythémateux avait complètement disparu. Les taches de purpura persistaient encore, mais elles avaient beaucoup pâli, et au lieu d'être d'un rouge brun foncé, leur coloration était jaunâtre, se rapprochant un peu de la teinte café au lait, analogues aux taches ecchymotiques en voie de disparition; indiquant, par conséquent, la résorption du sang extravasé.

Cette pièce a été moulée sur nature par notre habile artiste M. Baretta; elle est assurément une des plus belles et des plus pittoresques de notre musée de l'hôpital Saint-Louis.

VINGT-CINQUIÈME LEÇON

PURPURA

Messieurs,

C'est à dessein que j'ai rapproché l'un de l'autre l'érythème et le purpura. Ces deux affections sont, à la fois, semblables et différentes ; elles se ressemblent par leur physionomie, par leur aspect ; c'est, de part et d'autre, une coloration anormale ; la matière colorante est la même, c'est le sang : l'une et l'autre s'offrent à nous sous la forme de taches rouges, de formes et de dimensions variables ; et ces taches, nous le répétons, sont formées par le sang ; ce sont des taches sanguines. L'une et l'autre sont, le plus souvent, indemnes de douleur locale, aussi bien que de réaction générale. Toutes les deux cependant peuvent, dans une de leurs formes, constituer une fièvre éruptive ; elles peuvent être précédées et accompagnées d'un état fébrile, des troubles généraux et des désordres fonctionnels qui caractérisent une pyrexie ; il y a *une fièvre purpurique*, comme il y a *une fièvre érythémateuse.* L'une et l'autre ont une invasion rapide, une durée indéterminée ; et leur déclin, à toutes les deux, est signalé par la dégradation lente et l'effacement progressif des teintes rouges qui les constituaient.

Mais ces deux affections n'ont pas que des ressemblances ; elles ont aussi leurs différences ; et ces différences sont assez importantes pour établir entre elles la distinction la plus nette, la mieux tranchée et la plus facile à saisir.

Elles consistent, nous l'avons dit, en colorations sanguines anormales, disséminées sur toute la superficie de la peau, ou le plus souvent limitées à une seule région.

Or, dans l'érythème, cette coloration est vive, d'un rouge clair, rosée. Dans le purpura, au contraire, elle est d'un rouge mat, foncé, vineux, violacé.

Dans l'érythème, le sang engorge les vaisseaux capillaires du derme ; il les congestionne ; et c'est cette congestion active, inflammatoire, qui produit la coloration rouge, vive et rosée de la peau. Dans le purpura, le sang s'est extravasé, il est sorti des vaisseaux ; il s'est infiltré dans la trame dermique et dans le tissu cellulaire sous-cutané ; et c'est le sang, ainsi extravasé, ainsi épanché en nappes plus ou moins étendues, qui forme les colorations violacées, fixes et sans changement sous l'action du doigt, que nous constatons, et qui le caractérisent.

L'érythème est donc une maladie essentiellement active, congestive et inflammatoire ; le purpura, au contraire, est une affection atonique ; et quand, dans l'une de ses formes, dans la forme aiguë du purpura simplex, l'inflammation s'y rencontre, elle n'y joue qu'un rôle effacé ; et du reste ce n'est là qu'une inflammation bâtarde ; c'est l'inflammation de l'anémie, de l'hydroémie, de l'affaiblissement organique et constitutionnel ; ce n'est pas une véritable phlegmasie.

L'érythème est non seulement en lui-même, et par lui-même, une inflammation locale, il est encore, excepté toutefois dans ses deux formes malignes et dans ses manifestations diathésiques, le symptôme de troubles intérieurs, aigus, passagers, ayant le caractère fébrile et inflammatoire. Le purpura, au contraire, n'a par lui-même aucun caractère de phlegmasie locale ; et son expression séméiologique, quelquefois rhumatismale, est plus souvent celle de la détérioration des forces ; de l'altération du sang ; de l'affaiblissement général, quand ce n'est pas celle d'une cachexie consommée.

Telles sont, esquissées à grands traits, considérées en elles-mêmes, et dans leur valeur symptomatique, ces deux affections que nous avons rapprochées l'une de l'autre, afin de mieux faire ressortir, dans une étude comparative, leurs caractères de ressemblance et de dissemblance. Notre dernière leçon a été consacrée à l'érythème ; dans celle-ci, nous allons nous occuper du purpura. Nous allons voir ce qu'est, dans ses manifestations cutanées, dans ses diverses formes, dans ses causes et dans sa nature, cette affection dont nous avons essayé de vous faire pressentir, en quelques mots, les caractères extérieurs et la portée symptomatique.

Alibert définissait ainsi le purpura : maladie caractérisée par l'apparition sur la peau de taches d'un rouge violacé, fixes, persistant pendant sept ou huit jours, et accompagnées, ou non, de fièvre.

A cette définition répond, en effet, la forme la plus ordinaire du purpura : tout d'un coup se montrent brusquement, principalement sur les membres inférieurs, et souvent pendant la nuit, une multitude de taches plus ou moins étendues, violacées, que l'on appelle *pétéchies ;*

elles donnant à la peau, lorsqu'elles sont très nombreuses, une coloration livide, et sont produites par l'extravasation du sang dans la trame dermique, ou dans le tissu cellulaire sous-cutané. Au bout de quelques jours, ces taches disparaissent, après avoir passé par les différentes teintes de dégradation des ecchymoses ordinaires, laissant une macule noirâtre comme trace de leur existence.

Rien de plus simple, par conséquent, que le purpura ainsi compris : mais les choses ne se passent pas toujours de cette manière. Aussi a-t-on l'habitude de décrire deux formes dans le purpura :

1° Le *purpura simplex;*

2° Le *purpura hæmorrhagica.*

I

PURPURA SIMPLEX

Dans le *purpura simplex,* la formation des pétéchies peut être accompagnée de fièvre, d'anorexie, de courbature, tout comme dans l'urticaire, ou les érythèmes saisonniers. Aussi Willan et Batteman lui donnaient-ils, dans ce cas, le nom de *fièvre purpurique.*

D'autres fois le purpura simplex est désigné, par les mêmes auteurs, sous le nom de purpura *sine febre :* les taches, dans ce cas, existent seules, et sans réaction générale aucune.

Dans ces deux formes, l'apparition des taches purpuriques n'est accompagnée d'aucune sensation subjective; le malade qui en est couvert n'éprouve pas de douleur, mais il peut se faire que les pétéchies se développent en même temps que des papules d'urticaire. Alors il y a, ce qui ne manque jamais dans l'urticaire, ce que l'on constate toujours, dans toute affection ayant pour lésion anatomique une papule, il y a du prurit, des démangeaisons, souvent très vives; et dans ce cas le purpura prend le nom de *purpura urticans*.

Le plus ordinairement le purpura simplex offre une marche *aiguë*, si bien que certains médecins, M. Devergie entre autres, le considèrent comme une maladie inflammatoire, et le traitent par les émissions sanguines. Les taches se produisent tout d'un coup, en une seule fois, et disparaissent au bout de huit ou dix jours.

Dans une forme que l'on observe assez souvent, la marche de la maladie est chronique; après l'éclosion d'une première série de pétéchies, on voit s'en produire une seconde, puis une troisième, et la maladie peut se perpétuer ainsi pendant plusieurs mois. C'est surtout chez les vieillards condamnés à l'immobilité par leurs infirmités et chez lesquels la nutrition se fait mal, que s'observe cette forme de purpura, que l'on appelle alors *purpura senilis*. C'est un accident, ou plutôt c'est une affection de mauvais augure, et contre laquelle les secours de la thérapeutique sont souvent impuissants; c'est aussi le seul cas et la seule forme de purpura simplex qui offrent un pronostic sérieux.

Cette même forme de purpura, à marche chronique, à évolution successive, à durée indéterminée, se constate aussi chez les adultes et chez les enfants chétifs, malingres, mal soignés, mal nourris; elle est chez eux le symptôme d'un mauvais état général, d'une constitution délabrée; aussi nous l'appellerons *purpura cachectilis*.

Ainsi dans le purpura simplex nous distinguons les formes suivantes :

Purpura sine febre; purpura febrilis ou *fièvre purpurique; purpura urticans.*

Dans ces trois formes, la marche de la maladie est aiguë, rapide; sa durée n'excède pas quinze ou vingt jours. La dimension des taches est variable; ce sont tantôt de simples points, appelés *pétéchies*, et tantôt ce sont des colorations disposées en surfaces plus ou moins larges, et affectant des configurations de toutes formes et de toutes dimensions.

Il y a aussi dans le purpura simplex une forme *chronique* et grave par son expression séméiologique ; c'est le *purpura senilis* et le *purpura cachectilis*.

II

PURPURA HÆMORRHGICA

Dans le *purpura hæmorrhagica*, ou *morbus maculosus* de Verlhof, qui nous reste maintenant à étudier, l'apparition des pétéchies est toujours accompagnée d'un état général sérieux, et d'une altération du sang, se traduisant par un tendance marquée aux hémorrhagies, non seulement sous la peau, mais encore par tous les orifices naturels; de là son nom. C'est à une véritable affection dyscrasique que nous avons affaire; pendant deux ou trois jours on observe des prodromes dont l'intensité est en raison directe de la gravité de la maladie;

un sentiment de lassitude générale, de l'abattement, de la tristesse, une perte absolue de l'appétit, le tout accompagné d'un mouvement fébrile plus ou moins fort; le pouls est rapide, et en même temps d'une extrême petitesse.

Bientôt se montrent, dans l'épaisseur de la peau et sous la peau, non seulement des pétéchies, mais de vastes suffusions sanguines ; véritables plaques ecchymotiques, violacées et quelquefois noirâtres. En même temps se produisent des hémorrhagies abondantes, qui, ajoutées à la gravité des symptômes généraux, peuvent mettre rapidement les jours du malade en danger.

Par ordre de fréquence on observe l'épistaxis, l'hémoptysie, l'entérorrhagie, la métrorrhagie, l'hématurie et l'hématémèse. C'est pendant le cours de ces hémorrhagies que la peau sèche et aride se refroidit, que la faiblesse va jusqu'à la sidération des forces, et que l'on voit souvent le malade être pris de lipothymie, ou de syncope, et mourir tout d'un coup. D'autres fois, la mort ne survient qu'au bout d'un septénaire ou deux septénaires tout au plus, par anémie, par épuisement. Cette terminaison fâcheuse est malheureusement la plus fréquente dans la forme de purpura qui nous occupe : c'est chez les individus cachectisés, débilités par une mauvaise hygiène, par les privations, ou exténués par la fatigue ou les excès, que s'observe le purpura hémorrhagique ; aussi doit-on toujours le considérer comme une affection des plus sérieuses.

Appliquez ce que nous venons de dire, à propos du purpura hæmorrhagica, le type des maladies *hémorrhagiques*, à d'autres affections cutanées, qui, sous l'influence des mêmes causes débilitantes, peuvent aussi revêtir le même caractère hémorrhagique. Vous verrez alors la question du purpura hémorrhagique s'élargir considérablement, et devenir une question de séméiologie générale, sur laquelle je m'arrêterai quelques instants.

Vos traités classiques de pathologie insistent, avec juste raison, sur la gravité de la variole, de la rougeole, de la scarlatine à forme hémorrhagique ; aussi ne ferai-je que rappeler ces faits, si importants et si sérieux.

Mais ce que l'on vous indique moins, et c'est là le point sur lequel je désire fixer spécialement votre attention, c'est que toute affection de la peau, quelle qu'elle soit, quelle que soit sa lésion primitive, à quelque genre qu'elle appartienne, peut, sous certaines influences de mauvais état général, de détérioration constitutionnelle, devenir hémorrhagique ; et alors elle revêt, par ce fait même, un caractère de malignité que vous n'étiez pas habitués à constater chez elle.

Prenez, par exemple, l'herpès zona, cette maladie, dans la plupart des cas, si simple dans son évolution et si peu dangereuse quant à ses suites. Lorsqu'elle se montre sur un vieillard déjà débilité par l'âge ou par des maladies antérieures, la vésicule, ordinairement blanche et transparente, ou légèrement troublée, devient dans quelques cas, dès le début, rouge et violacée ; elle s'entoure d'une zone ou auréole rouge et violacée elle-même. Au lieu de s'affaisser, de se dessécher et de tomber, après s'être transformée en croûte, la lésion cutanée, devenue hémorrhagique, peut donner lieu à une ulcération de mauvaise nature, gangréneuse, de la peau, à fond grisâtre et sanieux, à marche envahissante, et finalement à une perte de substance qui ne guérira que lentement et pourra même entraîner, comme conséquence, un état d'épuisement sérieux.

D'autres maladies de la peau, plus graves en elles-mêmes que l'herpès, le pemphigus, le rupia, l'ecthyma, peuvent aussi, dans les mêmes circonstances, devenir hémorrhagiques, et se terminer, comme le zona, dans sa forme hémorrhagique, par l'ulcération, par la gangrène de la peau et la destruction des tissus. Aussi toutes les fois que vous verrez la sérosité d'une bulle de pemphigus, et le pus d'une pustule d'ecthyma, être remplacés par un liquide noirâtre ou violacé, faites vos réserves au point de vue du pronostic, et craignez la forme maligne que je viens de vous signaler.

Dans les affections papuleuses, les formes purpurines sont plus rares ; il en est une cependant qui s'observe quelquefois dans le lichen, lequel prend alors le nom de *lichen lividus*. Au lieu de présenter ces petites papules rouges ou rosées que vous connaissez, la peau se recouvre d'une multitude de petites saillies papuleuses, violacées et bleuâtres ; on peut dire que c'est un lichen compliqué de purpura. La maladie sera toujours plus longue que dans le lichen simple, mais elle ne présentera pas toutefois la gravité des cas précédents.

Tels sont, Messieurs, les caractères du purpura ; du purpura *simplex* et du purpura *hæmorrhagica*, c'est-à-dire du purpura sans gravité et du purpura sérieux, compliqué d'hémorrhagies qui peuvent le rendre mortel.

Le purpura existe à tous les âges de la vie : chez le vieillard, chez l'adulte, chez l'enfant.

Chez l'enfant, le purpura *simplex*, dans sa forme aiguë et fébrile, en d'autres termes, la fièvre purpurique, est une affection très commune ; on l'observe surtout au printemps ; elle est sans gravité, et peut être expliquée par une simple fatigue passagère ; par un état général qu'une croissance trop rapide a un peu débilité, ou par toute autre cause d'affaiblissement.

Cette forme de purpura guérit toujours dans l'espace de un à deux septénaires.

Il y a encore chez l'enfant, comme chez l'adulte et chez le vieillard, un purpura *simple*, c'est-à-dire *non hémorrhagique*, mais grave par sa durée, par ses poussées, par ses évolutions successives et indéfinies et par son expression symptomatologique indiquant toujours un état général mauvais.

Il y a chez l'adulte, et chez le vieillard, un purpura dont les manifestations coïncident avec des atteintes rhumatismales, articulaires et musculaires, à forme subaiguë, et que, pour cette raison, on appelle *purpura rhumatismal.*

Il y a enfin, dans les trois âges de la vie, un purpura hémorrhagique qui est toujours très sérieux.

Ce purpura, d'après, M. Bouchut, peut se produire en dehors de toute influence débilitante ; alors il est le résultat d'une altération spontanée des éléments du sang. Il s'explique par une diminution des globules rouges ; par l'augmentation absolue et relative des globules blancs, et par la diminution, plus ou moins considérable, de la fibrine.

Le purpura hémorrhagique est caractérisé par des taches hématiques, grandes et petites, de la peau ; par des ecchymoses sous-cutanées ; par des épistaxis et par des hémorrhagies se produisant à la surface de toutes les muqueuses. M. Bouchut a signalé et décrit des hémorrhagies de la rétine ; il en a constaté, pendant la vie, chez des enfants, au moyen de l'ophthalmoscope; il a démontré que ces hémorrhagies paraissent et disparaissent, se produisent et se résorbent, sans donner lieu à des troubles visuels.

Le professeur Widal, du Val-de-Grâce, a décrit, le premier, un purpura hæmorrhagica, *sans taches sur la peau*. Il en rapporte un cas très intéressant observé par lui chez un de ses malades du Val-de-Grâce. Ce malade succomba, dans son service, à des hémorrhagies répétées par les fosses nasales, par les bronches, par l'estomac et par l'urèthre; il avait été constamment exempt de fièvre; son pouls était à 60 pulsations; par conséquent il était impossible de reconnaître chez lui une fièvre typhoïde à forme hémorrhagique. Bien qu'aucune tache purpurine n'ait existé sur sa peau, il fallut bien admettre et diagnostiquer *un purpura hæmorrhagica sans taches purpurines*, seul diagnostic possible, en présence de l'apyrexie et de ces hémorrhagies multiples qui, par leur abondance, ne tardèrent pas à causer la mort du malade. Nous croyons devoir rapporter en détail l'observation très intéressante de ce fait unique dans la science, ainsi que les réflexions dont le professeur Widal en a fait suivre l'exposé.

Cornue, soldat aux cavaliers de remonte, âgé de vingt-quatre ans, est entré à l'hôpital du Gros-Caillou le 13 juin dernier.

Ce militaire, avant son entrée à l'hôpital, n'a jamais été malade et n'a souffert d'aucune affection morale, telle que nostalgie, chagrin, etc. Depuis six jours, il éprouvait de la céphalalgie, de la lassitude, avec d'abondants saignements de nez. Au moment de son entrée dans nos salles, sa figure exprime la stupeur typhoïde;

prostration très marquée, céphalalgie frontale, épistaxis. Langue d'un rouge vif à la pointe et sur les bords, très sèche; anorexie, constipation. Nulle tache sur la peau, nul trouble nerveux. Rien du côté du cœur, quelques râles sibilants et ronflants disséminés dans la poitrine. Température 38,7; 66 pulsations.

Dès le lendemain de son entrée, le malade est pris d'une hématurie notable; le microscope démontre la présence de globules sanguins dans l'urine. Les épistaxis se répètent à tout moment. Le ventre est ballonné, douloureux à la pression dans les fosses iliaques. Constipation. Même état général. Fièvre.

Pendant les deux jours suivants, l'épistaxis et l'hématurie persistent. L'abattement s'accentue de plus en plus. (Potion avec 1,50 de perchlorure de fer, vin de cannelle additionné de 60 grammes d'alcool. Lavement purgatif.)

Le 17. Nouvelles épistaxis et cessation de l'hématurie; même état général, pas de selle (seigle ergoté, 1 gr. 50 en trois doses).

La température, qui jusque-là avait flotté le matin entre 38 et 39,1, le soir entre 38,7 et 39,9, tombe subitement à 37 et le pouls à 60.

A partir de ce moment, la fièvre ne reparaît plus.

Le 18. On a dû recourir au tamponnement des fosses nasales, tant l'épistaxis était rebelle. Continuation du seigle ergoté et de la potion alcoolique.

Le 20. Plusieurs vomissements renfermant du sang à moitié dégénéré, d'une coloration brun noirâtre. Stupeur et prostration de plus en plus marquée. Pouls petit à 54 pulsations. Aucune tache hémorrhagique sur la peau.

Le 21. Nouveaux vomissements de sang et vomissement de tous les aliments ingérés. Constipation persistante, ventre gros et dur ; bruits du cœur faibles, avec léger souffle systolique à la base, phénomène résultant sans doute de l'anémie de plus en plus marquée dont le malade est atteint. Quelques râles sibilants dans la poitrine. Pas de matité à la percussion. Température toujours à 37. Pouls faible à 58 pulsations.

Les vomissements sanguinolents continuent les jours suivants, l'épistaxis reparaît, mais avec moins d'abondance. L'adynamie s'accentue de plus en plus ; le malade accuse une céphalalgie violente et de vives douleurs abdominales, dues sans doute à la constipation opiniâtre, sur laquelle les lavements purgatifs n'ont pas de prise. L'huile de ricin administrée à l'intérieur a été vomie immédiatement. Ni les boissons gazeuses ni le perchlorure de fer ne parviennent à arrêter les vomissements.

Le 26. Treize jours après son entrée à l'hôpital, le malade vomit du sang, son pouls ne bat plus que 48 fois, sa température est toujours à 37 ; il est plongé dans une adynamie profonde et meurt dans la soirée,

AUTOPSIE. — *Cavité crânienne.* — Méninges très injectées, très rouges. Un peu d'œdème à la base. Pas de granulations cependant, pas d'adhérences. On détache facilement les enveloppes. Rien d'anormal dans la substance cérébrale. En somme, le cerveau ne présente rien de remarquable, si ce n'est l'injection des méninges.

Cavité thoracique. — Pas de liquide dans les plèvres. Quelques adhérences légères au sommet gauche. Pas de tubercules. Les lobes inférieurs des deux côtés présentent des plaques d'un rouge noirâtre, à bords très limités, que l'on ne peut prendre pour des signes d'hypostase. En effet, quand on fait une incision, on voit facilement que les bords en sont très bien limités, que ces lésions n'existent que par place, quoique ayant une certaine profondeur. Ce sont de véritables hémorrhagies, des infarctus.

Le *cœur* ne présente rien de remarquable. Son volume est normal. Il ne contient aucun caillot. Les valvules sont intactes.

Cavité abdominale. — *Foie* volumineux, gras.

Rate assez volumineuse, ne présentant rien d'anormal.

Reins très volumineux, environ trois fois aussi gros que normalement.

Toute la substance en paraît comme boursouflée. Leur consistance est molle. Quand, après les avoir incisés par le milieu, on les pose sur la table, ils s'affaissent et s'étalent en quelque sorte, ne présentant plus aucune forme bien nette. Çà et là, surtout dans le rein gauche, où se rencontrent les lésions, on voit des points noirâtres de toutes dimensions, depuis le volume d'un grain de millet jusqu'à celui d'une fève. Les bords en sont nettement limités. Ils ont une profondeur à peu près égale à leur largeur. Ce sont de véritables noyaux noirs, au milieu de la substance qui est rouge pâle. Il est assez difficile de décortiquer les reins, surtout le gauche, dont la capsule se déchire facilement. A la surface du rein lui-même, on aperçoit des îlots noirâtres bien limités, qui sont comme ceux de l'intérieur des infarctus, dont l'existence explique facilement les hématuries survenues dans le cours de la maladie.

Rien de remarquable dans les urétères.

La *vessie*, qui est à moitié pleine et contient environ 500 grammes d'un liquide de couleur foncée, est normale, et ne présente aucune tache.

L'*intestin* grêle tout entier est injecté fortement. On rencontre partout des arborisations, principalement aux environs de la valvule iléo-cæcale. Les plaques de Peyer, quoique injectées, ne présentent cependant aucune ulcération. Le gros intestin présente une muqueuse boursouflée, injectée sans ulcération.

L'observation qui précède offre cela de particulier que, malgré les hémorrhagies multiples survenues dès les premiers jours (épistaxis, hématurie, hématémèse), et grâce à l'absence des taches purpurines de la peau, la maladie ressemblait moins à un purpura qu'à une fièvre typhoïde. Tout en effet parlait en faveur de cette dernière affection : la stupeur, la prostration, la marche progressivement ascendante de la courbe thermométrique, l'épistaxis du début, etc. Il est vrai que la diarrhée a fait défaut, mais la constipation n'est pas rare dans la fièvre typhoïde, et d'ailleurs le ventre était météorisé et douloureux à la pression. Il est vrai encore qu'on n'observe pas communément de l'hématurie dès le premier septénaire de la dothienentérie, mais le fait n'est pas sans exemple, et, en l'absence de toute tache sanguine sur les téguments, on ne pouvait songer à imputer au purpura l'ensemble des phénomènes typhoïdes présentés par le malade.

Enfin il n'y a pas jusqu'à la chute rapide de la température qui ne pût être imputée dans les premiers moments à l'effet réfrigérant déterminé par les hémorrhagies, ainsi que cela s'observe d'habitude après les grandes pertes de sang qui surviennent dans le cours de certaines fièvres typhoïdes. Mais c'est la persistance même de l'apyrexie qui leva nos doutes et nous fit pencher, dans les derniers jours, vers l'existence d'un purpura, malgré l'absence des taches sanguines sur la peau. Si ces taches s'étaient montrées, le diagnostic n'aurait pu rester indécis un seul instant, et c'est dans cette absence de taches que réside l'anomalie du fait que nous venons de rapporter.

Les recherches auxquelles nous nous sommes livrés ne nous ont fait découvrir aucun fait analogue dans les auteurs. Toujours et partout les taches purpurines de la peau marchaient de front avec les hémorrhagies internes, et ce sont ces taches qui, pour tous les auteurs classiques, constituent en quelque sorte le signe pathognomonique du purpura. Notre observation démontre qu'à la rigueur les taches cutanées peuvent faire défaut; que leur absence n'implique nullement celle du purpura, et que les hémorrhagies multiples qui éclatent, dès les premiers jours d'une affection à forme typhoïde, doivent faire penser au purpura, alors même que la tache classique fait défaut sur les téguments. En un mot, il peut y avoir un *purpura sans taches purpurines*, comme il y a des rougeoles sans éruption rubéolique.

DIAGNOSTIC DU PURPURA.

1° Toutes les affections de la peau, dites congestives, caractérisées par une coloration rouge, généralisée ou partielle des téguments, comme les fièvres éruptives, la roséole, les érythèmes, ont un caractère tellement typique et facile à reconnaître qu'il suffit, à lui seul, pour les différencier du purpura dans ses diverses formes.

Dans le purpura, la rougeur de la peau est fixe ; elle est invariable ; elle ne cède pas, elle ne disparaît pas sous la pression du doigt.

Dans les autres maladies, au contraire, dont nous venons de parler, quand même la congestion inflammatoire du derme serait d'une intensité excessive ; quand même elle serait violette, comme dans l'érysipèle ; la pression du doigt la fait à l'instant même disparaître ; sous la pression du doigt, la coloration normale se rétablit tout de suite, mais pour un instant seulement ; car à peine cette pression a-t-elle cessé de se faire sentir que les teintes morbides, congestives, roses, rouges, violettes, se reforment immédiatement.

Ce signe, à lui seul, suffit pour le diagnostic du purpura.

2° Toutes les lésions cutanées, quelle que soit leur nature, diathésiques ou non diathésiques, herpétiques, syphilitiques, scrofuleuses, par le seul fait de leur existence prolongée dans la trame dermique, y déterminent une irritation lente et chronique, qui se traduit par une hypersécrétion de matière pigmentaire. Il en résulte des taches ou macules brunâtres, qui existent à l'endroit même où existait la lésion cutanée, le tubercule, la papule, la plaque psoriasique par exemple, et qui survivent à cette lésion, et persistent longtemps encore après sa disparition. Il en est ainsi, après les éruptions syphilitiques non ulcéreuses ; après le prurigo ; après le psoriasis. Or ces taches ressemblent à des taches pétéchiales, en voie de disparition et de déclin ; elles sont fixes ; elles résistent à la pression du doigt, et ne disparaissent nullement sous cette pression. Les confondronsnous avec des taches purpurines? — Non, car si l'apparence de ces taches, si leur physionomie, si leur persistance sous la pression, leur donnent en effet une ressemblance trompeuse avec les taches du purpura en voie de déclin et de résolution, les commémoratifs, les renseignements fournis par le malade nous empêcheront de commettre une erreur, et d'attribuer au purpura ce qui ne lui appartient pas.

VINGT-SIXIÈME LEÇON

SCORBUT

Messieurs,

Il est impossible de parler du purpura hæmorrhagica, sans parler en même temps du scorbut.

Le scorbut et le purpura hæmorrhagica sont deux maladies similaires, résultant, l'une et l'autre, d'une altération grave du sang, et caractérisées l'une et l'autre par des hémorrhagies se produisant à la fois dans l'épaisseur de la peau, sous la peau, en même temps qu'à la surface des muqueuses.

Or si la même cause (l'altération du sang) engendre ces deux maladies ; si elles ont, l'une et l'autre, les mêmes tendances hémorrhagiques, sont-elles identiques ? le scorbut et le purpura hæmorrhagica ne sont-ils qu'une seule et même maladie ? Telle est la grande question doctrinale qui se pose tout naturellement ici, et que nous devons examiner avec vous.

CARACTÈRES COMPARATIFS, COMMUNS ET DIFFÉRENTIELS DU PURPURA ET DU SCORBUT

A cette importante question, nous n'hésiterons pas à répondre tout de suite : Non, le purpura hæmorrhagica et le scorbut ne sont pas la même maladie ; non, ces deux maladies ne doivent pas être confondues ; car ce sont deux maladies différentes. Sans doute la cause qui les produit est la même ; c'est chez l'une, comme chez l'autre, l'altération du sang, sa défibrinisation, la diminution de ses globules rouges, l'augmentation de ses globules blancs, entraînant, comme conséquence, l'état général le plus mauvais ; la sécheresse, le refroidissement de la peau, la fréquence et la petitesse du pouls ; la faiblesse excessive, allant jusqu'à la perte absolue et à l'anéantissement des forces ; les troubles fonctionnels les plus profonds, l'absence de sommeil et d'appétit ; tout cela, coïncidant avec des hémorrhagies multiples, s'opérant à la fois, et du côté de la peau, et du côté des muqueuses... voilà les caractères similaires de ces deux maladies. Mais voici maintenant leurs caractères de dissemblance.

Dans le scorbut, on observe constamment les lésions les plus graves affectant les gencives. Les gencives deviennent gonflées, douloureuses, épaisses, bleuâtres, saignantes. Tantôt elles sont le siège d'une véritable hypertrophie, et de proliférations, qui montent parallèlement aux dents, qui atteignent et dépassent leur niveau, au point de les recouvrir tout à fait, de telle sorte que la mastication devient impossible ; car les malades, en mâchant leurs aliments, mâchent et mordent leurs gencives ; de là des douleurs atroces, insupportables.

Tantôt, au contraire, les gencives s'ulcèrent ; elles deviennent le siège d'un travail ulcératif qui les détruit ; une suppuration sanieuse de mauvaise nature, en même temps que du sang, découle de leurs surfaces ulcérées ; les dents sont déchaussées, ébranlées, vacillantes, et finissent par tomber ; une odeur fétide, infecte, insupportable, est exhalée par la bouche des malades.

Rien de pareil n'a lieu dans le purpura hæmorrhagica.

Dans le scorbut, les taches n'ont pas la même teinte que dans le purpura : dans le purpura, elles sont d'un rouge mat et violacées ; dans le scorbut, elles sont noires ; ce sont des ecchymoses. Elles succèdent à la rupture de vaisseaux importants, non seulement de la peau, mais encore des parties profondes. Aussi n'est-il pas rare de trouver, dans les cloisons celluleuses inter-musculaires, et jusque dans l'épaisseur des muscles, de vastes suffusions sanguines ; des foyers sanguins considérables, des agglomérations, des collections d'un sang noir, liquide, ou concrété en caillots volumineux. C'est surtout aux membres inférieurs, aux mollets, dans l'interstice qui sépare les muscles jumeaux, et dans l'intérieur même de ces muscles, que ces phénomènes se produisent. Nous avons été à même de les y observer plusieurs fois, par suite de circonstances dont nous parlerons tout à l'heure.

Ces épanchements sanguins sont accompagnés de douleurs intolérables, qui arrachent aux malades des plaintes continuelles, quand ce ne sont pas des cris.

Or rien de semblable ne se produit dans le purpura ; les suffusions purpuriques ne déterminent aucun trouble dans la sensibilité, excepté, comme nous l'avons dit, dans le *purpura urticans*, et encore il y a là une *urtication*, une démangeaison, plutôt qu'une véritable douleur. De plus, on ne trouve jamais, dans le purpura hæmorrhagica, ces foyers sanguins inter-musculaires et intra-musculaires, que nous offre habituellement le scorbut.

Si la symptomatologie du scorbut et du purpura est, comme vous le voyez, si différente, la terminaison de ces deux maladies ne l'est pas moins.

Quand le purpura guérit, le sang épanché dans la trame du derme, et dans le tissu cellulaire sous-dermique, est constamment résorbé ; la résolution s'en opère progressivement, c'est la règle ; si le purpura ne guérit pas, ce sang reste ainsi épanché en nappes, en taches toujours minces ; mais dans l'un et l'autre cas, qu'il y ait ou qu'il n'y ait pas guérison, la peau reste toujours sans altération.

Dans le scorbut, au contraire, la peau, violacée, distendue, amincie par les quantités sanguines extravasées, ne tarde pas à se perforer ; il se forme une ulcération, vaste, profonde, à fond gris noirâtre, de mauvais aspect, à bord déchiquetés et décollés, d'où s'écoulent une sanie infecte, un pus séreux, mélangé de sang, et dont l'odeur est repoussante.

Quand le purpura se termine par la mort, les hémorrhagies se répètent ; elles deviennent de plus en plus fréquentes ; la faiblesse prend des proportions effrayantes, la peau se refroidit, le pouls devient misérable, insaisissable ; l'appétit est absolument aboli ; mais il n'y a de douleur nulle part : ni dans la peau, au niveau et autour des taches purpuriques ; ni dans les viscères, ni dans les centres nerveux ; le malade meurt habituellement dans une syncope, à la suite d'une hémorrhagie, doublement épuisé, et par l'altération de son sang, et par les pertes qu'il en a faites. Il n'y avait pas eu de douleur ; il n'y a pas eu non plus de lésions, d'altérations anatomiques autres que les suffusions sanguines, intra et extra-dermiques, sous forme de pétéchies ou de taches, en plus larges surfaces. Telle est la terminaison du purpura.

Il en est tout autrement dans le scorbut. Si l'altération du sang, étudiée par Broussais, par Andral, par Ratier, est la même que dans le purpura, les conséquences séméiologiques de cette altération, ses effets pathologiques et les lésions anatomiques qu'elle entraîne sont bien différents. Déjà nous avons parlé de la gengivite, de l'hypertrophie, de l'ulcération gangréneuse, de la destruction des gencives, du déchaussement, de l'ébranlement, de la chute des dents, de l'odeur insupportable exhalée par la bouche des malades, et de l'ensemble de ces légions graves, décrites par MM. Andral et Ratier sous le nom de *stomacace scorbutique*.

Mais ce n'est pas tout ; non seulement les dents tombent, mais les alvéoles dentaires se carient, suppurent et se détachent par fragments ; des ulcérations se forment sur le voile du palais, à l'isthme du gosier et jusque dans le larynx. Des collections sanguines se produisent dans l'épaisseur des muscles, qu'elles désorganisent ; les membres, principalement les membres inférieurs, s'infiltrent d'un sang altéré, noir, fluide, déglobulisé, défibrinisé peu coagulable, et d'une sérosité sanieuse qui augmentent beaucoup leur volume, les engorgent et les tuméfient, en leur donnant une coloration noirâtre, marbrée, ecchymotique.

Ces suffusions séro-sanguinolentes ne se bornent pas aux membres ; elles envahissent les cavités séreuses, les plèvres, le péritoine, le péricarde ; en même temps les hémorrhagies se multiplient à la surface des muqueuses ; des épistaxis, des hémoptisies, des hémathémèses, des hématuries, des flux sanguins intestinaux, des diarrhées sanguinolentes se produisent.

En même temps encore des douleurs atroces se font sentir partout, principalement dans les membres, au niveau des collections sanguines accumulées dans les masses musculaires, et dont la palpation dénote les voussures. Les articulations elles-mêmes deviennent très douloureuses. Ces douleurs ont quelque analogie avec les douleurs rhumatismales; elles s'en distinguent par leur excessive intensité, par les taches ecchymotiques dont la peau est parsemée, ainsi que par les indurations musculaires, au niveau des épanchements sanguins.

La marche du scorbut est lente et progressive; elle dure souvent pendant plusieurs mois, puis tout à coup les symptômes s'aggravent avec rapidité, et les malades succombent promptement. La plupart des scorbutiques succombent épuisés par les hémorrhagies, ou pendant une syncope; quelquefois ils meurent subitement, pendant un effort qu'ils font pour se mouvoir.

Si le scorbut et le purpura diffèrent essentiellement, comme vous l'avez vu, par leurs caractères séméiologiques, par les troubles généraux et locaux qu'ils occasionnent et par les lésions anatomiques qu'ils produisent, ils ne diffèrent pas moins par les causes sous l'influence desquelles ils se produisent.

Vous connaissez les causes du purpura, je vous les ai signalées : une disposition particulière et spontanée à l'altération du sang ; laquelle disposition se trouve favorisée dans son développement par tout ce qui peut débiliter l'économie. Le purpura est toujours sporadique, jamais épidémique, et nullement contagieux.

Le scorbut, au contraire, s'il n'est pas non plus contagieux, est du moins épidémique. C'est, avec le typhus, la maladie de la mauvaise hygiène, du manque d'air, de l'encombrement, de l'air vicié, des agglomérations d'habitants dans des lieux insalubres ou trop restreints ; c'est la maladie de la nourriture défectueuse, des zones glaciales, des privations, des souffrances de toute sorte; c'est encore et surtout, peut-être, la maladie de l'ennui, de la nostalgie, des chagrins, du découragement et du désespoir.

On trouve le scorbut, par conséquent, dans les prisons, dans les camps, dans les lieux humides, malsains, encombrés ; on le trouve surtout dans les flottes, dans les vaisseaux au long cours, qui font de grands séjours dans les mers polaires. Il se développe dans toutes ces conditions, sous l'influence du froid, de la privation d'air et de lumière, sous l'influence encore d'une alimentation insuffisante ou de mauvaise qualité.

Nous avons été à même d'étudier le scorbut à Paris, à l'hôpital militaire du Val-de-Grâce. C'était pendant la guerre de Crimée. Le ministre de la guerre d'alors, le maréchal Vaillant, avait bien voulu nous nommer médecin traitant dans ce grand hôpital, où nous avions un service de cent cinquante lits. Une épidémie de scorbut s'était déclarée dans un corps de troupes campé auprès de Boulogne-sur-Mer. L'eau dont ces soldats faisaient usage était d'une mauvaise nature. Leur hygiène, à d'autres points de vue, laissait encore à désirer; ils étaient exposés à des émanations fétides, provenant d'un voisinage malsain ; il en résulta une épidémie de scorbut.

Tous les hommes malades furent évacués sur Paris et placés au Val-de-Grâce, et en grand nombre dans les salles dont nous étions chargé. C'est alors que nous pûmes étudier cette affreuse maladie, et qu'il nous fut donné d'être témoin de ces cas si graves et si intéressants, de ces désastres, de ces ravages si épouvantables que nous avons décrits plus haut, et que nous n'avions jamais eu l'occasion d'observer dans nos hôpitaux civils.

Le chirurgien en chef du Val-de-Grâce était alors M. le baron Larrey, membre de l'Institut, médecin inspecteur général du corps de santé des armées. Ce maître éminent, dont le nom seul est une glorieuse auréole, et qui porte avec une si haute distinction les mêmes titres de gloire et d'honneur que portait son illustre père, voulut bien mettre à notre disposition sa grande expérience, et nous diriger dans nos travaux par ses judicieux et savants conseils.

Si jamais ces lignes, échappées de notre cœur, lui tombent sous les yeux, nous le prions d'y voir un faible mais sincère témoignage de notre profonde estime, de notre respectueuse affection et de notre reconnaissance inaltérable.

Tout ce que nous avons dit jusqu'ici du scorbut s'applique exclusivement au scorbut épidémique, c'est-à-dire au scorbut dans sa forme la plus redoutable; mais il y a aussi un scorbut sporadique, assez commun, que nous rencontrons quelquefois, soit dans nos hôpitaux, soit dans notre clientèle civile, et qui est loin d'avoir la même gravité. Son action locale ne se porte habituellement que sur les gencives, qui deviennent saignantes, ulcéreuses et boursouflées; il y a une faiblesse générale assez prononcée, mauvais état des voies digestives, diarrhée sanguinolente, perte d'appétit, et sentiment de mélancolie et de tristesse, mais voilà tout; pas d'incidents locaux ni généraux plus sérieux.

PRONOSTIC

Dans le *purpura simplex*, le pronostic ne présente aucune gravité; la maladie disparaît, pour ainsi dire, d'elle-même, en quelques jours, à l'aide du repos et d'un traitement peu important.

Le pronostic du *purpura cachectique* est plus sérieux; il emprunte son caractère de gravité beaucoup moins à ses lésions constitutives, qui n'ont jamais rien de grave par elles-mêmes, qu'à la cachexie dont il est le symptôme; et si le malade ne peut pas être tiré de son état cachectique, le purpura ne guérit pas; il persiste jusqu'à la mort.

S'agit-il du *purpura hémorrhagique?* le pronostic devient encore plus sérieux, car il peut, par lui-même et dans un temps très court, tuer le malade. La mort peut arriver, sans beaucoup tarder, par anémie aiguë, par syncope ou par épuisement progressif.

Le *scorbut* procède de la même cause : l'altération du sang; mais il l'exprime, en quelque sorte, à un plus haut degré; en d'autres termes, pour qu'il se produise, il faut que cette altération soit plus prononcée et plus profonde. A ce point de vue déjà, le pronostic du scorbut est toujours extrêmement sérieux. Mais ce qui augmente encore sa gravité, ce sont les caractères mêmes de cette affreuse maladie, ce sont les lésions qu'elle détermine, ce sont les ravages qu'elle produit. Qu'est-ce en effet que le scorbut dans ses manifestations extérieures, sinon la destruction de notre organisme, la désorganisation de notre économie, la putréfaction anticipée de notre corps tout entier? — Ajoutez que le plus souvent, à tous ces désastres physiques se joignent les dispositions morales les plus fâcheuses; que le malade, conservant jusqu'au dernier moment la plénitude de son intelligence, peut apprécier sa situation dans tout ce qu'elle a d'horrible; qu'indépendamment des douleurs atroces, inhérentes à la maladie, il est en proie aux douleurs, plus atroces encore, de l'ennui, du découragement, de la nostalgie et du désespoir; que dans le milieu où il se trouve, dans une ville assiégée, dans un vaisseau isolé, perdu au milieu des glaces polaires, il est entouré de toutes les circonstances les plus tristes et les plus décourageantes, et forcément privé des moyens de guérison les plus sûrs; pensez à tout cela et vous comprendrez qu'il n'y a pas de maladie plus grave que le scorbut épidémique, et qu'il n'y en a pas sur laquelle vous deviez porter un pronostic plus sérieux, d'autant plus que le typhus vient souvent le compliquer.

Quant au scorbut sporadique, il n'offre habituellement pas de gravité; il n'est dangereux que pour les dents, car son action destructive ne manque jamais de se porter sur les gencives. Il guérit habituellement, pour ne pas dire toujours, à moins qu'il n'existe à l'état de complication de quelque autre maladie générale et sérieuse. On peut dire que le scorbut sporadique est au scorbut épidémique ce que le purpura simplex est au purpura hæmorrhagica.

TRAITEMENT

Le traitement du purpura simplex, ou fièvre purpurique, consistera en quelques bains, en boissons délayantes, en purgatifs légers. Vous prescrirez surtout le repos, la position horizontale, et des cataplasmes de fécule de pommes de terre sur les membres inférieurs, lorsqu'ils seront le siège des taches purpuriques.

Le purpura cachectique, *senilis* ou *infantilis*, exigera surtout un traitement général, le traitement de la cachexie, et les soins hygiéniques les mieux compris.

Dans le purpura hémorrhagique, la première de toutes les indications sera d'arrêter le plus vite et le plus complètement possible les hémorrhagies. Quel que soit leur point de départ, les gencives, les bronches, l'intestin, les voies urinaires, l'utérus, l'estomac, les fosses nasales, il faut se hâter d'arrêter une perte sanguine qui peut tuer le malade. Dans ce but, employez les divers hémostatiques à l'intérieur : l'eau de Léchelle, l'eau de Tisserand, à la dose de 4 à 5 ou 6 grandes cuillerées par jour, en plusieurs doses et dans 500 grammes d'eau environ. Prescrivez le perchlorure de fer dans une potion, à la dose de 40 à 50 gouttes par jour ; l'eau de Rabel, à la dose de 4 à 6 grammes par jour, dans une potion ; les extraits de ratanhia, de monœsia, etc. M. Devergie préconise le suc de citron, à haute dose, dont il prétend retirer de bons résultats.

En même temps que ces divers astringents et hémostatiques, ne négligez pas les réfrigérants, la glace intùs et extrà.

Ne négligez pas non plus les moyens chirurgicaux, le tamponnement vaginal, le tamponnement nasal.

Donnez des reconstituants, de l'extrait ou du vin de quinquina, des jus de viande glacés ou non glacés, suivant le point de départ de l'hémorrhagie, des vins généreux, etc.

Dans le scorbut sporadique, du quinquina, des toniques, des astringents, des reconstituants, et des badigeonnages et cautérisations des gencives avec le perchlorure de fer, avec la teinture d'iode, avec la teinture de cochléaria, avec une solution concentrée d'alun, et même avec les acides nitrique et chlorhydrique.

Dans le scorbut épidémique, la première chose à faire, quand cela est possible, c'est d'éloigner immédiatement les malades du foyer de l'épidémie, car leur état aurait chance de s'y aggraver ; c'est de les en tirer au plus vite et de les transporter au plus loin pour les placer dans un milieu sain, où ils soient entourés des meilleures conditions hygiéniques. On remplit ainsi une double et très importante indication : d'abord de les enlever à un centre infectieux, toujours nuisible, et de leur procurer en même temps une satisfaction morale, dont le retentissement ne peut qu'être salutaire pour la maladie elle-même. N'oubliez pas en effet, Messieurs, que, dans le scorbut épidémique, il y a toujours le plus grand compte à tenir des dispositions d'esprit du malade ; or, à ce point de vue, un changement de résidence, par la diversion qui en résulte, ne peut que lui être très utile.

Notre excellent et savant maître, M. le baron Larrey, l'avait admirablement compris, lorsque, dans l'épidémie que nous avons observée, il s'est hâté de faire arriver les malades à Paris, de les admettre au Val-de-Grâce et de les placer dans les salles si belles, si vastes, si bien aérées de ce magnifique hôpital, situé au milieu d'immenses jardins, et dans un quartier salubre entre tous. Nous n'oublierons jamais de quels soins attentifs, de quelle exquise propreté, de quelles prévenances délicates ils étaient entourés.

Nous aimons à nous rappeler ces souvenirs ; cette organisation militaire, si large, si intelligente pour le service des malades ; cet hôpital monumental aux proportions grandioses, à la splendide église, à la gigantesque coupole, aux magnifiques jardins, aux vastes portiques, où tout se fait avec une si ponctuelle régularité, avec un ordre si admirable ; ces visites matinales, à heures toujours fixes ; cette politesse, cette convenance, cette tenue irréprochable de tout le personnel hospitalier ; ces ordres du jour, signés *Larrey*, où tout était prévu, indiqué, prescrit avec une si parfaite sagacité.

N'y avait-il pas quelque chose d'émouvant à voir le fils, avec une aménité de caractère qui ne se démentait jamais, et un talent toujours à la hauteur de son nom, diriger tous ces détails et tout cet ensemble, sous l'œil de son père, dont la statue de bronze était là, au milieu de la cour d'honneur, comme la personnification vivante de la noblesse du cœur et du génie de la science ?

Mais revenons à nos malades.

Nous disions que la première indication à remplir est de les éloigner du foyer de l'épidémie ; on peut toujours le faire sans danger pour le nouveau milieu dans lequel on les transporte, puisque le scorbut n'est pas contagieux.

La deuxième indication consiste à reconstituer l'organisme, en pleine dissolution ; à refaire la masse du sang, en pleine décomposition ; à réparer les forces tombées dans la plus complète prostration.

Pour cela, employons tous les toniques et tous les analeptiques : le quinquina, le fer, le sirop, ou le vin de phosphate de chaux ; prescrivez en même temps les médicaments dits antiscorbutiques : le raifort, le cresson, le jus de citron. On a dit qu'une des causes du scorbut est la mauvaise nourriture, la privation de viande fraîche et d'aliments tirés du règne végétal. Prescrivez donc aux malades, comme nous le faisions au Val-de-Grâce, des viandes rôties et saignantes, des œufs, des salades, des légumes herbacés, des fruits de toute nature, crus ou cuits. Donnez-leur des grogs addititionnés de citron, du vin de Bordeaux, du vin de Saint-Raphaël, du vin de quinquina, des eaux minérales gazeuses, ferrugineuses, sulfureuses.

Ayez un soin tout particulier de leur hygiène, comme M. Larrey le recommandait si expressément; qu'ils soient tenus avec la plus minutieuse propreté; faites-leur tous les jours des lotions généralisées avec de l'alcool camphré, avec de l'eau aromatisée, alcoolisée ou vinaigrée; que les appartements qu'ils habitent soient spacieux et largement ventilés. Donnez-leur toutes les satisfactions morales qu'il vous sera possible de leur accorder. Si vous ne pouvez pas les rapatrier, faites-leur voir que, dans un délai prochain, leurs désirs, à cet égard, seront satisfaits. Si vous êtes en mer, tâchez d'aborder à quelque port, et de les y déposer. L'arrivée à terre seule produit quelquefois les plus salutaires effets.

La troisième indication à remplir est de soigner tout spécialement les lésions que produit le scorbut : d'abord l'altération des gencives, nous en avons déjà parlé; puis les foyers sanguins des membres inférieurs, accompagnés toujours de douleurs si vives. Tâchez, par des applications, par des frictions résolutives et calmantes, d'en obtenir la disparition. Employez les cataplasmes laudanisés, ou arrosés avec une solution d'acétate d'ammoniaque, les frictions avec une pommade morphinée et iodurée, avec le baume de Fioraventi, avec de l'eau savonneuse et alcoolisée.

Si la résolution de ces foyers sanguins n'a pas pu s'opérer, donnez-leur issue avec l'instrument tranchant.

S'ils se sont ouverts d'eux-mêmes, et si vous vous trouvez en présence d'une de ces ulcérations scorbutiques malignes, fongueuses, sanieuses et gangréneuses qui peuvent détruire tous les tissus mous, par un travail ulcératif et phagédénique, perforer les vaisseaux, occasionner ainsi les plus graves hémorrhagies, et envahir jusqu'aux os eux-mêmes, pour en déterminer la carie; alors efforcez-vous de modifier le plus vite et le plus énergiquement possible la surface de cet ulcère rongeur, et d'arrêter les progrès d'un phagédénisme toujours si redoutable. Employez la teinture d'iode, le perchlorure de fer, l'acide acétique, le chlorate de potasse, l'éther sulfurique camphré, le vin aromatique, l'alcool, les acides caustiques.

Permettez-moi, Messieurs, en terminant ce que j'avais à vous dire sur le scorbut, de soulager mon cœur, et de vous faire part d'un douloureux souvenir de famille. J'avais un frère tendrement aimé qui était, comme moi, entré dans la carrière médicale. Tout jeune encore, et avant d'être reçu docteur, emporté par son esprit aventureux et par l'amour des voyages, il s'était engagé, au Havre, comme chirurgien à bord d'un baleinier, et il était parti pour doubler le cap Horn, gagner, à travers l'océan Pacifique, les îles Marquises, les îles Sandwich, le détroit de Behring, le pays des Esquimaux et les mers polaires. Pendant plus de six mois, son vaisseau, le *Nil*, fut retenu prisonnier au milieu des glaces du pôle, au risque, à chaque instant, d'y être écrasé et broyé par les montagnes de glace qui, sous le nom de *banquises*, se heurtaient de tous côtés avec un épouvantable fracas.

Le froid était horrible, l'obscurité profonde et presque continuelle, la nourriture détestable ; on ne mangeait, en fait de viande, que de la baleine, du phoque et du veau-marin ; à table, pour qu'ils pussent boire, le chef plongeait à chaque instant une barre de fer rougie à blanc dans le verre toujours glacé des malheureux convives.

Dans ces tristes conditions, le scorbut se déclara à bord, et avec toute sa gravité. A son retour, après une absence de dix-sept mois, mon frère Alexandre, qui revenait avec les premiers germes de la maladie à laquelle il devait succomber quelques années plus tard, me raconta que le pansement qui lui réussissait le mieux dans les ulcères scorbutiques, c'était la râpure de pommes de terre fraîche ; et, en effet, il en est souvent ainsi ; la meilleure manière de modifier une ulcération de mauvaise nature, atonique, scorbutique, vénérienne, phagédénique, gangréneuse, ce n'est pas toujours de la traiter avec des modificateurs violents et avec des caustiques ; c'est, le plus souvent, de la couvrir de topiques émollients, de cataplasmes de fécule, ou tout simplement de râpure de pommes de terre fraîche, comme le faisait à bord du *Nil*, au pôle nord, mon frère Alexandre.

VINGT-SEPTIÈME LEÇON

HÉMOPHILIE

Messieurs,

Nos deux dernières leçons ont été consacrées à des affections de nature hémorrhagique, le purpura et le scorbut. Nous avons vu, dans ces deux affections, un symptôme identique, celui d'une altération plus ou moins profonde du sang et de tout l'organisme. Or nous nous sommes demandé si ces deux affections, exprimant le même état pathologique, n'étaient pas en réalité qu'une seule et même affection; en d'autres termes, si le purpura et le scorbut, ne constituant qu'une seule et même maladie, ne devaient pas être confondus sous une seule et même dénomination.

Notre réponse, basée sur l'observation attentive des faits et sur les données cliniques les plus positives, a été celle-ci : Non, le purpura hémorrhagique et le scorbut ne sont pas une seule et même maladie ; ce sont bien deux maladies différentes. Elles expriment, il est vrai, un même état pathologique général, une même diathèse hémorrhagique; mais elles l'expriment différemment et chacune à sa manière.

Dans le purpura hémorrhagique, toute la lésion cutanée consiste en une suffusion sanguine interstitielle, en nappes ou larges taches, ou bien en petits points ou pétéchies, de couleur vineuse ou noirâtre ; voilà tout pour la peau. Mais en même temps des hémorrhagies se produisent à la surface de toutes les muqueuses, et ont leur issue par toutes les ouvertures naturelles ; hémorrhagies pouvant tuer le malade par leur abondance, par leur continuité, par leur répétition, par leur multiplicité, mais ayant lieu sans douleur, sans lésions organiques, et sans autre complication qu'une excessive dépression des forces et qu'un état général des plus sérieux.

Dans le scorbut, nous avons vu les mêmes hémorrhagies, mais sous une autre forme ; ce ne sont plus de simples taches, de simples pétéchies de couleur vineuse ; ce sont de véritables ecchymoses, d'un bleu noirâtre ; ce ne sont plus seulement des suffusions sanguines superficielles ; ce sont des épanchements, des foyers sanguins énormes et profonds. Mais en même temps presque tous les organes sont atteints, ulcérés, désorganisés, détruits ; le cœur, les poumons, l'estomac, la foie, les reins, la vessie, la rate, sont gorgés de sang ; ils sont friables, ramollis et sans consistance ; les gencives sont ulcérées et gangréneuses ; la peau se perfore à son tour et devient le siège d'ulcères de mauvaise nature, sanieux, gangréneux, phagédéniques, infects, qui rongent tous les tissus mous, et jusqu'aux os eux-mêmes, et cela avec des douleurs atroces. J'ai ajouté que le scorbut est épidémique, tandis que le purpura ne l'est jamais.

En présence de ces différences si tranchées, nous avons dû logiquement et cliniquement conclure que le purpura hæmorrhagica et le scorbut sont deux affections différentes, ayant chacune leur autonomie spéciale, comme elles ont, chacune, leurs symptômes et leurs caractères spéciaux.

Voici, messieurs, une troisième maladie hémorrhagique ; je la propose aujourd'hui à votre étude ; c'est l'*hémophilie.*

On désigne sous le nom d'hémophilie une disposition anormale de la constitution, en vertu de laquelle des hémorrhagies de sources différentes se produisent, tantôt spontanément et sans cause appréciable, tantôt sous l'influence des causes les plus légères et les moins capables, en tout autre cas, de produire une hémorrhagie.

SYMPTOMES DE L'HÉMOPHILIE

Les symptômes de l'hémophilie sont des hémorrhagies; ces hémorrhagies sont de deux espèces bien différentes : les unes sont l'exagération d'hémorrhagies normales; les autres sont des hémorrhagies en tous points anormales.

I

EXAGÉRATION DES HÉMORRHAGIES NORMALES

J'appelle hémorrhagies normales, d'abord, et en premier lieu, celles que la nature a établies, celles qui sont nécessaires à la santé et qui sont l'accomplissement d'une fonction physiologique. Ainsi en est-il du flux menstruel, et des lochies après l'accouchement. Eh bien! chez l'hémophilique, vous verrez l'écoulement des règles subir quatre atteintes différentes : tantôt la perte sanguine s'opère pendant le nombre de jours habituel, c'est-à-dire pendant trois à six jours, mais en quantité beaucoup trop considérable ; c'est une véritable et abondante métrorrhagie ; tantôt le nombre de jours pendant lequel durent normalement les règles est doublé, triplé ; il y a des hémophiliques dont les règles durent, chaque mois, de quinze à vingt jours. D'autres fois les règles ne durent que ce qu'elles doivent durer, mais elles reviennent deux fois par mois. Les apparitions menstruelles se suivent après des intervalles de huit à douze jours seulement ; d'autres fois encore l'écoulement sanguin ne cesse pas ; il est continu ; c'est un suintement incessant, et qui se prolonge ainsi pendant un temps indéfini.

Les lochies sont un autre écoulement sanguin physiologique. Si la nouvelle accouchée nourrit, les lochies durent de trois à six jours ; si elle ne nourrit pas, elles se prolongent pendant dix à quinze jours environ.

Chez l'hémophilique, les lochies, au lieu de n'être, comme à l'état normal, qu'un suintement, sont un véritable flux abondant ; ensuite leur durée est indéterminée.

J'appelle encore, et en second lieu, hémorrhagies normales celles qui résultent d'un traumatisme chirurgical quelconque, d'une application de sangsues. Dans ces cas, chez l'hémophilique, les téguments incisés par l'instrument tranchant, ou bien ouverts par la morsure de la sangsue, ne cessent pas, pendant un temps très long, de fournir du sang, et ce sang bien souvent ne peut être arrêté ; son écoulement est si abondant et si prolongé que les forces du malade en sont épuisées, que sa vie même peut être compromise. Vous verrez quelquefois une morsure de sangsue devenir une source d'hémorrhagie intarissable. J'ai vu chez une jeune fille hémophilique l'avulsion d'une dent causer une hémorrhagie à l'occasion de laquelle je fus appelé, et ce n'est qu'au bout de plusieurs heures, et après les efforts les plus variés et les plus énergiques, que je pus enfin mettre un terme à cette hémorrhagie qui épuisait la malade.

La conséquence pratique de ces faits, c'est que, chez un hémophilique, il faut, autant que possible, s'abstenir de toute intervention chirurgicale; respectez toujours l'intégrité de la peau et des muqueuses, car le moindre écoulement sanguin que vous déterminerez pourra devenir une hémorrhagie incoercible. L'application d'un vésicatoire produit quelquefois, comme chez la malade couchée au numéro 50 de la salle Henri IV, une exhalation sanguine, abondante, qui s'opère à la surface du derme mis à nu, et que l'on a souvent beaucoup de peine à maîtriser.

II

HÉMORRHAGIES ANORMALES

Une première espèce d'hémorrhagies hémophiliques consiste donc dans l'exagération des écoulements sanguins physiologiques, ou provoqués artificiellement.

Mais l'hémophilie est encore caractérisée par d'autres hémorrhagies anormales sous tous les rapports, et quant à leur siège, et quant à la quantité de sang exhalé ou extravasé.

Ainsi vous verrez des exhalations sanguines se produire à la surface des gencives et de la muqueuse buccale; vous verrez des épistaxis tellement répétées, ou tellement abondantes, que vous en concevrez une juste inquiétude pour la santé, je dirai même pour la vie du malade; vous verrez des hémoptysies qui vous feront craindre la tuberculose pulmonaire, et qui ne sont que les conséquences de l'hémophilie. Vous verrez des hématémèses qui vous feraient appréhender un ulcère simple de l'estomac, ou même un cancer stomacal ulcéré, si d'autres symptômes ne vous les montraient pas comme étant la conséquence de l'hémophilie.

L'hémophilie donne lieu encore à des flux sanguins intestinaux, habituels, prolongés, et qu'il ne faut pas confondre avec des flux hémorrhoïdaires, qui n'existent jamais dans l'hémophilie. Il y a aussi des pissements de sang, dont la source remonte quelquefois jusqu'aux reins, ou seulement jusqu'à la vessie. Ainsi toutes les ouvertures naturelles peuvent fournir du sang, exhalé à la surface des muqueuses.

Une autre source d'hémorrhagies dans l'hémophilie, c'est la peau. Elle devient le siège, comme dans le purpura, de pétéchies, de taches d'un rouge vineux foncé, constituées par du sang extravasé.

Mais il y a dans l'épaisseur de la trame dermique, et dans les mailles du tissu cellulaire sous-cutané, d'autres espèces de taches sanguines. Ce sont des taches noires, des taches ecchymotiques, de véritables ecchymoses, caractérisées par leur coloration d'un noir bleu foncé, et ensuite par la dégradation progressive de leurs teintes, à mesure que le sang extravasé se résorbe. Ces ecchymoses sont quelquefois très nombreuses; ce sont des traumatismes; elles existent principalement aux membres inférieurs, aux talons, sur le devant des jambes, au niveau des hanches et des saillies trochantériennes, dans la région sacrée, aux coudes, en un mot, sur toutes les parties exposées à recevoir des chocs, et qui servent de base de sustentation et de point d'appui au corps dans ses divers mouvements. Le moindre choc, un contact un peu fort, la moindre pression sur la peau, un vêtement trop serré, suffisent pour produire une ecchymose. De sorte que la peau est toute marbrée, toute mouchetée, toute bigarrée de taches vineuses, qui sont des pétéchies, et de taches noirâtres, qui sont de véritables ecchymoses.

Telles sont, messieurs, les hémorrhagies qui caractérisent l'hémophilie; mais ce n'est pas tout.

Ces hémorrhagies ne sont point des accidents; elles ne constituent pas, dans l'hémophilie, un état morbide accidentel et passager; elles constituent, au contraire, l'état habituel, j'oserais presque dire l'état normal de la personne hémophilique; c'est ainsi que se passe son existence; c'est ainsi que notre malade du numéro 50, salle Henri IV, a vécu depuis l'âge de six ans, époque du début de son hémophilie.

Ces hémorrhagies ne se produisent pas toutes à la fois, ni même toutes à différentes époques, sur le même sujet. Cependant vous pouvez voir que notre malade a les membres inférieurs, cuisses et jambes, constellés de pétéchies et d'ecchymoses. Vous avez pu constater que ses règles reviennent, tantôt tous les quinze jours, et que d'autres fois elles durent quinze jours de suite, avec une abondance extrême. Elle nous a raconté qu'un vésicatoire lui ayant été appliqué, il y a quelques années, une hémorrhagie s'était produite à sa surface; elle a eu aussi des épistaxis abondantes et très fréquentes.

Chez la malade dont je vous ai parlé tout à l'heure, au sujet d'une hémorrhagie alvéolo-dentaire, les règles étaient presque continuelles : elles duraient, sous forme d'un suintement permanent, au moins vingt jours par mois.

Chez une autre jeune dame, à laquelle nous avons donné aussi des soins, les règles avaient lieu sous forme d'une perte qui pendant huit à dix jours était tellement abondante que la malade était obligée de garder le lit. La même personne ne pouvait pas se brosser les dents sans perdre chaque fois du sang par les gencives. Une légère coupure qu'elle se fit au doigt, et dans laquelle aucun gros vaisseau n'avait été touché, saigna pendant plusieurs heures, et malgré les soins les plus convenables. Une égratignure, une simple écorchure étaient, chez elle, le point de départ d'hémorrhagies toujours très abondantes et très difficiles à arrêter.

Un monsieur de trente ans environ, que nous soignons actuellement, a des épistaxis qui depuis plus de six mois se répètent plusieurs fois par semaine, et chez lui aussi la moindre lésion cutanée amène une perte de sang qui ne cède toujours qu'à la longue et avec la plus grande difficulté.

Toutes ces hémorrhagies ne relèvent d'aucun état organo-pathique ; tous les organes par lesquels elles se produisent sont parfaitement sains ; elles ont lieu sans troubles généraux, sans secousses générales, sans que la santé en paraisse atteinte autrement que par la faiblesse ; c'est, nous le répétons, l'état habituel. Elles se renouvellent à intervalles plus ou moins éloignés ; lorsqu'elles se sont produites quelque part, par les voies utérines, par exemple, et qu'après plusieurs jours d'un traitement rigoureux elles ont pu enfin être arrêtées, la malade peut se croire guérie. Mais son illusion n'est pas de longue durée, car de nouvelles hémorrhagies se reproduisent, par les mêmes voies ou ailleurs. Ainsi notre malade du numéro 50, après une perte qui a duré au moins dix jours, nous a fait voir une nouvelle poussée de taches pétéchiales et ecchymotiques qui s'était manifestée sur ses cuisses.

Telle est la marche de l'hémophilie. Au milieu de toutes ces pertes qui se produisent sous tant de formes diverses, après des intervalles plus ou moins éloignés, et avec une abondance variable, il n'y a, nous l'avons déjà dit, et nous devons le répéter, parce que c'est là un des grands caractères de l'hémophilie, il n'y a aucun trouble général, pas de fièvre, pas de perte d'appétit, ni de sommeil ; en un mot, pas d'état maladif ; seulement une faiblesse en rapport avec le nombre, la fréquence et l'abondance des pertes.

Les hémophiliques sont habituellement d'une constitution lymphatique. Cet état d'hémophilie peut être, chez eux, héréditaire ; il peut aussi ne pas l'être ; c'est le cas de notre malade. Il se développe sous une influence qui nous échappe le plus souvent. Ainsi on le voit se déclarer pour la première fois à la suite d'une opération qui en a été le point de départ.

L'hémophilie peut durer plusieurs années, dix ans, vingt ans, toute la vie. Elle est réfractaire aux moyens de traitement locaux et généraux les plus rationnels.

Elle se guérit d'elle-même, c'est-à-dire que les hémorrhagies ne reparaissent plus vers l'âge de trente à quarante ans. Mais d'autres fois elle se termine par la mort, les forces ont été progressivement épuisées, la constitution profondément détériorée, et l'hémophilique finit par succomber à l'anémie ; il s'éteint dans l'épuisement et dans la consomption. L'hémophilie est plus fréquente chez la femme que chez l'homme ; elle appartient à la première moitié de la vie, et plus spécialement à l'enfance et à la jeunesse.

NATURE DE L'HÉMOPHILIE.

Après vous avoir montré ce qu'est l'hémophilie dans ses symptômes, et quels sont ses caractères pathognomoniques, nous avons maintenant à rechercher quelle est sa nature.

Il est évident qu'elle dépend d'une cause générale. Or, doit-elle être confondue avec le purpura hæmorrhagica, qui, lui aussi, est une maladie générale? Non, cette confusion ne peut pas être faite, car le purpura hæmorrhagica est une maladie passagère, accidentelle, dont les causes sont appréciables, qui est accompagnée d'accidents généraux, de fièvre, de troubles fonctionnels, et qui se termine par la mort ou par la guérison dans l'espace de quelques semaines.

L'hémophilie, au contraire, est un état durable, habituel, permanent, apyrétique et sans désordres fonctionnels autres que la perte, plus ou moins complète, des forces.

L'hémophilie peut-elle être confondue avec le scorbut? Encore moins. Rappelons-nous, en effet, que le scorbut est une maladie accidentelle, épidémique, accusée, non pas seulement par des hémorrhagies, mais par des ulcérations, par des altérations organiques, ce qui n'a jamais lieu dans l'hémophilie.

De même que nous vous avons fait voir que le purpura hæmorrhagica et le scorbut sont deux maladies parfaitement distinctes, ayant chacune leur autonomie et leurs caractères spéciaux, de même nous sommes obligés d'admettre que l'hémophilie est aussi une maladie à part, *sui generis*, ayant une existence morbide spéciale et individuelle qui n'appartient qu'à elle. C'est une maladie générale, constitutionnelle, diathésique ; c'est une diathèse hémorrhagique. Le purpura hæmorrhagica n'est qu'un des accidents, qu'une des manifestations, qu'un des symptômes de cette diathèse. Il y a des hémophilies sans purpura, nous vous en avons cité des cas, et il y a des purpura hémorrhagiques, comme il y a des scorbuts sans hémophilie. Le purpura hæmorrhagica, le scorbut et l'hémophilie sont trois maladies hémorrhagiques, dépendant, l'une et l'autre, d'une même cause : altération profonde de la constitution tout entière; altération profonde du sang, qui a perdu sa plasticité, qui a perdu sa proportion normale de fibrine et de globules rouges, et qui, en revanche, s'est encore appauvri par l'augmentation de ses globules blancs.

Dans le purpura hémorrhagique et dans le scorbut, cette altération est accidentelle ; elle dépend de telles et telles causes appréciables ; elle est aiguë, avec une intensité actuelle plus prononcée ; elle est plus ou moins rapide dans son évolution, quoique différente dans ses manifestations.

Dans l'hémophilie, cette même altération est héréditaire, native, ou bien elle s'est développée spontanément, sourdement, à l'insu du malade, sans troubles réactionnels ; elle existe avec moins d'intensité que dans l'évolution du scorbut et du purpura hæmorrhagica ; mais elle existe comme partie intégrante, comme état habituel de la constitution, comme son idiosyncrasie innée ou acquise.

Dans les trois maladies, l'empoisonnement est le même, seulement, il est aigu, violent, rapide dans le purpura hæmorrhagica et dans le scorbut; il est lent, mais non moins grave, dans l'hémophilie; il mine, il épuise petit à petit la constitution, au lieu de la secouer violemment et de l'abattre en quelques semaines, comme dans le purpura et le scorbut.

TRAITEMENT DE L'HÉMOPHILIE.

Le traitement de l'hémophilie comprend deux parties bien distinctes :

1° *Le traitement des hémorrhagies; 2° le traitement de la diathèse hémophilique.*

1° *Le traitement des hémorrhagies.* Qu'elles soient de cause purpurique, scorbutique, hémophilique, le traitement est toujours le même. Si ces hémorrhagies se produisent par les fosses nasales ou le vagin, tamponnez ces deux cavités, soit avec des bourdonnets de charpie sèche, ou bien de charpie imbibée d'un liquide astringent, tel que le perchlorure de fer étendu d'eau, tel que l'eau végéto-minérale, tel que la solution de tannin. Si vous l'aimez mieux, employez pour le tamponnement une vessie en gutta-percha que l'on insuffle fortement d'air, après son introduction. En même temps, prescrivez l'immobilité, des applications de glace, les boissons hémostatiques que nous vous avons recommandées plus haut. Insistez sur ces mêmes boissons, sur des applications de glace au creux épigastrique, dans les cas d'hématémèses.

2° *Le traitement de la diathèse hémophilique* devra être très soigneusement dirigé, et cela pendant un temps qu'il n'est pas possible de spécifier, mais à coup sûr très long. Songez que vous avez affaire à une diathèse qui peut, dans le cours d'une hémorrhagie, tuer brusquement le malade, affaibli déjà de longue main ; ou, si elle ne le tue pas brusquement, qui peut, du moins, le faire mourir petit à petit et par épuisement. Songez que le traitement d'une diathèse est toujours long, puisqu'il s'agit de renouveler du tout au tout une constitution malade.

Ce traitement de longue durée, de plusieurs années, comprendra : 1° l'*hygiène :* habitation à la campagne, dans un air sec, au bord de la mer, si c'est possible. Si cela ne se peut pas, on s'efforcera de placer l'hémophilique dans les meilleures conditions d'aération, d'insolation ; on lui prescrira l'exercice à pied, l'équitation, la gymnastique, l'escrime, l'hydrothérapie, une nourriture saine, abondante, variée, analeptique ; des vins généreux, des eaux minérales très toniques, telles que les eaux de la Bauche, de Capvern, d'Orezza, de Bussang. 2° *Les médicaments. Préparations ferrugineuses variées* (essence ferrugineuse de salsepareille de Fontaine ; sirop de protoiodure de fer ; vin de quinquina ferrugineux d'Yvon ; pastilles au chocolat ferrugineux de Julliard). *Préparations iodées* (vin iodé de Julliard ; sirop de raifort iodé de Dorvault ; essence iodo-iodurée tannique de Fontaine). *Préparations de phosphate de chaux* (sirop et vin de phosphate de chaux de Dusart; sirop de phosphate de chaux de Julliard; sirop de phosphate de chaux de Barbarin). Quinquina sous toutes les formes.

Tels sont, Messieurs, les moyens que vous emploierez pour traiter l'hémophilie. Ne vous découragez pas, et ne laissez pas les malades tomber dans le découragement; soutenez leur moral; variez les médicaments; en un mot, montrez-vous bons cliniciens. Vous ne réussirez pas toujours, mais vous réussirez quelquefois, car on peut guérir, sachez-le bien et quoi qu'on en dise, une diathèse : c'est difficile, c'est long, mais on peut obtenir ce résultat avec de la science clinique et de la persévérance.

Nous allons maintenant, pour terminer cette leçon, donner la parole à notre excellent interne, M. Bastard, qui a recueilli, avec soin, l'observation de notre hémophilique, en l'accompagnant de réflexions dont vous apprécierez la judicieuse portée.

La malade, couchée actuellement au n° 50 de la salle Henri IV (service de M. Guibout), présente un cas remarquable d'hémophilie avec taches purpuriques abondantes. Au premier abord, l'on pourrait croire que l'on a affaire à un purpura hémorrhagique; mais, à un examen plus attentif, il est aisé de se convaincre que l'on a sous les yeux un cas de diathèse hémophilique. — Ces deux affections, en effet, présentent plusieurs points de ressemblance qui peuvent les faire prendre l'une pour l'autre. Toutes deux sont caractérisées par des hémorrhagies abondantes et répétées, par des pétéchies et des ecchymoses plus ou moins étendues.

Mais ce qui les différencie l'une de l'autre, c'est que le purpura hæmorrhagica survient le plus souvent chez les gens affaiblis par la misère, par une nourriture insuffisante, et surtout par l'habitation dans des lieux bas et humides. — L'affection s'accompagne de symptômes fébriles et gastro-intestinaux qui précèdent, de quelques jours, l'invasion de la maladie. Puis apparaissent seulement les symptômes caractéristiques, consistant en taches purpuriques et hémorrhagies.

Enfin la durée des accidents est relativement courte, et varie de trois semaines à plusieurs mois. En un mot, c'est, comme la définissent les auteurs, une diathèse hémorrhagique *passagère*, se terminant le plus souvent par la guérison ; dans quelques cas cependant la mort peut survenir par anémie aiguë.

L'hémophilie, au contraire, est une diathèse hémorrhagique *permanente*, et le plus souvent héréditaire. Ici l'affection, alors même qu'il n'y a pas d'hérédité, se développe, sans s'accompagner d'aucun symptôme fébrile ; les sujets sont en puissance de cette diathèse, comme ils seraient sous l'influence de la diathèse scrofuleuse ou tuberculeuse. La maladie accuse le plus souvent son existence par un léger traumatisme, à la suite duquel survient une hémorrhagie remarquable par son abondance, et la difficulté que l'on a à l'arrêter. — Puis viennent les hémorrhagies spontanées par les diverses muqueuses ; le moindre choc donne lieu à une ecchymose étendue ; enfin il peut exister des pétéchies en plus ou moins grande abondance. — A ces symptômes s'ajoute un état général sérieux, par suite de l'anémie qu'entraînent nécessairement les pertes de sang répétées. — Enfin, comme dans la plupart des diathèses, la durée en est très longue et la guérison ne s'obtient qu'après un traitement très prolongé.

Tel est le cas de la jeune fille qui est actuellement dans les salles. — Chez elle, la diathèse hémophilique n'est pas héréditaire. — Les parents ont toujours joui d'une excellente santé, et n'ont jamais présenté aucun symptôme d'hémophilie.

La maladie a débuté à l'âge de six ans, après une bronchite assez prolongée. — C'est alors que l'on s'est aperçu que sa peau était dans toute son étendue couverte de petites taches rouges, de pétéchies. — Cependant antérieurement elle avait déjà une tendance marquée aux hémorrhagies qui survenaient sous l'influence de la plus légère cause. — Pendant sa bronchite, des morsures de sangsues et la surface dénudée d'un vésicatoire donnèrent lieu à un écoulement de sang abondant au point de faire craindre pour les jours de la malade.

Plus tard survinrent des épistaxis abondantes et fréquentes, se manifestant sans cause apparente. — La malade a été réglée à l'âge de treize ans, et, depuis l'établissement de l'écoulement menstruel, celui-ci a toujours été d'une grande abondance et d'une durée très prolongée (dix à quinze jours). Mais en même temps les autres hémorrhagies ont totalement cessé.

D'une constitution faible et lymphatique, la malade présente un aspect profondément anémique. Les muqueuses palpébrale et gingivale sont décolorées, et il existe au cœur, à la base, un souffle d'anémie se prolongeant dans les gros vaisseaux du cou. — La peau est le siège de pétéchies nombreuses, de la grosseur d'une tête d'épingle à celle d'une lentille, et tranchant par leur coloration foncée sur la pâleur cireuse des téguments. Ces taches, que la pression du doigt ne fait pas disparaître, existent surtout aux bras et aux membres inférieurs, où elles sont très rapprochées. Il y en a également sur le tronc, où, quoique nombreuses, elles sont cependant plus espacées qu'aux membres. Depuis le début de l'affection, ces pétéchies ont disparu plusieurs fois, mais momentanément, et au bout de quelques jours elles n'ont pas tardé à réapparaître, aussi abondantes qu'auparavant. A côté de cela la peau est le siège de suffusions sanguines étendues, d'ecchymoses situées surtout au niveau des saillies osseuses, et apparaissant sous l'influence du plus léger choc et de la moindre pression.

Deux jours après son entrée à l'hôpital, la malade a eu ses règles, qui se sont prolongées pendant douze jours, malgré le repos au lit et le décubitus dorsal, et ont constitué, par leur grande abondance, une véritable métrorrhagie.

La malade a été immédiatement soumise, par M. Guibout, à un traitement astringent, tonique, consistant en sirop d'iodure de fer, vin de gentiane, vin de quinquina, et potion contenant 2 grammes 50 de perchlorure de fer.

Actuellement, et après cinq semaines de ce traitement, son état ne s'est pas beaucoup amélioré. Les pétéchies sont toujours en aussi grand nombre, et la dernière époque menstruelle a été aussi abondante et aussi prolongée que les précédentes. — On sait, en effet, que la thérapeutique a peu d'efficacité contre la diathèse hémorrhagique, qui est une affection des plus graves, à cause de son opiniâtreté, de ses fréquentes récidives et de sa terminaison, le plus souvent fatale. — Le pronostic en est d'autant plus fâcheux que les sujefs son plus jeunes et d'une constitution plus chétive, et, lorsque la guérison a lieu, elle n'arrive guère avant l'âge de trente ou quarante ans.

Quant à la nature de l'affection, les auteurs ne sont pas d'accord là-dessus, Elle a été considérée par les uns comme produite par une diminution de la force de contraction des vaisseaux capillaires ; d'autres invoquent un défaut d'innervation des filets nerveux se rendant aux capillaires. — On l'a aussi attribuée à un spasme passager des petites veines, à une altération du sang, consistant pour les uns en défibrination, pour les autres en une diminution des globules rouges et une augmentation des globules blancs. Mais aucune de ces théories n'est bien démontrée, et, pour cette diathèse, comme pour beaucoup d'autres, la cause première reste inconnue.

VINGT-HUITIÈME LEÇON

PITYRIASIS

Messieurs,

Je vous le disais un jour, l'étude de la dermatologie ménage d'étranges et singuliers contrastes. Ces contrastes ne portent pas seulement sur les lésions primitives et constitutives des dermatoses, sur leur apparence, sur leur physionomie extérieures ; elles portent encore et surtout sur leur nature, sur leur valeur séméiotique, sur leur gravité.

Nos trois dernières leçons ont été consacrées à trois maladies différentes, qui, par leurs caractères spéciaux, distinctifs et pathognomoniques, vous ont présenté, à des degrés divers, et sous des formes également diverses, la signification la plus grave, la plus menaçante pour la vie, c'est-à-dire l'altération du sang et sa décomposition, avec toutes ses conséquences d'hémorrhagies, de désorganisation générale, de mort rapide ou d'épuisement lent et progressif de la constitution.

Aujourd'hui, nous allons être dégagés de tous ces symptômes alarmants, de tous ces accidents formidables, de tous ces pronostics fâcheux, et nous n'aurons à vous entretenir que de lésions superficielles, que de caractères toujours bénins et toujours sans gravité.

Au lieu de vous parler des hémorrhagies, foudroyantes quelquefois, du purpura, des ravages épouvantables du scorbut, des dangers permanents et des accidents sans cesse renouvelés de la diathèse hémophilique, je n'aurai à vous montrer que de simples pellicules, qu'une simple desquamation épidermique furfuracée, qu'une petite *dartre farineuse*, ne touchant que bien légèrement la peau, ne l'entamant jamais, ne faisant jamais qu'effleurer sa couche la plus superficielle, et n'étant, en réalité, qu'une déviation, qu'une modification temporaire, survenues dans la sécrétion de l'épiderme. Ce vice de sécrétion sera toujours limité, restreint à une région, à une surface plus ou moins étendues. Il ne sera jamais généralisé; ce ne sera, en dernière analyse, que de l'épiderme se détachant en poussière, en écailles furfuracées, en pellicules semblables à du son.

Le derme ne sera jamais épaissi; jamais, comme dans le psoriasis, il ne formera des plaques hypertrophiées et indurées; quelquefois vous le verrez légèrement rosé, d'un rouge érythémateux; le plus souvent il restera ce qu'il est normalement; sa couleur ne sera pas changée; il deviendra seulement le siège de quelques démangeaisons.

Matériellement et en lui-même, le pityriasis n'est rien; c'est une affection sans importance et dont, le plus souvent, on n'aurait point à s'occuper s'il n'était pas l'indice, dans certains cas, de désordres locaux et généraux, dignes de fixer toute votre attention.

Il en est ainsi en dermatologie; les lésions les plus légères prennent souvent une importance considérable par leur signification. Une simple petite papule trahit la syphilis; une tache vineuse dénonce la scrofule; et ici cette poussière farineuse, ce rien en soi, qui, le plus habituellement, n'est que l'effet de la plus insignifiante irritation locale, sera quelquefois le symptôme contagieux du tricophyton, ou du microsporon furfur; d'autres fois, elle manifestera le vice herpétique, ou bien elle deviendra le cachet d'une pyrexie, l'indice révélateur d'une fièvre pseudo-exanthématique.

Tel est, Messieurs, envisagé de haut, d'un coup d'œil général et dans son ensemble, le pityriasis. Vous voyez que, si, par lui-même, par la lésion anatomique qui le constitue, il n'a que peu de titres à votre attention, il s'impose cependant à votre étude par son importance séméiologique. Nous allons donc le considérer de plus près et descendre dans les détails que comporte son histoire.

Le nom de pityriasis vient du mot grec πίτυρον, qui veut dire : *son*. — Le pityriasis, en effet, a pour caractère essentiel de donner lieu à la formation d'une quantité considérable de petites squames blanches, sèches, uniquement formées par de l'épiderme et qui ressemblent assez bien à de la farine; de là le nom de *dartre farineuse*, qui lui a été donné aussi. Ces squames reposent tantôt sur un derme absolument sain, tantôt sur une surface plus ou moins colorée en rouge, lorsqu'il y a inflammation du derme; d'autres fois, nous les voyons d'un jaune brunâtre et couleur café au lait, lorsqu'elles sont symptomatiques d'une affection parasitaire.

Les avis des différents dermatologistes varient sur la nature du pityriasis : nous allons rapidement les passer en revue, puis nous vous ferons connaître notre manière d'envisager cette affection, qui revêt des formes et des aspects si variés, suivant la cause qui l'a produite.

Pour M. Hardy, le pityriasis est le plus souvent une manifestation de la diathèse dartreuse, tenant, quant à ses caractères, de l'eczéma et du lichen. Notre excellent maître, vous le savez, nie, comme entité morbide, l'impétigo, dont il ne veut faire qu'une des formes de l'eczéma; de même, il s'efforce de démontrer que le pityriasis n'est aussi qu'une des formes de l'eczéma, de sorte que l'eczéma, après avoir absorbé l'impétigo, absorberait encore le pityriasis, sous prétexte que l'eczéma et le pityriasis sont deux affections squameuses. Nous protestons contre cette doctrine, avec tout le respect qui est dû à un maître éminent. L'eczéma et le pityriasis sont deux entités morbides essentiellement distinctes. L'eczéma, toujours humide, ne devient squameux qu'à sa quatrième période; et ses squames sont toujours foliacées. Le pityriasis, toujours sec, est toujours et constamment squameux; et ses squames, au lieu d'être foliacées, et de se détacher d'un fond humide, comme dans l'eczéma, sont toujours pulvérulentes, et se détachent d'un fond toujours sec.

M. Bazin décrit le pityriasis, d'abord et avant tout, comme une *arthritide* pouvant revêtir deux formes : dans l'une, le *pityriasis rubra*, il constate tous les caractères de l'état aigu, et il en fait une *arthritide pseudo-exanthématique squameuse*. Dans l'autre, *arthritide squameuse ordinaire*, *pityriasis alba* des auteurs, il reconnaît une forme chronique de l'arthritis.

Il reconnaît que le pityriasis peut être aussi de

nature *herpétique*, et il donne les caractères qui différencient le pityriasis herpétique de sa nature la plus commune qui, pour lui, est la nature arthritique : dans le pityriasis *arthritique*, dit-il, la lésion siège de préférence sur le cuir chevelu ; elle s'accompagne de démangeaisons, elle entraîne constamment la chute des cheveux ; le pityriasis *herpétique*, au contraire, se rencontre sur tout le corps, mais il a, comme siège de prédilection, les parties velues. Il peut s'accompagner de démangeaisons, ou être indolore ; et, lorsqu'il a duré un certain temps, il peut occasionner aussi la chute des poils, tout comme le pityriasis arthritique. J'avoue que, malgré tout le respect que m'inspire l'autorité de M. Bazin, il me semble avoir voulu établir une distinction qui, de fait, n'existe pas ; vous voyez en effet que rien ne distingue son pityriasis arthritique du pityriasis herpétique. Ils se confondent l'un et l'autre dans les mêmes caractères. Enfin M. Bazin établit, comme nous le verrons plus loin, que le pityriasis est encore parasitaire.

Devergie, dans son *Traité des maladies de la peau* page 263, décrit, à la suite de l'eczéma, le pityriasis rubra, qu'il confond avec l'eczéma aigu ; c'est là une erreur profonde, car l'eczéma aigu, s'il occasionne comme le pityriasis rubra, des cuissons et des démangeaisons, produit une sécrétion, plus ou moins abondante, d'un liquide séro-gommeux, qui se concrète en croûtes minces et foliacées ; tandis que dans le pityriasis il n'y a jamais rien d'humide ; tout reste parfaitement sec ; la seule sécrétion produite est une sécrétion épidermique.

Quant à Wilson, il décrit sous le nom de *pityriasis*

rubra, *rosea*, *foliacea*, une affection qui peut envahir toute la peau, et qui me paraît se rapprocher bien plus du pemphigus aigu, suivi de desquamation ou d'exfoliation, que de la maladie qui nous occupe.

Enfin Hébra admet une forme de pityriasis rubra dans laquelle tout le corps du malade est recouvert d'une couche épaisse de squames se renouvelant incessamment, et dont la production excessive peut entraîner un affaiblissement graduel, et la mort dans le marasme. Ne reconnaissez-vous pas, dans cette description, bien plutôt l'affection dont je vous ai montré dernièrement un si bel exemple, et que M. Bazin a désignée sous le nom d'herpétide maligne exfoliatrice?

Telles sont, Messieurs, les opinions confuses et divergentes des principaux auteurs relativement au pityriasis. Cette dermatose si commune, et si simple dans ses différentes formes, vous apparaît alors comme une des maladies les plus complexes, et dont il est le plus difficile de démêler les caractères; aussi vais-je m'efforcer de vous la décrire dans toute sa simplicité, après l'avoir dégagée des erreurs auxquelles elle a donné lieu.

Au point de vue clinique, le pityriasis peut revêtir deux formes : 1° une forme aiguë; 2° une forme chronique.

FORMES DU PITYRIASIS

Pityriasis aigu. — Dans cette forme, la lésion de la peau peut être précédée de quelques accidents généraux que l'on peut considérer comme des prodromes et qui consistent généralement en une fièvre très peu intense, en quelques troubles gastro-intestinaux, accompagnés de courbature et de malaise. — Mais le plus souvent ces prodromes n'existent pas, et le pityriasis aigu apparaît d'emblée, avec tous ses caractères; c'est-à-dire que la peau se recouvre, en pleine santé, d'une multitude de petites écailles épidermiques, qui se détachent spontanément. — D'autres fois, cette période squameuse est précédée, pendant quelques jours, par l'apparition de petites plaques rouges ou rosées, d'un véritable érythème sur la surface duquel apparaîtront bientôt les squames caractéristiques. — Quel que soit le mode de début du pityriasis, la maladie, une fois constituée, peut revêtir deux aspects différents : dans le *pityriasis rubra*, la coloration rouge de la peau dure autant que la maladie; la peau est constellée, sur une surface plus ou moins étendue, de petites taches rouges rosées, disparaissant à la pression du doigt, sans élevure ni saillie, et dont on reconnaîtra le caractère pityriasisque par la présence des écailles furfuracées, dont elles sont recouvertes. — Dans le *pityriasis alba*, la desquamation existe, peut-être plus abondante que dans le cas précédent; mais la peau sur laquelle on la constate est absolument normale quant à sa coloration.

Le *pityriasis rubra* se présente le plus ordinairement sous la forme de petites taches isolées que nous venons de décrire. C'est le *pityriasis maculata;* d'autres fois, la disposition en est différente : les taches peuvent être très étendues en surface, comme dans le *pityriasis diffusa*, ou bien encore affecter la forme de lignes courbes, comme dans le *pityriasis gyrata*. Que la courbe s'accentué davantage, et que la ligne rouge prenne l'apparence orbiculaire, on aura affaire au *pityriasis circinata.*

Quelle que soit la disposition des taches du pityriasis aigu, qu'il soit généralisé ou localisé, que la peau soit rouge ou blanche, constamment il sera accompagné d'une sensation de cuisson, de chaleur, de prurit souvent assez intense. Le pityriasis aigu se montre à tous les âges, et a, comme siège habituel, la partie antérieure du tronc, ou la face interne des membres.

Sa durée n'excède, en général, pas deux ou trois septénaires : dans le cas de pityriasis rubra, la coloration de la peau pâlit petit à petit, et les squames disparaissent, lorsqu'elle a repris sa teinte normale.

PITYRIASIS CHRONIQUE

La forme chronique du pityriasis est la plus commune : c'est elle qui constitue le *pityriasis alba*, ou *pityriasis communis*, dont certains malades souffrent pendant des années, ou même toute leur vie. Le pityriasis chronique n'est constitué que par la production exagérée des lamelles épidermiques, la peau conservant sa blancheur normale ; de là son nom de pityriasis alba chronique. Il siège, de préférence, sur les points où la peau est fine, comme au visage, ou au niveau des plis articulaires ; mais c'est surtout au cuir chevelu ou dans la barbe qu'il acquiert son plus grand développement, et qu'il est le plus tenace. C'est alors que, dans les cas où il est intense, l'on voit tomber, de la tête des malades atteints de cette gênante affection, des multitudes de petites squames furfuracées, connues vulgairement sous le nom de *pellicules*, et qui recouvrent les habits. On comprend combien le pityriasis chronique peut entraîner de désagréments dans certaines classes de la société, surtout chez les femmes élégantes et soigneuses de leur personne. Lorsqu'il a duré un certain temps, les cheveux deviennent malades, et ils finissent par tomber à leur tour. La guérison, dans ces cas, ne s'obtiendra, le plus souvent, qu'au prix du sacrifice de la chevelure ; il faut absolument la couper au niveau du cuir chevelu, pour être à même d'employer avec efficacité des topiques qui, sans cela, resteraient inutiles.

Une autre espèce, un peu moins fréquente, mais non moins tenace, de pityriasis chronique, c'est le *pityriasis parasitaire ;* nous nous en occuperons lorsque nous parlerons de la nature et des causes du pityriasis.

Telles sont les deux formes du pityriasis dans lesquelles, vous le voyez, nous avons fait rentrer toutes celles qui ont été admises par les auteurs. — Il me reste maintenant à vous entretenir de la nature de cette affection, ce qui nous fournira, en même temps, l'occasion de vous en indiquer les causes.

NATURE DU PITYRIASIS

La variété la plus simple du pityriasis, celle que nous avons à peine mentionnée, tant elle nous paraît peu mériter le nom d'une maladie, est le *pityriasis simplex*, ou *dartre farineuse ;* il ne consiste qu'en une desquamation très superficielle et peu durable de la peau du visage ou d'autres parties du corps exposées à l'action de la chaleur solaire, à l'action du froid, du vent ou d'une cause irritante quelconque. — Il résulte donc d'une action purement locale.

Quant au *pityriasis rubra*, nous le considérons, en raison de son mode d'évolution et des symptômes qui l'accompagnent, comme un pseudo-exanthème. Il apparaît, comme d'autres affections cutanées, dont nous le rapprochons, l'impétigo ou certains érythèmes par exemple, sous l'influence d'excès alcooliques ou autres, des variations de température ou des changements de saison, sous l'influence du printemps principalement.

Le *pityriasis alba communis*, dans sa forme chronique, doit être considéré comme une des manifestations les plus fréquentes de la diathèse herpétique. Chez presque tout le monde, on rencontre un peu de pityriasis du cuir chevelu, qui passe inaperçu par les soins de toilette les plus simples : mais lorsqu'il existe avec les démangeaisons intenses et avec l'abondance de desquamation dont nous avons parlé plus haut, on pourra, sans crainte d'erreur, affirmer l'existence de la constitution dartreuse, quand bien même il n'en serait que la seule manifestation.

Enfin le pityriasis peut se rencontrer dans un tout autre ordre de circonstances : il peut être *parasitaire ;* et, dans ce cas, il est symptomatique de la présence, dans la peau, de deux parasites végétaux différents : du *microsporon furfur* et du *tricophyton.*

Dans le premier cas, le champignon microscopique et ses spores occupent, de préférence, les parties latérales du cou, la poitrine et le ventre. Ils donnent à la peau de ces régions une coloration si caractéristique qu'elle a valu à cette maladie le nom de *pityriasis versicolor.* — C'est sous la forme de taches isolées, déchiquetées, pouvant occuper une grande étendue, de couleur jaune verdâtre ou brun clair, analogue à celle du café au lait, que se présente le pityriasis versicolor. — Il est presque toujours indolore, il n'est accompagné que rarement de démangeaisons peu vives. — En raison de sa nature parasitaire, il est contagieux. Les spores se détachant, avec les squames, et tombant dans les draps de lit et sur les vêtements, peuvent se transplanter de l'individu malade à l'individu sain. — C'est à la présence du champignon et de ses organes reproducteurs qu'est due la coloration jaunâtre de l'épiderme (crasse parasitaire de M. Bazin); dans aucune autre affection squameuse on ne constatera cette coloration ; aussi son existence seule suffira-t-elle, dans le cas où l'on ne pourrait faire l'examen microscopique, pour diagnostiquer la nature parasitaire de l'affection.

Dans le second cas, le pityriasis est symptomatique d'une autre affection parasitaire, de la tricophytie. — Vous savez que M. Bazin a parfaitement prouvé que l'on pouvait rattacher à la même cause, à la présence du tricophyton, plusieurs lésions différentes de la peau, autrefois méconnues dans leur nature : l'*herpès tonsurant, ou teigne tondante;* l'*herpès circiné;* l'*érythème circiné*, le *sycosis*, le *pityriasis parasitaire*. Dans certains cas, en effet, au lieu de voir se former un cercle érythémateux, ou une couronne de vésicules sur le dos de la main, sur le cuir chevelu ou sur la face, on voit se produire, en affectant la même forme, le même siège, et sous l'influence de la même cause (la tricophytie), une plaque arrondie de pityriasis alba, dont on ne devra pas méconnaître l'origine et la nature tricophytique, sous peine de faire une erreur de diagnostic, et par suite un traitement irrationnel et non curatif.

La tricophytie peut donc se présenter sous cinq formes ou cinq lésions cutanées différentes, suivant les périodes ou les degrés de son évolution : dans une première période, le champignon, n'a fait qu'irriter, que rubéfier la couche la plus superficielle du derme (*érythème circiné parasitaire*).

Dans une deuxième période, le champignon, pénétrant plus profondément dans l'épaisseur du derme, modifie sa vitalité relativement à la sécrétion épidermique; l'épiderme n'est plus produit que sous forme de squames ou lamelles furfuracées, qui se présentent en une surface arrondie (*pityriasis alba parasitaire*).

Cette seconde période peut être encore signalée par un soulèvement de petites vésicules disposées en cercle (*herpès circiné parasitaire*).

Dans une troisième période, le champignon a pénétré dans le conduit excréteur du poil; il s'est attaché au poil, il l'étreint, il l'étrangle en quelque sorte, et le fait tomber (*herpès tonsurant, ou teigne tondante*).

Dans une quatrième période enfin, le champignon a envahi la glande pilifère elle-même, il l'enflamme, il l'hypertrophie, il y détermine de la suppuration (*sycosis, tubercules et pustules sycosiques*).

Tels sont les différents degrés de la tricophytie et tel est le rôle que joue dans son évolution le pityriasis alba parasitaire.

DIAGNOSTIC ET PRONOSTIC DU PITYRIASIS

On ne pourrait confondre le pityriasis qu'avec une affection squameuse, et, dans la plupart des cas, l'erreur sera facile à éviter : le *psoriasis* se reconnaîtra à ses squames brillantes, épaisses, nacrées, imbriquées, adhérentes à un derme qui est constamment rouge et hypertrophié : nous avons dit que, dans le pityriasis, il n'y avait pas d'élevure de la peau, et ce signe seul suffirait pour différencier les deux affections, si les lamelles furfuracées et tombantes du pityriasis ne suffisaient point à établir entre elles une distinction nettement tranchée.

L'*ichthyose* est une affection congénitale, généralisée, le plus souvent incurable, et par conséquent facile à distinguer du pityriasis.

Enfin nous avons vu que M. Devergie, dans sa description du pityriasis rubra, n'a pu faire confusion avec l'*eczéma* que par une mauvaise interprétation des faits. — Le pityriasis ne produit jamais de sécrétion humide, et ce caractère seul a une importance majeure pour le distinguer de l'eczéma. — Cependant, dans les cas d'eczéma sec du cuir chevelu, on pourrait avoir quelques doutes, mais les squames de l'eczéma sont plus larges, toujours un peu croûteuses, et n'ont aucune tendance à se détacher spontanément.

Le *pronostic* du pityriasis est bénin, pour la plupart des cas ; le pityriasis peut être plus ou moins gênant, mais il ne produit presque jamais des troubles dans la santé générale. — Cependant, par sa ténacité, par l'abondance des squames qu'il produit, par la calvitie dont il est souvent la cause, le pityriasis n'est pas exempt d'une certaine gravité, et cette gravité devient plus prononcée, s'il existe chez un sujet profondément herpétique, en raison du danger de sa dégénérescence possible, mais très rare, heureusement, en herpétide maligne exfoliatrice.

TRAITEMENT DU PITYRIASIS

Le pityriasis simplex guérit tout seul, la cause qui l'a produit n'existant plus. Nous en dirons autant du pityriasis rubra, qui, de même que tous les pseudo-exanthèmes aigus, ne réclame qu'un régime doux, le repos, un purgatif au besoin. Quant au pityriasis chronique, de nature herpétique, il n'a aucune tendance à guérir spontanément. — Il doit donc être traité, et l'on n'obtiendra de bons résultats qu'en s'adressant en même temps à l'état diathésique et à l'état local. — Comme dans tous les cas où vous vous proposerez de combattre l'herpétisme, donnez l'arsenic sous la forme suivante, qui est commode : à chacun des trois repas, faites prendre deux, puis trois et même quatre des pilules suivantes :

Arséniate de soude.	1 millig.
Extrait de gentiane.	10 centigr.

Pour une pilule.

Portez la dose jusqu'à 12 milligrammes par jour en donnant 12 pilules, mais n'allez pas au delà, et que ce soit progressivement, car ce traitement doit être continué pendant plusieurs mois de suite.

Comme traitement local, vous vous trouverez bien de l'application de topiques qui détermineront une excitation substitutive et modificatrice de la peau : ainsi des lotions sulfureuses, des onctions avec l'huile de cade, ou même des lotions au sublimé que vous prescrirez ainsi :

Eau distillée	120 grammes.
Sublimé corrosif.	1 gramme.

Mettez une cuillerée à soupe de cette solution dans un verre, ou même un demi-verre d'eau froide pour les lotions, après avoir fait couper les cheveux.

Le pityriasis versicolor disparaîtra sous l'influence des parasiticides : ainsi, lotions avec la solution de sublimé précédente ; frictions avec la pommade sulfureuse d'Helmerich, ou bien avec la pommade au turbith minéral dans la proportion suivante :

Turbith minéral	1, 2 ou 3 gr.
Axonge.	30 grammes.

On se trouvera bien également de l'emploi simultané de bains alcalins et de bains sulfureux.

Enfin le pityriasis alba parasitaire tricophytique sera traité par les mêmes moyens auxquels on ajoutera, suivant les régions, l'épilation, ainsi que le conseille M. Bazin.

VINGT-NEUVIÈME LEÇON

VARICELLE

Messieurs,

On désigne sous le nom de *varicelle* une maladie de la peau caractérisée par des vésicules discrètes, isolées, disséminées sur toute l'étendue du corps, entourées, à leur base, d'un cercle érythémateux, arrondies, persistantes, durant de cinq à sept jours, remplies d'une sérosité transparente d'abord, puis opaline et puriforme, quelquefois résorbée sur place, mais le plus souvent se desséchant vers le septième ou huitième jour, et se concrétant en croûtes noirâtres, dont la durée est de plusieurs jours. Cette maladie est appelée encore : *vérolette, variolette*, *petite vérole volante.*

Telle est la varicelle. Rien de plus simple, rieu de plus facile à saisir ; il ne s'agit que de voir, que de regarder, que d'observer cette lésion, dont le volume, dont la forme, dont la disposition et la durée sont pathognomoniques, pour que de cette observation découle une juste appréciation de ses caractères et de sa nature.

Ce sont des vésicules grosses, isolées, persistantes ; donc, par leur disposition et par leur caractère anatomo-pathologique, elles se distinguent nettement de l'herpès, dont les vésicules sont toujours agglomérées ; de l'eczéma, des sudamani, dont les vésicules sont éphémères et granuleuses; de la miliaire, dont les vésicules, semblables par la forme et par la couleur à des grains de millet, sont disséminées et groupées sur une large surface érythémateuse.

Tantôt ces vésicules se développent avec la forme aiguë, précédées et accompagnées de légers troubles généraux, et après une durée de quinze, ou vingt jours d'une évolution successive tout se calme, tout rentre dans l'ordre, tout est fini.

Tantôt les mêmes vésicules affectent la forme chronique ; leur évolution successive se prolonge pendant deux, trois et quatre mois. Au bout de ce temps, elles disparaissent, comme dans la forme aiguë, sans laisser aucune trace, aucun vestige cicatriciel.

Dans le premier cas, dans la forme aiguë, c'est une pyrexie, c'est une éruption fébrile, c'est *une fièvre pseudo-exanthématique varicelleuse.*

Dans le deuxième cas, c'est une lésion toujours *syphilitique ;* c'est la varicelle syphilitique.

Messieurs, voilà en quelques mots l'histoire de la varicelle ; la voilà complète, tout entière et dans toute sa lumineuse simplicité.

Il s'en faut, comme nous allons vous le dire, que tous les auteurs aient vu ce qui nous semble si facile à voir, et qu'ils se soient rendus tous à ce qui nous paraît si évident et si clair.

Les uns se sont trompés dans l'appréciation de la lésion primitive qui constitue la varicelle, et dans la détermination de ses caractères anatomiques. Ainsi M. Rayer décrit *une varicelle globuleuse ; une varicelle conoïde pus-*

tuleuse, d'après la forme des pustules. Il décrit encore une varicelle *papuleuse*, sans vésicule ni pustule ; puis une varicelle *pustuleuse*, appelée par les Anglais *swine-pox* ou *vérole du porc*. Enfin il admet une varicelle *vésiculeuse* (*chiken-pox* des Anglais), ou *vérole du poulet*. Il y a là une erreur et une confusion déplorables. En effet, si c'est une pustule qui est la lésion mère, ce n'est plus une varicelle ; si c'est une papule, ce n'est pas davantage la varicelle.

Les autres, comme Thompson d'Édimbourg, ont commis une erreur relativement à la nature de la varicelle.

Pour Thompson, en effet, la varicelle n'est qu'une variole modifiée. La variole, d'après cet auteur, se présente avec trois degrés, ou sous trois formes différentes de la même maladie : 1° la variole ordinaire avec ses prodromes, ses symptômes généraux, pouvant être de la plus haute gravité, dans le cas de variole hémorrhagique ou de variole confluente ; 2° la varioloïde, qui n'est qu'une atténuation de la forme précédente, sous l'influence de la vaccine ; 3° la varicelle, qui, dans l'échelle descendante de la variole, est encore un degré moindre et plus bénin. La varicelle est à la varioloïde ce que celle-ci est à la variole. La varicelle est une varioloïde atténuée, presque sans symptômes généraux, mais n'en résultant pas moins, toujours, de l'intoxication de l'organisme par le même poison, qui produit la varioloïde et la variole, c'est-à-dire le virus variolique.

Telle est, Messieurs, l'opinion qu'a soutenue Thompson d'Édimbourg, et que plusieurs auteurs soutiennent avec lui. Nous ne saurions l'admettre.

Nous croyons, avec Abercrombie, avec M. Bazin,

avec MM. Trousseau et Jaccoud, qu'il n'y a rien absolument de commun entre la variole, la varioloïde et la varicelle ; ce sont des affections complètement différentes et d'une nature tout à fait opposée. Elles diffèrent à tous les points de vue, et sous tous les rapports.

Et d'abord leur lésion mère n'est pas la même : dans la variole et la varioloïde, c'est toujours une pustule : une pustule dès l'origine ; le soulèvement épidermique qui se produit sur la tache érythémateuse initiale est toujours et primitivement une pustule. Dans la varicelle, au contraire, c'est toujours une vésicule ; c'est toujours une gouttelette de sérosité pure, cristalline, transparente, qui soulève le feuillet épidermique ; quand elle devient louche et opaline, ce n'est qu'au moment où elle va se dessécher, pour devenir croûteuse ; tandis que dans la variole le soulèvement épidermique contient d'emblée du pus.

La variole et la varioloïde sont constamment précédées d'accidents généraux prodromiques très caractérisés : fièvre intense, céphalalgie, vomissements, rachialgie, troubles fonctionnels plus ou moins intenses, suivant que l'on a affaire à la variole ou à la varioloïde, mais existant toujours à divers degrés ; tandis que ces accidents prodromiques manquent souvent dans la varicelle et ne sont, quand ils s'y rencontrent, que très peu accusés.

Comme toute fièvre éruptive, c'est-à-dire comme tout exanthème contagieux et fébrile, la variole ne récidive presque jamais. Un malade qui en a été atteint une fois peut se considérer comme à l'abri, désormais, de cette grave maladie, et même à l'abri de sa forme atténuée, la varioloïde ; mais il n'en sera pas ainsi de la varicelle, qui peut être contractée plusieurs fois.

Contrairement à la variole et à la varioloïde, la varicelle est donc exposée à des récidives ; contrairement à ces deux mêmes maladies, elle n'est ni contagieuse, ni épidémique, ni inoculable. L'inoculation du contenu de ses vésicules ne produit absolument rien qui leur ressemble. L'inoculation du virus vaccin et du virus variolique ne sont, en aucune façon, un préservatif de la varicelle.

On voit des varicelles se développer pendant l'évolution même des pustules vaccinales, ou peu de temps après l'évolution de ces pustules.

On en voit se développer en même temps que la variole ou la varioloïde ; ou bien après l'évolution terminée de l'une ou de l'autre de ces maladies.

Et, réciproquement, vous pouvez vacciner un malade pendant l'éruption varicelleuse ou après la terminaison de cette éruption ; la vaccination réussira, vous obtiendrez des pustules vaccinales parfaitement légitimes, comme si la santé eût été normale au moment de la vaccination, et sans que la varicelle paraisse avoir exercé la moindre influence sur le résultat de la vaccination.

Ainsi donc vous n'admettrez pas, avec Thompson, que la varicelle représente la variole à son degré le plus bénin ; vous ne direz pas, comme cet auteur, que la variole a trois degrés de gravité différents, qui sont, en commençant par le plus faible : 1° la varicelle ; 2° la varioloïde ; 3° la variole. Vous direz, au contraire, avec MM. Bazin, Abercrombie, Trousseau et Jaccoud, que la varicelle et la variole sont des affections essentiellement différentes.

Nous voici revenus à ce que nous vous avions dit au commencement de cette leçon. Après la discussion à laquelle nous nous sommes livrés, nous n'avons pas fait un pas de plus dans l'histoire de la varicelle. Mais il fallait bien vous mettre au courant des diverses opinions émises par les dermatologistes ; il fallait les discuter afin de vous en démontrer soit l'erreur, soit la vérité.

Pénétrons maintenant plus avant dans les détails, et après avoir établi ce que vaut la varicelle, comme entité morbide, étudions-la dans sa forme et dans sa nature. Nous vous avons dit ce qu'elle n'est pas ; nous avons à vous dire ce qu'elle est.

La varicelle se présente à nous sous deux aspects bien différents. Tantôt elle est aiguë et tantôt elle est chronique. Lorsqu'elle est aiguë, nous devons la considérer comme une fièvre éruptive pseudo-exanthématique. Elle a tous les caractères d'un pseudo-exanthème ; c'est en effet une affection à type aigu, inflammatoire, sans gravité, non contagieuse, non épidémique, non inoculable, susceptible de récidive, précédée de prodromes toujours légers et qui peuvent faire défaut, accompagnée de troubles généraux, légers également, et disparaissant sans laisser de traces cicatricielles, après une évolution dont la durée varie entre quinze et vingt jours.

Lorsque la varicelle est chronique, son caractère de poussées, d'éclosions successives, se manifeste bien davantage ; aussi sa durée est-elle de deux à trois mois. Quelquefois même elle est encore plus prolongée. Mais, quelle qu'ait été sa durée, elle ne laisse jamais, non plus que la varicelle aiguë, aucune cicatrice. C'est là encore un caractère qui la distingue de la variole, dont les vestiges cicatriciels, sans être constants, sont du moins très fréquents et indélébiles.

Un mot maintenant de description plus précise sur chacune de ces deux formes.

I

FORME AIGUË.

C'est la plus commune et la plus facile à observer; on lui reconnaît quatre périodes, à marche, et à symptômes bien déterminés, comme dans toute fièvre éruptive.

Tout d'abord, et pendant un ou deux jours, des *prodromes*, en général, peu graves, consistant en un peu de fièvre, en courbature, en inappétence. Puis apparaît la seconde phase de la maladie ou *période érythémateuse*, caractérisée par l'apparition, sur la peau, d'une quantité de petites taches rosées, disparaissant sous la pression du doigt, discrètes et n'étant point accompagnées de démangeaisons; on croirait avoir affaire à un exanthème érythémateux, ou papuleux simple; mais, au bout de trois jours, survient la troisième période, ou *période vésiculeuse*, dans laquelle se forment, sur les surfaces érythémateuses, les vésicules plus ou moins nombreuses, avec tous les caractères que nous leur avons assignés plus haut.

La période vésiculeuse est la plus longue; elle dure, en général, de quatre à six jours; au bout de ce temps, les vésicules se concrètent, forment une croûte jaune brunâtre adhérant à la peau, qui se détache spontanément et sans laisser de cicatrices, au bout de trois ou quatre jours; c'est la *période croûteuse*. Mais la terminaison de la vésicule peut être différente : le liquide qu'elle contient, au lieu de se concréter, peut se résorber; la mince lamelle épidermique qu'il a soulevée se flétrit, s'affaisse, se dessèche, et ne tarde pas à se détacher, et à tomber sous la forme de squames pulvérulentes, ou d'écailles furfuracées.

L'apparition des vésicules, dans la varicelle aiguë, ne se fait pas simultanément, d'une seule poussée et d'un seul coup, elle est successive. Sur un même individu, on peut trouver en même temps des vésicules desséchées, et d'autres croissantes, et en pleine voie d'évolution.

Après l'apparition de la première poussée éruptive, la fièvre et les accidents généraux, bien peu prononcés d'ailleurs dans la majorité des cas, cessent complètement ; les malades atteints de varicelle peuvent se lever, aller et venir, ils ont conservé tout leur appétit, bien qu'ils soient couverts d'une éruption très marquée.

Telle est la forme aiguë de cette maladie si bénigne : ses causes sont obscures ; tout ce que l'on sait, c'est qu'elle n'est nullement contagieuse ; elle s'observe le plus ordinairement chez les enfants et chez les jeunes gens, qui peuvent en être atteints plusieurs fois de suite. Si elle paraît sévir quelquefois épidémiquement sur une même famille, ou sur une réunion d'enfants, c'est que l'influence des saisons, le printemps en particulier, est une des causes prédisposantes les plus réelles de la varicelle comme, des autres pseudo-exanthèmes. Ajoutons que la varicelle aiguë ne se développe jamais sous l'influence d'une cause externe, professionnelle ou autre ; c'est une pyrexie, c'est une fièvre, c'est une maladie générale, à manifestations très atténuées et très bénignes dans toute l'acception du mot.

La durée moyenne des lésions de la varicelle (taches érythémateuses, vésicules, croûtes) est de dix à douze jours. Mais la durée moyenne de la maladie est de quinze à vingt jours, par la raison que l'éruption des vésicules est successive ; elle ne se fait pas simultanément, de sorte que toutes les vésicules ne sont pas au même degré de leur évolution.

II

FORME CHRONIQUE

La varicelle chronique se présente avec tous les caractères extérieurs de la varicelle aiguë, si bien que M. Hardy l'a décrite sous le nom de *syphilide vésiculeuse*. Elle ne s'observe, en effet, que chez les individus atteints de la vérole, et doit être rangée, quant à son moment d'apparition, entre les accidents secondaires et les accidents tertiaires ; elle est toujours symptomatique de la syphilis, et d'une syphilis ancienne, datant de huit à dix mois au moins, puisqu'elle ne se manifeste qu'après les accidents secondaires précoces. On l'appelait autrefois *eczéma syphilitique*, dénomination impropre, car, nous le verrons tout à l'heure, les caractères de l'eczéma sont tout à fait différents de ceux de la varicelle. M. Hardy a donné à la varicelle syphilitique, que l'on a appelée aussi *syphilide varicelleuse*, le nom de *syphilide vésiculeuse*.

Or il y a deux espèces de syphilides vésiculeuses : la varicelle syphilitique ou syphilide varicelleuse, dans laquelle les vésicules sont discrètes, isolées, entourées à leur base d'une auréole d'un rouge brun cuivré, plus foncé en couleur que l'auréole de la varicelle aiguë ; et la *syphilide herpétiforme*, décrite également par M. Hardy.

Dans cette dernière, les vésicules, au lieu d'être isolées et disséminées, sont, au contraire, agglomérées, et groupées sur une même surface, comme dans l'herpès non syphilitique.

L'éclosion des vésicules se fait, en général, d'une façon successive; elles se montrent d'abord sur la face, le cou ; puis elles envahissent le tronc et les membres ; elles peuvent ainsi durer pendant une période de trois et quatre mois, apparaissant sur un point du corps, y parcourant leur évolution comme dans la varicelle aiguë ; puis survient une poussée nouvelle, qui passera par les mêmes phases que la première, et qui sera remplacée par une troisième, et ainsi de suite. D'autres fois, et toujours pendant le cours d'une syphilis confirmée, la varicelle apparaît tout d'un coup et accompagnée de fièvre, tout comme la première manifestation cutanée de la diathèse ; la roséole peut être accompagnée d'accidents analogues, que l'on décrit sous le nom de fièvre syphilitique. Quel que soit le mode d'apparition de l'éruption vésiculeuse, elle méritera toujours le nom de varicelle chronique, car elle ne disparaît jamais dans le délai de huit ou dix jours, que nous avons assigné à la forme aiguë, et elle persistera toujours pendant un mois, deux mois et même davantage.

III

DIAGNOSTIC

Le *diagnostic* de la varicelle ne portera, cela va sans dire, que sur les affections vésiculeuses ou bulleuses, accompagnées de symptômes généraux assez peu graves pour pouvoir être confondues avec elle, à cause de la similitude ou de l'identité de leur lésion anatomique. Quant à la variole et à la varioloïde, la méprise sera difficile si l'on prend en considération l'intensité de la fièvre, la gravité des accidents généraux, la constance de certains prodromes, tels que la rachialgie, et la nature pustuleuse de la lésion primitive.

L'*eczéma* présente, comme la varicelle, pour lésion primitive, une vésicule; mais vous savez combien cette vésicule est fugace; c'est à peine si elle dure vingt-quatre heures; elle est si petite et si éphémère, si imperceptible, qu'elle passe inaperçue dans la plupart des cas. Comparez l'évolution rapide des vésicules eczémateuses, leur confluence, leur ténuité, la manière dont elles se terminent, soit par des croûtes humides et lamelleuses, soit par l'issue d'un liquide séro-gommeux; comparez tout cela à la fixité des vésicules de la varicelle, à leur volume considérable, à leur isolement, à leur transformation en une croûte sèche persistante, et vous aurez les principaux éléments du diagnostic entre les deux affections.

Dans la *miliaire*, les vésicules sont beaucoup plus petites que dans la varicelle; elles ne dépassent guère le volume d'une tête d'épingle; elles ne durent que deux ou trois jours; elles peuvent occuper d'emblée une beaucoup plus grande surface, et elles se terminent invariablement par la résorption du liquide qu'elles contenaient et par la desquamation furfuracée de leurs parois épidermiques.

Enfin l'*herpès* est de toutes les affections vésiculeuses celle qui pourrait être le plus facilement confondue avec la varicelle. La vésicule y a la même apparence, la même fixité, la même terminaison. Mais rappelez-vous que dans l'herpès les vésicules sont groupées, agglomérées et confluentes; qu'elles occupent certains points de prédilection, comme les commissures labiales, le trajet de certains nerfs superficiels, qu'elles sont limitées, circonscrites dans une seule région, et jamais généralisées comme dans la varicelle.

Le *pemphigus aigu* pourrait, dans certaines circonstances, par la rapidité de son évolution, par son apparition, coïncidant avec certaines saisons, et par les quelques accidents fébriles qui le précèdent, et l'accompagnent, être pris pour une varicelle. Mais, dans le pemphigus, la lésion élémentaire est une bulle, c'est-à-dire un soulèvement de l'épiderme pouvant acquérir le volume d'un gros pois, d'une noisette ou même d'une noix: la vésicule varicelleuse ne dépasse jamais celui d'une lentille. En outre, le pemphigus, même aigu, ne se rencontre guère que chez les sujets un peu affaiblis par une mauvaise hygiène, ou par les privations; tandis que la varicelle est une affection fréquente dans toutes les classes de la société.

Le *pronostic* de la varicelle découle naturellement des circonstances dans lesquelles elle s'est produite. D'une bénignité absolue pour l'éruption saisonnière, il devient plus sérieux pour la forme chronique, qui, ainsi que nous l'avons dit, est toujours symptomatique de la syphilis.

Quant au *traitement*, il sera, dans tous les cas, nul, pour ce qui concerne l'affection locale, la lésion de la peau.

Un régime doux, quelques minoratifs, des boissons délayantes, le séjour dans la chambre, seront conseillés dans la forme aiguë, ou exanthématique.

Dans la forme chronique, nous devons considérer la varicelle syphilitique comme un épiphénomène, comme un symptôme, et diriger, contre la diathèse qu'elle représente, bien plus que contre elle, le traitement spécifique des accidents secondaires de la syphilis, c'est-à-dire le mercure ; sachez que vous avez affaire à un accident tenace, de longue durée; par conséquent votre traitement devra, lui aussi, être long; vous devrez le continuer pendant plusieurs mois, et faire prendre chaque jour, au malade, une pilule composée de :

Protoiodure d'hydrargyre.	0,03.
Extrait d'opium.	0,01.
Extrait de gentiane.	0,10.

C'est la préparation mercurielle que je vous recommande ; c'est elle que nous employons le plus habituellement. Ajoutons quelques bains d'eau de son, et quelques boissons dépuratives, comme l'essence alcaline de salsepareille de Fontaine, dont le malade prendra 4 grandes cuillerés par jour, en deux doses, chaque dose dans un verre d'eau, et dans l'intervalle des repas.

TRENTIÈME LEÇON

ÉLÉPHANTIASIS DES ARABES

Messieurs,

Nos deux dernières leçons ont été consacrées à des maladies de peau bénignes : le pityriasis ne nous a offert, comme lésion anatomique, que de petits fragments, que de petites particules d'épiderme, qu'une poussière épidermique semblable à des grains de son, se détachant de surfaces cutanées, toujours peu étendues, et souvent sans aucune altération appréciable.

Le langage vulgaire ne s'est pas trompé lorsqu'il a désigné cette desquamation pulvérulente d'épiderme sous la dénomination très bénigne elle-même de *dartre farineuse*, ou *dartre furfuracée*.

Dans la varicelle, nous n'avons trouvé que des vésicules discrètes, toujours isolées, jamais confluentes, parcourant, dans l'espace de huit à dix jours, les diverses phases de leur évolution, et disparaissant ensuite sans laisser aucune trace de leur passage.

Aujourd'hui notre sujet va prendre de tout autres proportions, et je pourrais, en l'abordant, vous dire, avec le grand poète latin : *paulò majora canamus*.

Je viens en effet vous parler d'une des affections les

plus redoutables, les plus effrayantes, je pourrais ajouter les plus monstrueuses de toute la pathologie. Remarquez-le bien, je dis de *toute la pathologie*, et non pas seulement de *toute la dermatologie*, car ici la peau ne sera plus seule en cause ; et nous verrons toutes les parties constitutives d'une région, tous les organes, tous les tissus, tous, sans exception ; les tissus cellulaires et fibreux, les aponévroses, les muscles, les vaisseaux sanguins, et les lymphatiques surtout, les os eux-mêmes, subir une transformation analogue à celle qui dénature si complètement le tégument externe. Cette transformation, tantôt ramollit toutes les parties, tous les organes d'une région ; elle en fait une masse compacte, informe, gélatineuse ; tantôt, au contraire, elle les durcit, elle les indure, elle les dessèche, elle leur enlève toute leur souplesse, toute leur élasticité, pour en faire un seul tout compacte aussi, homogène en quelque sorte, et de consistance uniformément ligneuse. Mais cette transformation peut être, soit un ramollissement, soit une induration ; elle est toujours, elle ne manque jamais d'être une hypertrophie ; elle est constamment, et dans tous les cas, *hypertrophique*.

De là le nom d'*éléphantiasis* donné à cette maladie. Nom pittoresque et imagé, mais vrai et non exagéré, qui nous indique une ressemblance de conformation et de volume des parties malades, avec les parties similaires de l'éléphant.

Nous préférons le nom d'*éléphantiasis* à celui de *pachydermie* donné aussi à cette même maladie ; car ce dernier nom a une signification incomplète et trop restreinte ; il n'exprime que l'induration, que l'épaississement hypertrophique de la peau, devenue semblable à une peau de pachyderme. Mais, ainsi que nous l'avons dit, ce n'est pas seulement la peau qui est malade, ce sont toutes les parties qui constituent la région atteinte ; par conséquent, le nom de *pachydermie* est impropre, et nous le rejetons, comme ne donnant qu'une idée fausse et incomplète de la maladie.

Au nom d'*éléphantiasis* que nous adoptons, nous ajoutons le qualificatif complémentaire : « *des Arabes* ». Pourquoi cela? C'est parce que cette maladie a été décrite vers la fin du xe siècle de l'ère chrétienne par les auteurs arabes, Janus Damascenus, Albucasis, Avicennes, Rhazès ; tandis que, bien longtemps avant eux, vers le milieu du IIe siècle, des auteurs grecs, tels que Galien, Lucrèce, Arétée, avaient décrit aussi, sous le nom d'*éléphantiasis*, une maladie toute différente, et qui n'est en réalité que la peste d'Orient. Cette distinction fondamentale, si importante, entre l'éléphantiasis des Grecs et l'éléphantiasis des Arabes, a été établie de la manière la plus magistrale, je dirai même la plus clinique par l'illustre Larrey, dans son bel ouvrage intitulé : *Relation historique et chirurgicale de l'armée d'Orient*, publié à Paris en 1803.

Ce grand chirurgien qui, dans la campagne d'Égypte, avait observé, avec sa remarquable intelligence, ces deux maladies, n'admet pas qu'il y ait entre elles le moindre rapport. Il pose en principe que la lèpre, ou l'éléphantiasis des Grecs, est une maladie diathésique, constitutionnelle, épidémique et contagieuse, devant être rattachée à des conditions générales, et en même temps à une idiosyncrasie particulière à celui qui la contracte ; tandis que l'éléphantiasis des Arabes, ni contagieux, ni épidémique, mais endémique, reste une maladie toute locale, due à des causes locales, et n'intéressant pas la santé générale.

Donc nous appellerons la maladie dont nous allons vous parler : *éléphantiasis des Arabes*, pour la distinguer de l'*éléphantiasis des Grecs*, qui, nous le verrons plus loin, et d'une manière plus détaillée, n'a rien de commun avec l'éléphantiasis des Arabes.

On désigne sous le nom de *pachydermie*, ou d'*éléphantiasis des Arabes*, une affection locale, caractérisée par l'épaississement et l'altération hypertrophique de la peau et du tissu cellulaire sous-cutané : altération, et hypertrophie pouvant atteindre les muscles, les tissus aponévrotiques et fibreux, les vaisseaux sanguins et lymphatiques, les os eux-mêmes, et opérant une altération de toute la partie malade, telle, qu'elle ressemble à la partie similaire de l'éléphant. Cette définition, je le sais, offre prise à la critique : mais, dans les auteurs que vous pourrez consulter, je ne crois pas que vous en trouviez de préférable ; aussi permettez-moi de vous la recommander.

SIÈGE DE L'ÉLÉPHANTIASIS

L'éléphantiasis siège, le plus ordinairement, aux membres inférieurs et n'occupe, en général, qu'un seul membre : il est dit alors *unilatéral ;* cependant il peut exister des deux côtés, il est alors *bilatéral*. Dans les membres inférieurs, c'est la jambe qui est le plus fréquemment atteinte ; cependant il n'est pas rare de voir l'affection se propager à la cuisse ; rarement elle atteint le pied, qui conserve habituellement son volume naturel, ce qui le fait paraître d'une petitesse relative et bizarre.

D'autres fois, l'éléphantiasis se trouve sur les parties génitales; occupant chez l'homme le scrotum, ou la verge ; témoin ce cas remarquable d'éléphantiasis du prépuce, opéré par M. Woilmier, et moulé, avant et après l'opération, par M. Baretta. Chez la femme, les grandes lèvres et le capuchon clitoridien sont souvent éléphantiasiques. Hébra cite un cas dans lequel le scrotum pesait (120) cent vingt livres ! Larrey a vu, au Caire, la femme d'un fellah, dont les deux grandes lèvres hypertrophiées formaient deux tumeurs tombant sur les cuisses, et ayant, l'une et l'autre, le volume de la tête d'un enfant. Quoique le siège d'élection de l'éléphantiasis se trouve sur les parties que nous venons d'indiquer, il peut cependant occuper aussi les membres supérieurs, ou la face. J'ai vu, pour ma part, une hypertrophie éléphantiasique de la langue, chez une vieille femme de ménage de l'Hôtel-Dieu, connue sous le nom de Babet. La langue était devenue énorme, elle emplissait la bouche, dans laquelle elle ne se mouvait que très difficilement ; la déglutition était pénible, et la parole très embarrassée.

Il n'y a pas bien longtemps encore, l'on croyait que cette affection n'existait qu'exceptionnellement dans nos pays, et qu'elle ne s'observait guère que sous les tropiques, en Égypte, aux Barbades, sur la côte de Malabar, au Brésil ; mais actuellement, quoique les cas les plus fréquents s'observent, en effet, dans ces régions, ou chez des personnes qui les ont habitées, pendant un temps plus ou moins long, ce serait cependant une erreur de croire que cette affection ne puisse se produire en Europe. Il existe, en effet, et encore assez souvent, des cas incontestables d'éléphantiasis indigène, d'*éléphantiasis nostras*; et vous pouvez tous être appelés à en soigner, je n'ose dire à en guérir. Notre excellent collègue et savant ami, M. Ernest Besnier, en rapporte plusieurs exemples ; pour notre part l'éléphantiasis le plus énorme que nous ayons vu est précisément un éléphantiasis indigène ; nous vous en parlerons tout à l'heure.

SYMPTOMES DE L'ÉLÉPHANTIASIS

Les symptômes de l'éléphantiasis sont très variables : quelquefois, la peau peut paraître intacte, et n'offrir aucune modification dans son aspect extérieur ; quelquefois, elle est mamelonnée, parsemée de gros tubercules, analogues à des marrons (*lèpre tuberculeuse éléphantine d'Alibert*) ; d'autres fois, elle forme des lobes ; le tissu cellulaire sous-cutané paraît segmenté par des brides profondes, qui circonscrivent des tumeurs plus ou moins considérables, et de formes irrégulières (*éléphantiasis lobaire*). En voici un exemple remarquable chez une femme de notre service, dont les deux jambes sont également lobées. D'autres fois, la peau est altérée dans sa coloration, elle offre une teinte rosée, congestive, d'intensité variable ; ou bien la sécrétion du corps pigmentaire subit une véritable exagération ; et alors elle devient noirâtre (*elephantiasis nigricans*).

Indépendamment du travail d'hypertrophie qui envahit tous les éléments de la peau, certaines de ses parties constituantes peuvent s'hypertrophier spécialement et isolément. Ainsi il n'est pas rare de voir les papilles, considérablement augmentées de volume, former, à la surface cutanée, des saillies irrégulières (*elephantiasis papillaris*). Souvent ces papilles hypertrophiées prennent l'aspect de verrues (*elephantiasis verrucosa*). Lorsqu'elles sont séparées par des sillons sinueux, par des crevasses, par des circonvolutions profondément creusées, c'est alors l'*elephantiasis serpentina*. Les papilles hypertrophiées sont quelquefois dépourvues de leur épiderme; elles offrent alors une coloration rouge, elles sont analogues à des framboises, et constituent l'*elephantiasis framboësioides*. D'autres fois, elles sont recouvertes, et comme coiffées d'une sécrétion épidermique, hypertrophiée elle-même et terminée en pointes cornées (*elephantiasis cornea*). Je vous présente plusieurs exemples conservés dans notre musée de cette variété d'éléphantiasis, que M. Hardy avait désignée sous le nom de *lichen hypertrophique*.

Pourquoi ne donnerions-nous pas le nom d'*elephantiasis adiposa* à la déformation graisseuse des membres inférieurs? Il y a des cas dans lesquels une telle quantité de graisse s'accumule dans les mailles du tissu cellulaire sous-cutané, qu'il en résulte, pour les membres, un développement hypertrophique véritablement monstrueux et *éléphantiasique*. La malade couchée au n° 60 de la salle Henri IV nous en offre un remarquable exemple.

Du fond des sillons qui circonscrivent les tumeurs papillaires dont nous parlions tout à l'heure, il peut s'écouler, en assez grande abondance, un liquide séro-gommeux, analogue à la lymphe. Nous verrons plus loin quelle est l'origine de cette *lymphorrhée*. Si, dans quelques cas, la peau est lisse et unie (*elephantiasis lœvis*); si elle est dénudée de ses poils (*elephantiasis glabra*); dans d'autres cas, on la trouve parsemée de saillies, de nodosités siégeant dans le tissu cellulaire sous-cutané, et la soulevant; ces tubercules, qui ressemblent beaucoup à ceux de l'érythème noueux, sont formés par des hypertrophies partielles du tissu cellulaire, et constituent l'*elephantiasis tuberosa*, ou *tuberculosa*.

Larrey a parfaitement décrit toutes ces ulcérations, dans son magnifique ouvrage sur l'armée d'Orient. « La peau, dit-il, présente à l'extérieur des rugosités de différentes grandeurs, séparées par des lignes ou sinus particuliers, auxquels correspondent les cryptes muqueux et les racines des poils. On trouve constamment, sur une grande partie de sa surface, des croûtes jaunâtres et écailleuses, dont la chute laisse autour de petits ulcères d'un caractère dartreux, d'où s'écoule une sérosité ichoreuse. »

Mais ce qui frappe surtout lorsqu'on se trouve en face d'un cas d'éléphantiasis, c'est l'augmentation de volume du membre malade, augmentation telle que les saillies et les dépressions naturelles de ce membre sont complètement effacées. Lorsque le membre est atteint dans sa totalité, sa déformation est complète; le pied, la jambe et la cuisse ne font qu'une masse cylindrique, qu'un poteau informe et d'un aspect véritablement monstrueux et repoussant.

L'hypertrophie ne porte pas seulement sur le volume du membre; elle porte aussi sur sa longueur : en voici un exemple que je vous présente; cet homme est infirmier dans mon service (salle Saint-Charles); il a été, depuis bien des années, affecté d'un eczéma herpétique, dont la durée a été presque continuelle, au membre inférieur droit tout entier, pied, jambe et cuisse. A la suite de cette longue et permanente existence d'un eczéma, occupant ainsi toute la longueur du membre abdominal droit, ce membre s'est hypertrophié ; il s'est déformé; il est devenu, comme vous le voyez, *éléphantiasique*. Et, chose remarquable, sa longueur a augmenté, en proportion de son volume. Il a quatre centimètres de plus que le membre gauche. L'allongement porte exclusivement sur la jambe, ce qui est visible, en sorte que, dans la station verticale, pour se tenir en équilibre, le malade est obligé de la placer toujours en avant; sa marche est pénible, boiteuse et fatigante.

C'est à tort que l'on a prétendu que l'éléphantiasis n'occasionne aucune douleur. Lorsque les malades sont en repos, et au lit, la jambe étendue et élevée sur un coussin, ils n'éprouvent, en effet, qu'une sensation de tension assez supportable. Mais la marche, la position verticale, même dans l'immobilité, si peu qu'elle soit prolongée, causent des douleurs, souvent intenses, auxquelles il faut ajouter la fatigue, l'incommodité et la gêne excessives qui résultent du volume et du poids du membre à mouvoir.

LÉSIONS ANATOMIQUES DE L'ÉLÉPHANTIASIS

Si nous pénétrons plus avant dans l'étude anatomo-pathologique de l'éléphantiasis, nous trouvons que le *tissu cellulaire sous-cutané* nous offre une épaisseur hypertrophique considérable; il est transformé en une masse compacte d'une consistance fibreuse et d'une dureté presque ligneuse ; de plus, il adhère d'une façon intime à la peau et aux tissus sous-jacents; aucun glissement de ces organes les uns sur les autres, n'est plus possible. Aussi, lorsqu'on palpe un membre éléphantiasique, on sent que la peau a perdu toute sa souplesse, et l'on n'a plus que la sensation d'une masse dure et homogène (*éléphantiasis squirrheux* ou *ligneux*).

Les muscles sont quelquefois le siège d'une dégénérescence graisseuse, qui leur donne un aspect jaune pâle; d'autres fois, ils sont transformés en une masse gélatineuse, qu'il est difficile de distinguer du tissu cellulaire, devenu gélatineux lui-même; toute la masse éléphantiasique prend alors une consistance molle (*elephantiasis mollis*, ou *gélatineux*). Les vaisseaux, tant lymphatiques que sanguins, sont hypertrophiés, leurs parois sont épaisses et leur calibre est augmenté; aussi presque toutes les veines sont-elles variqueuses.

Mais les lymphatiques offrent une disposition beaucoup plus importante à étudier; ils sont d'abord dilatés dans leur ensemble, épaissis dans leurs parois, et, de plus, ils offrent sur leur trajet, de distance en distance, de véritables réservoirs, qui contiennent une assez grande quantité de lymphe; ces réservoirs peuvent se rompre, soit spontanément, soit sous l'influence du moindre traumatisme, et alors la lymphe, s'épanchant au dehors, s'écoule par les fissures qui existent à la surface de la peau; c'est là l'origine de cette *lymphorrhée* dont nous avons déjà parlé..

Il existe ainsi, à l'état d'infiltration, un liquide lymphatique que M. Besnier appelle le *liquide éléphantiasique*, qui, en se coagulant, contribue à fournir les éléments de l'hypergenèse éléphantiasique. Les os euxmêmes sont, ou hypertrophiés dans leur totalité, et transformés en un cylindre informe; quelquefois, le tibia et le péroné sont réunis, soudés en une seule et même masse osseuse ; ou bien ils sont hypertrophiés par places, et sur quelques-uns de leurs points seulement, et alors ces hypertrophies constituent de véritables exostoses, qui peuvent occasionner des douleurs très vives, par la compression qu'elles exercent sur les nerfs de leur voisinage. Les nerfs sont, en général, plus ou moins atrophiés.

DÉVELOPPEMENT, MARCHE ET DURÉE DE L'ÉLÉPHANTIASIS

L'évolution de l'éléphantiasis est lente ; c'est une maladie qui procède par saccades successives ; sa marche rappelle assez bien celle du psoriasis. Pendant trois, quatre ou cinq ans, les malades voient leur membre être le siège d'un gonflement qui, après une durée variable, peut diminuer, disparaître, mais jamais complètement. De nouvelles poussées, de nouveaux gonflements se produisent, à intervalles de moins en moins éloignés, et alors l'éléphantiasis subsiste d'une façon permanente, et son accroissement ne s'arrête plus.

M. Besnier décrit une *fièvre éléphantiasique*, qui accompagnerait chaque saccade, ou chaque poussée hypertrophique. Le processus éléphantiasique s'opérerait ainsi comme s'opèrent presque toutes les poussées éruptives, avec accompagnement de fièvre. Un état aigu, inflammatoire, du membre malade caractériserait ainsi chacun des accès et des processus de sa transformation éléphantiasique.

Cette fièvre éléphantiasique, avec accès, correspondant aux poussées morbides, avait été signalée pour la première fois par Larrey, qui en avait indiqué tous les caractères.

La durée de l'éléphantiasis est indéfinie, et si rien ne vient arrêter la marche de cette affection, l'hypertrophie ira toujours en augmentant. Au début, la santé générale est conservée ; c'est, en effet, une maladie locale, n'ayant aucun retentissement sur les diverses fonctions, dans les intervalles de ses poussées progressives. Mais, lorsque le poids du membre est assez considérable, sinon pour retenir les malades dans l'immobilité ; du moins pour leur rendre le mouvement et la marche fatigants et pénibles ; lorsque les douleurs sont assez vives pour enlever le sommeil, il n'en est plus ainsi, et le malade tombe dans un état cachectique, dont la terminaison fatale est la mort.

CAUSES DE L'ÉLÉPHANTIASIS

A quelles causes devons-nous rattacher la production de l'éléphantiasis? Ces causes sont multiples et peuvent être rangées sous deux chefs différents ; c'est d'abord tout ce qui peut apporter une gêne à la circulation, soit sanguine, soit lymphatique ; ce sont ensuite toutes les inflammations répétées, ou de longue durée, de la peau et du tissu cellulaire sous-cutané.

Parmi les causes qui rentrent dans la première catégorie, nous trouvons : 1° les tumeurs, de quelque nature qu'elles soient, qui, comprimant les vaisseaux, entravent d'une façon permanente ou passagère la circulation du sang ou de la lymphe ; 2° les fractures des os, lorsqu'elles ont été mal soignées, donnent souvent lieu à des cals vicieux, qui peuvent avoir, sur la circulation, la même influence fâcheuse ; 3° l'application trop longtemps continuée de bandages compressifs, mal exécutés, ou trop serrés, agit de même; 4° vous savez tous combien les varices apportent de gêne à la circulation en retour du sang, aussi ne devez-vous pas vous étonner si je vous dis que l'éléphantiasis peut en être la conséquence.

Toutes les inflammations, avons-nous dit, répétées, chroniques, aiguës et intenses, la lymphangite surtout, qui altère le réseau vasculaire lymphatique et gêne la circulation de la lymphe, sont une cause d'éléphantiasis.

2° L'érysipèle et l'eczéma ne se limitent pas toujours au derme, et, s'étendant au tissu cellulaire sous-jacent, ils peuvent aussi produire le même résultat, surtout lorsqu'ils se répètent et qu'ils existent à l'état chronique. Telles sont les causes les plus fréquentes de l'éléphantiasis.

Un mot, maintenant, sur le mode d'action de ces causes : lorsque la circulation est gênée, il se produit de l'œdème; cet œdème est la conséquence de l'épanchement, en dehors des vaisseaux, d'un liquide qui devait rester enfermé dans leur calibre. Sous l'influence de poussées, inflammatoires répétées, ou d'une inflammation chronique permanente, ce liquide s'épaissit, se charge d'éléments cellulaires qui s'agglomèrent, s'organisent, et constituent un néoplasme, un tissu nouveau. Ce tissu nouveau s'applique sur les parties constituantes d'un membre, muscles, aponévroses, os; il fait corps avec tous ces organes, il les épaissit, les dénature, les hypertrophie, et, permettez-moi ce mot, les *éléphantiasise*.

Larrey a signalé la syphilis dégénérée comme l'une

des causes les plus probables de l'éléphantiasis des parties génitales; en Égypte, du moins, il a remarqué, entre la syphilis et l'éléphantiasis des parties génitales, une coïncidence à peu près constante. Il indique aussi, parmi les causes les plus efficaces de l'éléphantiasis, la suppression brusque de la transpiration, dans les pays à température très élevée, et variable.

DIAGNOSTIC

L'éléphantiasis des Arabes est, en général, une affection facile à reconnaître. Les auteurs grecs, Galien, Lucrèce, Arétée, ont décrit, sous le nom d'éléphantiasis, une affection toute différente, qui n'offre aucune analogie avec celle que nous étudions. C'est, en effet, une maladie véritablement constitutionnelle, diathésique, infectieuse, par empoisonnement général, caractérisée par la production de tubercules ayant une grande tendance à l'ulcération, se développant partout, non seulement dans l'épaisseur des téguments, mais encore dans les viscères, tel est l'*éléphantiasis des Grecs*, ainsi appelé parce qu'il a été décrit par les auteurs grecs; c'est, en réalité, la lèpre de l'Orient.

Larrey, qui dans la campagne d'Égypte a été à même d'observer, côte à côte, ces deux maladies, en a tracé de main de maître les caractères différentiels, et a insisté sur les symptômes généraux très graves et presque toujours mortels qui signalent la lèpre tuberculeuse. L'affection qui nous occupe est, au contraire, une affection essentiellement locale et hypertrophique; elle peut, quand elle n'est pas très développée, ne porter aucune atteinte à la santé générale. On la désigne sous le nom d'*éléphantiasis des Arabes*, parce qu'elle a été décrite par les auteurs arabes, Janus Damascenus, Albucasis, Avicennes, Razès, ainsi que nous l'avons déjà dit.

La *sclérodermie* n'offre, avec l'éléphantiasis, aucun point de ressemblance. Dans la sclérodermie, la peau est comme momifiée, comme pétrifiée ; revenue sur elle-même, elle étreint les parties sous-jacentes, elle les comprime, les immobilise, les étrangle ; elle affecte le plus souvent les membres supérieurs et la face. Lorsqu'elle existe aux doigts, elle les transforme en espèces de fuseaux durs, desséchés, froids, effilés et pointus. Lorsqu'elle existe à la face, elle lui ôte son expression, elle en fait une figure immobile et de marbre. La peau ne glisse plus sur les os, elle y est adhérente et comme collée ; toutes ses rides, tous ses plis sont effacés. Par suite de la compression qu'ils subissent, les tissus profonds s'atrophient ; et c'est avec raison que M. Maurice Raynaud considère la sclérodermie comme une véritable asphyxie locale.

Vous voyez qu'il n'existe absolument aucune ressemblance entre la sclérodermie et l'éléphantiasis.

Le pronostic de l'éléphantiasis des Arabes est grave. L'éléphantiasis constitue une infirmité toujours sérieuse; il prive le malade de l'usage libre et facile d'un ou de deux de ses membres; il peut même finir par amener la mort, en occasionnant la cachexie dont nous vous avons parlé.

TRAITEMENT.

Quels sont les moyens thérapeutiques que nous avons à notre disposition pour combattre cette affection, dont vous connaissez la marche graduellement progressive? J'ai le regret de vous dire que, jusqu'à ce jour, nous sommes assez mal armés, au moins lorsque la maladie est arrivée à un développement considérable.

C'est pourquoi M. Besnier insiste, avec raison, sur l'importance d'un traitement appliqué au début des accidents, et destiné à combattre les accès éléphantiasiques. Ce traitement consiste dans le repos; la position élevée du membre, des applications émollientes, résolutives et diaphorétiques, etc.

Larrey, dans le traitement de l'éléphantiasis des parties génitales, est d'avis qu'il ne faut pas négliger la médication antisyphilitique par le mercure et l'iodure de potassium, lorsque la disparition d'une affection vénérienne secondaire a signalé le développement de l'éléphantiasis.

Il recommande la compression, et l'amputation du scrotum qu'il a eu plusieurs fois l'occasion de faire avec succès. Quelques chirurgiens ont proposé l'amputation, ou la ligature de l'artère principale du membre malade, lorsque l'éléphantiasis est très considérable. L'amputation de la cuisse est une opération trop sérieuse; et vous ne seriez en droit de la tenter que lorsque la maladie serait arrivée à son plus haut point de gravité; et encore n'êtes-vous pas à l'abri des récidives. Quoique l'éléphantiasis, en effet, soit une affection locale, nous n'en sommes pas moins obligés d'admettre, chez les individus qui en sont atteints, une certaine prédisposition, contre laquelle nous ne pouvons rien. La ligature de l'artère fémorale est loin d'être aussi une opération exempte de danger. Tentée, pour la première fois, par le docteur Carnochan (de New-York), pour un cas d'éléphantiasis, cette ligature a été faite fréquemment depuis, et les résultats qu'ont obtenus les différents chirurgiens qui ont eu recours à cette méthode sont loin d'être satisfaisants. La plupart des malades, en effet, ont succombé, soit à des hémorrhagies, soit à la gangrène, soit enfin à l'infection purulente.

Quant à nous, guidé par l'étiologie, nous avons employé, dans un cas très grave, et nous employons, quand l'occasion s'en présente, un mode de traitement qui nous a donné un résultat presque merveilleux. Il s'agissait d'une femme venant du Brésil et chez laquelle les deux jambes offraient un développement hypertrophique considérable. Malheureusement, sans nous prévenir, et par un coup de tête, la malade a quitté l'hôpital, et, depuis, il nous a été impossible de la retrouver. Aussi, à côté de ce moule, qui vous représente les jambes de la malade, lorsqu'elle est entrée dans mes salles, je ne puis vous montrer celui que j'avais l'intention de faire faire après la guérison.

L'éléphantiasis, avons-nous dit, est une hypertrophie consécutive à des œdèmes et à des inflammations répétées. Aussi l'indication principale consiste dans la compression méthodiquement graduée du membre et dans l'emploi de moyens propres à modifier la vitalité des parties malades.

La compression aide non seulement à la résorption

des liquides épanchés à l'intérieur des tissus, mais aussi elle favorise la circulation. Elle doit être pratiquée au moyen de bandes de caoutchouc appliquées sur une couche épaisse de ouate, dont on enveloppe le membre, afin de rendre la compression égale, uniforme et supportable. Le bandage compressif doit être renouvelé chaque jour, et on profite de son renouvellement pour baigner la partie malade, pour la soumettre à l'action de douches de vapeur, de massages, en un mot, de moyens propres à favoriser la résolution de l'hypertrophie et à modifier une vitalité morbide. Il est inutile d'ajouter que le malade doit garder la position horizontale, et même que le membre hypertrophié doit être tenu dans une situation élevée, propre à favoriser aussi la résolution et le dégonflement.

Après deux mois de ce traitement, la malade dont je vous ai parlé était presque guérie, et ses jambes étaient revenues à des proportions presque normales.

Lorsque les hasards de la clientèle vous mettront en présence de l'éléphantiasis des Arabes, je ne saurais trop vous recommander la compression. C'est la seule méthode thérapeutique logique, la seule qui vous donne quelque chance d'une guérison, sinon définitive, du moins temporaire.

Nous aurions dû, Messieurs, dans le cours de cette leçon, vous citer plusieurs fois le nom de Clot-Bey, notre célèbre confrère, qui fit un long séjour en Égypte, où il s'acquit, par de beaux et nombreux travaux, une grande et légitime réputation. Clot-Bey y étudia tout spécialement l'éléphantiasis des Arabes; et, en 1855, il présenta à la Société de chirurgie un mémoire intitulé :

De l'éléphantiasis des Arabes, et en particulier de celui

qui se développe au scrotum. Considérations générales sur la lèpre et l'éléphantiasis.

Notre excellent maître, M. le baron Larrey, fut chargé, par la Société de chirurgie, de lui faire un rapport sur le mémoire de Clot-Bey. Ce rapport, qui fut publié l'année suivante, est une œuvre des plus remarquables, dont nous ne saurions trop vous recommander la lecture; c'est un travail des plus étendus; c'est une véritable monographie, dans laquelle le savant auteur analyse, non pas seulement les travaux de Clot-Bey, mais encore tous les travaux publiés sur ce même sujet. On y trouve la relation de tous les faits d'éléphantiasis les plus intéressants et les plus monstrueux, siégeant, non pas seulement aux parties génitales de l'homme, mais encore à celles de la femme ; on y trouve les considérations les plus cliniques sur l'étiologie et sur la nature de l'éléphantiasis des Arabes, sur sa curabilité, quand il siège au scrotum, où l'ablation de la tumeur est habituellement suivie de guérison ; on y trouve, en particulier, l'exposé le plus net et le plus complet qu'il soit possible de faire des caractères distinctifs de l'éléphantiasis des Arabes et de l'éléphantiasis des Grecs, ou peste d'Orient. Nous ne pouvons mieux faire que d'en détacher quelques fragments; nous citons textuellement :

« M. Clot-Bey, comme Larrey et d'autres, n'admet point que l'éléphantiasis soit une simple manifestation, ou une variété de la lèpre. Il distingue, au contraire, absolument ces deux maladies entre elles, et rattache la lèpre à une condition générale, à une sorte d'idiosyncrasie, tandis qu'il attribue l'éléphantiasis à un état local, assez commun dans certaines contrées, mais provenant de causes extérieures.

« Différant d'abord par le siège, la lèpre tuberculeuse atteint ordinairement la face et les extrémités supérieures ; l'éléphantiasis, au contraire, presque exclusivement les membres inférieurs et les bourses, quelquefois les grandes lèvres, et plus rarement les mamelles.

« Différant ensuite par l'aspect, la lèpre est caractérisée par de petits tubercules développés dans l'épaisseur de la peau, saillants à l'extérieur, transformés en ulcères squameux qui s'étendent en surface et en profondeur, jusqu'à dénuder les os, à les frapper de carie ou de nécrose, et à déterminer alors le sphacèle des doigts et des orteils. Au lieu de cela, l'éléphantiasis présente, comme phénomènes principaux, la tuméfaction, l'hypertrophie, l'œdème, et parfois l'inflammation de la partie affectée, sans production de tubercules isolés, quoique les téguments se recouvrent, dans quelques cas, de croûtes squameuses et d'ulcérations superficielles.

« La lèpre se complique d'ailleurs de symptômes généraux, tels qu'un état de stupeur avec altération de la voix, la fétidité de l'haleine, un mouvement fébrile assez marqué, du trouble dane les digestions, et un amaigrissement progressif ; l'éléphantiasis n'offre rien de semblable.

« De là, par conséquent, un pronostic bien plus grave dans la lèpre que dans l'éléphantiasis : l'une entraînant presque toujours la mort ; l'autre étant souvent curable, du moins par l'ablation des parties malades. . . .

. . . .

« La lèpre excite des désirs vénériens, qui sont nuls ou amortis dans l'éléphantiasis ; la lèpre affecte plus particulièrement la face, et y détermine des altérations qui ne se déclarent jamais dans l'éléphantiasis.

« Les opérations enfin pratiquées dans les cas d'éléphantiasis, si vastes que soient les plaies, par ablation des tissus, ces opérations réussissent ordinairement, et favorisent même une cicatrisation assez prompte, tandis qu'il n'en serait pas ainsi à l'égard des lépreux, chez lesquels une diathèse spéciale, comme celle du cancer, tend à reproduire le mal, à tel point qu'une simple plaie ou excoriation revêt bientôt le caractère d'un ulcère rongeant. »

Si je ne devais pas me limiter, je pourrais vous citer ainsi toutes les pages de l'important ouvrage de M. le baron Larrey, où vous trouveriez partout l'intérêt le plus saisissant, joint à la science clinique la plus profonde. Il y a, par exemple, parmi les considérations thérapeutiques relatives à l'éléphantiasis des Arabes, l'énoncé de ce fait bien curieux, c'est que l'éruption de maladies aiguës cutanées peut guérir par résolution, par absorption, l'intumescence éléphantiasique ; de telle sorte que l'érysipèle qui a amené l'éléphantiasis peut, dans certains cas, en se reproduisant, l'absorber, l'emmener et le faire disparaître.

Malgré l'immense intérêt qui s'attache à toutes ces belles et grandes questions, il faut nous arrêter et nous résumer.

Telle est donc, Messieurs, d'une manière aussi succincte, et pourtant aussi complète qu'il m'a été possible de vous la faire, la description nosographique de l'éléphantiasis des Arabes.

Affection bizarre, singulière, essentiellement hypertrophique, qui altère, qui modifie profondément le volume, les dimensions en épaisseur, en largeur et en longueur, les formes, l'apparence extérieure des parties qu'elle affecte.

Affection que nous pouvons bien appeler *monstrueuse*, puisqu'elle dénature nos formes, nos organes et nos membres, jusqu'à les faire ressembler aux formes, aux organes et aux membres de l'éléphant ; témoin ce scrotum éléphantiasique observé par Alibert, qui constituait une tumeur plus volumineuse que tout le corps de l'homme qui en était atteint. Témoin ce prépuce opéré par M. Woillemer et dont voici le moulage, qui tombait comme une masse dégoûtante et informe jusqu'au niveau du genou ; témoin le membre inférieur droit de la malade dont nous rapportons plus loin l'observation, qui mesurait 66 centimètres de circonférence au bas de la jambe, 96 au mollet et 105 à la cuisse ; témoin la jambe droite de notre infirmier, eczémateuse, démesurément allongée, sur laquelle on ne trouvait plus ni la dépression du jarret, ni la saillie du mollet, ni la finesse et l'amincissement sus-malléolaire ; elle n'était plus qu'un affreux poteau cylindrique ; témoins encore les deux jambes de la femme couchée au n° 41 de notre salle Henri IV, qui nous échappa avant que nous eussions eu le temps d'achever ce que nous espérions pouvoir appeler sa guérison ; ces deux jambes, dont nous vous présentons ici le moulage, fait par M. Baretta, véritables monstruosités tout à fait semblables l'une à l'autre dans leur repoussante déformation, dans leurs énormes saillies lobaires, de consistance molle, œdémateuse, dans leurs sinueux et profonds sillons de séparation, et dans ces deux pieds qui, restés avec leurs proportions normales, formaient, par leur petitesse, le plus étrange et le plus singulier contraste avec les tuméfactions éléphantiasiques, qui s'étageaient au-dessus d'eux, dans toute la longueur des jambes.

L'éléphantiasis des Arabes n'est pas seulement une affection monstrueuse et bizarre dans les difformités qu'il produit ; il n'est pas moins remarquable dans ses causes et dans son développement. Autrefois on le regardait comme une de ces maladies inhérentes aux climats tropicaux, et engendrées par toutes leurs pernicieuses influences. Aujourd'hui, nous le voyons naturalisé au milieu de nous, naître, évoluer dans de bonnes conditions hygiéniques, se développer dans toutes nos salles d'hôpital, comme j'en ai vu un cas dans le cours, et par le fait d'un eczéma chronique. Nous le voyons succéder à des érysipèles, à des lymphangites, commencer même sans aucune cause appréciable, comme chez la malade dont nous allons vous parler. Son début, comme l'a prétendu M. Duchassaing, est quelquefois latent, insensible, continu, exempt de douleurs, de troubles généraux. Plus souvent, comme le soutient M. Besnier, il est signalé par des accès fébriles, par des secousses générales ; et à chacun de ces accès, à chacune de ces perturbations générales, correspondent un accroissement dans le processus éléphantiasique, un progrès dans le volume de la partie malade, et dans la prolifération morbide. De sorte qu'il y aurait, d'après notre savant collègue et ami, des *poussées éléphantiasiques*, et *une fièvre éléphantiasique*, de même qu'il y a des poussées fébriles dans l'éruption de diverses dermatoses ; de même qu'il y a une fièvre pseudo-exanthématique dans le développement des pseudo-exanthèmes.

L'éléphantiasis des Arabes est une maladie locale, non diathésique, non infectieuse, non contagieuse, non héréditaire, différente, en cela, de l'éléphantiasis des Grecs ; mais cependant on peut bien le ranger parmi les maladies *malignes*. Sans doute il ne détruit pas nos organes et nos tissus par des dégénérescences ulcératives, mais il les altère, il les dénature par des *dégénérescences hypertrophiques*. Il épaissit la peau, *il la pachydermise, il la tuberculise* (permettez-moi ces expressions); il transforme notre tissu conjonctif et nos muscles, comme l'ont démontré Larrey, Andral, Bouillaud, Rayer, et, après eux, histologiquement, le professeur Vulpian, Teichmann et Virchow; il les transforme en une masse lardacée, tantôt dure, tantôt gélatineuse, infiltrée d'une lymphe extravasée, signalée par Larrey, et que M. Besnier appelle le *liquide éléphantiasique*, laquelle, en se coagulant, fournit incessamment des éléments nouveaux à la prolifération morbide. Il attaque surtout notre réseau lymphatique superficiel et profond; il épaissit, il hypertrophie ces canaux, il les élargit, il les dilate et les crève; de là l'infiltration de la lymphe; il fait de même pour les vaisseaux sanguins, pour les veines en particulier; il atrophie les nerfs; il hypertrophie, au contraire, les ganglions lymphatiques; il hypertrophie les os, il les déforme, il les épaissit, soit partiellement, soit uniformément, et dans toute leur étendue; il les allonge; et finalement, par l'effet de toutes ces altérations de tissus et d'organes, et de tous les troubles qui en résultent pour la santé générale, il épuise les forces du malade; il détruit l'harmonie de ses fonctions physiologiques, et il ne tarde pas à l'amener à un état cachectique, à une cachexie que nous appellerons la *cachexie éléphantiasique*, dernier terme, dernier aboutissant de l'éléphantiasis, et prélude de la mort.

Il peut, dans certains cas, y avoir des guérisons; des amputations ont pu réussir; Larrey en a fait avec succès ; nous vous avons cité celle de M. Woillemer, pour un éléphantiasis du prépuce ; mais ces cas ne sont-ils pas d'heureuses exceptions ? et, du reste, combien de temps ont duré ces guérisons ? N'y-a-t-il pas eu des récidives ? des récidives ne sont-elles pas à craindre, comme l'ont démontré de trop nombreux faits ?

Rapportons maintenant, pour terminer, la très intéressante observation du plus monstrueux éléphantiasis que nous ayons jamais observé ; la malade qui en était atteinte voulait exploiter son éléphantiasis, le montrer pour de l'argent, et s'en faire un moyen d'existence Cette observation a été prise par notre excellent interne, M. Bastard. Elle est intéressante, non pas seulement au point de vue du développement vraiment monstrueux du membre, mais encore parce que l'affection s'est montrée chez une femme qui n'a jamais quitté la France.

Éléphantiasis des membres inférieurs. — La nommée Lepère (Victorine), âgée de trente-sept ans, entrée le 24 juin 1878, salle Henri IV, n° 62, service de M. le docteur Guibout.

Cette malade, qui a toujours joui d'une excellente santé, est née en France, dans le département des Ardennes qu'elle a continuellement habité. Sa famille est également du même endroit. Mariée à l'âge de dix-huit ans, cette femme a eu déjà neuf enfants, et elle est actuellement enceinte de son dixième. De ces dix enfants, elle en a eu quatre avant le début de l'affection dont elle est atteinte aujourd'hui, et les six autres datent d'une époque postérieure au commencement de son éléphantiasis. Des quatre premiers enfants, trois sont morts en bas âge, tous les autres sont bien portants.

Le début de l'affection dont elle est atteinte actuellement remonte à onze années. Sans cause aucune, la malade a vu apparaître, au niveau de la malléole externe de la jambe droite, une petite tumeur de la grosseur d'une noisette, qui a augmenté peu à peu, lentement, et est devenue de la grosseur d'un œuf de poule ; une tumeur semblable est apparue de même à la malléole interne, en suivant la même marche que la première. Cet état s'est maintenu environ pendant une année, au bout de laquelle la marche de l'affection a été de plus en plus rapide ; la tuméfaction a gagné progressivement la jambe, puis le pied, qui ne s'est pris qu'au bout de deux ans ; enfin l'affection, remontant toujours, a fini par envahir la cuisse, qui a commencé à s'hypertrophier depuis trois ans.

La malade dit n'avoir jamais eu ni érysipèle ni lymphangite, avant l'apparition des deux tuméfactions malléolaires, et ce n'est que deux ans après le début de sa maladie qu'elle a vu les parties atteintes devenir le siège de fréquents érysipèles. Ceux-ci, qui survenaient au moins une fois par an, quelquefois deux, duraient environ trois semaines ou un mois, et n'allaient jamais au delà des parties hypertrophiées. Depuis un an elle n'a pas eu d'érysipèle. Enfin, il y a dix-huit mois environ, la jambe gauche a commencé également à s'hypertrophier, sans avoir encore jamais été le siège d'aucun érysipèle.

Cette malade, qui n'est restée que deux jours dans le service, présentait l'aspect suivant : son membre inférieur droit présente des dimensions vraiment monstrueuses ; il a l'aspect d'un énorme pilier cylindro-conique, n'ayant plus forme humaine, et divisé en plusieurs lobes par des sillons profonds et irréguliers. Ces lobes sont en nombres variables, suivant le segment du membre que l'on considère.

Au pied, l'on remarque la présence de quatre lobes. Un premier, assez volumineux, occupe le dos du pied et donne à cette partie 35 centimètres de circonférence. Ce lobe est séparé par un sillon peu profond, mais nettement marqué d'un second lobe plus petit qui est situé sur le bord externe du pied. Les deux autres lobes sont situés au niveau de chacune des malléoles qu'ils entourent à la façon d'un bourrelet circulaire qui est séparé de la jambe par un sillon d'environ 4 à 5 centimètres de profondeur. La prédominance du volume des lobes à la partie externe du pied donne à celui-ci l'aspect d'un pied-bot varus. Quant à la plante du pied, elle est intacte, et, de même que les orteils, elle ne présente aucune modification, soit dans sa forme, soit dans son volume.

Si nous remontons, nous trouvons à la jambe deux lobes volumineux séparés par un sillon de 6 à 7 centimètres de profondeur et situé à peu près à la partie moyenne de la jambe. Chacun de ces deux lobes principaux est subdivisé par de petits sillons superficiels et moins accentués.

La jambe présente les dimensions suivantes dans sa circonférence : à sa partie inférieure, un peu au-dessus des malléoles, 56 centimètres ; au mollet, 96 centimètres, et au genou, 84 centimètres. Le genou est complètement déformé et on a de la peine à sentir la rotule, dont la saillie normale est absolument marquée par la déformation des parties molles.

Au niveau du genou existe le sillon qui sépare la jambe de la cuisse ; ce sillon présente une profondeur de 11 centimètres. La cuisse est formée d'un seul lobe extrêmement volumineux, présentant toutefois, à la partie antéro-externe, le début d'une subdivision en deux lobes, constituée par la présence d'un petit sillon superficiel. Au niveau de sa partie supérieure, la cuisse mesure une circonférence de 1 mètre 5 centimètres.

C'est au niveau du pli de l'aine que s'arrête l'hypertrophie; la fesse du même côté est normale et ne présente encore aucune modification. Il en est de même de l'abdomen; la vulve et les seins, qui sont habituellement le siège de l'éléphantiasis, ne présentent également aucune modification.

La peau du membre hypertrophié est, d'une façon générale, dure, épaissie et complètement glabre, mais elle présente des aspects différents, suivant les points que l'on considère. Lisse et unie à la partie externe de la cuisse, elle présente, au contraire, sur sa partie interne, un aspect rugueux et mamelonné qui la fait ressembler tout à fait à une peau d'orange très grossière; le même aspect se retrouve, quoique un peu moins accentué, à la jambe. Sa coloration est généralement normale, excepté dans la profondeur des sillons, où elle prend une couleur rouge due à un peu d'intertrigo, avec léger suintement. Du reste, en aucun point, elle n'est excoriée, et n'est nulle part le siège de sécrétion exagérée.

Le tissu cellulaire sous-cutané est dur, épais, et donne, au toucher, la consistance d'un tissu lardacé. Les muscles et les os semblent être absolument normaux.

Les mouvements du membre sont intacts, et la malade n'est gênée que par le poids énorme de la jambe qui ne peut lui permettre de marcher longtemps sans se fatiguer. Les mouvements des orteils sont très faciles.

La jambe gauche, qui a commencé à se prendre il y

a dix-huit mois, est cependant bien loin d'avoir le volume et l'aspect de la jambe droite. Elle présente, au niveau des deux malléoles, deux tumeurs de la grosseur d'un œuf de pigeon, et limitées par deux lignes qui semblent être le début de sillons semblables à ceux que l'on remarque à la jambe droite. La jambe est uniformément augmentée de volume et présente l'aspect de l'œdème ; mais c'est un œdème dur, gardant difficilement l'empreinte du doigt. Elle est un peu sensible à la pression.

La cuisse est intacte. Quant à son volume, on en jugera facilement par les dimensions suivantes qui, mises en regard avec les dimensions de la jambe droite, en feront plus facilement ressortir la différence :

	Jambe droite.	Jambe gauche.
Au niveau des malléoles. . .	66 centim.	34 centim.
Au mollet.	96 —	45 —
Au genou.	84 —	46 —
A la cuisse.	105 —	62 —

Disons qu'actuellement la malade est enceinte de cinq mois de son dixième enfant. Depuis le début de son éléphantiasis, elle a déjà mis au monde cinq enfants, sans que son infirmité ait, en aucune façon, gêné ses précédents accouchements.

Cette malade, n'étant restée que deux jours à l'hôpital, n'a malheureusement pas pu être suivie ; mais son observation n'en est pas moins intéressante à plusieurs points de vue. En effet, il est curieux de voir le développement d'un éléphantiasis aussi volumineux, chez une femme qui, issue d'une famille française, et n'ayant jamais quitté la France, a elle-même continuellement habité ce pays

Il est également à remarquer que le membre hypertrophié n'a été le siège d'érysipèle que deux ans après le début de l'affection, et qu'il en est de même pour la jambe gauche, qui, étant actuellement déjà le siège d'une hypertrophie notable, n'a encore jamais été envahie par l'érysipèle.

Le membre atteint d'éléphantiasis a été moulé par M. Baretta, et le moule en plâtre de cette pièce est déposé dans le musée de l'hôpital Saint-Louis.

TRENTE ET UNIÈME LEÇON

PAPILLOME

Messieurs,

L'éléphantiasis des Arabes, nous l'avons dit, n'est pas seulement l'altération hypertrophique de la peau dans toute son épaisseur, dans toutes ses parties constituantes, et dans une étendue assez vaste pour recouvrir une région, un membre ou un organe; c'est encore la même altération hypertrophique affectant ce membre, cette région, cet organe, dans son entier, dans ses parties constitutives, dans ses tissus cellulaire, fibreux, aponévrotique, dans ses muscles, dans son système vasculaire sanguin, dans son système lymphatique surtout, et jusque dans ses os. Voilà pourquoi nous avons rejeté le nom de *pachydermie*, comme exprimant mal le caractère de la maladie, comme n'en donnant qu'une idée incomplète, puisqu'il tend à faire croire que la peau seule est lésée, et altérée dans sa substance.

Aujourd'hui je viens vous parler d'une affection beaucoup plus restreinte, beaucoup plus limitée dans son siège. La peau seule va être en cause; et encore ce ne sera pas la peau tout entière, dans toutes les parties qui la composent; il ne s'agira que de ses papilles, c'est-à-dire que de ces petites saillies disséminées à la superficie du derme, saillies microscopiques formées d'excroissances et de proliférations dermiques, autour desquelles s'enroulent les derniers ramuscules vasculaires et nerveux, et que séparent des sillons épidermiques ; saillies érectiles et turgescentes, qui, dans certaines occasions, sous l'influence de la peur et du froid par exemple, se gonflent, se tuméfient, deviennent apparentes, et forment, avec les follicules pilifères, toutes ces éminences granuleuses que le langage vulgaire nomme *chair de poule* (*cutis anserina*).

Ces papilles sont inégalement réparties sur la surface de la peau, à l'exclusion de certaines régions sur lesquelles elles ne se trouvent pas, comme la paume des mains et la plante des pieds ; elles existent aussi sur les muqueuses, au pourtour des orifices naturels ; et il n'est pas rare de les voir atteintes de lésions, variables dans leur forme, dans leur volume, dans leur nature. Ces lésions ont reçu des noms variables aussi, suivant leur physionomie, leur manière d'être, leur aspect et leurs proportions ; on peut toutes les réunir sous la dénomination générique de *papillôme*, et c'est sous ce nom que nous allons les étudier.

On appelle *papillômes* des tumeurs de formes et de dimensions diverses : pédiculées ou non pédiculées, isolées ou confluentes, développées sur un point du corps quelconque, et siégeant soit sur la peau, soit sur les muqueuses.

Ces tumeurs sont constituées tantôt par un nombre plus ou moins considérable de papilles hypertrophiées, et tantôt elles se développent sans l'intervention des papilles. Elles sont alors formées d'une charpente cellulo-fibreuse, richement pourvue de vaisseaux et revêtue d'épiderme.

VARIÉTÉS DE FORMES, DE NOMS ET DE STRUCTURE DU PAPILLOME

Lorsque le papillôme a pour noyau des papilles hypertrophiées, ces papilles se revêtent d'une couche de tissu cellulaire, hypertrophié lui-même, et pourvu d'un réseau vasculaire abondant. Un feuillet épidermique, épais, induré, corné quelquefois, et fendillé, lui forme une sorte de gaine, d'enveloppe ; on a alors ce que Wirchow a appelé *un fibrôme papillaire*.

Si au contraire la tumeur ne contient pas de papilles, si elle est tout entière le résultat d'une prolifération du derme, elle est dite *végétation dermique*, ou simplement *végétation*.

Quelquefois elle est ronde, semblable à un tubercule, coiffée d'un épiderme épais, tantôt lisse et très adhérent ; tantôt fissuré, découpé, corné ou non corné, ressemblant à une chevelure ou à une sorte d'aigrette ; c'est alors un *poireau*, *porrum* ou *verrue*.

Ces poireaux, ces verrues, peuvent être rosés, granuleux, mammelonnés ; ils peuvent être d'un rouge plus foncé, ou bien d'une teinte brunâtre, suivant la quantité de sang qu'ils contiennent ; alors, en raison de la ressemblance qu'on leur trouve avec ces fruits, on les appelle *fraises*, *framboises*, *mûres*.

Les poireaux ou verrues peuvent être isolés, séparés les uns des autres ; il peut n'y en avoir qu'un seul ; il peut aussi en exister un très grand nombre, réunis, confluents, formant une large surface, une large plaque ou nappe papillomateuse, lissse, glabre, inégale, rugueuse ; ou bien chevelue, hérissée de pointes, de villosités épidermiques, cornées, dures, longues, aiguës et piquantes, rappelant la peau du porc-épic.

Les végétations dermiques sont tantôt *pédiculées*, c'est-à-dire qu'elles ne tiennent aux parties sous-jacentes que par une sorte d'étranglement étroit, et qui permet de les isoler facilement ; tantôt au contraire elles sont largement étalées sur une surface plus ou moins considérable, elles font corps avec la peau ou la muqueuse, dont il n'est pas possible de les séparer. Elles sont alors *sessiles*.

Quelquefois elles forment plusieurs petits bouquets mobiles, rouges, à contours arrondis et festonnés ; on les appelle, dans ce cas, *crêtes de coq*.

D'autres fois, ce sont des masses tantôt rosées, tantôt d'un rouge foncé, tantôt blanchâtres, suivant l'épaisseur plus ou moins grande du feuillet épidermique qui les revêt, et suivant la quantité de sang qu'elles contiennent, faisant corps avec les parties sur lesquelles elles sont implantées ; ayant une surface arrondie, convexe, dentelée, partagée en un plus ou moins grand nombre de lobes, par des rainures ou sillons qui s'enfoncent plus ou moins profondément dans leur épaisseur. Elles peuvent acquérir un volume énorme, devenir grosses comme le poing d'un adulte, occuper une surface considérable, avoir une étendue de dix à quinze centimètres, et donner lieu à une exhalation muco-purulente fétide et nauséeuse. Ce sont alors des *choux-fleurs*.

Les verrues ou poireaux, au lieu d'être régulièrement arrondis et aplatis, peuvent se développer sur une surface longue et linéaire ; ils peuvent être tranchants, acuminés, semblables à des languettes, à des valvules saillantes. Ils sont dans ce cas l'exagération, l'hypertrophie des plis qui entourent un orifice naturel, l'anus, par exemple ; on les appelle alors des *condylômes*.

Le papillôme peut être congénital ; on l'appelle dans ce cas *nævus*, ou *nævi*, s'il y en a plusieurs. Le *nævus verrucosus* constitue une tumeur saillante, assez dure ; tantôt ronde, ayant la forme d'un tubercule ; tantôt allongée ; il est habituellement couvert d'un feuillet épidermique épais, noirâtre, par suite de la grande quantité de matière pigmentaire qui s'y trouve accumulée ; il est de plus, assez souvent, traversé par un faisceau de poils forts et vigoureux, formant une espèce de petit balai ou d'aigrette. Le nævus verrucosus est persistant, sa durée est aussi longue que la vie, aussi on lui adjoint le qualificatif de *perstans* (*nævus verrucosus perstans*). Le langage vulgaire lui a donné le nom de *grain de beauté*.

Le papillôme est, le plus souvent, acquis (*verruca acquisita*). Il est quelquefois subaigu dans son évolution ; il s'en développe un, ou plusieurs, quelquefois un très grand nombre, dans l'espace de quelques semaines ; et, après une durée de quelques mois, ils s'effacent et disparaissent (*verruca caduca*). Le plus souvent le papillôme est chronique et sa durée longue et indéterminée (*verruca perstans*).

Vous voyez, Messieurs, combien de dénominations différentes a reçues le papillôme :

Verrues, *poireaux*, *fraises*, *framboises*, *mûres*, *choux-fleurs*, *crêtes de coq*, *végétations*, *végétations dermiques*, *fibrômes papillaires*, *condylômes*, *nævus verrucosus*.

Ces dénominations si diverses vous représentent les différentes formes sous lesquelles le papillôme peut se présenter à vous ; elles vous expriment aussi ses variétés de structure, de nature et d'origine, suivant qu'il est congénital ou accidentel. Au point de vue anatomique, il ne devrait y avoir qu'un seul papillôme ; en d'autres termes, on ne devrait donner le nom de *papillôme* qu'à une tumeur formée par un état pathologique quelconque du *corps papillaire*, ou des papilles de la peau. Mais, comme nous l'avons déjà dit, on a, par extension et par corruption de langage, donné aussi le nom de papillôme à des tumeurs qui ne contiennent pas de papilles ; à de simples excroissances, à de simples végétations, à de simples hypertrophies ou proliférations du tissu dermique. Il y a donc un papillôme *vrai* et un *pseudo-papillôme*, de même qu'au point de vue de la disposition il y a un papillôme *isolé*, *discret*, et un papillôme *en surface*, *étalé*, ou *en nappe*.

VARIÉTÉS DE SIÈGE

Le papillôme siège également sur les muqueuses et sur la peau, et il se rencontre dans un grand nombre de régions : chacune de ses différentes formes a sa région d'élection, où elle existe presque toujours seule et à l'exclusion des autres. Ainsi, à la face, c'est la verrue, ou poireau (*porrum*). Nous l'y trouvons spécialement aux commissures buccales et dans les sillons naso-labiaux. Nous verrons plus loin que ces deux sièges ont une grande importance au point de vue du diagnostic, car leur considération seule suffit pour établir le caractère syphilitique de la verrue.

Sur la face dorsale des mains et des doigts, c'est encore le poireau ; c'est la région qu'il affectionne le plus ; c'est là qu'on le voit le plus souvent, soit seul, soit en plus ou moins grand nombre. C'est là que l'on observe, fixe et indéterminée dans sa durée, la *verruca perstans;* c'est là aussi que l'on voit ces poussées de nombreuses verrues qui constellent, après un développement rapide, toute la face dorsale de l'une ou de l'autre des deux mains, ou des deux mains à la fois, et qui disparaissent spontanément, et sans laisser de trace au bout d'un temps qui n'est jamais bien long (*verrucæ caducæ*).

C'est à la face, et spécialement aux régions du front, des pommettes, du menton, et quelquefois sur le nez, que l'on constate le plus souvent le papillôme congénital (*nævus verrucosus*). On le voit très souvent aussi sur le tronc, aux régions dorsale, fessière, crurale; et quelquefois il y est très étendu; il y occupe une surface considérable; il y constitue une tumeur à contours irréguliers, très pigmentée, noirâtre, par conséquent saillante, et traversée par un fourré de poils longs et épais. A ce degré de développement, le nævus verrucosus est une véritable difformité.

On raconte à ce propos l'histoire d'une danseuse d'Opéra qui, par sa rare beauté, affriandait une foule d'adorateurs toujours empressés à ses côtés; mais elle était un vrai dragon de vertu, inaccessible à toutes les convoitises, sourde, impitoyable à toutes les sollicitations, désarçonnant invariablement tous les prétendants à ses faveurs. Dans un jour malheureux, elle tombe et se casse une jambe; il fallut bien qu'elle se laissât découvrir, et alors tout s'expliqua; le mot de l'énigme fut trouvé; sa pudeur n'était que de la comédie, et sa vertu que de la coquetterie... Un énorme et affreux nævus verrucosus étalait, sur une de ses cuisses, sa masse hideuse, noire et poilue.

C'est sur la face dorsale des mains et des doigts,

comme j'ai pu vous le montrer dans un cas très remarquable de la salle Saint-Charles, qui a été moulé par M. Baretta, que se voient ces papillômes confluents, en larges plaques et en nappes, qui, recouvrant ainsi toute cette région de leur surface épaisse, rugueuse, hérissée de pointes épidermiques, cornées, piquantes et acérées, rappellent ces gantelets que portaient nos chevaliers du moyen âge.

La même disposition en nappe, souvent très étendue, se trouve aussi à la partie inférieure de la jambe, comme j'en ai observé un cas tout dernièrement chez une dame, à la suite d'un eczéma chronique.

C'est aussi aux jambes que vous trouverez, le plus souvent, ces papillômes si bizarres et si remarquables par leur ressemblance avec des fraises, des mûres et des framboises. Chacune de ces tumeurs si curieuses est formée par un groupe, par un îlot de papilles hypertrophiées, pénétrées, enveloppées d'un réseau vasculaire plus ou moins abondant, et revêtues d'un feuillet épidermique mince et transparent. Notre musée en possède plusieurs cas que je mets sous vos yeux. M. Hardy les a décrits sous la dénomination de *lichen hypertrophique*, et Wirchow sous le nom de *fibrômes papillaires*.

Les condylômes, nous l'avons déjà dit, existent le plus souvent au pourtour des orifices naturels ; on peut en voir aux commissures buccales ; mais c'est à la région anale que se trouve leur siège d'élection ; c'est là qu'ils apparaissent sous forme de valvules, de crêtes saillantes, de cimiers de casques, labourés, très souvent, tout le long, ou seulement à la base de leur face interne, par une rhagade ou fissure très douloureuse.

Enfin les papillômes, qui ne sont que des exubérences, que des poussées hypertrophiques du derme tout entier, sans l'intervention des papilles, et que, pour cette raison, on a appelés des *végétations dermiques*, ou simplement des *végétations*, se rencontrent principalement à l'orifice des organes génitaux : chez l'homme, sur le gland, dans la rainure balano-préputiale et à la face interne du prépuce ; chez la femme, dans tout le pourtour de la vulve, sur le chapeau clitoridien, à l'orifice du canal de l'urèthre, sur les petites et sur les grandes lèvres, au niveau des caroncules myrtiformes, dans l'intérieur du vagin, principalement à sa partie inférieure, et à la face interne des fesses depuis le pourtour de l'anus jusqu'au sommet des grandes lèvres et dans toute la longueur des plis génito-cruraux.

C'est là que se trouvent ces végétations, à formes bizarres, ces *crêtes de coq*, rouges, festonnées et saillantes ; ces *choux-fleurs* énormes, avec leurs masses bourgeonnantes, lobées, rouges ou blanchâtres. Ces tumeurs doivent leur couleur rouge à la grande quantité de sang dont elles sont pénétrées, à la richesse et à l'abondance de leur réseau vasculaire, ainsi qu'à la finesse et à la transparence du feuillet épidermique qui les recouvre. Quand elles sont blanches, c'est qu'elles contiennent moins de sang, et que leur revêtement épidermique a plus d'épaisseur. Les frottements dont elles deviennent le siège, et qui s'opèrent à leur surface, par le fait de la marche, les irritent, les enflamment, les excorient, les rendent très douloureuses et déterminent à leur surface une sécrétion muco-purulente, fétide et nauséeuse, analogue à celle qui se produit dans l'érythème purifluent.

VARIÉTÉS DE CAUSES ET DE NATURE

Le papillôme vrai, dont le type est la verrue, et le faux papillôme ou pseudo-papillôme, c'est-à-dire celui dont la structure n'emprunte rien aux papilles, se développent, l'un et l'autre, dans quatre cas bien différents, et sous l'influence de quatre causes bien distinctes :

1° Leur développement se fait au milieu de l'altération générale de tout un membre, ou de toute une région. Nous en avons vu un exemple remarquable dans l'éléphantiasis. Toutes ces tumeurs d'aspect différent, que je vous présente sur ces pièces appartenant à notre musée; ces îlots saillants, les uns rouges, glabres, mamelonnés, recouverts d'une feuille épidermique très mince, les autres coiffés de villosités cornées, pointues et piquantes, sont des tumeurs formées par l'hypertrophie d'un nombre plus ou moins considérable de papilles. Ces papilles hypertrophiées, devenues très sanguines, sont enveloppées d'un tissu cellulaire épaissi, d'un feuillet dermique altéré, revêtu d'une couche épidermique, tantôt lisse et tantôt transformée en végétations cornées. Tout ce développement pathologique s'est fait en même temps que celui du membre entier. Les papilles sont devenues malades, éléphantiasiques, comme tout le reste du membre, comme tout ce qui les entoure.

2° Le développement du papillôme, vrai ou faux, se fait, en second lieu, sous l'influence d'une excitation inflammatoire locale. Ainsi en est-il du pseudo-papillôme désigné sous le nom de végétations, de végétations dermiques, de crêtes de coq. Ces corps morbides siègent de coutume aux parties génitales de l'homme et de la femme. Ils sont la conséquence d'excitations vénériennes trop fortes, trop répétées ; le molimen congestif entretenu là par des manœuvres incessamment renouvelées, par des excitations sans cesse renaissantes, par la présence de liquides tels que le sang des règles, tels que le muco-pus blennorrhagique, dont le contact irritant apporte aussi son appoint inflammatoire ; le frottement des cuisses l'une sur l'autre, pendant la marche ; la déclivité des parties malades ; leur disposition native à l'inflammation, par suite de la finesse de leurs tissus et de leur richesse vasculaire, tout cela, l'ensemble de toutes ces causes, développe une vitalité surabondante et maladive, qui se traduit par des productions dermiques exubérantes, irrégulières, sous forme de végétations.

Telles sont, Messieurs, les causes qui président à la formation des végétations autour des organes génitaux de l'homme, et de la femme surtout ; car c'est chez la femme que nous les voyons le plus souvent, et avec les proportions les plus considérables. Ce n'est que chez elle que l'on constate ces énormes choux-fleurs dont nous vous avons parlé. Ces végétations ne sont nullement syphilitiques ; elles n'appartiennent à aucune catégorie des accidents syphilitiques ; elles ne sont point inoculables, comme le sont les accidents secondaires ; elles résistent absolument à l'action du mercure et de l'iodure de potassium, qui sont absolument sans le moindre effet sur elles ; elles ne se guérissent que par un traitement exclusivement chirurgical, et sans aucune médication diathésique. D'autre part on les voit chez de jeunes femmes nouvellement mariées, et n'ayant jamais eu la moindre atteinte syphilitique ; on les voit se développer pendant la grossesse, et par le fait seul de la congestion et de la vitalité excessive produites par la grossesse, dans les premières voies génitales. Par conséquent les végétations, crêtes de coq, choux-fleurs, tous ces pseudo-papillômes, ne sont nullement syphilitiques ; ils peuvent être et ils sont en effet le plus souvent *vénériens*, c'est-à-dire le résultat d'un culte de Vénus immodéré, en d'autres termes, d'une fatigue locale, d'une excitation locale excessives. Ils peuvent compliquer la syphilis, exister en même temps que des accidents syphilitiques, mais leur nature en est tout à fait différente et indépendante.

Les condylômes anaux sont de deux natures bien différentes. Il y en a qui ne sont nullement syphilitiques ; ils résultent d'irritations locales, ainsi de crises hémorrhoïdaires fréquentes ; ils résultent surtout des démangeaisons excessives et chroniques causées par le prurit anal ; ils résultent aussi de l'action des ongles, dans ces grattages violents et furieux auxquels se livrent irrésistiblement les malades. Toutes ces diverses formes du pseudo-papillôme sont, ainsi que vous le voyez, la conséquence de causes toutes locales et nullement diathésiques.

Il en est de même aussi des papillômes vrais, des poireaux, des verrues qui, à la face dorsale des mains, peuvent être la conséquence d'une irritation locale venant du dehors.

3° Les papillômes vrais, les verrues, les poireaux se développent quelquefois, dans leur siège d'élection, au visage, à la face dorsale des mains, sans aucune cause ni locale ni générale appréciable. Une véritable poussée de poireaux se produit sans qu'on en puisse savoir la cause; il y en a, sur la partie dorsale de chaque main, un grand nombre, dix, quinze, vingt, et davantage encore; leur provenance reste tout à fait inexplicable. Pour s'en rendre compte, on a admis une disposition spéciale de l'économie, une sorte de *diathèse verruqueuse*, indépendante de toute autre diathèse, disposition idiosyncrasique, en vertu de laquelle des papillômes se forment sans qu'il y ait d'autre explication possible; c'est une sève verruqueuse qui monte à la surface. Cette disposition diathésique toute particulière a été désignée sous le nom de *dyscrasia verrucosa*.

4° Le papillôme est, dans certains cas, une affection diathésique. Il est le symptôme de trois diathèses différentes : la syphilis, la scrofule, l'herpétis.

SYPHILIDE VERRUQUEUSE

Il y a, Messieurs, une syphilide que l'on a appelée syphilide *verruqueuse* ou granuleuse. Elle a pour siège d'élection les sillons naso-labiaux et les commissures buccales. Quand vous voyez les deux commissures buccales ou les deux sillons naso-labiaux hérissés de petits tubercules arrondis, d'un brun rougeâtre, séparés les uns des autres par des sillons ulcéreux, par cela seul, affirmez la syphilis. C'est en effet un de ses symptômes. Il arrive quelquefois que ces verrues, qui sont là, groupées et confluentes, deviennent beaucoup plus saillantes, et servent de base ou de point de départ à de véritables végétations; vous avez alors la *syphilide verruqueuse végétante.* Cette syphilide verruqueuse peut exister ailleurs encore; on la trouve disséminée sur la face et sur le dos. Chacune des verrues devient une véritable végétation, et chaque végétation peut se revêtir d'une couche épidermique épaisse, végétante elle-même et cornée. C'est alors la *syphilide verruqueuse végétante cornée.* Je vous en présente ici un magnifique spécimen, appartenant à notre musée, et moulé par M. Baretta sur une malade de mon service.

La syphilide verruqueuse du dos est rare; elle est très commune, au contraire, dans les sillons naso-labiaux et surtout aux commissures buccales; aussi je ne saurais trop vous recommander la plus scrupuleuse attention de ce côté. Ce sont des accidents secondaires, tantôt précoces, tantôt tardifs; ils sont contagieux, inoculables, et par le simple contact de vos lèvres vous pourriez vous inoculer la syphilis. Ces inoculations sont malheureusement fréquentes.

Les condylômes de l'anus sont souvent syphilitiques. Ce sont des accidents secondaires. Leur base est habituellement ulcérée, et cette ulcération, par le fait de sa nature syphilitique, n'est pas douloureuse, tandis que nous avons vu qu'elle est très douloureuse dans le condylôme non syphilitique. C'est là un caractère distinctif très important et très utile pour le diagnostic, quand il s'agit d'établir la nature d'un condylôme.

SCROFULIDE VERRUQUEUSE

La scrofule a aussi ses verrues. Elles se développent à la surface des ulcérations scrofuleuses. Celles-ci, au lieu d'être lisses, grisâtres ou cuivrées, comme les ulcères syphilitiques, ont leur superficie parsemée de bosselures, d'excroissances, bourgeonnantes, inégales, arrondies ou pointues, et d'une teinte vineuse foncée. Ce sont de véritables verrues, c'est la verrue scrofuleuse. Elle n'existe jamais, comme la verrue syphilitique, aux commissures buccales, ni dans les sillons naso-labiaux; elle n'est jamais ni végétante ni cornée; elle reste limitée à la surface des diverses ulcérations scrofuleuses, dont elle rend le fond inégal, granuleux et bosselé.

PAPILLOME HERPÉTIQUE

Messieurs, un grand nombre de dermatoses sont sujettes à dégénérer. De *bénignes* qu'elles étaient, par le caractère de leurs lésions primitives, elles peuvent devenir *malignes*. C'est ainsi que le psoriasis peut dégénérer, et je vous en ai montré un exemple en *herpétide maligne exfoliatrice.* L'eczéma peut dégénérer en pemphigus; je vous en ai fait voir un cas chez une de nos malades de la salle Henri IV, dont les bulles pemphigodes, moulées par M. Baretta, sont assurément une des plus belles pièces de notre musée. Le pemphigus, déjà *malin* par lui-même, peut le devenir davantage encore en dégénérant en *herpétide maligne exfoliatrice.* Une de nos malades de la salle Henri IV nous en a fourni un exemple.

Eh bien! le papillôme devient, dans certains cas, la dégénérescence *maligne* d'affections herpétiques primitivement bénignes, ou du moins ayant un caractère moins sérieux. Dans ce cas, le papillôme affecte la forme confluente, en nappe. Il se présente en vaste surface épaisse, rugueuse, habituellement couverte de villosités épidermiques cornées.

Vous en voyez ici un exemple des plus remarquables, dans cette pièce de notre musée, moulée sur un de nos malades de la salle Saint-Charles. Cet homme avait un psoriasis pour lequel il avait été déjà soigné antérieurement plusieurs fois dans cet hôpital. Il y est rentré dernièrement, et dans notre service. Je vous présente à la fois et le malade et la lésion reproduite sur cette admirable pièce, que nous allons conserver. Vous reconnaissez sur le dos des plaques de psoriasis nummulaire ; vous en voyez encore aux genoux et aux coudes. Mais là déjà ce n'est plus le vrai psoriasis, les squames n'ont déjà plus le caractère psoriasique ; si vous examinez les deux faces dorsales des mains et des doigts, ce n'est plus du tout le psoriasis : ce sont des surfaces papillomateuses épaisses, constituant une saillie hypertrophique nettement limitée, occupant toute la face dorsale des deux mains et des premières phalanges digitales, et couvertes d'aspérités épidermiques, villeuses, cornées et piquantes. Nous avons ici tous les caractères d'un papillôme en nappe, ayant remplacé un psoriasis.

J'ai observé le même fait chez une dame que je soignais en ville. A la suite d'un eczéma herpétique fluent, très ancien, à la jambe gauche, il y eut une dégénérescence papillomateuse, et toute la partie inférieure externe de la jambe présentait, quand je vis cette dame, un papillôme en nappe, ayant une surface de huit à dix centimètres. Sur les cuisses, on retrouvait l'eczéma primitif.

Ainsi donc le papillôme, que nous avons vu si varié dans ses aspects et dans sa manière d'être, qui s'est offert à notre observation avec des caractères extérieurs si dissemblables, ne nous présente pas des différences moins tranchées relativement à sa nature.

PRONOSTIC

Tantôt, sous forme de végétations, de crêtes de coq, de choux-fleurs, le pseudo-papillôme n'est rien autre chose que l'expression d'une irritation locale ; et dans ce cas il n'aurait aucune gravité, si le développement énorme de ses lésions constitutives ne lui donnait pas quelquefois un caractère réellement sérieux. Ce caractère sérieux se déduit du volume considérable des productions végétantes, de la gêne, de la douleur qu'elles occasionnent, de l'importance et des dangers de l'opération nécessaire pour les enlever.

Tantôt, sous forme de condylômes, le pseudo-papillôme n'est que le résultat d'une irritation locale, et par conséquent il n'a de gravité que celle que lui donnent les fissures dont il est souvent accompagné, fissures très douloureuses et qui nécessitent, souvent, une opération toujours importante.

Le papillôme, sous forme de poireaux ou de verrues isolés, et en plus ou moins grand nombre, existant sans cause appréciable, n'a aucune gravité.

Lorsque, sous la même forme, il est scrofuleux ou syphilitique, toute sa gravité vient, non pas de la lésion en elle-même, qui est sans importance, mais de sa valeur séméiotique, relative à la diathèse dont elle est l'expression.

Lorsque le papillôme est *en nappe*, quand il occupe une large surface, quand il est la dégénérescence d'une autre dermatose, quand il a, par conséquent, le caractère d'une herpétide maligne, et que sa lésion constitutive apporte une altération profonde à l'état physiologique de la peau, alors il est très sérieux; il est réfractaire à tout traitement; sa durée est indéfinie; non seulement il est une difformité, mais il dénature la peau, il la rend cassante, il est le point de départ de gerçures, de rhagades très douloureuses, au niveau des articulations; il peut prendre, par lui-même, un caractère de plus en plus grave; l'hypertrophie des papilles peut devenir très considérable et se présenter sous la forme de véritables tumeurs, semblables à des framboises, à des mûres, à des fraises; des fissures de séparation plus ou moins profondes peuvent s'établir entre ces îlots; ces fissures sont douloureuses, elles produisent un suintement quelquefois abondant; l'épiderme, vicié dans sa source de secrétion, n'est plus qu'une surface hérissée de saillies et de pointes cornées, acérées et piquantes. C'est pour la peau une désorganisation complète, dont les conséquences sont de la plus haute gravité. Vous porterez donc un pronostic très sérieux sur cette forme du papillôme, qui peut amener des accidents assez graves pour compromettre tout un membre et nécessiter son amputation.

DIAGNOSTIC

Je vous ai décrit avec assez de détails les diverses formes du papillôme pour que vous puissiez facilement les reconnaître. Les antécédents du malade, les accidents concomitants, l'aspect, la couleur, la manière d'être, la disposition, l'étendue des lésions papillomateuses, vous indiqueront leur nature scrofuleuse, syphilitique, herpétique ou idiopathique.

Il y a cependant une affection décrite par Willan sous le nom de *Molluscum contagiosum*, qui, au premier abord, et vue superficiellement, pourrait vous donner quelque embarras relativement au diagnostic. J'ai donc à vous en dire un mot, afin de vous mettre en garde contre une erreur.

Le molluscum contagiosum est une tumeur pédiculée, ou non pédiculée, de la grosseur d'un pois ou d'une amande, formée par la distension d'un follicule sébacé et de son conduit excréteur, et contenant une matière blanche, molle, diffluente, graisseuse, analogue à une sorte de stéarine. Le pédicule, quand il y en a un, est formé par l'allongement de la peau, à partir du pourtour de l'orifice oblitéré du conduit excréteur. Cet allongement est le résultat de la tension exercée par la matière sébacée, à l'intérieur du canal excréteur, sur son orifice fermé. Le molluscum est donc une tumeur molle, fluctuante, constituée par de la matière sébacée, tandis que le papillôme est une tumeur toujours solide, formée par un développement hypertrophique, papillaire ou cellulo-fibreux. Il n'y donc pas de confusion possible entre le papillôme et le molluscum.

Je vous ai dit que le pseudo-papillôme, ayant la forme de végétations, de choux-fleurs, de crêtes de coq, n'est pas syphilitique. Il y a cependant des syphilides végétantes, ou, en d'autres termes, des végétations syphilitiques. Comment donc distinguerez-vous les végétations syphilitiques des végétations pseudo-papillomateuses, qui ne sont pas syphilitiques? Le voici : les végétations pseudo-papillomateuses sont tantôt pédiculées, tantôt sessiles ; mais dans l'un et l'autre cas elles sont festonnées, saillantes, divisées en lobes plus ou moins profonds, se détachant du derme qui les produit ; elles sont rosées, et, si j'osais le dire, *arborescentes*.

La végétation syphilitique, au contraire, ou plaque muqueuse syphilitique végétante, est formée par la confluence de tubercules muqueux qui, en s'élargissant, se rencontrent, s'unissent, s'étalent, se fusionnent en une seule nappe, dite plaque muqueuse. Abandonnée à elle-même, sous l'influence de la marche, de diverses causes d'irritation, elle se développe, se tuméfie, augmente en épaisseur, devient végétante et fissurée à sa surface. Mais ces végétations ne ressemblent aucunement à celles du papillôme ; elles restent à peu près unies, sans élévation, sans développement, sans ramifications ; elles ne constituent pas de véritables corps étrangers, greffés en quelque sorte, et poussant à la surface des téguments ; elles ne sont qu'une simple modification morbide apportée à la superficie d'une plaque devenue tuméfiée et cornée, grisâtre et suintante. Ajoutez à ces caractères qu'autour de ces plaques muqueuses végétantes, comme encadrement, il y a une auréole d'un rouge foncé, cuivré, l'un des attributs les plus constants de la syphilis.

Vous ne confondrez donc pas ces deux sortes de végétations, si différentes par leur aspect extérieur, par leur physionomie, par leur coloration et par leur nature.

TRAITEMENT

Le papillôme se présente à nous, nous l'avons vu, sous un grand nombre d'aspects, de formes et de natures différentes. Le traitement devra, lui aussi, être différent, suivant tous ces cas.

S'agit-il de la verrue, des poireaux de la face dorsale des mains (*verruca, porrum perstans*), vous devrez employer les moyens les plus énergiques, l'excision et la cautérisation, *ferro et igne*. Excisez les couches épidermiques épaisses, hypertrophiées, cornées, qui enveloppent la petite tumeur, et quand vous êtes arrivés à la couche cellulo-dermique épaissie et vasculaire qui revêt les papilles hypertrophiées, déposez-y une goutte d'acide nitrique ou d'acide sulfurique. Le nitrate d'argent serait tout à fait insuffisant. Après la chute de l'escarre, que vous pourrez énucléer, au bout de quelques jours, une deuxième cautérisation pourra être nécessaire, car ces tumeurs ont une très grande vitalité; elles sont très saignantes, elles poussent avec opiniâtreté.

S'agit-il de ces poussées verruqueuses qui se produisent, dans l'espace de quelques semaines, avec une forme subaiguë, qui sont remarquables par le grand nombre de verrues, grosses et petites, dont la face dorsale des mains se trouve constellée, et qui disparaissent d'elles-mêmes après quelques mois de durée (*verrucæ caducæ*), abstenez-vous de tout traitement.

Avez-vous affaire à des condylômes anaux non syphilitiques, déterminés par un prurit anal? Traitez ce prurit par les moyens que nous vous avons indiqués, et le condylôme s'affaissera, se résorbera petit à petit, de lui-même, par un travail d'intussusception, lorsque l'irritation du prurit et des ongles aura disparu. S'il y a complication de fissure, traitez cette fissure par la pommade suivante :

Axonge fraîche.	15 grammes.
Extrait de ratanhia.	15 grammes.

Faites prendre trois lavements d'eau froide par jour, et, après chaque lavement rendu, introduisez dans l'anus, avec le doigt, une bonne quantité de cette pommade; si la fissure, avec tous ses accidents douloureux, résistait, alors, après quelques jours de ce traitement médical, vous en viendriez à l'opérer par la méthode de M. Récamier (dilatation forcée et instantanée de l'anus).

Les verrues sont-elles *syphilitiques* (*syphilide verruqueuse* ou *granuleuse*), comme celles qui existent aux commissures buccales et dans les sillons naso-labiaux? — Elles disparaissent facilement, après deux ou trois cautérisations avec le nitrate d'argent. Il est bien entendu que vous ne devrez pas omettre le traitement diathésique. Vous ferez de même pour le condylôme syphilitique et pour la fissure dont il est habituellement accompagné; deux ou trois cautérisations avec le nitrate d'argent auront raison de l'un et de l'autre.

Sont-elles *scrofuleuses* (*scrofulide verruqueuse*)? bourgeonnent-elles à la surface des ulcérations scrofuleuses? — Elles sont beaucoup plus tenaces et persistantes. Les cautérisations avec le nitrate d'argent ne seraient d'aucune efficacité; au contraire, elles pourraient même hâter leur développement. Vous les attaquerez vigoureusement par des cautérisations répétées avec les acides nitrique, sulfurique, avec le caustique de Vienne. Ou bien vous essaierez de les faire absorber et disparaître par une violente inflammation substitutive, que vous déterminerez à leur surface en faisant plusieurs applications successives d'une pommade très irritante, telle que la pommade suivante :

Axonge fraîche.	5 grammes.
Biiodure de mercure	5 grammes.

Comme pour la syphilis, vous ne négligerez pas le traitement général de la diathèse. Si vous êtes aux prises, comme nous l'avons été ces jours derniers, avec un *papil-*

lôme en nappe, consécutif soit à un psoriasis, soit à un eczéma dégénéré, vous éprouverez toutes les difficultés, tous les mécomptes, tous les découragements que l'on éprouve toujours avec les affections diathésiques malignes et dégénérées. Nous considérons le papillôme en nappe comme une *herpétide maligne ;* vous auriez donc à instituer un traitement anti-herpétique, à insister sur les préparations arsenicales, etc.

Mais l'affection locale est sérieuse, elle nécessite un traitement spécial, et, quel que soit ce traitement, vous éprouverez, de la part des lésions cutanées, une résistance désespérante.

Vous avez affaire à une surface épidermique, cornée, hypertrophiée, hérissée de pointes acérées, et, par dessous, à un derme hypertrophié lui-même, entourant dans un lacis de tissu épaissi et très vascularisé des papilles hypertrophiées et indurées. Commencez donc par modifier l'état anatomo-pathologique des surfaces malades ; ramollissez-les, baignez-les ; faites arriver à leur contact des douches d'eau tiède ou de vapeur ; couvrez-les de cataplasmes émollients ou aromatiques. Continuez l'usage de ces moyens pendant un temps qui devra toujours être très long (un mois, deux mois, trois mois). Essayez ensuite un autre genre de modification par des badigeonnages doués de propriétés altérantes. Employez la teinture d'iode, une solution de sublimé, de l'huile de cade. Si vous avez ainsi déterminé une sorte de poussée inflammatoire, arrêtez-vous, pour ne pas dépasser de sages limites ; peut-être cette inflammation sera-t-elle substitutive. — Revenez, s'il le faut, aux émollients, pour reprendre ensuite les altérants. — Si vous n'obtenez rien de satisfaisant, abordez les grands moyens, les applications de pommade au biiodure de mercure, faites sur une petite surface, et partiellement, les applications de caustique de Vienne ; les vésicatoires ; tout le traitement local pourra se résumer sous ces trois chefs : 1° émollients ; 2° modificateurs altérants ; 3° caustiques.

Quant aux végétations proprement dites, crêtes de coq, choux-fleurs, s'il y a des pédicules, faites-en la ligature ; s'il n'y a pas de pédicules, l'excision est indiquée. Mais n'oubliez pas que ces tumeurs sont pourvues d'un lacis vasculaire très abondant, très riche, et que, par conséquent, vous avez à vous mettre en garde contre une hémorrhagie. Donc, si les végétations sont volumineuses, n'en excisez qu'une petite partie à la fois, et cautérisez ensuite avec le fer rouge. Ou bien, ce qui serait préférable, employez l'écraseur linéaire de Chassaignac ; ou bien, ce qui serait encore mieux peut-être, opérez avec le galvano-cautère en couteau.

Si les végétations existent chez une femme enceinte, n'y touchez pas ; et cela pour deux raisons : la première, c'est que l'opération pourrait avoir une fâcheuse influence sur la grossesse et déterminer un avortement ; la deuxième, c'est que tout ce qui fait partie de la zone génitale, externe et interne, étant, par le fait de la gestation, dans un état de congestion permanente, vous auriez grande chance de voir repousser les végétations ; il en est de même de toutes les affections vulvaires et vaginales ; ainsi, par exemple, du prurit vulvaire, du catarrhe vaginal pendant la grossesse. N'essayez pas de les guérir, vous n'y réussiriez pas ; attendez que l'accouchement ait eu lieu, et alors vous pourrez voir les végétations se flétrir et tomber d'elles-mêmes, le catarrhe vaginal se tarir, et le prurit s'apaiser et s'éteindre spontanément.

TRENTE-DEUXIÈME LEÇON

ALTÉRATIONS HYPERTROPHIQUES DE L'ÉPIDERME

CALLOSITÉS, CORS, CORNES

Messieurs,

Dans l'éléphantiasis des Arabes, nous avons vu que le travail morbide hypertrophique atteint tous les tissus, tous les organes de la partie malade; c'est pourquoi nous avons préféré la dénomination d'*éléphantiasis* à celle de *pachydermie*, qui, en effet, exprime seulement l'altération isolée du tégument externe.

Dans le papillôme, nous avons étudié l'hypertrophie limitée à une seule des parties constituantes de la peau; les papilles.

Aujourd'hui nous allons considérer encore l'hypertrophie, mais dans une autre partie de la peau, dans l'épiderme.

Les altérations hypertrophiques de l'épiderme ont été désignées par Hébra sous le nom de *kératoses sans lésion du corps papillaire*. Cette dénomination n'est pas exacte, car l'épiderme n'étant qu'un produit de sécrétion ne peut pas être altéré sans que l'organe sécrétant, c'est-à-dire le derme, ne soit altéré lui-même. Les hypertrophies épidermiques peuvent se manifester sous cinq formes différentes : 1° *les squames ;* 2° *les callosités ;* 3° *le clou ou cor ;* 4° *les cornes ;* 5° *l'ichthyose.*

I

SQUAMES.

Les squames sont toujours consécutives à des affections plus profondes ; elles appartiennent à l'histoire de maladies spéciales, telles que le psoriasis, l'eczéma à sa quatrième période, le pityriasis, l'icthyose, l'herpétide exfoliatrice ; nous n'avons pas à nous en occuper aujourd'hui.

II

CALLOSITÉS OU DURILLONS.

Le mot *callosité* (callus épais) indique un épaississement hypertrophique partiel du tissu épidermique, résultant de l'hypertrophie des papilles dermiques sous-jacentes. L'épiderme devenu calleux est d'une coloration gris brunâtre : à sa surface, les plis et les rides de la peau sont plus ou moins effacés, la sensibilité tactile, aussi bien que la sensibilité à la douleur, sont diminuées, pour ne pas dire éteintes ; on coupe les callosités, sans que le malade en souffre.

La surface interne de la callosité est directement en rapport avec la couche la plus superficielle du derme qui, en général, est humide, la sécrétion des éléments épithéliaux continuant sous la callosité. Celle-ci s'accroît donc, de sa partie profonde à sa partie superficielle ; aussi les couches les plus superficielles sont les plus anciennes.

La callosité représente ainsi une espèce de bouclier qui met le derme à l'abri des compressions trop violentes.

Mais cet organe protecteur a de nombreux inconvénients ; il finit par comprimer les parties sous-jacentes du derme ; il les irrite, et le résultat de cette irritation est la formation d'une quantité de pus plus ou moins considérable. Ce pus, emprisonné entre le derme et une couche épaisse d'un tissu compact, sans élasticité, inextensible et presque corné, donne lieu à des douleurs souvent intolérables, jusqu'à ce que la callosité, usée, couche par couche, par l'action destructive du pus, ait été perforée, de manière à lui donner une issue.

Il s'est donc formé sous la callosité un véritable abcès. Ces abcès sous-calleux ont reçu le nom de *bagantias;* ils méritent toute l'attention du chirurgien. S'ils sont le principe et la cause d'accidents douloureux et inflammatoires, souvent intenses, ils deviennent aussi un des modes de guérison spontanée pour la callosité, qui, par leur fait, est amincie, usée, perforée et exfoliée ; de sorte que l'abcès, en se guérissant, guérit en même temps, ou plutôt détruit la callosité.

Les callosités reconnaissent presque toujours pour cause des pressions extérieures ; on les trouve, par conséquent, dans les régions du corps qui sont soumises au contact répété et longtemps prolongé de corps durs ; on les trouve principalement là où la peau prend un point d'appui superficiel et résistant sur le tissu osseux. C'est ainsi qu'aux pieds, par le fait de la pression du poids du corps, il se forme des callosités ou, ce qui est la même chose, des durillons, au niveau des articulations métatarso-phalangiennes et au talon ; et c'est ainsi qu'aux mains l'habitude de se servir de certains instruments de travail en produit au niveau des articulations métacarpo-phalangiennes. Le siège de ces callosités, ou durillons, est presque toujours déterminé par les exigences professionnelles.

Chose importante à noter : lorsqu'une pression s'exerce sur l'épiderme d'une manière intermittente, elle l'épaissit, elle l'hypertrophie, elle le rend calleux. Lorsqu'au contraire une pression se produit d'une manière fixe, permanente et constante, elle use, elle amincit, elle atrophie l'épiderme. C'est ce que vous pouvez constater sur un membre qui a été, pendant plusieurs semaines, comprimé par un appareil à fracture : l'épiderme y est presque détruit, il est devenu pelliculaire, sans résistance, sans adhérence au derme sous-jacent, duquel il se détache presque de lui-même.

Alibert désignait la callosité sous le nom de *tyloma* ou *tylosis;* et il en admettait deux variétés :

Le *tylosis indurata* qui n'était autre chose que la callosité, à forme indurée, que nous venons de décrire.

Le *tylosis globulosa,* ou callosité à forme globuleuse, qui vulgairement est appelée *oignon,* et qui n'est autre chose qu'une callosité développée au niveau d'une bourse séreuse.

Lorsque cette bourse séreuse s'est enflammée, et que, consécutivement, elle est remplie de pus, la callosité alors surmonte une tumeur semi-globuleuse, et qui lui donne son aspect caractéristique.

Le siège d'élection de l'*oignon* est la peau qui enveloppe l'articulation métatarso-phalangienne du gros orteil, à sa face plantaire, mais surtout à sa face interne.

Vous entendrez dire et vous lirez partout que la callosité est une affection bénigne et sans importance.

Cette assertion est vraie, pour l'immense majorité des cas ; mais il peut arriver cependant que la callosité ait une réelle gravité : ainsi, par exemple, elle peut obliger les personnes qui en sont atteintes à changer de profession ; elle peut les forcer à renoncer à tout travail manuel, au travail qui les fait vivre, et lorsqu'elle siège aux pieds elle empêche la marche et condamne à un repos absolu.

TRAITEMENT.

Nous avons vu que quelquefois la callosité guérit d'elle-même et sans traitement ; que sa guérison peut être la conséquence d'un abcès qui s'est formé par dessous ; mais le plus souvent il est nécessaire, pour la faire disparaître, d'en pratiquer l'excision avec le bistouri. Si des malades pusillanimes se refusent à ce mode de traitement, qui est le plus sûr, le plus direct et le plus efficace, vous en serez réduits à l'emploi d'un traitement palliatif : vous devrez alors avoir recours aux douches de vapeur, aux émollients, qui ramolliront l'épiderme épaissi et favoriseront l'exfoliation de la callosité.

Si vous avez affaire à un *tylosis globulosa* ou *oignon*, après la destruction de la callosité, vous continuerez l'emploi des émollients, jusqu'à la guérison de la bourse séreuse sous-calleuse, qui était enflammée et le siège d'un épanchement.

III

COR

Le *cor* ou *œil-de-perdrix*, ou *clou* (clavus), est constitué aussi par une induration et une hypertrophie épidermique ; mais, tandis que dans la callosité l'hypertrophie se fait en surface, ici, elle se fait en profondeur ; au lieu de rester superficielle, la partie hypertrophiée devient pyramidale, elle prend la forme d'un clou, à pointe dirigée vers les parties profondes ; cette pointe aiguë, logée dans une sorte de cupule qui l'emboîte exactement, a une tendance à pénétrer dans l'épaisseur du derme, toutes les fois que la base du cor est comprimée.

Le cor se développe là où se fait sentir la pression de la chaussure, et surtout dans les endroits où il existe un os qui résiste à cette pression. C'est donc au niveau de la face externe du petit orteil, au niveau de la face interne de l'articulation métatarso-phalangienne du gros orteil, et au talon, qu'on le trouvera le plus souvent.

La portion du derme qui est en contact permanent avec l'induration épidermique qui constitue le cor s'enflamme, se dénature; ses papilles disparaissent, et finalement elle devient une véritable *matrice*, destinée à former de nouvelles couches épidermiques cornées, profondes, au fur et à mesure que s'éliminent les couches les plus superficielles. Vous saisirez parfaitement la raison des douleurs si vives que cause le cor, à la moindre pression, au moindre choc, si vous vous souvenez que ce choc et cette pression ont pour résultat de faire pénétrer, dans la surface vivante et si sensible du derme, la pointe aiguë de la pyramide ou clou, qui représente le cor.

Chacun sait que les changements de temps sont la cause de très vives douleurs pour les régions où siègent les cors. De ce fait on vous donnera souvent une explication qui n'est que spécieuse. Le cor, vous dira-t-on, est essentiellement hygrométrique, il a une grande tendance à absorber l'humidité ; lors donc que le temps est humide, il augmente de volume, il se gonfle et exerce ainsi une pression beaucoup plus vive, sur le derme dans lequel il est implanté ; de là la douleur.

Cette explication n'a aucune valeur, car l'exacerbation de la douleur se produit moins pendant que la pluie tombe que pendant les jours qui la précèdent ; et, de plus, elle se fait sentir, aussi bien quand le temps doit passer de l'humide au sec que du sec à l'humide. Par conséquent, l'état hygrométrique de l'air ne donne aucune explication satisfaisante.

Il est en médecine, comme en toutes choses, des phénomènes bizarres que nous sommes forcés de constater, sans pouvoir les expliquer ; celui-là est de ce nombre. Les exacerbations douloureuses du cor, par le fait des changements prochains de temps et de température, sont aussi remarquables et tout aussi inexplicables que les exacerbations douloureuses du rhumatisme, sous l'influence des mêmes causes atmosphériques.

L'idée que vous devez vous faire de la gravité du cor ou clou varie avec le siège qu'il occupe. Au talon, il constitue une affection sérieuse, car cette région supportant le poids du corps, il rend la marche souvent impossible, ou du moins possible seulement au prix de douleurs souvent intolérables ; il en est de même quand il siège à la région plantaire, et surtout à la région métatarso-phalangienne.

Hébra cite le cas d'un malade qui avait de nombreux cors à la région plantaire. Ce malheureux était dans l'impossibilité absolue de marcher. Le médecin qui le soignait, croyant avoir affaire à une affection arthritique, l'envoya aux eaux de Carlsbad, et, bien entendu, sans succès ; ce n'est que deux ans plus tard que Hébra, ayant eu l'occasion de l'observer, le débarrassa de son infirmité, par le seul traitement qui convient en pareil cas.

TRAITEMENT.

La quatrième page des journaux est remplie d'annonces auxquelles, évidemment, vous ne devez attacher aucun crédit ; il n'existe ni pommade ni onguent qui puisse amener la guérison d'un cor : la seule chose efficace est l'excision ; mais il faut avoir bien soin de la faire complète. Il faut couper, non pas seulement la partie superficielle, mais encore exciser la partie profonde, le sommet du cône, de façon à évider complètement la cupule dermique ; et, alors, il est de toute nécessité de détruire, par la cautérisation, la surface interne de cette cupule, c'est-à-dire la matrice du cor, sans quoi le cor serait reproduit. Le caustique que je vous recommande est l'acide sulfurique : à l'aide d'une allumette, ou d'une baguette de verre, on en dépose une goutte sur la partie excisée, et, si le cor se reforme, on renouvelle, autant de fois qu'il est nécessaire, l'excision et la cautérisation, jusqu'à destruction complète et définitive.

C'est ainsi que tout dernièrement nous avons traité deux personnes de province, affectées, l'une et l'autre, de cors à la région métatarso-phalangienne. Ces cors avaient été méconnus, ou mal soignés ; la marche depuis plusieurs mois était devenue presque impossible. Nous les avons guéries l'une et l'autre en huit ou dix jours, après trois ou quatre excisions, suivies d'autant de cautérisations pratiquées avec de l'acide sulfurique jusqu'au fond de la cupule qui logeait la pointe ou racine du cor.

IV

CORNES (CORNUA CUTANEA).

Il existe des cornes de deux espèces bien différentes : les unes sont formées par la concrétion d'une quantité plus ou moins considérable d'humeur sébacée, indurée. L'étude de cette variété de cornes rentre dans l'histoire de l'acné ; nous n'avons pas à nous en occuper ici ; nous l'avons faite dans notre premier volume.

Les autres sont formées par de l'épiderme ; c'est de celles-là seulement que j'ai à vous parler.

Toute corne épidermique peut être considérée comme un cor retourné, dont la base serait profonde au lieu d'être superficielle, et dont le sommet, au lieu de s'enfoncer dans l'épaisseur du derme, formerait, à la surface de la peau, une saillie, une pointe, plus ou moins proéminente.

Les cornes sont très variables dans leurs formes et leurs dimensions : les unes sont droites et aiguës, à sommet effilé ; les autres sont torses et s'enroulent sur elles-mêmes, comme celles des béliers. Leur longueur n'est quelquefois que de 15 à 20 millimètres ; d'autres fois elle peut être de 100 à 110 millimètres ; tantôt il n'y en a qu'une seule, tantôt il y en a plusieurs.

Notons ici une remarque singulière et très intéressante faite par deux médecins des plus distingués, MM. A. Bérard et Landouzy père. Ils ont constaté que les individus porteurs de cornes ont l'habitude de ruminer leurs aliments. Quelque étrange, quelque bizarre que soit ce fait, il me paraît difficile de le révoquer en doute, dès lors qu'il a été constaté et noté par des observateurs aussi sérieux et aussi dignes de foi.

Les causes qui produisent les cornes épidermiques nous échappent complètement ; nous ne pouvons invoquer ni le frottement ni l'action irritante d'agents extérieurs, puisque leur siège d'élection est le front et le cuir chevelu. Aussi les auteurs, et parmi eux Hébra, sont-ils réduits à dire, faute de pouvoir expliquer leur formation, qu'elles sont une superfétation, une excroissance, un jeu, un caprice de la nature, *nisus excrescendi, lusus naturæ*.

Les cornes ne constituent pas seulement une difformité très désagréable, elles occasionnent une gêne excessive, de nombreux inconvénients, et souvent de sérieux accidents. Ainsi, toutes les fois qu'elles reçoivent un choc, il en résulte, pour le derme auquel elles adhèrent, un tiraillement, un ébranlement des plus douloureux ; et si ces ébranlements sont répétés, la douleur qui en résulte entretient, dans la région périphérique, une inflammation quelquefois assez vive pour y déterminer de la suppuration.

La section, l'excision même de la corne, jusque dans sa racine intra-dermique, ne sauraient suffire pour la faire disparaître définitivement. N'oublions pas, en effet, qu'elle est implantée dans l'épaisseur même du derme, et que la partie dermique qui est dans un rapport immédiat avec elle lui constitue, comme pour le cor, une véritable *matrice*, qui lui fournit les éléments d'une prolifération incessante. Il est donc nécessaire, après avoir coupé la corne, de détruire, par une ou plusieurs cautérisations successives, la matrice au milieu de laquelle elle a poussé, et qui ne manquerait pas de la reproduire.

TRENTE-TROISIÈME LEÇON

ALTÉRATION HYPERTROPHIQUE ET EXFOLIATRICE DE L'ÉPIDERME

ICHTHYOSE

Messieurs,

Dans notre dernière leçon, nous avons étudié sous trois formes différentes, et sous les noms de *callosités*, de *cors* et de *cornes*, l'altération hypertrophique de l'épiderme. Ces trois manières d'être différentes de la même lésion ne sont pas les seules sous lesquelles l'hypertrophie épidermique peut se présenter à notre observation.

Nous avons vu que cette hypertrophie est considérable et compliquée d'altérations cornées dans l'éléphantiasis des Arabes ; dans le psoriasis, elle est non moins remarquable, et par l'abondance et par l'épaisseur des dégénérescences squameuses qui la constituent.

Dans le lichen chronique, elle est presque de la pachydermie, tant sa surface est rugueuse, sèche et raboteuse.

Aujourd'hui je viens vous parler d'une autre forme encore de l'altération hypertrophique de l'épiderme; forme à laquelle on a donné le nom d'*ichthyose*.

Ici, Messieurs, il ne s'agira plus d'une hypertrophie

circonscrite, limitée à un tout petit espace, comme dans les cors, les callosités et les cornes ; d'une hypertrophie presque *ponctuée*. Il ne s'agira plus même d'une hypertrophie restreinte à la surface plus ou moins étendue d'un épaississement du derme, comme dans le psoriasis ; ce ne sera plus, comme dans le lichen chronique, une transformation de la lamelle épidermique, devenue membrane dure, sans souplesse, dense et creusée de plis profonds. Ce sera une hypertrophie généralisée en vaste nappe ; entourant, le plus souvent, le corps tout entier, enveloppant le tronc dans toute son étendue, les membres dans toute leur longueur.

Ainsi modifié, l'épiderme n'aura plus ni sa finesse, ni son velouté, ni son élasticité, ni sa transparence ; il sera dur, sec, aride, épais, cassant, rugueux, analogue à la peau d'un poisson, d'où le nom d'*ichthyose*, plus semblable encore à la peau d'un reptile, d'un saurien, d'un lézard, d'où le nom de *sauridermie* ou *sauriosis*, sous lequel on désigne aussi la même affection. Et de toute cette surface, si différente de ce qu'est habituellement la peau humaine, se détacheront souvent des écailles, des squames, tantôt minces et pulvérulentes, tantôt épaisses, piquantes et cornées, d'où le nom de *difformité exfoliatrice* donné par M. Bazin à la maladie ou altération épidermique qui va nous occuper.

Voilà, Messieurs, une idée sommaire et un aperçu général de l'ichthyose ou sauridermie. Mais pénétrons plus avant dans cette singulière et bizarre maladie, et voyons-la, non plus seulement d'un coup d'œil d'ensemble, mais dans ses détails.

On désigne, sous le nom d'*ichthyose* (de ἰχθὺς, poisson) ou de *sauridermie*, (de σαῦρος, lézard), une affection, le plus souvent congénitale, héréditaire, partielle ou généralisée, caractérisée par un épaississement et une induration hypertrophiques de l'épiderme, qui s'exfolie en lamelles ou écailles pulvérulentes ou cornées, et qui donne à la peau l'aspect et la consistance d'une peau de poisson ou d'une peau de reptile.

Telle est la définition que nous vous proposons. Voici maintenant celle que donne Hébra (traduction de Doyon) :

« Sous le nom d'ichthyose (éruption en forme d'écailles de poissons), on désigne cette altération de la peau qui est caractérisée par la formation de masses épidermiques blanches, minces comme du papier, ou d'une teinte foncée, vert grisâtre, brune, allant jusqu'au noir, rudes au toucher, adhérant intimement au derme sous-jacent, et faisant ressortir, d'une manière plus évidente et plus accentuée, les sillons et les lignes qui existent sur l'épiderme, à l'état naturel. »

Lorsque l'ichthyose n'existe pas au moment même de la naissance, elle se manifeste dès le troisième ou quatrième mois, et, d'après Hébra et Neumann, seulement vers la deuxième année ; voilà pourquoi, en vous parlant des maladies de la peau chez l'enfant, nous avons dû déjà lui consacrer un paragraphe.

SIÈGE DE L'ICHTHYOSE.

Le plus ordinairement l'ichthyose est généralisée, c'est-à-dire qu'elle existe sur tout le corps, y compris la figure ; quelquefois cependant elle est partielle. Bien qu'elle soit habituellement universalisée, elle a cependant des régions, des sièges de prédilection, où elle se développe avec des caractères plus tranchés et une intensité plus grande. Ces régions de prédilection sont les mêmes que celles du psoriasis ; ce sont par conséquent les endroits où la peau a le plus d'épaisseur et de sécheresse ; ainsi le côté externe et la partie antérieure des membres, notamment la face externe des cuisses et des bras ; la région des coudes et des genoux ; les épaules. En dehors de ces régions, où l'ichthyose n'a besoin, pour se constituer, que d'exagérer, que de dessécher encore davantage une couche épidermique, déjà riche, épaisse et sèche ; en dehors de ces régions, disons-nous, on trouve encore l'ichthyose, puisqu'elle occupe le corps tout entier, mais on la trouve, comme le psoriasis, en dehors de ses sièges d'élection, moins prononcée, atténuée, souvent même à peine saisissable. L'ichthyose ne se développe que très peu, partout où la peau est fine, sudorale, et en opposition avec elle-même. La face interne des cuisses, les plis génito-cruraux, les parties génitales, la paume des mains, les aisselles, la plante des pieds, en sont généralement à peu près exempts.

ICHTHYOSE VRAIE OU XERODERMA ICHTHYOÏDÈS.

Toutes les surfaces ichthyosiques restent quelquefois dépourvues de toute desquamation ; elles se présentent sous la forme d'une peau dure, peu mobile, fortement adhérente aux tissus sous-jacents, très épaisse, comme ligneuse, cassante, non extensible, se fissurant au niveau des articulations, très sèche et labourée de lignes saillantes et de sillons profonds, qui ne sont que l'exagération des plis cutanés habituels.

C'est là la forme la première et la plus simple de l'ichthyose ; elle a été décrite, en Allemagne, par Hébra sous le nom d'*ichthyose simple;* en Angleterre, par Wilson, sous le nom de *dryskin* ou *xérodermie;* en France, sous le même nom de *xérodermie*, par notre savant collègue M. Lailler, qui a publié, sur ce sujet, en 1869, un intéressant mémoire dans les *Annales de dermatologie*.

A un deuxième degré, à un degré plus avancé, et dans une forme plus complète et plus caractérisée, les mêmes parties épidermiques hypertrophiées deviennent le siège de productions épidermiques squameuses, qui donnent lieu à une exfoliation plus ou moins abondante de particules ou d'écailles épidermiques, variables en étendue, en épaisseur et en consistance. Tantôt ce sont de petites écailles minces et furfuracées, qui flottent en quelque sorte sur toute la surface des parties malades (*ichthyose pityriasique*, *furfuracée ou farineuse* de M. Hardy); tantôt ces écailles plus épaisses, plus larges et plus résistantes, sont brillantes et à reflets miroitants (*ichthyose nacrée* d'Alibert).

D'autres fois ces mêmes écailles, épaisses, dures, piquantes, pointues, restent adhérentes par un de leurs côtés ; elles se dressent, elles forment des aspérités aiguës, qui donnent à la peau l'aspect d'une surface hérissée de pointes saillantes, et qui rappellent la peau du porc-épic. Cette forme d'ichthyose a été décrite par Wilson sous le nom d'*ichthyose cornée*.

D'autres fois encore l'exfoliation épidermique se produit sous la forme d'écailles fortement adhérentes, dans toute leur étendue, à une surface épidermique déjà rugueuse, épaissie, desséchée ; ces squames ou écailles sont elles-mêmes raboteuses, dures au toucher, souvent noirâtres (*ichthyosis nigra*); elles donnent à la peau l'aspect d'une peau de serpent, de reptile ou de lézard (*ichthyose serpentine*, *sauridermie*, *sauriosis* (Wilson).

Dans tous ces cas, et sous toutes ces formes, l'ichthyose que nous vous avons décrite est une *ichthyose vraie*, c'est-à-dire une ichthyose exclusivement *épidermique;* on l'appelle *ichthyose vraie*, ou *xeroderma ichthyoïdès,* pour la distinguer d'une ichthyose fausse ou pseudo-ichthyose, admise et décrite par Wilson et les autres dermatologistes anglais, sous le nom d'*ichthyosis sebacea.*

FAUSSE ICHTHYOSE OU ICHTHYOSIS SEBACEA

Wilson a décrit improprement sous cette dénomination une affection cutanée qui n'est autre qu'une des formes de l'acné sébacée, dite acné *sébacée cornée.*

Dans cette forme, la matière sébacée, sécrétée en très grande abondance, est retenue dans les canaux excréteurs des glandes sébacées ; elle s'y durcit, elle y prend la consistance de la corne. Ainsi cornifiée, elle s'élève au-dessus du niveau de la peau, en conservant au dehors la forme arrondie, cylindrique ou rubanée que lui avait donnée le calibre du canal excréteur, dans l'intérieur duquel elle avait été retenue, durcie et comme moulée.

En s'élevant ainsi, au-dessus du niveau de la peau, sous forme de saillies plus ou moins proéminentes, la matière sébacée forme comme autant de pointes dures, piquantes et cornées, qui donnent à la main, promenée sur sa surface, la sensation sèche et piquante qu'elle éprouverait sur une peau de *reptile* ou de poisson; aussi cette forme d'acné sébacée a-t-elle pu être considérée, par les dermatologistes anglais, comme constituant une des formes de l'ichthyose, à laquelle ils ont donné le nom d'*ichthyosis sebacea*.

Nous ne pouvons admettre ni cette dénomination, ni cette théorie; car nous devons considérer l'ichthyose comme étant constituée uniquement et exclusivement par une altération de l'épiderme, dévié dans sa sécrétion, modifié dans sa manière d'être et altéré dans sa nature.

Nous séparerons donc très nettement l'acné sébacée cornée, *affection inhérente aux glandes sébacées*, de l'ichthyose, *affection essentiellement épidermique* et constituée par une dégénérescence de l'épiderme. Par conséquent, nous rejetons, comme une dénomination mauvaise et propre à consacrer une erreur d'appréciation, quant à la nature de la maladie, la qualification d'*ichthyosis sebacea*, par laquelle on voulait désigner et caractériser une prétendue forme d'ichthyose, qui n'est autre, nous le répétons, qu'une *acné sébacée cornée*.

Nous en convenons, l'acné sébacée cornée fait subir à la peau un genre d'altération qui, à première vue, et comme aspect extérieur, ressemble à l'ichthyose vraie. Ce sont, dans les deux cas, la même surface raboteuse, les mêmes piquants, les mêmes pointes dures et acérées, la même analogie avec la peau d'un poisson, d'un reptile, d'un lézard ou d'un porc-épic; mais, dans l'ichthyose cornée, ces désordres, ces lésions, sont constitués par de l'épiderme hypertrophié et corné; dans l'acné sébacée, au contraire, ils sont constitués par de la matière sébacée, accumulée, concrétée, durcie, cornée, et qui a conservé, au dehors des conduits excréteurs, la même forme que ces canaux lui avaient donnée, quand elle était retenue dans leur intérieur.

Nous vous parlions, dans notre dernière leçon, des altérations hypertrophiques de l'épiderme, se produisant sous forme de cornes, et nous vous décrivions des cornes épidermiques, c'est-à-dire des cornes formées par de l'épiderme végétant hypertrophié et durci. Il y a aussi des cornes formées par de l'humeur sébacée concrétée et durcie, et qu'il ne faut pas plus confondre avec les cornes épidermiques qu'il ne faut confondre l'ichthyose cornée avec l'acné sébacée cornée.

Il peut arriver en effet qu'au lieu de saillies multiples, formées par de la matière sébacée durcie, il n'y en ait qu'une seule. Quelquefois cette saillie unique prend des proportions considérables. Nous en avons vu une qui s'élevait à deux centimètres au-dessus de la peau ; elle avait sa base dans un conduit excréteur dilaté ; elle était contournée, tordue sur elle-même comme une corne de bélier. Le siège de ces cornes sébacées est le même que celui des cornes épidermiques ; on les trouve, les unes et les autres, sur le front, sur la partie la plus saillante des joues, au niveau de l'os de la pommette.

Les cornes sébacées ne sont pas plus douloureuses que les cornes épidermiques : ce qui les rend douloureuses, les unes et les autres, c'est le contact de leurs saillies avec les objets extérieurs. Chaque fois en effet qu'un contact a lieu entre un corps extérieur et ces productions cornées, celles-ci se trouvent ébranlées, tiraillées, secouées dans leur partie interne, qui adhère intimement aux parois des conduits excréteurs ; il en résulte toujours une douleur vive qui peut avoir de sérieuses conséquences inflammatoires.

Constatons donc, Messieurs, ces curieuses similitudes, entre les hypertrophies cornées de l'épiderme, et les indurations cornées du sebum ou matière sébacée ; étudions-les, comparons-les, voyons leurs traits de ressemblance, mais ne les confondons pas : sachons les distinguer, et ne leur donnons pas une dénomination identique, qui impliquerait une identité de nature, alors que leur composition, que leur provenance, que leur origine et que leur mode de formation sont si radicalement différents.

CAUSES DE L'ICHTHYOSE.

Nous avons, dans notre dernière leçon, reproché à Hébra d'avoir désigné les callosités, les cors et les cornes épidermiques sous le nom de *kératoses sans lésion du corps papillaire*. Ces organes, avons-nous dit, n'étant que les produits morbides d'une sécrétion avariée, doivent nécessairement être issus d'un principe sécrétant avarié lui-même. D'un organe sécréteur qui est sain découle une sécrétion saine aussi, et *vice versa*. Et, en effet, nous avons constaté que ces hypertrophies épidermiques étaient engendrées par une partie du derme altérée, privée de papilles et devenue une véritable *matrice*, ne pouvant plus produire qu'un épiderme malade et vicié, et reproduisant, avec une opiniâtreté désolante, les mêmes altérations épidermiques, causes de tant de gêne et de tant de douleur.

Nous soutiendrons la même thèse pour l'ichthyose. Si l'ichthyose est constituée par un état anormal hypertrophique, squameux, corné, de l'épiderme, il n'est pas admissible que cet épiderme altéré, de mauvaise nature, soit produit par des papilles dermiques saines en tout point. Et en effet Niemeyer a établi que, dans l'ichthyose, le corps papillaire qui est la matrice de l'épiderme se trouve avoir un développement anormal et hypertrophique. Donc, c'est parce que le corps papillaire dermique a subi une altération hypertrophique, que, consécutivement, il produit, en excès, un épiderme hypertrophié et malade. Telle est la cause anatomo-physiologique de l'ichthyose.

Ici nous sommes tout à fait d'accord avec Hébra, qui professe que l'ichthyose doit être rapportée à une constitution morbide congénitale du corps papillaire, d'où résulte une formation épidermique normale.

En dehors de cette cause, il y en a une autre, *c'est l'hérédité.* « Cette influence héréditaire est telle, dit M. le professeur Hardy (dans le *Dictionnaire de médecine et de chirurgie pratiques*), que, dans le cas où elle échappe complètement, l'exception apparente à la règle peut être expliquée, le plus souvent, par l'introduction illégitime, dans la famille, d'un individu étranger, qu'on a pu retrouver, quelquefois, parmi les amis ou les voisins. »

M. Doyon, cependant, admet que l'ichthyose peut être *acquise.* Le savant traducteur d'Hébra s'exprime ainsi, dans son remarquable livre sur la *Thérapeutique des maladies cutanées :*

« On voit des ichthyoses partielles survenir quelquefois sur des parties qui ont été, à plusieurs reprises, le siège d'inflammations chroniques de la peau, de poussées eczémateuses répétées, — *ichthyoses acquises.* »

Nous admettons, avec M. Doyon, que l'eczéma chronique puisse produire des ichthyoses partielles. L'eczéma est doué du funeste privilège de laisser, après lui, dans la peau qu'il a occupée, les altérations les plus nombreuses et les plus graves. Tantôt, nous vous l'avons déjà dit, il l'amincit, il l'atrophie et la prédispose ainsi à des ulcérations sans cesse renaissantes ; tantôt, au contraire, il l'épaissit, il l'indure, il la pachydermise, et amène un éléphantiasis des Arabes indigène ; nous vous en avons montré dernièrement un cas remarquable au n° 47 de la salle Saint-Charles.

D'autres fois l'eczéma dégénère en papillôme, nous vous l'avons dit aussi, et nous vous en avons cité des exemples. Pourquoi donc l'eczéma ne pourrait-il pas aussi laisser, après lui, une ichthyose partielle ? Cela est possible, et cela doit être. Mais si l'ichthyose partielle peut être *acquise*, la véritable ichthyose, l'ichthyose généralisée, est toujours héréditaire. Cette doctrine est celle d'Hébra ; il pose en principe que l'ichthyose généralisée est toujours *héréditaire* ou *congénitale*, tandis que l'ichthyose partielle est *acquise* ou *consécutive*.

L'ichthyose ne donne pas lieu à du prurit, elle n'est pas douloureuse ; elle ne le devient que dans sa forme hypertrophique et cornée ; lorsque la peau est devenue épaisse, sèche, cassante, qu'elle a perdu toute élasticité, elle ne peut plus se prêter aux mouvements articulaires ; alors elle se fend au niveau des articulations, comme elle se fend dans le psoriasis ; elle devient le siège de rhagades, de fissures très douloureuses. Ce n'est qu'ainsi que l'ichthyose devient une gêne et une douleur. En dehors de ce cas, elle ne cause aucune douleur locale, aucun trouble fonctionnel, aucun désordre apparent.

Nous disons cela avec une certaine restriction, et

non pas, certes, d'une manière absolue. Cela est vrai lorsque l'ichthyose, bien que généralisée, a laissé saines plusieurs parties du corps ; lorsque les sécrétions sudorale et sébacée peuvent encore s'opérer sur une vaste surface, comme à la partie interne des cuisses, dans la zone génitale, aux régions maxillaires... Mais lorsque l'icthyose existe partout ; lorsque la peau est dénaturée dans toute son étendue ; lorsque ses fonctions physiologiques si importantes de sécrétion, d'exhalation, de perspiration sont entravées, et même abolies dans toutes les régions, et sur toute la surface du corps, comme elles le sont dans l'ichthyose, il est impossible qu'à la fin la santé générale ne soit pas altérée. Ce n'est jamais impunément qu'une atteinte profonde, grave et de longue durée est portée aux fonctions physiologiques de la peau.

Aussi vous verrez habituellement que les ichthyosiques de tout âge sont plus ou moins faibles et débiles ; et quand l'ichthyose sera très généralisée et très prononcée, relativement à la gravité des lésions cutanées, vous verrez souvent les malades maigrir, s'affaiblir, perdre leurs forces, devenir malingres, et tomber dans une sorte de cachexie, analogue à la cachexie du psoriasis ancien et universalisé. Le malade couché au n° 23 de la salle Saint-Charles vous offre, en ce moment même, un exemple de cette dégradation constitutionnelle due à l'ichthyose.

Nous ne pouvons donc pas partager l'opinion de M. Doyon qui nous dit, dans son *Traité de thérapeutique des maladies cutanées*, que nous avons déjà cité, que « l'ichthyose ne s'accompagne d'aucun trouble appréciable de la santé, et que les ichthyosiques sont en général robustes et bien portants ».

TRAITEMENT DE L'ICHTHYOSE.

L'ichthyose est une affection fréquente, que l'on rencontre très souvent; nous en avons presque constamment dans nos salles, et quelquefois, comme en ce moment, plusieurs cas; elle est plus commune chez l'homme que chez la femme, et nous la trouvons à tous les âges de la vie.

Elle constitue une difformité désagréable, gênante, pouvant finir, comme nous l'avons établi, par être dangereuse. Ce n'est pas seulement à la santé qu'elle peut porter atteinte; elle peut encore, et nous en voyons trop souvent des exemples, entraver, compromettre les positions sociales, empêcher un mariage, rendre difficiles et pénibles certaines relations, contraindre les malades à une sorte de séquestration.

A tous ces points de vue, l'ichthyose est donc une affection sérieuse; aussi les dermatologistes se sont-ils tous ingéniés à trouver les moyens de la guérir.

Si, comme nous le prétendons avec Hébra, et comme l'a démontré Niemeyer, elle dépend d'un développement anormal du corps papillaire, matrice de l'épiderme, ce développement anormal peut être la conséquence d'un principe diathésique vicieux, d'un état herpétique constitutionnel inné, congénital, héréditaire; de là l'indication d'un traitement général anti-herpétique, par l'arsenic.

De plus l'arsenic possède, vous le savez, la propriété de congestionner la peau, de congestionner les capillaires de la trame dermique, d'exercer une action excitante sur tout le système cutané ; il porte, comme on le dit vulgairement, à la peau ; de là sa contre-indication, dans la période aiguë, de toutes les dartres vives, inflammatoires ; administré à cette période de leur évolution, il augmenterait le molimen congestif et phlegmasique de la peau.

Or, si l'arsenic a ce pouvoir de modifier ainsi la vitalité de la peau, de l'activer, de la rendre plus énergique, ne pouvait-on pas espérer qu'il modifierait avantageusement la sécrétion épidermique, et qu'il pourrait la ramener à un état moins anormal ? De sorte que, soit au point de vue de son action générale anti-herpétique, soit relativement à son action excitante locale, l'arsenic pouvait paraître indiqué, dans ce double rapport, et à cette double fin, dans le traitement de l'ichthyose.

Aussi fut-il employé en Angleterre, et avec succès. Le docteur Hunt le prescrivit, et en retira de bons résultats. Voici comment s'exprime, à cet égard, ce dermatologiste :

« J'ai fréquemment vu des cas dans lesquels la peau a, pendant plusieurs années, présenté un aspect rude et rugueux, à peine humain, et, sous l'influence de l'arsenic, toute la surface cutanée devenir souple et délicate. Dans quelques circonstances, cette restauration de la sécrétion naturelle a été permanente ; dans d'autres, la maladie est revenue ; mais dans toutes il est possible d'atténuer cette disposition aux fissures et aux rhagades qui surviennent principalement pendant l'hiver. »

Bateman, Ellioston ont fortement préconisé l'usage du goudron à l'intérieur. M. Bazin, qui l'a prescrit aussi, déclare n'en avoir retiré aucun avantage.

Hébra n'admet pas que l'on puisse guérir l'ichthyose

parce que, dit-il, l'on n'a pas encore trouvé le moyen, direct ou indirect, externe ou interne, d'agir sur le corps papillaire qui est malade, de manière à le modifier, à le ramener à un état sain, et à le mettre ainsi à même de sécréter un épiderme normal.

M. Doyon affirme n'avoir jamais obtenu aucun résultat d'une médication interne.

Pour ce qui nous regarde personnellement, nous n'avons pas été plus heureux que lui. Mais si nous avons dû renoncer à un traitement général spécial contre *la maladie*, nous ne manquons jamais à l'indication qui nous est fournie *par le malade*. Ne pouvant pas soigner utilement une maladie qui se dérobe à l'action des médicaments, soignons au moins le malade ; tonifions-le ; augmentons son énergie vitale ; mettons-le à même de résister le plus longtemps et le mieux possible aux influences fâcheuses qui seront exercées sur lui, sur sa santé, sur sa constitution, par la suppression plus ou moins complète des fonctions physiologiques de la peau ; et, dans ce but, donnons-lui tous les toniques, tous les reconstituants, donnons-lui l'arsenic, sous la forme pilulaire que nous prescrivons habituellement, chaque pilule étant composée de

Arséniate de soude.	1 milligr.
Extrait de gentiane ou de quassia amara.	10 centigr.

Faites prendre six, neuf, douze de ces pilules par jour, deux, trois, quatre à chacun des trois repas, en mangeant. Les médicaments altérants étant plus facilement digérés et assimilés, ils se trouvent mélangés au bol alimentaire. En même temps que vous donnerez cette préparation arsenicale que nous vous recommandons, faites prendre des ferrugineux, ainsi : l'essence *ferrugineuse* de salsepareille de Fontaine. Prescrivez-en trois ou six grandes cuillerées par jour, suivant l'âge du malade, deux cuillerées à chaque repas, en même temps que l'arsenic; ou bien donnez les pastilles au chocolat ferreux de Julliard; ou le vin ferrugineux au quinquina d'Yvon, excellentes préparations dont nous vous avons déjà parlé, et dont nous vous avons indiqué ailleurs la composition.

Prescrivez encore le sirop de phosphate de chaux de Julliard, de Dusart ou de Barbarin. Faites boire, à tous les repas, de l'eau de la Bauche, de l'eau de Capvern, de l'eau d'Orezza, de Bussang, coupées avec moitié vin.

Si le malade est d'une constitution lymphatique, donnez-lui de quatre à six grandes cuillerées par jour du vin iodé de Julliard ; ou bien de deux à quatre grandes cuillerées de l'essence iodo-iodurée tannique de Tarin ; ne négligez pas l'huile de foie de morue, si elle peut être acceptée, malgré sa saveur et son odeur repoussantes.

Stimulez les forces digestives, excitez l'appétit par l'usage de l'élixir stomachique amer de Stoughton ou de l'élixir de Gendrin.

Par cette médication, vous conserverez la santé de votre malade, et vous le mettrez à même de réagir contre l'action débilitante d'une affection qui altère profondément, diminue et supprime plus ou moins complètement les fonctions physiologiques de la peau, qui sont d'une si haute importance.

Il n'y a donc pas de traitement général antidiathésique qui puisse avoir, sur l'ichthyose, une action efficace et directe ; et, par conséquent, nous en sommes réduits au traitement local ou externe.

Pour que ce traitement local fût efficace, il faudrait que nous pussions faire ce que nous faisons quand nous voulons détruire un cor radicalement et définitivement; il faudrait qu'après avoir détruit le produit épidermique morbide sécrété, il nous fût possible de détruire aussi la partie du derme devenue malade, qui est son organe de sécrétion et que l'on appelle sa *matrice*. Or cela ne se peut pas. Donc, si la partie sécrétante est inattaquable, la partie sécrétée sera reproduite sans cesse et indéfiniment; elle repoussera, comme repousse un cor dont la matrice ou racine n'a pas été détruite.

Il résulte de ces considérations que le traitement externe ou local de l'ichthyose n'est qu'un traitement *palliatif*, et nullement *curatif*. Ce traitement ne fait que *blanchir* les malades; il les nettoie; il les débarrasse pour un temps; mais il ne les guérit pas. Par conséquent l'ichthyose est incurable.

Cependant, suivant la remarque de M. Doyon, des exanthèmes aigus, comme la variole, la scarlatine, la rougeole, peuvent exercer sur l'ichthyose une influence salutaire. Les maladies phlegmasiques accidentelles déterminent, dans toute l'épaisseur de la peau, une perturbation, un fluxus, un molimen, qui peuvent absorber et faire disparaître, en se substituant à lui, et en le remplaçant, l'état morbide primitif. Hébra rapporte deux cas de guérison semblables. L'un est celui d'une jeune fille de dix-huit ans, chez laquelle une rougeole fit disparaître une ichthyose simple; l'autre cas est celui d'une ichthyose cornée très intense, qui se trouva guérie par une variole grave.

Mais ces cas sont des exceptions, de très rares exceptions, sur lesquelles il ne faut jamais compter, et qui ne détruisent nullement ce que nous disions tout à l'heure, à savoir que l'ichthyose est incurable.

Nous n'avons à lui opposer qu'un traitement externe, palliatif, qui a le mérite de rétablir assez promptement la peau dans son état normal; mais au bout d'un certain temps les productions ichthyosiques reparaissent comme avant la médication.

Ce traitement a été formulé par notre excellent et très savant collègue M. Lailler; c'est assurément le meilleur traitement que possède encore la science. Voici en quoi il consiste : deux fois par jour, on frictionne et on masse le malade avec une pommade composée de la manière suivante :

Glycérolé d'amidon.	100 grammes.
Eau distillée de laurier-cerise. .	10 grammes.

Tous les deux jours, on prescrit un bain savonneux, pendant lequel on frictionne le malade pour faire tomber les squames épidermiques, et adoucir la surface rugueuse de l'épiderme. Au bout de dix à quinze jours, la peau a repris son état normal ; l'épiderme est redevenu doux au toucher, lisse et satiné. On a rendu à la peau la substance grasse, onctueuse, qui lui manquait ; on l'a dépouillée de ses squames; elle est redevenue normale. Les bains savonneux et les frictions doivent être continués au delà de la guérison apparente, afin de la faire durer et de la maintenir le plus longtemps possible. Mais malheureusement, au bout d'un temps plus ou moins long, l'état ichthyosique se reproduit. Quoi qu'il en soit, M. Lailler n'en a pas moins rendu un grand service à l'humanité, en indiquant le moyen d'effacer très promptement les difformités de l'ichthyose. Ce moyen est, comme vous le voyez, très simple et d'un emploi très facile.

TRENTE-QUATRIÈME LEÇON

HYPERSÉCRÉTIONS PIGMENTAIRES

NÆVI. — TACHES PIGMENTAIRES

Messieurs,

La peau peut être altérée, désorganisée dans toutes ses parties constitutives par une dégénérescence hypertrophique ; c'est la *pachydermie* ou *éléphantiasis des Arabes*.

Ce travail de désorganisation et d'hypertrophie, au lieu de porter son action sur la peau tout entière, peut ne l'atteindre que dans une seule de ses parties. Ainsi les papilles seules peuvent subir une altération hypertrophique, qui les transforme en tumeurs de volume, d'aspect et de nature variables, auxquelles on a donné le nom de *papillômes*. Nous les avons étudiées.

L'épiderme peut également devenir le siège d'altérations hypertrophiques n'ayant de prise que sur lui seul, n'affectant que lui seul. Ces altérations hypertrophiques de l'épiderme se présentent à nous sous cinq formes différentes ; nous les avons étudiées. Ces cinq formes sont : la *squame*, la *callosité*, le *cor*, la *corne* et l'*ichthyose*.

Or toutes les autres parties, tous les autres organes

qui entrent dans la composition de la peau, ont, de même, chacune leur maladie spéciale, particulière, idiosyncrasique : ainsi nous avons étudié, dans notre premier volume, sous le nom de *sycosis*, l'hypertrophie inflammatoire et suppurative des follicules pilifères. Nous avons étudié aussi, sous le nom d'*acné boutonneuse*, l'hypertrophie inflammatoire des follicules sébacés qui sont logés dans l'épaisseur du derme.

Aujourd'hui nous allons voir que le corps pigmentaire de la peau est soumis, lui aussi, à un travail de suractivité vitale morbide, en vertu duquel il se produit, dans la sécrétion pigmentaire, un trouble plus ou moins considérable, caractérisé par la manière exagérée dont se fait cette sécrétion.

Or l'hypersécrétion pigmentaire peut être *congénitale;* elle peut être *acquise;* elle peut être uniformément répandue sur toute l'étendue du corps ; elle peut être restreinte à une seule région, et se présenter sous forme de surfaces hyperpigmentées, ou de simples taches pigmentaires.

Quand l'hypersécrétion pigmentaire *congénitale* uniforme est répandue sur tout le corps, elle constitue la *nigritie*. C'est la couleur naturelle et caractéristique d'une partie du genre humain. Lorsqu'elle est partielle, elle est, par cela même, anormale ; elle constitue alors une difformité native, à laquelle on a donné le nom de *nævi*.

NÆVI.

On désigne, Messieurs, sous le nom de *nævi materni*, ou simplement de *nævi*, certaines difformités de la peau, variables dans leurs formes, dans leur composition anatomique et dans le siège qu'elles occupent. Ces difformités sont aussi connues sous le nom vulgaire d'*envies*, de *regards*. Une croyance assez répandue les attribue à l'imagination de la mère, à des désirs qu'elle aurait eus pendant sa grossesse, à des impressions vives qu'elle aurait ressenties ; à une frayeur qu'elle aurait éprouvée, à un *regard* qu'elle aurait porté sur un objet dont la vue l'aurait profondément émotionnée. Ne riez pas de cette croyance populaire, ne haussez pas les épaules ; elle exprime certainement quelque chose de vrai. Nous sommes entourés de mystères et il faut bien, bon gré, mal gré, que nous admettions, sous peine d'être déraisonnables, une foule de choses que nous ne pouvons ni comprendre ni expliquer. Je possède, quant à moi, des faits rigoureusement observés et indéniables, qui justifient la croyance populaire que je devais, au moins, mentionner.

Quoi qu'il en soit, nous admettons trois sortes de nævi.

I

NÆVUS SANGUIN.

Le nævus sanguin est encore appelé *nævus flammeus ; tache de lie de vin ; tache hématique*, *difformité maculeuse hématique*. Il est caractérisé tantôt par des taches rouges lie de vin, de couleur foncée, analogues à des taches purpurines, lisses, non saillantes au-dessus des parties environnantes, occupant une surface plus ou moins étendue, fixes, ne disparaissant pas sous la pression du doigt; tantôt par des dilatations vasculaires, par un lacis de vaisseaux quelquefois volumineux, et alors formant une véritable tumeur sanguine; quelquefois, au contraire, très fins, très ténus et dessinant, au milieu de la trame dermique, des arborisations, des varicosités capillaires.

La coloration de ces taches est bleuâtre, si les vaisseaux dilatés qui les constituent sont des vaisseaux veineux; elle est au contraire d'un rouge plus ou moins clair, si les vaisseaux dilatés sont des artères. Ces taches disparaissent sous la pression du doigt; elles deviennent plus accentuées lorsque la circulation est accélérée; lorsque, par une cause ou par une autre, la région qui en est le siège se trouve congestionnée. Une émotion vive, l'époque des règles, une course accélérée, un accès de colère leur donnent une coloration et un relief plus marqués.

Ces taches se trouvent partout, mais la figure est leur siège le plus habituel; on les voit encore, assez souvent, sur le cou, au milieu du dos, sur les fesses; elles ne sont pas douloureuses; elles se développent proportionnellement à tout le reste du corps. Aucune médication n'a de prise sur elles.

II

NÆVUS BOUTONNEUX.

Nous vous en avons déjà parlé dans notre dernière leçon : c'est un papillôme, c'est une verrue (*nævus verrucosus*); on l'appelle vulgairement *grain de beauté*.

C'est une petite tumeur tuberculeuse, de consistance

tantôt dure et tantôt molle, de coloration brunâtre par le fait d'une pigmentation considérable, et habituellement traversée par un bouquet de poils épais et noirs, qui ressemblent à une sorte d'aigrette.

Quelquefois le nævus verrucosus, s'il est formé par le développement hypertrophique d'un grand nombre de papilles, occupe une large surface; il constitue alors une tumeur de forme irrégulière, de volume considérable, de couleur noirâtre et chevelue; dans ce cas, ce n'est plus un grain de beauté, c'est une difformité, et quelquefois une difformité repoussante.

Le nævus verrucosus siège le plus souvent à la face : sur le front, sur le nez, sur les joues, sur le menton; on le trouve aussi sur le tronc et sur les membres. C'est habituellement sur le tronc qu'il se présente avec le volume le plus considérable; comme le nævus sanguin, il s'accroît proportionnellement à tout le reste du corps.

On pourrait le guérir en le détruisant par des caustiques, mais ce traitement ne devrait être mis en usage que dans le cas où il y aurait une véritable difformité. Hors de ce cas, il est mieux de ne rien faire et de n'y pas toucher.

III

NÆVUS PIGMENTAIRE.

Le nævus pigmentaire est aussi appelé *nævus spilus*, *nævus niger*, *nævus maculosus*. C'est une tache noirâtre, ne formant aucun relief au-dessus des parties environnantes; absolument fixe; ne disparaissant pas à la pression du doigt; non douloureuse; traversée par un bouquet de poils noirs. Cette tache est constituée par un amas, par une accumulation de matière pigmentaire, par une superpigmentation locale maculeuse. De même que les taches sanguines, les taches pigmentaires sont de dimensions variables. Ce sont des difformités de naissance, ou congénitales, contre lesquelles, en dehors de cas exceptionnels, nous vous conseillons de ne tenter aucun traitement.

TACHES PIGMENTAIRES ACQUISES. — LENTIGO

Le plus souvent les taches pigmentaires ne se développent qu'après la naissance. Rarement elles apparaissent avant l'âge de six à huit ans; on leur a donné différents noms, suivant leur configuration, suivant la forme qu'elles affectent.

On désigne, sous le nom de *lentigo*, *taches de rousseur*, *lentigines*, ou *taches ponctuées rousses*, des taches pigmentaires, ponctuées, analogues à des têtes d'épingles, semblables, pour la couleur, pour la forme et pour le volume, à des *lentilles;* d'où le nom de *lentigo* ou *lentigines;* d'une coloration brune jaunâtre, d'où leur nom de *taches de rousseur*.

Le lentigo a pour siège d'élection le front, le nez, les joues, le cou, la face dorsale des mains, les avant-bras; en un mot, toutes les parties découvertes. Elles sont plus communes l'été que l'hiver; elles disparaissent quelquefois complètement l'hiver, « *automni frigore primo*, » pour reparaître aux premiers soleils du printemps, « *sole sub ardenti* ». Pendant les brûlantes journées de l'été, il semble qu'on les voit poindre, surgir et se développer sous l'action des rayons solaires.

Vers la trentième ou quarantième année, le lentigo s'éteint, et cesse absolument de se manifester; il n'en est plus question.

CHLOASMA

D'autres colorations pigmentaires consistent en taches plus ou moins larges. Ce ne sont plus des *points*, ce sont de véritables surfaces, tantôt circulaires, nettement distinctes des parties voisines, tantôt disposées en longues bandes longitudinales, d'un brun jaunâtre. Ces taches sont encore appelées *éphélides*, parce qu'elles se développent, comme le lentigo, sous l'action du soleil. On leur a aussi donné le nom de *taches hépatiques*, non pas parce qu'elles sont le symptôme d'une maladie du foie, elles n'ont rien de commun avec les affections hépatiques, mais parce qu'elles ont la couleur du foie. Le chloasma, les taches hépatiques ou éphélides se développent sur le front, sur le nez, sur les joues, sur le cou, sur les seins, sur la ligne blanche; elles s'étendent en surfaces souvent considérables, et affectent assez habituellement une disposition symétrique. C'est ainsi qu'on les voit, avec la même configuration, la même disposition, la même étendue, sur les deux côtés de la figure, sur les deux côtés du front, des joues, du cou et de la ligne blanche.

MELASMA

Une troisième espèce de coloration pigmentaire est désignée sous le nom de *melasma*, *nigritie* ou *nigrities cutis*. Ici la peau n'est plus d'un jaune brunâtre, elle est tout à fait noire. Cette coloration noire est disposée tantôt en taches ponctuées, semblables aux taches du lentigo ; c'est un lentigo noir; quelquefois il s'opère, à la surface de ces taches ponctuées noires, une véritable desquamation furfuracée ; on dit alors que c'est un *pityriasis nigra*. Tantôt, au contraire, cette coloration noire est répartie en surface plus ou moins large sur toute une région. On la trouve très fréquemment sur les organes génitaux, sur tout le scrotum, sur le prépuce ; mais elle existe surtout, d'une manière bien plus prononcée, aux organes génitaux de la femme, principalement sur la face externe ou cutanée des petites lèvres, sur le chapeau clitoridien ; elle y forme une teinte d'un beau noir d'ébène qui tranche avec la teinte rosée de la muqueuse, dont les mêmes parties sont tapissées à leur surface interne.

Ainsi, lentigo, lentigines, ou taches de rousseur, chloasma, éphélides ou taches hépatiques, melasma ou nigritie, telles sont les différentes colorations anormales formées, à la surface de la peau, par l'hypersécrétion de la matière pigmentaire.

Le corps pigmentaire, c'est-à-dire les globules pigmentaires, appartiennent aux couches les plus profondes de l'épiderme ; c'est là qu'ils se trouvent ; or l'hypersécrétion de ces globules pigmentaires, en quantité plus ou moins considérable, produit les diverses teintes anormales dont nous venons de parler. Plus l'hypersécrétion des globules, ou molécules pigmentaires, est abondante, et plus la teinte anormale est foncée.

PINTO DU MEXIQUE

Devons-nous ranger parmi les taches pigmentaires le *pinto* du Mexique? Cette dermatose bizarre a été étudiée par le docteur Chassin, qui a séjourné douze ans dans l'Amérique du Sud, et principalement dans certaines parties du Mexique où elle semble être endémique. Cette affection est inconnue en Europe, nous ne l'avons jamais observée; par conséquent, ce que nous savons, nous le devons à un savant rapport publié en 1866 par notre excellent maître, le baron Larrey; ce rapport est l'analyse et l'appréciation d'un mémoire du docteur Chassin, présenté à l'Académie des sciences.

Voici, bien en résumé, quels sont les principaux documents que nous fournit, sur cette question, complètement neuve, le travail très intéressant du baron Larrey :

« Le nom de *pinto* est un terme espagnol qui signifie *peint*, à cause des taches multiples de la peau, taches de couleur variable, depuis le noir foncé jusqu'au blanc mat, en passant par les teintes violette, rouge et rosée. Ces taches intéressent la couche superficielle du derme, ou le corps muqueux dit tissu tégumentaire...

« ... Trois formes distinctes, ou degrés successifs de coloration, caractérisent le pinto, à savoir : le *pinto noir* (ou bleu), le *pinto rouge* et le *pinto blanc*.

« Le pinto noir est représenté par des taches sur la peau d'une teinte noirâtre, ou bleu foncé, de dimension variable, d'apparence ecchymotique, siégeant sur diverses parties du corps, et surtout au visage, mais toujours séparées par des espaces de peau parfaitement intacts.

« Ce *pinto noir*, qui offre le premier degré de l'affection, se développe lentement; il dure plus ou moins de temps, sans symptômes locaux prononcés.

« Mais, au deuxième degré, le *pinto rouge* remplace peu à peu le *pinto noir*, et provoque des démangeaisons, de la sensibilité, à mesure que l'épiderme se soulève, se détache, et se reproduit successivement sur toutes les plaques de coloration...

« ... C'est au centre de la coloration rouge qu'apparaît la tache blanche, pour s'étaler ensuite, et recouvrir, ou remplacer progressivement la teinte précédente. Si elle se trouve dans une région garnie de poils, ceux-ci deviennent blancs, comme chez un albinos...

« ... Le siège anatomique de cette singulière dermatose réside dans la couche pigmentaire ou sous-épidermique, appelée corps muqueux de Malpighi. Le mécanisme de la formation du *pinto* y trouve à peu près son explication physiologique...

« Le pinto n'est nullement contagieux, au troisième degré, comparable à la cicatrice d'une plaie ; il ne l'est pas, non plus, au premier, mais il semble l'être au deuxième degré, ou à l'état de *pinto rouge*. C'est aussi l'opinion accréditée au Mexique, et l'on attribue particulièrement sa transmission aux rapports sexuels, comme pour la syphilis. »

Le pinto est compatible avec la santé ; sa durée est très longue.

Le mercure paraît avoir sur lui une prise salutaire ; ce serait donc une sorte de syphilis pigmentaire. M. Chassin l'attribue à l'usage d'eaux potables très chargées de matières salines. Il avoue du reste que la question étiologique est encore obscure et incertaine.

Telle est, en trop peu de mots, l'idée que vous pouvez vous faire du pinto du Mexique, qui, je vous le répète, me paraît être une affection pigmentaire, une lésion, une altération de la pigmentation de la peau. Le rapport habilement détaillé de M. Larrey ne nous laisse pas de doute à cet égard. Les trois différentes teintes qui forment les trois degrés du pinto me paraissent être dues à trois degrés différents d'accumulation, de condensation et de coloration de la matière pigmentaire. M. Larrey nous semble être de cette opinion, car il combat et rejette énergiquement et victorieusement l'assimilation, le rapprochement et la comparaison que M. Chassin s'est efforcé d'établir entre le pinto et le scorbut; la plus sommaire description du scorbut, si c'était ici le lieu de la faire, réfuterait, dit M. Larrey, une telle comparaison.

ÉTIOLOGIE ET NATURE DES TACHES PIGMENTAIRES.

Au point de vue des causes qui les produisent, les taches pigmentaires se divisent en deux classes. Les unes sont *idiopathiques*, les autres sont *symptomatiques*.

Taches pigmentaires idiopathiques. — L'hypersécrétion pigmentaire dépend, dans un très grand nombre de cas, d'une irritation locale. Tout ce qui irrite la peau; tout ce qui détermine, à sa surface, une excitation vive ou prolongée, un molimen congestif et révulsif, peut déterminer une hypersécrétion de molécules pigmentaires, et par conséquent des taches pigmentaires, si l'action du principe irritant s'est fait sentir sur le corps pigmentaire.

C'est ainsi, et par l'irritation qu'ils produisent, qu'agissent sur la peau les rayons solaires : c'est leur action excitante et irritante qui fait éclore les lentigines et les éphélides. Hébra nie que l'influence solaire soit pour quelque chose dans le lentigo et le chloasma; car, dit-il, l'action du soleil se répartit uniformément sur la surface cutanée de toute une région, et ne se limite pas à des petits points isolés de cette même région.

A cette doctrine d'Hébra, nous avons deux réponses à faire : la première, c'est l'observation même et la simple constatation des faits. Nous l'avons déjà dit, et nous le répétons : sous l'action d'un soleil ardent, on voit en quelque sorte se former et s'épanouir les lentigines et les éphélides, à la surface des parties de la peau qui sont découvertes. La seconde est celle-ci : sur la surface du corps pigmentaire, certains points peuvent être réfractaires à l'action des rayons solaires et par conséquent ne devenir le siège d'aucune hypersécrétion. Ou bien, si toute la surface du corps pigmentaire est uniformément et également impressionnée, l'hypersécrétion des molécules pigmentaires peut, en vertu d'une cause qui nous échappe, se trouver disséminée en petites agglomérations ponctuées et granuleuses. Quoi qu'il en soit, le fait est constant et indéniable ; les lentigines poussent sous l'influence des rayons du soleil.

L'application de sinapismes, de vésicatoires, de pommade au garou, par l'irritation inflammatoire qui en serait la conséquence, détermine fréquemment une hypersécrétion pigmentaire, caractérisée par des taches de chloasma. Hébra donne à ce chloasma le nom de *chloasma toxique*, et il s'appuie sur le fait de ce chloasma pour proscrire les sinapismes et les vésicatoires.

Messieurs, les meilleures choses, ici-bas, ont leurs inconvénients ; condamner une chose, parce qu'elle a un mauvais côté ; ne pas vouloir user des choses bonnes et utiles, sous prétexte qu'à certains égards elles sont défectueuses ; courir après le bien idéal, absolu, c'est de l'utopie, c'est manquer de sens pratique, c'est rechercher la pierre philosophale. Suivons cette sage maxime des anciens : « *Minima de malis.* » Choisissons le moindre des maux. Or, vaut-il mieux nous priver des services inappréciables rendus à la thérapeutique par l'action révulsive des vésicatoires et des sinapismes, que de courir la chance, en les employant, de produire un chloasma? — Évidemment non; le chloasma est une difformité sans doute, mais il n'est ni douloureux, ni dangereux; il ne détermine aucun trouble ni local, ni général; il n'amène aucun désordre fonctionnel, il n'éveille aucune perturbation réactionnelle; par conséquent, qu'il ne soit pas pour vous un épouvantail; qu'il ne vous empêche pas d'user, aussi largement qu'il sera nécessaire, des vésicatoires et sinapismes.

L'existence d'une lésion cutanée de longue durée produit souvent le même effet que le vésicatoire; la présence de cette lésion détermine habituellement une irritation qui se traduit par une hypersécrétion pigmentaire et un véritable chloasma; il en est le plus souvent ainsi à la suite d'un psoriasis, d'un eczéma, d'un prurigo, d'une syphilide papulo-tuberculeuse. Les lésions caractéristiques de ces affections sont guéries; tout est fini sous ce rapport; mais à la place qu'elles occupaient il reste, comme vestige de leur existence passée, une tache pigmentaire, une empreinte chloasmatique qui est ordinairement très longue à disparaître; elle ne s'efface que par la résolution de ces accumulations de molécules pigmentaires, et par la cessation de la sécrétion excessive qui s'était faite au sein du corps pigmentaire.

L'air extérieur, le vent âpre et froid produisent le chloasma, aussi bien que les rayons solaires.

Mais, chose remarquable, pour que le chloasma se produise, il faut que la santé soit bonne, que la constitution soit saine et vigoureuse. Toutes les causes d'irritation extérieure, l'air, le vent, le froid, le soleil, ne déterminent aucune hypersécrétion pigmentaire dans l'anémie, dans un état cachectique, dans la tuberculose pulmonaire.

Et quand, dans le cours d'un de ces états morbides, vous verrez apparaître un chloasma, tirez-en un pronostic favorable; concluez-en que la maladie s'en va, et que la santé revient.

La sécrétion de la matière pigmentaire de la peau est donc en proportion de la santé et de l'état général des forces. Et, en effet, ne voyez-vous pas qu'une peau très brune, c'est-à-dire très pigmentée, appartient à une constitution vigoureuse? Et, réciproquement, une peau pâle et décolorée, c'est-à-dire dépigmentée, n'est-elle pas l'indice de la faiblesse, de la souffrance, du dépérissement?

Si les lésions anatomiques, qui sont le signe et l'expression de certaines affections cutanées, à évolution chronique, déterminent, au siège qu'elles occupent, une superpigmentation, il en est de même de quelques parasites animaux qui vivent à la surface de la peau, et dont la présence est pour elle une cause permanente d'irritation. Cette irritation amène une pigmentation exagérée, qui donne au tégument externe une teinte brunâtre, noirâtre, bistrée, comparable à la nigritie.

Il en est ainsi dans la maladie pédiculaire, dans la phthiriase corporis, dont un des signes révélateurs sera précisément cette coloration brune et foncée dont nous vous parlons, et qui résulte d'une hypersécrétion pigmentaire, due à l'irritation cutanée que déterminent les parasites.

Ainsi donc, il y a une hypersécrétion pigmentaire ponctuée, en surfaces plus ou moins larges, ou généralisée, qui résulte de causes externes, locales; et ces causes multiples et variées dans leur nature peuvent se résumer dans un seul mot : l'irritation de la peau.

TACHES PIGMENTAIRES SYMPTOMATIQUES

Mais s'il y a une hyperpigmentation *idiopathique*, il y en a aussi une *symptomatique*, et c'est de celle-là que nous avons à vous dire quelques mots.

Nous avons vu qu'une santé débile, que la chloro-anémie, que la tuberculose pulmonaire, qu'un état général d'affaiblissement ne sont pas favorables à la pigmentation de la peau; et que, d'autre part, au contraire, une constitution robuste s'exprime, entre autres caractères, par une peau très pigmentée.

En principe, ces propositions sont vraies, et conformes aux données de l'observation, mais elles comportent des exceptions. Il y a même certains états pathologiques généraux, dont la superpigmentation devient un des caractères : ainsi en est-il de la cachexie paludéenne, dans laquelle on constate habituellement une teinte bronzée de la peau; ainsi en est-il encore de la cachexie sénile, dans laquelle la peau est d'une teinte bistrée; c'est pourquoi on peut dire, à ces points de vue symptomatologiques, qu'il y a un *chloasma cachectique*. Citons encore la maladie d'Addisson, dont la qualification de *bronzée* indique assez la coloration superpigmentée de la peau.

Dans ces divers cas, il semble que la superpigmentation de la peau ne soit pas due à une hypersécrétion pigmentaire, mais bien plutôt à la suppression de ce travail d'absorption et de résolution, qui s'opère d'une manière continue au sein du derme normal. Ne comprenez-vous pas, en effet, que la peau, lorsqu'elle a toute sa vitalité, est le siège d'un double courant? D'une part, les globules pigmentaires sont répartis dans les couches les plus profondes de l'épiderme; ils y sont répandus en couche uniforme; mais ils n'y restent pas; un travail d'absorption, d'intussusception s'opère, et ce travail les retire de ces mêmes couches épidermiques; il les en fait disparaître. Après être sortis de la couche dermique qui les a produits; ils y rentrent, par une sorte de mouvement de retrait, afin d'y subir une nouvelle élaboration, et en même temps de nouveaux globules pigmentaires les remplacent. Il y a donc, nous le répétons, dans la peau normale, pour les globules pigmentaires, un double courant, une sorte de mouvement giratoire continu, en vertu duquel s'établit un équilibre constant et proportionnel entre la quantité des globules pigmentaires sécrétés et absorbés.

Mais quand la peau a perdu la plus grande partie de sa vitalité, comme dans la vieillesse et dans certaines cachexies, ce même travail d'absorption ne se produit plus; il y a stagnation des globules pigmentaires; ils sont, permettez-moi la comparaison, comme une eau dont le cours s'est suspendu, et qui, de courante qu'elle était, est devenue stagnante et dormante. La sécrétion continue, mais l'absorption ne se fait plus. De là, excès dans la quantité de ces globules; de là, par conséquent, superpigmentation de la peau, mais superpigmentation passive, superpigmentation aussi différente de la superpigmentation par hypersécrétion, que les pétéchies et les taches purpuriques sont différentes de la coloration rouge aussi, mais active, congestive, exanthématique de l'érythème.

Voilà comment nous comprenons l'existence du

chloasma cachecticum ; voilà comment il y a un chloasma symptomatique de la vieillesse et de la cachexie.

Revenons maintenant au chloasma par hypersécrétion, et que nous pouvons bien appeler chloasma actif: nous allons le voir existant comme symptôme d'états utérins tantôt pathologiques, tantôt physiologiques, mais toujours congestifs. Une congestion s'opère-t-elle dans l'appareil utérin? l'utérus est-il devenu le siége d'un molimen inflammatoire, ou congestif? sa vitalité est-elle augmentée par le fait de la gestation, ou de la formation et du développement, dans son intérieur, d'un corps étranger, d'un fibrôme, d'un polype muqueux ou fibreux? ou bien l'utérus est-il le siège d'un travail de destruction ulcérative, de désorganisation et de dégénérescence carcinomateuse? — Ces phénomènes de congestion active, inflammatoire, de nature bénigne, et d'altération et de nature maligne, ont leur retentissement du côté de la sécrétion pigmentaire; elle s'en trouve augmentée, exagérée; ce n'est plus la sécrétion pigmentaire normale; c'est une véritable hypersécrétion; c'est, par suite, un chloasma; un chloasma, par surabondance dans la quantité de matière pigmentaire secrétée, une sorte de chloasma actif, qui, en raison de sa signification séméiologique relativement à l'utérus, a été appelé *chloasma uterinum* ou *hystericum*.

Ce chloasma est un phénomène extrêmement fréquent dans la grossesse; aussi l'a-t-on désigné sous le nom de *chloasma*, ou de *macula gravidarum;* la croyance vulgaire l'a consacré sous le nom de *masque des femmes enceintes* ou *masque de la grossesse*.

Le chloasma de la grossesse existe sur le front, sur le nez, sur les joues, sur les auréoles des seins, et tout le long de la ligne blanche. Sur le front et sur la figure, il se présente à l'état de larges surfaces d'un jaune noirâtre, disposées symétriquement, occupant les deux côtés du front, les deux côtés du nez et de la figure.

Sur les seins, il donne aux auréoles qui entourent le mamelon une teinte bistrée, noirâtre, qui, coïncidant avec le développement hypertrophique des glandules de Montgomery, devient, par le fait de son existence constante, un précieux caractère séméiotique, dont il faut toujours tenir un très grand compte pour le diagnostic de la grossesse; on peut dire que le chloasma mammaire ne manque jamais dans la grossesse.

Après l'accouchement, ces taches pigmentaires disparaissent; elles s'effacent par suite du travail de résorption, d'absorption, d'intussusception, dont nous parlions tout à l'heure.

Ces mêmes taches existent, nous l'avons déjà dit, dans divers états pathologiques de l'utérus, dont elles deviennent ainsi un des symptômes : ainsi dans le développement des corps fibreux; dans la métrite congestive, dans le cancer. On les trouve aussi, mais seulement sur les auréoles mammaires, et d'une manière en quelque sorte aiguë et passagère, à l'époque menstruelle, dans les jours qui précèdent les règles. C'est là une preuve de plus de la grande sympathie qui relie les seins à l'utérus : l'utérus est congestionné par le fait de l'écoulement ménorrhagique qui se prépare. Les seins se trouvent, eux aussi, et par le même fait, congestionnés, et cette congestion, cette suractivité vitale se traduisent non seulement par une turgescence, par une douleur dans toute la glande mammaire, mais encore par une hypersécrétion des corpuscules pigmentaires de l'auréole.

M. le professeur Hardy a décrit, sous le nom de *syphilide pigmentaire*, des taches pigmentaires de la largeur d'une pièce d'un franc environ, se développant du quatrième au douzième mois de l'évolution de la syphilis, devenant confluentes, et formant ainsi de vastes surfaces bronzées, occupant de préférence les parties latérales du cou, du tronc et le ventre. Ces taches sont inattaquables au mercure, aussi M. Bazin n'admet pas leur nature syphilitique; elles disparaissent spontanément au bout de quelques mois. Quelquefois elles subsistent indéfiniment. Tout en reconnaissant qu'un traitement mercuriel ne peut rien contre elles, notre savant maître n'en persiste pas moins à les regarder comme étant de nature syphilitique; car, dit-il, elles ne se voient jamais en dehors de la syphilis, et de plus elles existent concurremment avec des lésions incontestablement syphilitiques. Ainsi, d'après M. Hardy, il y aurait donc un chloasma syphilitique, comme il y a un chloasma utérin.

DIAGNOSTIC.

Avec quoi pourrait-on confondre les taches pigmentaires? — Si elles se présentent sous la forme du lentigo, une seule affection cutanée leur ressemble quant à la configuration; ce sont les pétéchies ou taches ponctuées du purpura; de part et d'autre, en effet, c'est la même forme ponctuée, c'est la même absence de douleur, c'est la même fixité sous la pression du doigt. Mais les pétéchies, étant constituées par du sang extravasé, sont couleur rouge vineux; de plus on les trouve surtout à la partie inférieure du tronc, et principalement aux membres inférieurs; tandis que les lentigines sont d'un jaune brunâtre, et leur siège d'élection se trouve sur le front et sur la figure.

Si les taches pigmentaires sont en large surface, et sous la forme du chloasma, elles ne peuvent être confondues qu'avec le *pityriasis versicolor*. Mais cette dernière affection est de nature parasitaire ; elle est engendrée et entretenue par le *microsporon furfur;* elle se présente avec l'aspect de plaques jaunâtres, couleur café au lait : de plus, les couches épidermiques superficielles qui en sont le siège se détachent par le grattage très facilement ; elles s'enlèvent avec l'ongle, en particules pulvérulentes et squameuses, auxquelles M. Bazin a donné le nom de *crasse parasitaire épidermique*. Dans le chloasma, au contraire, toutes les parties sont adhérentes et solidement unies les unes aux autres ; elles constituent un tout parfaitement homogène, qui ne se désagrège point par le grattage, et sa couleur est plutôt brune que jaunâtre.

TRAITEMENT.

Lorsqu'on vous demandera ce qu'il convient de faire contre les taches pigmentaires, répondez par un seul mot : RIEN.

En effet, s'agit-il de détruire un nævus pigmentaire, ou nævus maculosus ? — le remède sera pire que le mal, ses effets seront incertains, et, en cas de succès, la cicatrice sera plus apparente peut être et plus laide que l'était le nævus.

S'agit-il des taches de rousseur ? — elles ne sont ni douloureuses, ni difformes, ni gênantes ; elles s'effacent souvent d'elles-mêmes pendant l'hiver, temporairement il est vrai, pour revenir au printemps ; mais elles disparaissent définitivement vers la trentième ou quarantième année; or elles n'offrent que peu de prise à un traitement rationnel; et si ce traitement a la prétention d'être sérieux, il sera dangereux; il pourra laisser des traces indélébiles, capables de faire regretter les lentigines dont elles auront pris la place.

Avez-vous affaire à un chloasma cachecticum? Ne vous attaquez pas au symptôme, mais à la cachexie elle-même.

Même conduite à tenir si c'est un chloasma uterinum.

Mais si le malade veut absolument être traité, s'il est atteint d'un chloasma idiopathique, consécutif à l'action d'une cause interne, à l'application d'un vésicatoire, ou d'un sinapisme par exemple, que pourrez-vous, que devrez-vous faire?

L'indication à remplir sera la suivante : sachant que le corps pigmentaire, en d'autres termes, que les globules ou corpuscules pigmentaires résident dans les couches les plus profondes de l'épiderme, où ils sont accumulés, détruisez successivement toutes les couches épidermiques, jusqu'à ce que vous ayez atteint celle qui renferme le pigment en excès; détruisez-la, à son tour, avec l'espoir que la couche de formation nouvelle sera moins pigmentée, et qu'elle n'aura plus que la quantité de pigment normale. Tel est le but à atteindre.

En voici les moyens : badigeonnages répétés de la peau avec la teinture d'iode pure, jusqu'à ce que la desquamation épidermique, plusieurs fois renouvelée, vous ait autorisé à penser que vous avez détruit l'épiderme dans toute son épaisseur.

Badigeonnages avec la solution suivante :

Eau alcoolisée	32 grammes.
Sublimé.	0,25 milligr.

Ces badigeonnages seront répétés assez fréquemment pour que leur action irritante ait pu modifier l'état des couches épidermiques les plus profondes, et pour qu'elle ait modifié en même temps la vitalité et la puissance sécrétante de la couche la plus superficielle du derme.

Vous pouvez encore employer, dans le même esprit et dans le même sens, des frictions avec la pommade de Gondret, ou bien avec l'alcali volatil étendu de deux ou trois fois son volume d'eau.

Mais vous voyez, Messieurs, combien ces divers traitements sont incertains dans leur objet, combien ils sont quelquefois douloureux dans leurs moyens, et redoutables dans leurs conséquences cicatricielles. Aussi nous terminons cet alinéa, comme nous l'avons commencé :

Que devez-vous faire pour traiter les taches pigmentaires, les nævi, les lentigines et les chloasmas? —

Rien.

TRENTE-CINQUIÈME LEÇON

ATROPHIES PIGMENTAIRES

ALBINISME. — VITILIGO. — CANITIE

Messieurs,

Dans notre dernière leçon, nous avons étudié diverses colorations morbides de la peau, résultant de l'hypersécrétion de sa matière colorante ou matière pigmentaire. Nous avons vu que l'hypersécrétion pigmentaire, sous le nom de *nævus niger* ou *nævus maculosus*, peut être *congénitale*. Nous avons vu que, le plus souvent, cette hypersécrétion est *acquise*, c'est-à-dire qu'elle se développe après la naissance, à différentes époques de la vie, et qu'alors elle est tantôt *idiopathique*, consécutive à une irritation toute locale, et tantôt symptomatique de divers états pathologiques.

Malgré la grande autorité d'Hébra, nous avons reconnu à l'action des rayons du soleil, de l'air extérieur, et à toutes les influences du printemps et de l'été la puissance de produire une hypersécrétion de matière pigmentaire, à laquelle, suivant ses diverses configurations, nous avons donné les noms de *lentigo*, d'*éphélides*, de *taches hépatiques*, de *chloasma*.

Nous avons admis aussi que, dans d'autres cas, l'hypersécrétion pigmentaire est un symptôme, et nous vous avons décrit un chloasma sénile, cachecticum, uterinum ; nous n'avons pas omis de vous dire que, pour M. Hardy, il y avait aussi, sous le nom de syphilide pigmentaire, un chloasma syphilitique.

Toutes ces différentes anomalies de la sécrétion pigmentaire ne portant aucune atteinte à la santé générale, n'étant par elles-mêmes l'occasion d'aucun trouble, d'aucun désordre fonctionnel ni d'aucune douleur locale, sont plutôt des *difformités* que des maladies; et comme elles consistent dans un excès de matière colorante, nous pouvons bien les désigner sous le nom générique de *difformités hyperchromateuses*. Nous pourrions donc donner pour titre à notre dernière leçon : *Difformités hyperchromateuses de la peau*, ou *mélanodermie*.

Aujourd'hui nous allons voir que si la peau est souvent colorée avec excès, que si des hypersécrétions pigmentaires constituent, à sa surface, des taches morbides d'étendue et d'intensité variables, elle peut aussi se trouver de même, et pathologiquement, décolorée. Cette décoloration est due à une *atrophie pigmentaire*, de laquelle résulte la décoloration de la peau, ou *leucodermie*.

La leucodermie peut être congénitale ou acquise, c'est-à-dire développée postérieurement à la naissance. Elle peut être générale ou partielle. La matière colorante de la peau peut être complètement supprimée; il y a, dans ce cas, *difformité achromateuse*.

La matière colorante, au lieu de faire défaut, peut être mal répartie, inégalement distribuée à la surface cutanée, de telle sorte que certaines parties en soient dépourvues et que certaines autres en soient, au contraire, pourvues avec trop d'abondance. Il en résulte que la peau est comme mouchetée, qu'elle est parsemée de surfaces dont les unes sont trop pigmentées, dont les autres ne le sont pas assez, ou ne le sont pas du tout; il y a donc comme des semis, comme une marbrure et une mosaïque de taches, alternativement blanches et brunâtres; c'est l'analogue de ce que vous voyez chez les chevaux pies; c'est là une difformité que nous appellerons *dyschromateuse*.

I

LEUCODERMIE CONGÉNITALE, OU ALBINISME.

L'atrophie pigmentaire congénitale a reçu le nom de *leucodermie congénitale* ou *albinisme*. C'est une difformité *achromateuse* due à l'absence complète ou incomplète de matière pigmentaire. Cette absence de matière pigmentaire peut exister sur tout le corps; l'albinisme est alors général; il est local ou partiel, lorsque le pigment ne fait défaut que dans certaines régions seulement. Voici l'excellente description que donne de l'albinisne notre savant confrère, M. Baudot; nous ne pouvons mieux faire que de la reproduire :

« L'albinisme est un état morbide caractérisé par l'absence absolue ou relative du pigment, résultant d'un arrêt, d'une insuffisance ou d'un retard du développement régulier.

« L'albinisme, rare chez les races blanches, plus commun chez les Américains du Sud et dans l'archipel indien, présente son maximum de fréquence parmi les nègres et surtout parmi les femmes.

« Tantôt le pigment fait complètement défaut; tantôt il existe partout, mais en moins grande quantité ; tantôt enfin il manque, mais en certains points seulement.

« Les albinos présentent des caractères très tranchés : leurs cheveux, leurs cils, leurs sourcils sont blancs, d'un blanc jaune, ou d'un blanc de lin présentant une finesse et un aspect duveteux ; leur peau est décolorée et blanche comme de l'albâtre, quelquefois teintée d'un bleu léger qui laisse deviner le réseau veineux et sous-cutané.

« L'albinos redoute la lumière, baisse la tête, ou porte la main en abat-jour au-dessus de ses yeux pour ne pas la subir. Quand il ouvre ses yeux, on observe, derrière la cornée, une zone rougeâtre ou rose, entourant une pupille rouge, et, souvent, on voit les globes oculaires exécuter un mouvement transversal rapide, qui augmente encore la singularité de son aspect. Cette coloration de l'œil est due à l'absence du pigment. Les cellules existent, mais sont transparentes et ne contiennent aucune granulation pigmentaire ; dès lors la doublure opaque et noire, en vertu de laquelle le globe oculaire est une chambre obscure, cesse d'exister, les rayons lumineux traversent les enveloppes et se colorent en rouge de sang, en traversant la nappe vasculaire de la choroïde.

« L'albinos présente une constitution débile, des pieds plats, des mains grosses et courtes, des oreilles trop longues ou trop larges, et souvent une intelligence médiocre.

« Dans l'albinisme partiel, l'absence de pigment n'atteint que certains points d'étendue variable.

« Dans l'état actuel de la science, l'hérédité et la

débilité des parents sont les seules causes générales dont l'influence soit démontrée.

« Plusieurs faits permettent de croire que les modificateurs généraux extérieurs et intérieurs, air, lumière, toniques, reconstituants, pourront être d'un grand secours. »

Ces données justifient pleinement ce que nous vous avons dit, dans notre dernière leçon, sur le rapport qui existe entre la force de la constitution, l'état général de la santé et l'abondance de la sécrétion pigmentaire. Les anémiés, les phthisiques ont la peau pâle et décolorée; les causes extérieures qui, habituellement, rendent la sécrétion pigmentaire plus abondante, l'air, le soleil, des applications irritantes, telles que les sinapismes, les vésicatoires, restent sans influence pour rendre cette sécrétion plus active, parce qu'il y a un état général d'affaiblissement; mais que la guérison se fasse, que les forces se relèvent, et vous verrez les mêmes causes, naguère impuissantes, amener un très appréciable degré d'hyperpigmentation; vous verrez poindre des lentigines et des chloasmas, qui deviendront comme les indices du retour de la santé. La sécrétion pigmentaire est donc comme la mesure, comme le thermomètre de la santé générale et de l'état des forces vitales.

Pourquoi donc, d'après ces données fournies par l'observation clinique, ne pourrait-on pas espérer la guérison de l'albinisme, c'est-à-dire le réveil de la sécrétion pigmentaire, par le fait d'un traitement tonique, reconstituant, puisé dans l'hygiène et dans les préparations pharmaceutiques convenables? Pourquoi donc le fer, le quinquina, le phosphate de chaux, l'arsenic, l'hydrothérapie, en tonifiant la constitution de l'albinos, ne donneraient-ils pas en même temps à sa peau la matière pigmentaire dont elle était privée, par suite d'une atonie générale et native? Oui, assurément, on pourrait avoir l'espérance de la guérison, à moins, toutefois, que l'albinisme, au lieu d'être un symptôme de débilité générale, ne soit la conséquence de l'absence de papilles pigmentaires, auquel cas, bien entendu, il est absolument irrémédiable.

II

VITILIGO

L'albinisme, nous venons de le dire, est une affection, ou plutôt une difformité *achromateuse* caractérisée par l'absence de la matière pigmentaire, absence tantôt complète, absolue, et tantôt partielle, n'existant que sur une certaine étendue de la superficie du corps.

Le vitiligo peut être congénital comme l'albinisme ; le plus souvent il se développe postérieurement à la naissance, vers l'âge adulte. Il diffère de l'albinisme en ce qu'il n'est pas constitué par l'absence du pigment, mais par sa répartition inégale; de telle sorte que certains points de la peau en sont totalement dépourvus, tandis que les points voisins et limitrophes en sont au contraire trop abondamment fournis. C'est donc une affection ou difformité *dyschromateuse* : il est caractérisé par des taches blanches, pâles, décolorées, plus ou moins étendues, irrégulièrement arrondies, de formes et de dimensions variables, entourées et circonscrites par des surfaces brunâtres, hyperpigmentées. Vous le voyez, dans le vitiligo, il n'y a pas, comme dans l'albinisme, suppression du pigment, mais répartition inégale et vicieuse de ce pigment, aggloméré en certains endroits, au détriment des parties voisines, qui en sont privées. Les taches blanches paraissent être, et sont, en effet, formées par le refoulement de la matière pigmentaire, qui, du centre de la tache, a été repoussée et entassée à sa périphérie.

Le vitiligo est donc une difformité caractérisée par des taches ou surfaces cutanées décolorées et privées de pigment, autour desquelles existe une zone où le pigment est accumulé en trop grande abondance.

Il y a, Messieurs, trois formes et trois sortes de vitiligo. Tantôt la peau seule est affectée de cette alternance, de cette bigarrure de taches décolorées, encadrées et enguirlandées de bordures hyperpigmentées. Tantôt la peau conserve sa teinte uniforme et normale, tandis que les cheveux seuls sont décolorés. Dans un troisième cas, ou dans une troisième forme enfin, la décoloration atteint à la fois et la peau et le système chevelu.

VITILIGO DE LA PEAU OU LEUCODERMIE VITILIGINEUSE

Le vitiligo, nous vous l'avons déjà dit, n'est pas la suppression, mais le déplacement et le refoulement, sur certaines parties, de la matière pigmentaire de la peau. Il peut être *congénital*, mais, le plus habituellement, il est *acquis*, et il se développe à partir de vingt à vingt-cinq ans. Il siège le plus ordinairement sur les parties découvertes, sur la figure, sur la face dorsale des mains, sur le cou. Il se présente sous la forme de taches d'abord arrondies, se déformant ensuite, et entourées de cercles concentriques d'une coloration pigmentaire exagérée, coloration formée par l'accumulation du pigment, qui, du centre de la rache, semble avoir été refoulé à sa périphérie.

Le vitiligo est d'un aspect étrange, par suite de l'agencement désordonné de la matière pigmentaire; la peau qui en est le siège ne présente aucun autre caractère anormal ; il n'y a aucun autre trouble, aucune autre lésion dans ses parties constituantes; aucun épaississement, aucune induration, aucune rugosité, aucune douleur, aucun prurit dans toutes les surfaces vitiligineuses.

En vertu de ces considérations, Celse, appelle le vitiligo : *vitiligo levior*, pour le distinguer de celui qu'il appelle *vitiligo gravior* et qui n'est rien autre chose que la *lèpre* ou *éléphantiasis des Grecs*.

Les altérations cutanées de l'éléphantiasis des Grecs consistent dans de grandes taches cuivrées, jaunâtres, non arrondies, comme celles du vitiligo, sans forme régulière appréciable et caractéristique; la peau sur laquelle existent ces taches est hypertrophiée, épaissie, indurée, si on la pince, si on la pique, si on y enfonce une épingle, on ne détermine aucune douleur, aucune sensation ; il y a donc une anesthésie et une analgésie complètes, puisque la sensibilité tactile et la faculté de percevoir la douleur sont également abolies. Rien de semblable n'existe dans le vitiligo ; aussi les colorations vitiligineuses et léproïdiennes se distinguent-elles de la manière la plus nette et la plus tranchée.

Les plaques décolorées du vitiligo ne sont le siège d'aucune desquamation; les poils qui s'y rencontrent sont tantôt décolorés, comme la peau, et tantôt ils conservent leur pigment, et, par conséquent, leur couleur native, qui tranche par sa teinte normale sur la blancheur de la peau dépigmentée de laquelle ils émergent.

Quelles sont les causes du vitiligo? Nous l'avons dit, il est quelquefois congénital, et, dans ce cas, il constitue une de ces difformités dont la cause originelle nous échappe, à moins que nous ne la rattachions à une impression vive, à un regard, à un saisissement de la mère, à l'occasion d'une semblable difformité, et dont le retentissement et le contre-coup se seraient fait sentir sur l'enfant pendant la vie intra-utérine.

Quant au vitiligo *acquis*, et dont le développement se produit ordinairement dans l'âge adulte, on l'a attribué à l'anémie, à un affaiblissement général, à la syphilis, à l'action de l'air, du froid, du chaud, du soleil, en raison de son siège habituel sur les parties découvertes : mais ces explications ne sont nullement satisfaisantes, nous le reconnaissons; elles n'éclaircissent nullement l'étiologie du vitiligo; elles ne nous font pas voir comment il se produit; elles ne nous apportent aucune lumière; elles laissent la question dans des ténèbres plus épaisses encore peut-être; elles ne sont qu'une énigme et qu'un mystère de plus, et quand nous les mettons en avant, on peut nous appliquer cet adage des anciens : *obscura obscurioribus dilucidare.*

TRAITEMENT DU VITILIGO CUTANÉ.

Les indications à remplir dans le traitement du vitiligo seraient les suivantes : 1° ramener la sécrétion pigmentaire au milieu des taches décolorées; 2° diminuer le pigment en excès au pourtour des taches.

Or peut-être de puissants modificateurs locaux opéreraient-ils ce double résultat : ainsi des douches froides énergiques, des massages, des frictions avec des liquides excitants, tels que le baume de Fioraventi, l'alcool camphré, des badigeonnages avec la teinture d'iode, avec une solution de sublimé, des électrisations répétées, etc.; peut-être, nous le répétons, l'action énergique de ces modificateurs locaux produirait-elle une heureuse révolution dans la sécrétion du corps pigmentaire, de manière à rétablir l'uniformité dans la sécrétion des corpuscules du pigment ; de manière à empêcher le refoulement de ces corpuscules et leur accumulation dans certaines zones, qui en sont encombrées au détriment des parties voisines, qui en sont privées.

On pourrait encore tenter de remplir les mêmes indications avec des sinapismes et des vésicatoires ; on mettrait les sinapismes sur les surfaces dépigmentées, dans l'espérance que leur effet irritant pourrait peut-être y faire revivre la sécrétion pigmentaire. On appliquerait plusieurs vésicatoires successifs sur les endroits superpigmentés, de manière à détruire, couche par couche, les feuillets épidermiques, et surtout les feuillets les plus profonds, avec l'espoir que les couches d'épiderme qui seraient reproduites renfermeraient moins de pigment.

Telles seraient les indications à remplir et les moyens à employer, si vous vouliez traiter le vitiligo cutané ; mais nous vous dirons, à ce propos, ce que nous vous avons dit relativement au traitement des taches pigmentaires : le mieux, le meilleur parti à prendre, ce serait de ne rien faire, tant les résultats nous paraissent douteux, incertains et problématiques.

III

VITILIGO DES POILS OU CANITIE.

Le vitiligo, tel que nous venons de le décrire, peut exister sur la peau seulement (c'est la leucodermie vitiligineuse); sans que le système pileux, cheveux et barbe, en soient atteints. La décoloration partielle de la peau s'opère, tandis que la barbe et les cheveux gardent leur coloration la plus normale ; mais il arrive aussi, et c'est le cas le plus habituel, que le vitiligo atteint le système pileux seul, la peau restant normale. La décoloration du système pileux est appelée *canitie*.

La canitie peut être *congénitale*, *accidentelle*, *prématurée*, *sénile*.

La canitie *congénitale* est un des caractères de l'albinisme ; elle peut exister aussi sans l'albinisme, mais c'est très rare, si nous parlons de la canitie généralisée, c'est-à-dire de la canitie de toute la barbe et de tous les cheveux, du système pileux entier. Mais ce qui est moins rare, c'est de voir une canitie partielle, ainsi une partie plus ou moins considérable de la barbe, ou des cheveux être blanche au milieu de tout le reste, dont la couleur est restée intacte. Vous verrez assez souvent au milieu d'une belle chevelure, ou d'une belle barbe noire un bouquet, une sorte d'aigrette blanche. Un de nos collègues les plus sympathiques et les plus distingués nous en offre un exemple. C'est la canitie congénitale partielle, sans albinisme.

La canitie *sénile* est la plus commune ; elle est un

des apanages de la vieillesse ; elle est le plus ordinairement généralisée, c'est-à-dire qu'elle occupe le système pileux tout entier, cheveux, cils, sourcils, barbe, et tous les poils répartis sur le corps. Quelquefois, au milieu de la décoloration générale, une seule région pileuse reste avec sa teinte primitive, inaltérable et inattaquable à la canitie. Ce sont les poils de l'arcade sourcilière, en d'autres termes, les sourcils, qui ont le privilège de rester ainsi ce qu'ils étaient primitivement, au milieu de la décoloration générale.

La canitie est dite *prématurée*, lorsqu'elle se produit pendant l'âge mûr, et quelquefois même pendant la jeunesse. On la voit quelquefois survenir dès l'âge de vingt-cinq à trente ans. C'est par les cheveux qu'elle commence ; elle les envahit progressivement, et, en quelque sorte, un à un ; de sorte que la chevelure offre un mélange de cheveux colorés et de cheveux blancs, ces derniers devenant de plus en plus nombreux.

Chez la femme, la canitie est, en général, plus tardive que chez l'homme. La chevelure de la femme est plus solide, plus durable que celle de l'homme. Les cheveux de la femme sont plus persistants ; ils tombent moins, et ils conservent leur couleur mieux et plus longtemps que les cheveux de l'homme.

Les cheveux sont une production cornée, tubaire ; chaque cheveu représente un tube à parois transparentes ; la cavité de ce tube est remplie par des corpuscules pigmentaires, de couleur variable, qui donnent au cheveu sa coloration naturelle, noire, brune, blonde, rousse. Ces corpuscules pigmentaires, ou matière colorante du cheveu, sont sécrétés par les papilles vasculaires du derme ; et, à mesure qu'ils sont produits, ils pénètrent et s'élèvent dans l'intérieur du cheveu, en vertu de la force ascensionnelle qu'ils tiennent de leur sécrétion même. Les derniers corpuscules pigmentaires sécrétés poussent devant eux, et font ainsi monter dans la cavité du cheveu, les corpuscules qui les ont précédés, qu'ils trouvent devant eux, en sorte que les corpuscules pigmentaires sont de sécrétion d'autant plus ancienne qu'ils sont plus près de la pointe ou extrémité des cheveux.

Or, sous des influences difficiles à déterminer, lorsque la sécrétion pigmentaire des cheveux vient à se tarir, ils ne reçoivent plus de corpuscules colorants; leur cavité tubaire reste vide, et ils sont décolorés.

La suppression de la sécrétion pigmentaire des cheveux ne cesse pas brusquement et complètement : elle commence par diminuer petit à petit. Les corpuscules pigmentaires sont d'abord sécrétés en moins grande abondance; ils ne remplissent plus le calibre tubaire du cheveu; ils y sont épars, disséminés, et alors la couleur du cheveu est grisâtre; puis, par le fait de la suppression progressive et devenue complète des corpuscules colorants, le tube capillaire, tout à fait vide, est d'un blanc d'argent. Le même cheveu peut être à la fois noir, gris et blanc : noir à son sommet ou à son extrémité, par la présence d'anciens corpuscules pigmentaires, qui s'y trouvent condensés; gris à son milieu, par la présence des corpuscules pigmentaires, de formation plus récente, qui, moins nombreux, plus rares, ne sont plus qu'isolés les uns des autres, et par conséquent ne produisent plus qu'une coloration moins intense et moins accentuée; et enfin blanc à sa base, par l'absence totale de corpuscules pigmentaires. Quand le cheveu est ainsi segmenté par des colorations différentes, on dit qu'il est *annelé*.

La décoloration du cheveu est donc progressive; elle se fait de sa base à son sommet. Elle peut être intermittente, temporaire, accidentelle; elle peut résulter d'un état morbide passager de la papille qui sécrète le cheveu, ainsi que de la papille qui sécrète la matière colorante. Ces papilles peuvent être malades, et par suite manquer de la puissance sécrétoire convenable pour produire un cheveu vigoureux, doué de toutes ses qualités normales, et en particulier pourvu de matière pigmentaire.

C'est ce que vous observez dans les teignes; dans la teigne tondante et dans la teigne favique. Lorsque les cheveux commencent à repousser, ce ne sont d'abord que des poils follets, fins, rabougris, sans force et sans pigment; ils sont en effet blancs et décolorés; mais faites deux ou trois épilations successives; arrachez ces cheveux malingres, rétablissez le follicule pileux et sa papille pigmentaire dans leur état normal; mettez-les en état, après les avoir débarrassés du parasite et de ses conséquences inflammatoires, de produire un cheveu normal, et vous verrez, en effet, le cheveu reparaître avec sa force et son pigment physiologique.

La canitie est donc quelquefois *passagère*, due à une maladie accidentelle de la papille pigmentaire et du follicule pileux. Dans ce cas, elle est susceptible de guérison; elle disparaît, avec la maladie des organes de la sécrétion du cheveu, et de la sécrétion du pigment. Quand la papille pigmentaire et le follicule pilifère sont redevenus sains, ainsi que les glandules sébacées, nourricières, leurs annexes, alors la sécrétion pigmentaire redevient normale en même temps que le cheveu lui-même. C'est ce que vous voyez tous les jours dans le traitement de la tricophytie et de la teigne favique.

Mais quand la canitie est due à l'atrophie de la papille qui sécrète le pigment, alors elle est définitive et sans remède. Dans ce cas, elle se produit progressivement et lentement; le cheveu cesse d'abord d'avoir sa couleur normale; il la perd petit à petit, il devient gris par le fait de la diminution des corpuscules pigmentaires, puis tout à fait blanc par leur disparition complète; cette décoloration complète est toujours longue à s'accomplir.

On cite cependant des cas dans lesquels les cheveux ont blanchi rapidement, dans l'espace d'une journée, de quelques heures même, sous l'influence d'une émotion poignante, d'une impression saisissante, d'une frayeur excessive, d'un chagrin violent. L'histoire a enregistré quelques-uns de ces faits bizarres, extraordinaires, qu'il faut bien croire, sans pouvoir les expliquer scientifiquement.

Ainsi, dans la fatale nuit du 5 juillet 1534, qui suivit sa dernière entrevue avec sa famille, et ses derniers adieux si déchirants, à sa femme, à sa bien-aimée fille, Marguerite, et à ses autres enfants, l'illustre et vénérable chancelier d'Angleterre, Thomas Morus, qui devait être décapité le lendemain, vit blanchir, pour ainsi dire subitement, sa barbe et ses cheveux.

La magnifique chevelure de l'infortunée reine Marie Antoinette blanchit dans son cachot de la Conciergerie.

Un nègre, pendant son travail, avait son petit enfant endormi, à l'ombre d'un palmier; un aigle fond, avec la rapidité de la foudre, sur cette proie facile, s'en empare, l'enlève dans ses serres et l'emporte dans les airs; à cet horrible spectacle, le malheureux père est saisi d'une telle émotion que ses cheveux blanchissent instantanément.

Sans parler de ces faits, d'une rareté tout exceptionnelle, l'observation paraît avoir démontré que les chagrins profonds et prolongés, que la nostalgie, que les passions tristes, qu'un ennui habituel, que les travaux de cabinet excessifs et trop assidus amènent la canitie prématurée.

TRAITEMENT DE LA CANITIE.

La canitie congénitale résulte, anatomo-pathologiquement, de l'absence des papilles secrétoires de la matière colorante du cheveu ; elle est donc incurable.

La canitie temporaire qui se produit, après les teignes, est la conséquence de la maladie du follicule pileux, de la papille pigmentaire et des glandules, ses annexes ; celle-là est curable et vous nous la voyez guérir tous les jours par l'épilation, et par les divers agents parasiticides.

Quant à la canitie sénile et à la canitie prématurée, progressives, développées lentement, petit à petit, elles sont dues à l'atrophie progressive de la papille colorante du cheveu ; le jour où le cheveu est totalement décoloré, l'atrophie de la papille est complète et consommée. Ces canities sénile et prématurée sont donc tout à fait incurables.

Il est impossible, en effet, de rappeler à la secrétion normale un organe atrophié et qui n'existe plus.

Aussi l'art s'est-il efforcé de remplacer la nature, et de faire, à sa place, l'œuvre qu'elle faisait autrefois ; il s'est ingénié à redonner aux cheveux et à la barbe leur ancienne teinte, par des moyens qui sont plutôt du domaine de la cosmétique que de la médecine, et dont, par conséquent, nous pourrions nous dispenser de parler. Cependant, comme il vous arrivera d'être consultés sur l'opportunité, sur la convenance, sur la valeur, sur l'innocuité de ces moyens, il est bon que vous en connaissiez au moins quelques-uns.

Les Romains attachaient la plus grande importance à la couleur de leurs cheveux. Ovide, à qui il n'était resté que de rares cheveux blancs, nous dit que ce sont les années, les tourments et un travail incessant qui ont fait tomber et blanchir ses cheveux :

Confiteor facere hæc annos; sed et altera causa est
Anxietas animi continuusque labor.

Il est intéressant de voir quelles étaient les couleurs les plus appréciées par ces vieux maîtres du monde, et comment ils parvenaient à changer leur couleur naturelle, pour s'en donner une artificielle et factice, telle que la mode l'avait consacrée.

Voici, à cet égard, de curieux renseignements, que nous puisons dans les beaux travaux sur l'antiquité romaine de notre excellent parent et très savant ami, M. Quinton.

Les Romains, particulièrement les matrones, employaient de nombreuses substances pour se teindre les cheveux.

Ovide adressait à une jeune fille, qui avait abusé de cette teinture artificielle jusqu'à en perdre en partie les cheveux, une élégie consacrée tout entière à la dissuader d'avoir plus longtemps recours à ces moyens, souvent dangereux.

Dicebam medicare tuos desiste capillos
Tingere quam possis, jam tibi nulla coma est.
(OVIDE, *Amorum*, Lib. I, Eleg. 14, vers. 1 et 2.)

Les Romaines étaient, pour la plupart, brunes, comme elles le sont encore aujourd'hui; aussi les blondes étaient extrêmement recherchées, à cause de leur rareté : elles étaient les femmes à la mode.

Forma placet niveusque color, flavique capilli.
(OVIDE, *Fastorum*, Lib. II, vers. 763.)

Candida me capiet, capiet me flava puella.
(OVIDE, *Amorum*, Lib. II, Eleg. 4, vers. 40.)

La teinte blonde rousse était la plus en faveur et la plus en vogue; aussi les matrones étaient-elles à la recherche de toutes les compositions qui pouvaient donner à leur chevelure cette précieuse teinte d'un blond ardent, objet des convoitises de leur coquetterie.

Pour cela, elles employaient avec succès un savon des Gaules, dont elles se servaient en pâte ou en liquide, et qui était composé de cendres de hêtre et de graisse de chèvre (*sebo*) :

Summa diligentia capillos cinere rutilant.
(VALÈRE, Maxime, Lib. II, cap. 1, n° 5.)

Gallorum hoc inventum rutilandis capillis, cinere et sebo.
(PLINE l'Ancien, Lib. XXVIII, cap. 1.)

Rutilium rufum significat, cujus coloris studiosæ etiam antiquæ mulieres fuerunt, unde traxerunt cognomina Rutilas, ut indicat frequenter Afranius.
(FESTUS, v° *Rutilium*.)

Rutilium rufum significat, cujus coloris studiosæ etiam antiquæ mulieres fuerunt, unde et rutilæ dictæ sunt.
(PAULUS, *eodem verbo*.)

Caustica Teutonicos accendit spuma capillos.
(MARTIAL, XIV, 26.)

La même teinte rousse était encore obtenue par le suc des noix vertes (*juglandes*) :

Tinguntur cortice earum lanæ et rufatur capillus primum prodeuntibus nuculis.
(PLINE, XV, 22.)

Tum studium formæ, coma tum mutatur, ut annos
Dissimulet viridi cortice tincta nucis.

(TIBULLE, I, 9, vers. 43.)

Pline assure qu'un mélange de lie de vinaigre et d'huile de lentisque faisait devenir les cheveux blonds en une seule nuit :

Fæx aceti... addito lentiscino oleo, una nocte rufat capillum.

(PLINE, XXIII, cap. 2.)

Pour empêcher les cheveux de blanchir, on se servait des graines du sureau (*acini sambuci*), qui donnaient une liqueur épaisse et noire :

Sambuci acinos habent nigros atque parvos, humoris lenti, inficiendo maxime capillo.

(PLINE, XVI, cap. 37, *in fine.*)

On se servait aussi du noir d'ivoire :

..... *Ne longis flavescere possit ab annis,*
Milonis Assyrium fæmina tinxit ebur.

(OVIDE, *Amorum*, Lib. II, Eleg. 5, vers. 39.)

On employait encore, contre la canitie, une décoction de sangsues, que l'on faisait macérer et putréfier, pendant soixante jours, dans un vase de plomb, avec du vin noir et du vinaigre. Ce mélange, d'une grande âcreté, était d'un emploi dangereux, au témoignage de Pline : il avait une telle force que ceux qui s'en servaient pour teindre les cheveux étaient obligés, pendant l'opération, de tenir leur bouche pleine d'huile, sous peine de voir leurs dents se noircir.

Capillum denigrant sanguisugæ, quæ in nigro vino diebus sexaginta computruere. Alii in aceti sextariis (six as ou onces romaines), *duobus sanguisugarum sextarium* (six as), *in vase plumbeo jubent putrescere totidem diebus, mox illini in sole. Sornatius tantam vim habere tradit, ut nisi oleum ore contineant qui tingunt, dentes quoque eorum denigrare dicat.*

(PLINE, Lib. XXXII, cap, 7.)

Les Persans se servent, pour teindre leur cheveux, de la poudre du henné (famille des Papilionacées); ils délayent cette poudre dans l'eau, et avec la pâte qui résulte de ce mélange ils frottent les cheveux blancs, qui se trouvent alors colorés en rouge. Pour leur donner une teinte noire, ils mélangent de la poudre d'indigo à la poudre de henné.

Nous employons, nous, d'autres procédés pour ramener au noir les cheveux blancs : voici un de ces procédés.

Commencez par bien dégraisser les cheveux avec de l'eau savonneuse. Puis lavez-les avec une solution de nitrate d'argent; cette solution, au contact de l'air, se décompose, et l'argent qu'elle contenait se dépose sur les cheveux, en leur donnant une teinte noire.

En voici un autre : lavez d'abord les cheveux avec une solution de nitrate d'argent; puis, tout de suite après, avec une solution de sulfure de potassium, il se formera un sulfure noir d'argent, qui donnera à la chevelure la teinte demandée. On peut encore se servir d'une solution de sulfure de plomb.

Tels sont, Messieurs, les principaux moyens employés pour redonner à la chevelure, et à la barbe l'éclat et la beauté qu'elles ont perdus, moyens toujours insuffisants; résultats toujours défectueux et imparfaits, qui ne trompent jamais un œil exercé : l'art ne saurait égaler la nature. Quand votre barbe et vos cheveux auront blanchi, ne vous laissez pas tenter par une coloration artificielle, toujours menteuse, qui ne trompera personne, excepté vous ; et n'oubliez pas alors ce vers de Boileau :

Rien n'est beau que le vrai, le vrai seul est aimable.

TRENTE-SIXIÈME LEÇON

TUMEURS MALIGNES DE LA PEAU

MYCOSIS FONGOÏDE ; MÉLANOSE.

Messieurs,

Dans nos leçons précédentes, je vous ai fait connaître les diverses altérations que peut subir la peau, soit dans l'ensemble de toutes les parties qui la constituent, soit dans telle ou telle de ces parties seulement. C'est ainsi que je vous ai montré la pachydermie comme étant le résultat de lésions hypertrophiques intéressant à la fois tous les organes qui composent notre tégument externe. Puis nous avons vu cette même transformation hypertrophique cesser d'être générale, se restreindre, se localiser sur une seule des parties de la peau, et produire le *papillôme*, la callosité, l'ichthyose, suivant qu'elle affecte l'épiderme, ou le corps papillaire.

Dans toutes ces affections, pas plus que dans les diverses altérations du corps pigmentaire, que nous avons étudiées aussi, nous n'avons pas trouvé ce que l'on appelle, en dermatologie, un caractère *malin*, c'est-à-dire un double principe de destruction, et pour l'organe lésé, et pour l'organisme tout entier. Une affection cutanée, en effet, est dite *maligne*, lorsqu'elle porte une atteinte sérieuse à l'intégrité de la peau, lorsqu'elle l'ulcère, lorsqu'elle la désorganise, lorsqu'elle la détruit, et qu'en même temps elle exerce un grave retentissement sur la santé générale, au point de compromettre la vie.

Aujourd'hui, je vais appeler votre attention sur deux affections ayant, l'une et l'autre, ce redoutable caractère de *malignité*, avec des formes différentes dans leur évolution, dans leur caractère et dans leurs lésions constitutives.

I

MYCOSIS FONGOÏDE OU LYMPHADÉNIE CUTANÉE.

Nous désignerons sous ce nom une maladie générale, diathésique, non contagieuse, non héréditaire, mal définie dans son essence, inconnue dans sa nature, impliquant une altération profonde et irrémédiable de la constitution; caractérisée d'abord par des taches rouges et prurigineuses, puis par des plaques saillantes et papuleuses, et enfin par des tumeurs, dont les ulcérations amènent les accidents généraux les plus sérieux, toujours précurseurs de la mort.

Le mycosis fongoïde a été étudié par un grand nombre de dermatologistes. Alibert est le premier qui l'ait fait connaître : M. Bazin et M. Baudot, son élève très distingué, ont fait, à son sujet, d'intéressantes recherches; M. Gillot lui a consacré une thèse très bien conçue; MM. Demange et Guérard lui ont consacré, l'un et l'autre, un travail; notre savant collègue M. Hillairet en a observé, dans son service à l'hôpital Saint-Louis, un cas remarquable, qu'il a fait mouler, et qui est conservé dans notre musée. M. Doyon, avec toute la netteté d'esprit qui le caractérise, s'est efforcé d'élucider la même question; enfin M. Ranvier en a fait l'étude histologique.

Après tant de travaux, et malgré le talent et la science de tous ces observateurs, nous ne pouvons pas nous flatter d'avoir, du mycosis, une notion bien claire et bien complète. Si nous connaissons sa composition anatomo-pathologique, telle que le microscope nous l'a révélée, nous ne savons pas nous expliquer son évolution bizarre, sa marche insidieuse, sa résistance invincible à tout traitement, non plus que la cause qui le produit. Nous savons que c'est une maladie diathésique, mais nous ignorons ce qu'est cette diathèse, et quelle est sa nature.

D'après M. Ranvier, les tumeurs du mycosis fongoïde sont constituées par du tissu adénoïde, ne différant pas de celui que l'on observe dans la leucocythémie et l'adénie; les ganglions, qui sont toujours engorgés, ont la même structure que dans l'adénie; et au milieu des tumeurs mycosiques on trouve de gros vaisseaux capillaires variqueux, tortueux, à parois épaissies. Le foie est graisseux.

M. Gillot, dans la thèse remarquable dont nous avons déjà parlé, soutient que le mycosis, la leucinie et l'adénie sont une seule et même maladie; en d'autres termes, il y a, pour lui, identité entre le mycosis, la leucinie et l'adénie.

Pour M. Baudot, le mycosis est une diathèse caractérisée par un tissu spécial; mais quel est ce tissu? — M. Baudot ne nous le dit pas; il semble ne pas être de l'avis de M. Ranvier relativement à la nature du tissu mycosique, et cependant il nous dit, dans un autre endroit, que le mycosis est une maladie diathésique, ayant pour effet de produire des tumeurs constituées par un tissu adénoïde, à tendance envahissante, et souvent ulcérative.

SYMPTÔMES ; ÉVOLUTION DU MYCOSIS FONGOÏDE.

Les causes du mycosis, que l'on appelle aussi lymphadénie cutanée, sont absolument insaisissables ; son début est obscur, mal défini, et presque impossible à déterminer ; sa durée est toujours très longue ; elle est habituellement de plusieurs années. Les symptômes varient aux différentes époques de cette longue évolution. On peut lui reconnaître trois périodes : une première période dans laquelle les accidents cutanés consistent en taches : nous l'appellerons période *maculeuse* ; une deuxième période, caractérisée par un épaississement hypertrophique de la peau, épaississement partiel et en plaques, qui se recouvre de papules de lichen : nous l'appellerons période *papuleuse* ; une troisième période, caractérisée par la formation de tumeurs véritablement pathognomoniques de la maladie : nous l'appellerons période *fongoïde*.

Suivons la maladie dans son développement à travers ces trois périodes.

1° *Période maculeuse.* — Le début de la maladie est obscur et impossible à déterminer. Ce ne sont d'abord que de simples taches, rouges, disséminées ; existant, tantôt sur le tronc seulement, tantôt seulement sur les membres inférieurs, et quelquefois sur tout le corps ; ces taches n'ont aucun caractère spécial, pathognomonique ; elles sont le siège d'un prurit assez intense ; le malade se gratte irrésistiblement, et l'action de ses ongles produit, à la surface de ces taches, une sorte de petite poussée eczémateuse.

« A mesure que cette éruption progresse, elle s'accompagne, dit M. Gillot, de démangeaisons plus ou moins vives; les malades se grattent parfois violemment, et, sous l'influence de ce grattage, les surfaces malades peuvent s'excorier, suinter, et même se recouvrir de croûtes molles; elles ont alors une assez grande ressemblance avec un eczéma... Quand les taches congestives ont existé pendant quelque temps, ou qu'elles ont été irritées, elles se recouvrent de squames fines, et revêtent l'aspect d'un pityriasis, ou plutôt d'un eczéma, à la période de dessiccation. »

La durée de ces taches est indéterminée; elle peut être de cinq ou six mois, et davantage. Elles finissent par disparaître. Puis, au bout d'un certain temps, elles reviennent en nouvelle poussée; et cette poussée, comme la première et comme celles qui la suivront, est accompagnée d'un certain malaise général qui disparaît, quand la poussée est complète.

2° *Période papuleuse.* — Après plusieurs poussées, la peau, sur laquelle ces taches se sont produites, s'altère; elle s'épaissit; elle s'hypertrophie; elle forme, au milieu des surfaces ambiantes, une saillie, une élevure appréciable au toucher, et même à la vue. Ces élevures ressemblent à celles du psoriasis, et des papules de lichen se dessinent sur leur étendue. La durée de cette deuxième période est aussi variable que la première; du reste, ces deux premières périodes, la période maculeuse ou congestive, et la période papuleuse ou lichénoïde, peuvent manquer, ainsi que l'a constaté M. Demange dans un cas. Alors la maladie commence d'emblée par la période fongoïde; mais le plus souvent les accidents suivent la marche progressive que nous avons indiquée.

3° *Période fongoïde.* — C'est là la vraie période caractéristique et vraiment pathognomonique de la maladie. Jusqu'à cette période, on ne pouvait avoir que des doutes sur l'existence du mycosis; il était impossible d'avoir, à cet égard, une certitude. Mais à cette période le mycosis s'affirme; il se manifeste par des lésions qui ne permettent plus de le méconnaître.

Ces lésions ne se produisent que deux ou trois ans après le début des accidents, et c'est le plus souvent sur les plaques hypertrophiques qu'elles surgissent, à la place du lichen, qui s'efface devant elles.

Ces lésions consistent en tumeurs de volume et d'aspect différents. Les unes sont grosses comme un pois, comme une noisette, comme une noix; les autres, en se réunissant, font une masse, égale à un œuf de poule, arrondie, mamelonnée, comparée par Alibert à une morille, et par M. Bazin à une tomate. Leur couleur est rougeâtre; la peau qui les recouvre est lisse et tendue, et, comme l'a fait remarquer M. Bazin, elle est devenue presque insensible. Leur consistance est ferme, élastique, quelquefois dure. Ces tumeurs ne sont pas, ou ne sont que peu douloureuses; leur développement est assez rapide, et accompagné de quelques troubles généraux. Sur toutes les surfaces qu'elles occupent, les poils et les cheveux tombent, la peau reste glabre; les ongles se déforment, deviennent cassants, et sont comme déracinés par la production d'une membrane épaisse, qui se forme à leur extrémité, et qui les renverse sur eux-mêmes. Cette membrane n'est autre que la matière onguéale, hypertrophiée, comme elle l'est dans l'eczéma des ongles.

Dès l'apparition de la tache rougeâtre constituant la première période du mycosis, on constate l'engorgement des ganglions correspondants; cet engorgement augmente avec l'intensité et le nombre des taches; il devient plus prononcé à la deuxième période, c'est-à-dire au moment où la peau s'épaissit en plaques hypertrophiées et lichénoïdes, et il se développe surtout au moment où apparaissent les tumeurs fongoïdes de la troisième période.

Ces tumeurs deviennent quelquefois très nombreuses; elles se généralisent et peuvent consteller toute l'étendue du corps, du tronc et des membres.

Deux faits principaux les caractérisent et leur donnent un cachet pathognomonique et tout spécial. Le premier, c'est leur *généralisation*, c'est leur propagation à toutes les régions du corps qu'elles envahissent de proche en proche, et assez rapidement.

Le deuxième fait, c'est leur *disparition*, c'est leur *rétrocession* complète, rapide, inexplicable et sans accidents généraux de répercussion. Cette rétrocession est un des phénomènes les plus caractéristiques du mycosis; il a été signalé par M. Bazin, par M. Demange et par tous ceux qui ont observé des cas de mycosis.

« On voit, dit M. Gillot, les tumeurs diminuer rapidement de volume, s'affaisser, fondre, pour ainsi dire, s'affaisser, sans que la peau se plisse à la surface ni s'exfolie. En quelques semaines, en quelques jours parfois, une tumeur du volume d'une noix a disparu sans laisser de traces. Ce phénomène se reproduit en général, à plusieurs reprises, dans le cours de la maladie. »

L'engorgement ganglionnaire disparaît aussi, en même temps que les tumeurs.

Cette rétrocession si singulière peut porter sur toutes les tumeurs, en sorte que toute trace de mycosis a disparu; le malade peut se croire guéri; en effet, il n'a plus ni tumeurs, ni engorgement ganglionnaire, et sa santé générale a pu rester assez bonne. Mais, au bout d'un intervalle plus ou moins long, une nouvelle poussée de tumeurs se produit. Le mycosis peut donc avoir une marche intermittente.

Quand les tumeurs se sont formées, elles augmentent progressivement de volume; et quand elles sont arrivées à leur période d'état, elles restent pendant quelque temps stationnaires. Au bout de ce temps, elles peuvent disparaître *toutes*, comme nous l'avons dit, pour reparaître ultérieurement.

Mais, le plus souvent, la rétrocession ne porte que sur quelques-unes d'entre elles seulement.

Les autres se ramollissent, s'ouvrent, se perforent, et, par cette perforation spontanée, on voit s'écouler un pus sanieux, très fétide; ce pus se concrète quelquefois en croûtes épaisses et verdâtres, peu persistantes, sous lesquelles se forme une nouvelle quantité de pus, qui ne tarde pas à les faire tomber.

L'ouverture de toutes les tumeurs donne lieu à autant d'ulcérations. Ces ulcérations de mauvaise nature, de mauvais aspect, ont leurs bords indurés; elles n'ont pas de tendance à devenir profondes; elles restent superficielles; elles peuvent quelquefois occuper une surface de huit ou dix centimètres carrés. Leur fond est blafard et sanieux; elles peuvent se cicatriser, et leur cicatrice est ineffaçable et délébile.

Mais, le plus souvent, ces ulcérations sanieuses, blafardes, hérissées de végétations fongueuses, ayant l'aspect et la physionomie des ulcérations cancéreuses, ne se cicatrisent pas. Elles restent ce que vous les voyez sur cette belle pièce, moulée dans le service de notre collègue M. Hillairet ; elles restent sanieuses, suintantes ou croûteuses, mais toujours hideuses et fétides. Elles se multiplient ; elles s'étendent en surface. C'est alors que la santé du malade s'altère ; il maigrit ; il perd ses forces ; il perd l'appétit et le sommeil ; la diarrhée, la fièvre hectique, le marasme, la mort surviennent et mettent fin à cette longue et triste scène.

Tels sont les caractères, la marche et la terminaison de cette grave et bizarre maladie. Il y a dans le mycosis quelque chose de tout particulier, qui lui est spécial, qui n'appartient qu'à lui ; quelque chose d'idiosyncrasique, qui lui constitue une individualité morbide, *à part, sui generis*, un *nescio quid* ; quelque chose que l'on sent, dont on a conscience, dont on a l'intuition, mais que l'on ne peut pas exprimer, et *qui n'a de nom dans aucune langue*, suivant la belle et pittoresque expression de Bossuet.

Tout ce que nous savons, c'est que le mycosis est une diathèse, une maladie générale, *totius substantiæ*. Est-ce, comme le prétend M. Ranvier, l'œil sur le microscope, une diathèse constituée par l'existence d'un tissu *adénoïde*, ne différant pas de celui qu'on observe dans la leucocythémie et l'adénie? — Non ; le mycosis est plus que cela ; il y a autre chose dans le mycosis. Le tissu adénoïde, sa prétendue identification avec la leucocythémie ne rendent pas compte de l'existence des tumeurs, de leur généralisation, de leur rétrocession, de leurs poussées intermittentes, de leur malignité, de leurs ulcérations et de la mort constante du malade. — Est-ce une forme particulière de cancer? — Peut-être. Sans doute le microscope ne révèle pas, dans le mycosis, comme dans le carcinôme, des cellules épaisses, à contours souvent irréguliers, avec nn noyau et un nucléole volumineux. Sans doute on ne voit pas, dans le mycosis, comme dans le carcinôme, un suc abondant, crémeux, lactescent; des alvéoles petites, microscopiques, et un tissu conjonctif de nouvelle formation. Sans doute encore les tumeurs du cancer ne rétrocèdent pas, ne disparaissent pas, ne sont pas intermittentes comme celles du mycosis. Mais nous trouvons dans le mycosis, comme dans le cancer, une tendance invincible à l'envahissement, à la généralisation, à l'ulcération; nous trouvons, dans le mycosis, le même engorgement ganglionnaire, la même induration des bords ulcéreux, la même sanie purulente, fétide qui s'écoule des ulcérations, le même aspect, la même physionomie des ulcérations, la même malignité et la même terminaison fatale et irremédiable que dans le cancer. Le mycosis est-il donc une forme particulière, spéciale, du cancer? — Peut-être.

Le mycosis affecte l'âge mûr et les deux sexes. Aucun traitement n'a pu arrêter sa marche envahissante. Cependant les toniques, les reconstituants, le quinquina, le fer, les vins généreux, l'arsenic, le phosphate de chaux sont indiqués pour soutenir, le plus longtemps possible, l'état général des forces et retarder l'heure de la cachexie. On pansera les ulcérations, comme tous les ulcères sanieux et de mauvaise nature, avec de la poudre de charbon et de quinquina, avec du vin aromatique, avec de l'alcool camphré, avec de la teinture d'iode, avec de l'iodoforme, avec de l'onguent styrax, avec des emplâtres agglutinatifs de Vigo. On fera prendre aux malades l'alimentation la plus succulente, et on donnera un soin tout particulier à leur hygiène, à leur propreté, à leur aération.

II

MÉLANOSE.

Voici encore une affection *maligne*, ulcérative, désorganisatrice de la peau qui en est le siège primitif, se généralisant, quoi qu'on puisse faire pour l'arrêter dans sa marche envahissante, infectant l'économie tout entière, et conduisant rapidement le malade à un état de cachexie qui se termine fatalement par la mort.

Plus maligne encore que le mycosis fongoïde, la mélanose se généralise plus rapidement que lui ; sa marche envahissante va plus vite ; elle ne connaît ni rétrocessions, ni intermittences, ni points d'arrêt dans son développement ; elle progresse, sans trêve et sans discontinuité. Comme le mycosis, elle envahit la peau de proche en proche, mais elle ne s'y dissémine pas, elle ne s'y éparpille pas autant que lui ; elle ne se répand pas comme lui sur toute l'étendue du corps ; elle se limite habituellement à la région sur laquelle elle a pris naissance ; elle l'occupe bientôt tout entière par une propagation limitrophe et de voisinage, mais qui reste le plus souvent bornée à une seule région.

Comme le mycosis, mais plus vite que lui, la mélanose atteint les ganglions qui correspondent aux tumeurs mélaniques; elle les engorge, et cet engorgement, souvent considérable, reste fixe, persistant et continu; il ne disparaît pas pour reparaître plus tard, comme l'adénôme mycosique.

La généralisation du mycosis reste superficielle; elle s'étend en surface; elle se produit sur toute la superficie de la peau tout entière et sur les ganglions sous-cutanés, mais elle ne pénètre pas davantage dans la profondeur des tissus.

La mélanose, au contraire, se généralise, mais surtout profondément; elle se répand dans tous les tissus; elle pénètre dans les organes parenchymateux: on trouve des tumeurs mélaniques dans les muscles, dans les os, dans les viscères. La cachexie d'abord et la mort ensuite, tels sont les résultats de cette généralisation.

Il me semble, Messieurs, que, de ce parallèle dessiné à grands traits, ressort pour vous une notion presque complète de la mélanose. Vous la connaissez dans sa nature *maligne*, dans sa marche envahissante, progressive, infectieuse pour l'économie, et dans sa terminaison fatalement mortelle.

Mais quelle est-elle dans son essence et comme entité morbide? Est-ce un cancer? — A cette question, répondrons-nous, comme pour le mycosis, par un *peut-être?* — Non; nous serons plus affirmatif, et nous dirons: oui, la mélanose est un cancer; sa marche rapide, envahissante, son extension aux ganglions; sa pénétration, son infiltration dans les organes intérieurs, la cachexie et la mort qui en sont les conséquences nécessaires, tout cela, tous ces phénomènes, considérés cliniquement, appartiennent au cancer.

Et, cependant, MM. Cornil et Trasbot, ayant à examiner au microscope les tumeurs mélaniques d'un malade qui avait succombé à l'hôpital Saint-Louis, dans le service de M. Lailler, n'y trouvèrent aucun des éléments du cancer. Cette absence des éléments que l'anatomie histologique attribue au cancer, dans un cas manifestement cancéreux pour le clinicien, justifie l'opinion que nous avons émise sur le mycosis, à savoir qu'il peut être rangé parmi les cancers, bien que les données micrographiques y soient contraires. Du reste, le microscope a constaté, dans d'autres cas mélaniques, l'existence de ces éléments. Nous pouvons donc ne conserver aucun doute sur la nature réellement cancéreuse de la mélanose.

Alibert la désignait sous les noms de *cancer pigmentaire*, de *carcine mélanée ;* elle est constituée par de petites tumeurs du volume et de la couleur des grains du cassis ; ces petites tumeurs se réunissent et forment bientôt une seule masse plus ou moins considérable, bosselée, noirâtre. Tantôt il n'y a qu'une seule tumeur mélanique, et tantôt il y en a plusieurs. Au bout de deux ou trois mois, ces tumeurs se ramollissent, s'ulcèrent et donnent issue à une substance noirâtre, de consistance gélatineuse, analogue à la pulpe du cassis.

Les tumeurs mélaniques, suivant la remarque de M. Doyon, se développent souvent sur un nævus congénital coloré en noir, ou sur uue simple verrue. Elles ne seraient donc que la dégénérescence cancéreuse de ce nævus pigmentaire ou de cette verrue ; ce qui justifierait le nom de *cancer pigmentaire* que leur avait donné Alibert.

Nous l'avons déjà dit, la mélanose se généralise rapidement. Cette généralisation s'affirme d'abord par le développement de plusieurs tumeurs mélaniques autour de la tumeur primitive, puis par l'engorgement des ganglions lymphatiques correspondants, et bientôt par l'infiltration de semblables tumeurs dans tous les tissus, et dans les viscères. Tout cela se produit dans l'espace de quelques mois.

Les tumeurs mélaniques ne sont pas douloureuses, mais la santé générale ne leur résiste pas; elle ne tarde pas à être détruite; le malade présente tous les symptômes d'une infection générale, d'un véritable empoisonnement diathésique, et il succombe dans la cachexie cancéreuse.

La mélanose est rare; elle n'est pas contagieuse; en raison de sa rareté même, l'hérédité n'a pas pu être constatée. Elle paraît avoir plus de fréquence chez la femme que chez l'homme : ses sièges de prédilection sont la face et la vulve, et spécialement les grandes lèvres. Aucun traitement n'a été, jusqu'à présent, capable d'arrêter la marche rapidement progressive de cette redoutable maladie. L'ablation d'une tumeur mélanique faite, même à son début, n'a pas empêché la production ultérieure de tumeurs semblables, et les accidents de suivre leur cours habituel. La mélanose est donc primitivement constitutionnelle, diathésique, et, par conséquent, sans remède.

TRENTE-SEPTIÈME LEÇON

TUMEURS MALIGNES DE LA PEAU (*suite*).

CANCER ÉPITHÉLIAL, CANCROÏDE OU ÉPITHÉLIOMA

Messieurs,

Nous avons donné, dans notre dernière leçon, le nom de *tumeurs malignes de la peau* à des tumeurs de dimensions, de couleur et de consistance variables, développées dans l'épaisseur de la peau, portant une atteinte grave à son intégrité, ayant sur elle une action désorganisatrice et destructive, et en même temps, exerçant sur la santé générale une influence fâcheuse, et un retentissement morbide sérieux. Le mycosis fongoïde et la mélanose nous ayant présenté l'ensemble de ces trois caractères locaux et généraux, nous leur avons donné le nom de *tumeurs malignes de la peau*.

Ce même nom, nous le donnons encore aujourd'hui, et avec tout autant de raison, au cancroïde, que nous appellerons aussi, *cancer épithélial* ou *épithélioma*. M. Heurtaux, définit le *cancroïde* : « une lésion constituée par l'infiltration dans la trame des tissus d'éléments épithéliaux, qui se rapprochent beaucoup de l'épithelium normal. Cette lésion, ajoute M. Heurtaux, peut débuter, sous forme de papilles, de squames, ou d'une petite tumeur, qui ne prend pas un accroissement considérable, sans s'ulcérer. »

A cette définition de M. Heurtaux, nous préférons la suivante, que nous vous proposons, et que nous formulons ainsi :

Le cancroïde est une tumeur maligne de la peau, à peine douloureuse, d'une nature cancéreuse, spéciale, commençant par un petit bouton, analogue le plus souvent à une verrue ; s'ulcérant au bout d'un temps, qui peut être très long ; pouvant alors rester à l'état d'ulcération locale, sans étendue et sans accidents généraux ; pouvant aussi se généraliser, engorger les ganglions régionaux, prendre de grandes proportions, détériorer tous les tissus, sur une vaste surface, et à une profondeur considérable, et dans ce cas, causer la mort, autant par la cachexie quelle amène que par les désordres locaux résultant de ses ravages.

Cette définition nous paraît donner une idée exacte, et aussi complète que possible, du cancroïde.

D'après les termes mêmes de cette définition, que nous croyons exacte, et calquée sur les faits d'une clinique attentive et rigoureuse, il y aurait donc deux formes dans le cancroïde : une forme légère et relativement bénigne, dans laquelle les deux périodes de la lésion, la période boutonneuse et la période ulcérative, se passeraient sans troubles généraux et sans danger pour la vie du malade ; et une forme grave et essentiellement maligne, caractérisée par la rapidité de la marche de la maladie, par la précocité de sa période ulcéreuse, par l'étendue, en surface et en profondeur, de l'ulcération, par les troubles fonctionnels, et les désordres locaux qui en sont la conséquence, ainsi que par l'état général mauvais et cachectique, résultant d'une véritable infection générale, et prélude de la mort.

C'est ainsi, Messieurs, que nous allons étudier, avec vous le cancroïde. Nous lui reconnaissons deux formes : une forme *légère* et une forme *grave* ; et nous constatons dans l'évolution de chacune de ces deux formes, deux périodes : une première période, que nous appellerons la période *boutonneuse*, et une seconde période, ou période *ulcéreuse*.

FORME LÉGÈRE

Première période, ou période boutonneuse. Le cancroïde débute par une lésion si peu importante, si peu caractérisée, que cette lésion peut rester longtemps inaperçue ou du moins inconnue dans sa nature ; les malades n'y font pas attention ; et quand ils se décident à consulter un médecin, il y a souvent plusieurs années que le mal existe. Cette lésion consiste le plus habituellement dans un petit bouton de couleur foncée brunâtre, semblable à une verrue ; ce petit bouton n'est pas douloureux, il y a seulement, soit dans sa substance, soit dans la région périphérique, quelques petits fourmillements, quelques petites démangeaisons. La consistance de ce petit bouton est assez dure ; sa surface est inégale. D'autres fois la lésion initiale est une squame, peu étendue, assez épaisse, de couleur foncée, qui adhère intimement au derme sous-jacent, et qui, si elle se détache spontanément ou sous l'influence d'un grattage, ou d'une violence extérieure, se reforme dans les mêmes conditions, et avec les mêmes caractères.

Tel est le début du cancroïde. Bouton verruqueux, ou squame, la lésion initiale peut rester immobile, sans changement, sans accroissement, et dans un *statu quo* complet, pendant plusieurs années, trois, quatre ans. aucune inflammation ne se montre ni dans sa substance, ni dans les tissus ambiants ; aucun engorgement ganglionnaire ne se manifeste ; aucun trouble, aucun désordre ne se produisent dans la santé générale. Donc personne ne s'occupe de ce bouton, de cette squame, de ce *grain de bèaûté* ; et les choses nous le répétons peuvent aller ainsi pendant plusieurs années.

Deuxième période ou période ulcéreuse. La lésion primitive, au bout de deux, trois, quatre ans devient le siège de démangeaisons ; le malade se gratte, il l'écorche, elle saigne, elle s'ulcère, elle donne issue à quelques gouttes d'un liquide sanieux, une petite croûte se forme, cette croûte habituellement adhérente, finit par tomber, elle laisse voir alors une petite ulcération orbiculaire, large comme une petite lentille, à fond blafard, inégal, mamelonné, saignant ; à bords nettement accusés, durs, formant un anneau, un cercle saillant, plus élevé que les tissus environnants.

C'est alors, souvent, que, pour la première fois, on consulte un médecin. La petite tumeur ulcérée alternativement croûteuse et sanieuse, devient le siège de quelques douleurs plus prononcées ; ce sont des picotements, des élancements ; elle s'agrandit, mais très lentement, insensiblement, un an, deux ans, trois ans, peuvent encore se passer ainsi, sans que les ganglions lymphatiques correspondants soient atteints, sans que la santé générale soit ébranlée ; et si l'on n'intervient pas, si les choses sont abandonnées à elles-mêmes, le malade continue son existence habituelle, ses travaux habituels, avec sa petite tumeur, qui est, pour lui, une gêne, un ennui, une difformité, qu'il s'ingénie à dissimuler par divers moyens, mais qui ne l'empêche pas de se bien porter, et de vaquer à ses occupations. L'âge, la vieillesse, les infirmités arrivent; le cancroïde en est une de plus; il apporte son contingent de malaise, d'assujettissement, de souffrance morale et physique, qui s'ajoute à tous les autres; il contribue à rendre tristes et chagrines les dernières années de la vie, mais il ne paraît pas les abréger beaucoup. Tel est le cancroïde, dans sa forme la plus légère, et que relativement, à l'autre, on pourrait appeler *bénigne*.

FORME GRAVE

Mais le cancroïde n'est pas toujours aussi accommodant et aussi exempt de danger, il se présente quelque fois avec des allures toutes différentes, et avec les caractères les plus redoutables.

Sa première période. sa période boutonneuse, ou squameuse, est plus courte, la verrue, ou la squame initiale, s'élargit, se développe, dans un temps relativement court, trois ou quatre mois au lieu de trois ou quatre années.

La deuxième période, ou période ulcéreuse commence donc beaucoup plus tôt, elle marche beaucoup plus vite, et prend des proportions infiniment plus considérables.

L'ulcération revêt alors deux formes tout à fait différentes, la forme *végétante* et la forme *ulcérative*.

FORME VÉGÉTANTE

Le bouton verruqueux initial s'est ulcéré, après un temps plus ou moins long ; cette ulcération s'élargit, elle est circonscrite par des bords saillants, indurés, comme cartilagineux et légèrement renversés en dehors ; le fond de l'ulcération, au lieu de se creuser et de descendre dans la profondeur des tissus, végète, il bourgeonne; il se remplit de proliférations mamelonnées, verruqueuses, qui dépassent le niveau des bords de l'ulcère, en sorte que l'ulcération, au lieu de former une cavité en cupule, forme au contraire une surface proéminente, plus élevée que les parties ambiantes, une sorte de chou-fleur, ou de chapeau champignoneux, constituant une tumeur végétante rougeâtre, sanieuse et mamelonnée.

Ces tumeurs peuvent être très considérables, elles peuvent couvrir la plus grande partie de la région, sur laquelle elles sont développées ; elles peuvent occuper, par exemple, toute la région temporale, toute la paupière inférieure, tout un côté du nez, toute la lèvre buccale inférieure, toute la surface de l'une des joues, comme nous l'avons vu l'année dernière, et cette année encore, chez un malade de province, avec notre éminent collègue, M. Péan. Ce dernier malade était un homme de soixante à soixante-dix ans, dont toute la joue gauche, depuis l'os de la pommette, jusqu'à la commissure de la bouche était couverte par une énorme végétation cancroïdienne, formant une masse champignonneuse ayant au moins le volume du poing.

Vous comprenez facilement quels dangers entraînent

de pareilles productions champignoneuses. C'est la perte des fonctions physiologiques de la partie malade; c'est souvent aussi la perte des organes voisins, de l'œil par exemple; c'est la difficulté, quelquefois même l'impossibilité de la mastication, c'est un suintement sanieux abondant, c'est une difformité hideuse, repoussante, qui met les malades dans la nécessité de se tenir à l'écart, et cachés à tous les regards.

Bien que le cancroïde ne se généralise pas facilement, cependant les ganglions limitrophes finissent par être atteints, et forment quelquefois des tumeurs considérables. L'infection se fait alors sentir dans toute l'économie qui subit une sorte d'imprégnation, d'empoisonnement, par le fait du suc cancroïdien; l'amaigrissement se produit, l'appétit et le sommeil se perdent, une fièvre hectique se déclare, et la mort arrive pour mettre un terme à une véritable cachexie cancéreuse.

FORME ULCÉRATIVE.

La forme *ulcérative* ou *destructive* est la deuxième modalité sous laquelle se présente le cancroïde dans son expression la plus grave.

Dans cette forme, lorsque l'ulcère commence dans le bouton cancroïdien, il fait des progrès assez rapides; il s'étend en surface d'abord, et il peut occuper toute une région, c'est-à-dire couvrir une surface considérable. Mais en même temps il fait, dans la profondeur des tissus, les mêmes ravages, il y opère les mêmes destructions, les mêmes désastres qu'à la superficie. Le génie malin du mal ne se traduit plus par un bourgeonnement de mauvaise nature, comme dans le cas précédent, mais par une destruction lente et progressive de tous les tissus, en superficie et en profondeur. C'est dans ce cas que le cancroïde justifie pleinement le nom d'*ulcère rongeant* qui lui a été donné. Il produit quelquefois d'effroyables désastres. Il y a quelques années, nous avons observé avec notre illustre maître, M. Nélaton, et avec notre savant collègue et ami M. Péan, chez une femme de trente à trente-cinq ans, un cancroïde qui avait détruit toute la partie inférieure de la vulve, les deux grandes lèvres et une portion de la cloison recto-vaginale.

Il y a deux ans, nous avons eu, à l'hôpital Saint-Louis, au n° 60 de la salle Henri IV, une femme de soixante ans environ, chez laquelle un cancroïde de la face avait dévoré toute l'étendue et toute l'épaisseur de la joue gauche, ainsi que les lèvres buccales ; en sorte que la bouche n'étant plus limitée par la joue, ni par les lèvres, complètement détruites, formait une immense et épouvantable cavité, hideuse à voir, une sorte de gouffre béant à ciel ouvert, au fond duquel on voyait s'agiter la langue restée intacte. Cette malheureuse femme ne pouvait avaler, et avec la plus grande difficulté, qu'un peu d'aliments liquides, au moyen d'un tube qui les lui déversait en petit filet, et presque goutte à goutte. Elle s'est éteinte dans le marasme et la consomption.

L'année d'avant, nous avions eu, à la salle Saint-Charles, un homme, dont toute la lèvre inférieure, jusqu'au menton, avait été mangée par un affreux ulcère cancroïdien. Rien ne fermait plus la bouche par en bas ; les dents, les gencives inférieures restaient à découvert ; la face antérieure du maxillaire inférieur était presque à nu ; la salive s'écoulait continuellement, et tout le pourtour de cette horrible destruction était circonscrit par un rebord inégal, induré, anfractueux, qui, lui-même, se trouvait incessamment rongé par le travail ulcératif, dont les progrès ne s'arrêtaient pas. Cet homme mourut dans la cachexie la plus complète.

Cette forme grave du cancroïde est heureusement rare. Le plus souvent, le cancroïde se présente sous la forme légère ; il est alors très commun. Il se passe peu de semaines sans que nous en voyions un cas, soit à l'hôpital, soit en ville. Avant-hier encore, nous avons pu vous en montrer un à la tempe droite, chez une femme de cinquante ans environ. Ce cancroïde était de la grosseur d'une verrue ; il y avait quatre ans qu'il était là, sans avoir augmenté, sans avoir changé de place, sans avoir engorgé les ganglions voisins, sans avoir déterminé aucun accident, ni local ni général. Seulement il commençait à s'ulcérer, comme je vous l'ai fait remarquer, à la suite de quelques démangeaisons qui s'y étaient développées, et qui avaient motivé des grattages.

SIÈGES DU CANCROÏDE.

Le cancroïde peut se rencontrer partout, sur toute l'étendue du corps, sur la peau, sur les muqueuses, sur tous les organes, sur la langue. Il est fréquent sur le col de l'utérus, où on le désigne sous le nom d'*épithélioma* ; nous l'avons vu à la vulve, mais son siège le plus habituel, son siège d'élection est la face ; c'est là qu'on le voit le plus souvent. Les parties les plus fréquemment atteintes sont les lèvres inférieures, les paupières inférieures, les joues, le nez ; ce n'est que rarement qu'il se développe sur la lèvre supérieure, et sur la paupière supérieure. On le trouve aussi, mais moins souvent, aux régions frontale et temporale.

Le cancroïde n'est généralement que très peu douloureux; dans sa forme la plus grave même, il n'y a que peu de douleurs. Ces affreux ravages, ces œuvres de destruction, dont nous vous avons cité des exemples, s'accomplissent habituellement sans grandes douleurs; la santé générale est assez bien conservée au milieu de ces épouvantables désastres ; la cachexie cancroïdienne n'arrive que tardivement.

La gravité du cancroïde dépend, non pas seulement de la forme sous laquelle il se présente, mais encore de son siège. Généralement il se développe sur le tégument externe, à l'entrée, ou non loin des orifices naturels; ainsi, son siège le plus fréquent c'est la lèvre inférieure. On le trouve très souvent aussi à la paupière inférieure.

Or, dans ces deux sièges, il offre au traitement une prise moins facile qu'au milieu de la joue, qu'à la région temporale, que sur le nez; et, de plus, ses ravages sont plus redoutables, en raison de l'importance des organes lésés. Ainsi, à la lèvre inférieure, il peut déformer, détruire complètement la paroi antérieure de la bouche, gêner la préhension, la mastication des aliments, causer un écoulement incessant de la salive, et, par conséquent, amener l'épuisement du malade. Il peut encore nuire à la phonation, en empêchant le jeu, le mouvement de la lèvre inférieure, nécessaires à l'articulation des sons et de la parole. En détruisant plus ou moins complètement cette lèvre inférieure, il produit une difformité, quelquefois si repoussante, que le malade, pour ne pas être un objet d'horreur et de dégoût, est obligé de se séquestrer, de quitter sa vie sociale et de se soustraire à tous les regards.

A la paupière inférieure, l'ulcération cancroïdienne cause une difformité non moins hideuse. Nous avons vu, il y a quelques mois, une dame de Normandie qui nous a été amenée, et dont la paupière inférieure était en partie détruite. Le sac lacrymal était ulcéré; il y avait, au grand angle de l'œil, un bourgeonnement verruqueux, fongoïde, rouge, de mauvaise nature, donnant lieu à un suintement sanieux, et à un épiphora continuels; le globe oculaire était rouge et congestionné, toute sa partie inférieure était recouverte d'un vaste lacis de varicosités vasculaires; la vision, de ce côté, était imparfaite, douloureuse, et l'œil compromis.

Le cancroïde, qui est toujours grave, même dans sa forme légère, le devient bien davantage encore, suivant qu'il s'est fixé sur tel ou tel siège. Sa gravité dépend de trois choses : de la forme sous laquelle il se présente ; de la période de son évolution à laquelle il est arrivé; sa période ulcéreuse étant, vous le comprenez, plus dangereuse que sa période boutonneuse, et enfin du siège qu'il occupe.

DIAGNOSTIC DU CANCROÏDE.

A sa période boutonneuse, vous ne confondrez pas le cancroïde avec une simple verrue, avec un simple papillôme, car le siège habituel du cancroïde est la face, tandis que la verrue se trouve sur le tronc, sur les membres, et surtout sur le dos des mains et sur les doigts. De plus, la verrue ne s'ulcère pas, jamais elle ne donne lieu à une ulcération comme celle du cancroïde, jamais elle n'est entourée, à sa base, d'un cercle induré, comme le cancroïde.

Il existe une forme particulière d'acné que M. Cazenave a décrite sous le nom d'*acné sébacée partielle*, et qui a beaucoup de ressemblance avec le bouton cancroïdien.

Cette lésion, dit M. Cazenave, débute par la formation presque insensible d'un petit point saillant, qui attire à peine l'attention du malade. C'est une croûte légère, superficielle, quelquefois molle, comme grasse; plus tard elle devient sèche, plus dure, plus adhérente, elle persiste, et prend une teinte de plus en plus foncée, d'un gris sale... Si on la fait tomber, on voit une surface à peine rouge, humide, comme huileuse... Au bout d'un certain temps, la croûte se reforme, en suivant la même marche... Dans quelques cas, elle augmente insensiblement; elle devient permanente, comme une petite corne, sauf la composition.

L'acné sébacée partielle a son siège de prédilection au visage, sur le nez, sur les pommettes. Il est le même, par conséquent, que le siège du cancroïde; la forme verruqueuse est aussi la même de part et d'autre; la durée longue, chronique, indéterminée, est encore la même; et, de plus, il y a, dans l'*acné sébacée partielle*, une véritable malignité, comme dans le bouton cancroïdien. Irritez le bouton acnéique, cette verrue sébacée, par des topiques excitants ou cathérétiques, vous allez y déterminer une inflammation ulcérative de mauvaise nature, et cette verrue sébacée, ulcérée, aura tout à fait l'aspect et les dangers d'un cancroïde ulcéré.

Le cancroïde et le bouton acnéique sont donc des

tumeurs de mauvaise nature, malignes, également disposées à l'ulcération. Si leur aspect et leur malignité sont les mêmes, leur composition est bien différente, et ce sera là leur caractère distinctif.

Le cancroïde est une tumeur néoplasique ; c'est un néoplasme, c'est-à-dire un tissu de formation nouvelle, *sui generis*, et parfaitement distinct des tissus ambiants. Le bouton acnéique, au contraire, est formé par de la matière sébacée concrétée, indurée. A son début, en l'écrasant entre ses doigts, on constatera sa consistance molle, huileuse, graisseuse. Plus tard, quand elle sera durcie, si on fait tomber le bouton acnéique, on verra qu'il repose sur une peau acnéique, sur une surface lisse, humide et comme huileuse.

Le bouton cancroïdien, au contraire, est profondément enraciné dans le derme, il fait corps avec lui, il ne peut en être séparé sans qu'il en résulte une lésion, et un véritable traumatisme. A ces caractères, vous pourrez donc toujours distinguer le bouton acnéique du cancroïde.

Dans sa période ulcéreuse, le cancroïde a des caractères pathognomoniques très faciles à saisir. L'ulcère cancroïdien a des bords saillants, indurés, comme cartilagineux, et renversés en dehors; on les a comparés (je vous demande pardon, Messieurs, si j'ose vous dire à quoi ils ont été comparés ; cette comparaison a reçu la double consécration du temps et de la science, et, de plus, elle est juste; voilà pourquoi je me permets, bien qu'elle ne soit pas digne de vous, de vous la rappeler), on les a comparés à des rebords de pot de chambre. Eh bien! ce seul caractère, cette seule induration des bords de l'ulcère suffira pour vous faire diagnostiquer un cancroïde.

En effet, les bords de l'ulcération syphilitique sont coupés à pic, et non indurés. Il est bien entendu que le chancre infectant, à bords indurés, ne pourra, dans aucun cas, être confondu avec l'ulcère cancroïdien ; aussi nous n'en parlons pas, nous ne parlons ici que de l'ulcération syphilitique secondaire.

Les bords de l'ulcération scrofuleuse sont amincis, déchiquetés, décollés.

Les bords de l'ulcération herpétique sont taillés en biseau et en dédolant, et, de plus, cette dernière ulcération est trop peu profonde, elle est trop superficielle, pour pouvoir jamais être confondue avec l'ulcère cancroïdien.

Ainsi donc, sans même tenir compte de l'aspect bourgeonnant et fongueux de la superficie de l'ulcère cancroïdien, l'élévation, la saillie, l'induration et le renversement en dehors de ses bords, sont des caractères assez tranchés pour le faire reconnaître et diagnostiquer, car ils n'appartiennent qu'à lui seul.

Dois-je vous dire maintenant qu'on a établi différentes variétés de cancroïdes, suivant le siège anatomique précis du début de l'affection ? Ainsi : *cancroïde papillaire*, lorsqu'il a pris naissance dans les papilles de la peau ou des muqueuses ; *cancroïde folliculaire*, lorsqu'il a commencé dans les follicules pileux, sébacés, sudoripares, mucipares ; *cancroïde dermique*, lorsqu'il a occupé d'emblée toute l'épaisseur, toutes les parties de a trame dermique de la peau, ou des muqueuses ; *cancroïde par hétérotopie*, quand le point de départ a été ailleurs que dans la peau ou les muqueuses, dans le tissu cellulaire, par exemple, ou dans un organe plus profond.

SYNONYMIE.

Dois-je vous dire aussi tous les différents noms sous lesquels le cancroïde se trouve désigné dans la science? — Autrefois on l'appelait *noli me tangere*, parce qu'on avait remarqué que tous les topiques, que tous les pansements ne faisaient que l'aggraver, et la formule du principe de l'abstention de tout traitement était devenue la dénomination même de la maladie. On l'appelait aussi *chancre malin*, *ulcère chancreux*, *ulcère rongeant*, *cancer cutané*, *ulcère cutané primitif*. En 1844, Ecker le décrit sous le nom de *cancer faux*, de *cancer bâtard*. En 1846, 1847 et 1848, notre ami, qui devint plus tard le professeur Lebert, notre collègue de la Société médicale d'observation, notre condisciple de la Charité, en fait une description très savante et très complète, sous le nom de *tumeur épithéliale*, et ensuite sous le nom de *cancroide*, qu'il a été le premier à lui donner. En 1852, Hannover a désigné la même affection sous le nom d'*épithélioma*.

NATURE DU CANCROÏDE.

Le moment est venu de nous demander ce que c'est que le cancroïde, ce qu'il est, dans sa nature, dans son essence, de quel tissu il est formé.

Autrefois, on ne voyait en lui qu'une seule chose, *sa malignité*, et alors on le confondait avec toutes les autres affections *malignes*, de la peau et des muqueuses; on ne le distinguait nullement du cancer, ni d'autres affections malignes, telles que le chancre phagédénique ; aussi l'appelait-on indifféremment *chancre malin*, *ulcère rongeant*, *cancer cutané*.

En 1757, Ledran, le premier, a saisi et établi les différences qui existent entre le cancer et le cancroïde.

Richter, en 1786, après de nombreux travaux, arriva aux mêmes résultats que Ledran, et démontra, comme lui, que si le cancroïde est d'une nature *maligne*, il doit cependant être distingué du cancer, dont il est tout à fait différent.

Mayor, en 1846, dans sa thèse inaugurale, démontre que le cancroïde n'est pas le vrai cancer de la peau.

Michon, en 1848, dans une remarquable thèse de concours pour le professorat, soutient que toutes les tumeurs décrites par Lebert sous le nom de *tumeurs épithéliales* ne sont rien autre chose que de véritables cancers.

Nos illustres maîtres, Velpeau, Nélaton, Cloquet, Barth, Larrey, professent que le cancroïde est un cancer, mais un cancer mitigé, un cancer qui se distingue du véritable cancer, du squirrhe et de l'encéphaloïde, par un degré de malignité et de gravité moindre. Il y a donc, d'après ces auteurs, entre le cancer et le cancroïde, une différence de degré ou de malignité, mais non de nature.

Ces maîtres éminents ont établi cette doctrine qui est la véritable doctrine, et la seule appréciation vraie que l'on puisse faire du cancroïde, au point de vue de sa nature, sur des considérations cliniques qui sont inattaquables, parce qu'elles reposent sur une observation perspicace, savante, rigoureuse, patiente et dénuée de toute idée préconçue. Quand l'observation est faite dans de telles conditions ; quand elle est l'œuvre de tels hommes, d'esprits si justes et si droits, d'intelligences si élevées, elle est la lumière, elle est le flambeau qui découvre et qui fait voir la vérité.

Ainsi donc, si l'observation clinique nous apprend que le cancroïde est un cancer, elle nous apprend en même temps que c'est un cancer moins dangereux, moins redoutable que le véritable carcinôme, c'est-à-dire le squirrhe et l'encéphaloïde. Si le cancroïde et le carcinôme ont la même nature, ils n'ont pas la même malignité; l'un et l'autre, sans doute, sont des affections malignes, mais à des degrés bien différents. Ces différences sont parfaitement résumées, par M. Heurtaux, sous les cinq chefs suivants :

Au point de vue clinique, le cancroïde et le carcinôme diffèrent en ce que :

1° Dans le cancroïde, la marche est très lente; très rapide, au contraire, dans le carcinôme ;

2° Dans le cancroïde, la cachexie est très tardive ; elle survient au contraire de bonne heure dans le carcinôme ;

3° Dans le cancroïde, les ganglions lymphatiques s'engorgent très tard; ils peuvent même ne pas s'engorger du tout; tandis que dans le carcinôme cet engorgement est constant et toujours hâtif;

4° L'infection générale est très rare dans le cancroïde ; très fréquente, au contraire, dans le carcinome;

5° La curabilité est fréquente dans le cancroïde; très rare dans le carcinome.

Ces mêmes différences, établies par la clinique, sont confirmées par l'anatomie histologique. Le carcinôme et le cancroïde ont été étudiés avec le plus grand soin par les micrographes les plus distingués et les plus savants, par Lebert, par Virchow, par Hannover, par les professeurs Verneuil et Robin, par Cornil, par Ranvier ; et cette étude a démontré que ces deux affections sont essentiellement distinctes. Les différences histologiques qui existent entre elles ont été aussi parfaitement exprimées et résumées par M. Heurtaux :

Au point de vue anatomo-pathologique, le cancroïde diffère du carcinôme en ce que :

1° Dans le cancroïde, les cellules sont aplaties, feuilletées, en coquilles, ont un noyau petit et généralement unique ; tandis que dans le carcinôme ces cellules sont épaisses, à contours souvent irréguliers ; elles ont un noyau et un nucléole volumineux, et souvent même il existe plusieurs noyaux dans une cellule ;

2° Dans le cancroïde, le suc est peu abondant, grumeleux ; et ces grumeaux se dissocient dans l'eau, sous forme de lamelles, tandis que, dans le carcinôme, le suc est abondant, crémeux, lactescent, et forme, avec l'eau, une émulsion homogène ;

3° Les alvéoles du tissu, dans le cancroïde, sont grands, visibles à l'œil nu, *macroscopiques* (Virchow), tandis qu'elles sont petites et *microscopiques* dans le carcinôme ;

4° Enfin la trame du cancroïde, bien que néoplasique, se rapproche, par sa composition, du tissu même de la région, tandis que, dans le carcinôme, elle est constituée par du tissu conjonctif, absolument nouveau, et de toute nouvelle formation.

Telles sont les données que la clinique et l'anatomie nous fournissent sur la nature du cancroïde.

TRAITEMENT DU CANCROÏDE.

Le nom de *noli me tangere*, que lui donnaient les anciens, indiquait que tout traitement est non-seulement inutile, mais nuisible, et qu'il faut bien se garder d'y toucher ; et, en effet, un cancroïde étant donné, et quelle que soit la période de son évolution, si vous mettez à son contact une pommade un tant soit peu irritante, si vous essayez de le cautériser avec le nitrate d'argent, vous ne ferez que donner à son développement une impulsion nouvelle. Sous ce rapport donc, les anciens avaient raison de l'appeler *noli me tangere*, et de recommander de n'y pas toucher. Tout emploi de pommades irritantes, de cathérétiques, est toujours absolument mauvais, et, par conséquent, doit être proscrit.

Doit-on, par cette considération que le cancroïde est très lent dans son évolution, l'abandonner à lui-même, avec l'espoir qu'il ne sera jamais très grave dans ses allures ? — Nous ne le pensons pas. Son développement, son ulcération se produiront tôt ou tard, et il n'est jamais certain que ce développement et cette ulcération ne prendront pas des proportions inquiétantes et irrémédiables. Il est donc indiqué de détruire le mal tout de suite, et jusque dans sa racine. C'est là une pratique sur laquelle nous ne saurions trop insister ; c'est ainsi que nous agissons toutes les fois que le siège, la forme et l'étendue du mal le permettent. C'est ainsi que vous m'avez vu agir sur le cancroïde de la région temporale de la malade de la salle Henri IV.

En pareil cas, aussitôt que vous avez diagnostiqué la forme maligne de la tumeur, hâtez-vous de la détruire par un caustique puissant; faites porter l'action de ce caustique, non pas seulement sur toute l'épaisseur de la tumeur, de manière à la détruire jusque dans sa racine, mais sur les tissus sains ambiants. Que la cautérisation dépasse les limites du mal.

Employez le caustique de Vienne, l'acide sulfurique, le nitrate acide de mercure; faites les cautérisations larges et profondes. Si une première cautérisation n'a pas pénétré assez profondément; si, après la chute d'une première escarre vous apercevez un nouveau bourgeonnement papillomateux, faites une seconde cautérisation, une seconde application du même caustique violent, et, s'il le faut, faites-en une troisième et une quatrième. C'est ainsi que nous avons procédé tout dernièrement, en ville, pour un petit cancroïde du nez.

La présence de ganglions engorgés est-elle une contre-indication de l'opération? — Non, si tous les ganglions engorgés peuvent être enlevés.

Mais si le cancroïde est ulcéré, végétant, en masse saillante papillomateuse, que ferez-vous? — Explorez les ganglions: s'ils ne sont pas engorgés, ou si, l'étant, ils peuvent être facilement enlevés; si la tumeur, de son côté, peut être enlevée aussi, n'hésitez pas; servez-vous de l'écraseur linéaire de Chassaignac, ou bien excisez avec le bistouri, et cautérisez la surface excisée, soit avec de l'acide sulfurique, soit avec le caustique de Vienne.

On peut aussi pour ces ablations, ces destructions de

tumeurs cancroïdiennes se servir du couteau thermique ou du thermo-cautère. Ce qui doit encourager à faire ces opérations, c'est que les tumeurs cancroïdiennes repullulent beaucoup moins que les carcinômes.

Si l'ulcération cancroïdienne, au lieu d'être végétante, a détruit les tissus en superficie et en profondeur, au point de mettre à jour une cavité naturelle, comme la bouche, ainsi que nous l'avons vu plusieurs fois, il est évident qu'il n'y a rien à faire, et qu'il faut se borner à tonifier le malade, afin de lui donner la force nécessaire pour réagir, le plus longtemps possible, contre l'influence fâcheuse du mal.

Mais, en dehors de ces cas de vastes et irrémédiables destructions, enlevez hardiment, sans hésiter, avec l'instrument tranchant; cautérisez avec le fer rouge ou avec le galvano-cautère les cancroïdes, ou épithéliomas de la face, des lèvres, du col utérin. Si cela est suffisant, détruisez-les avec le caustique de Vienne; vous serez étonnés des succès que vous obtiendrez : nous en comptons de magnifiques.

Le traitement par l'application d'une solution de chlorate de potassse, d'après la méthode de M. Bergeron, est loin d'avoir l'efficacité que lui attribue son auteur. Nous l'avons employé plusieurs fois, et sans succès ; aussi nous y avons renoncé, et nous croyons qu'il n'en est plus guère question aujourd'hui.

Deux mots résumeront toute la médication du cancroïde : détruisez-le complètement, ou n'y touchez pas ; *tout*, ou *rien*.

TRENTE-HUITIÈME LEÇON

TUMEURS MALIGNES DE LA PEAU (*suite et fin*).

CARCINOME OU CANCER DE LA PEAU.

Messieurs,

Vous savez maintenant, assez bien, ce que c'est que la *malignité* dans les maladies de la peau; vous avez une notion assez exacte, et assez complète de ce qui donne aux affections, ou tumeurs cutanées un caractère *malin*, pour que je puisse me dispenser, au commencement de cette leçon, de vous parler de nouveau de ce qui constitue la *malignité*. Nos deux dernières leçons ont été consacrées à des affections empreintes de ce redoutable caractère de malignité. Nous avons vu comment, sous quelle forme, avec quels signes extérieurs, par quels accidents généraux, et à quel degré d'intensité la malignité se manifeste et s'affirme dans le *mycosis fongoïde*, dans la *mélanose*, dans le *cancroïde*, ou, ce qui est la même chose, dans l'*épithélioma* ou *cancer épithélial de la peau*.

Aujourd'hui nous allons voir, dans le carcinôme, la malignité à son maximum d'intensité, à son plus haut degré et dans toute sa puissance de destruction, autant pour la peau qui en est le siège que pour tout l'ensemble de l'organisme, qui en subit la pernicieuse et inévitable infection.

Le carcinôme n'est pas, comme le mycosis fongoïde et comme la mélanose, un pseudo-cancer, un cancer déguisé, dissimulé, et se présentant avec des caractères douteux, et mal accusés qui permettent de le méconnaître, et même de le nier, là où il se trouve cependant.

Il n'est pas non plus, comme le cancroïde, un cancer adouci, atténué, mitigé, une sorte d'affection hybride, bâtarde, tenant à la fois, et du cancer et de ce qui n'est pas le cancer. Le carcinôme, quand il siège à la peau, en est le cancer dans toute l'acception du mot, le cancer vrai, indéniable, indiscutable.

CARACTÈRES CLINIQUES DU CANCER CUTANÉ.

« Une affection cutanée est de nature cancéreuse, dit M. Michon, quand l'inspection, à l'œil, permet d'y reconnaître l'existence de l'un des tissus morbides décrits comme formant le cancer, et quand, en même temps, ces affections ont, pour caractères dominants, la tendance à s'étendre, à détruire, à s'ulcérer et à se reproduire après l'ablation. »

Tous ces caractères spéciaux, pathognomoniques, du cancer, sommairement indiqués par l'éminent chirurgien de la Pitié, se trouvent réunis dans le carcinôme de la peau.

L'examen à l'œil nu y fait voir tantôt le tissu néoplasique fibroïde, lardacé, napiforme, dur, criant sous le scalpel du squirrhe ; et tantôt le tissu mou, fongoïde, sans consistance, analogue à la substance cérébrale, de l'encéphaloïde. Ces deux tissus ont une tendance irrésistible, l'encéphaloïde surtout, à transformer en leur propre substance les parties saines au milieu desquelles ils se trouvent, à en faire ce qu'ils sont eux-mêmes, un produit amorphe, de formation nouvelle : c'est ainsi qu'ils s'étendent.

Mais en même temps qu'ils se propagent, ils se détruisent eux-mêmes par un travail ulcératif précoce et incessant, qui les ronge, qui les dévore, et qui, de leurs masses d'abord compactes, ne tarde pas à faire autant d'ulcérations, de cavités anfractueuses, bourgeonnantes et mamelonnées, qui fournissent une sanie purulente dont l'odeur, d'une fétidité toute spéciale, *sui generis* et pathognomonique, suffirait, à elle seule, pour dénoter le cancer.

Le cancer de la peau ne s'étend pas seulement de proche en proche, il ne se propage pas seulement par continuité de tissu, mais il se généralise : de prime-abord, il envahit les ganglions qui lui correspondent. Cet envahissement est précoce, il manque rarement.

Souvent aussi des localisations plus profondes se produisent. Ce n'est plus seulement la peau, ce ne sont plus seulement les ganglions lymphatiques, ce sont les viscères, le foie, la rate, les reins qui, secondairement et par infection constitutionnelle, par une sorte d'imprégnation générale, sont devenus le siège de tumeurs, d'infiltrations, de granulations cancéreuses.

Et alors le malade ne résiste pas longtemps à tous les effets de la diathèse cancéreuse, à l'épuisement de ses forces, au marasme, en un mot à la cachexie diathésique.

C'est à ces phénomènes anatomo-pathologiques, à

ces lésions locales, se présentant avec ces caractères, avec cet aspect, avec cette marche envahissante, avec cette tendance à la généralisation et à l'infection constitutionnelle, que vous reconnaîtrez le cancer de la peau. Vous aurez fait un diagnostic *clinique*, et vous ne devrez conserver aucun doute sur la réalité du cancer.

CARACTÈRES HISTOLOGIQUES DU CANCER CUTANÉ.

Cependant vous ne devrez pas vous en tenir là. Vous devrez contrôler les données de la clinique par celles du microscope. Il ne vous sera pas difficile d'énucléer quelques fragments de tumeur, de tubercule, de granulation néoplasique, et de les soumettre à un examen histologique.

Les beaux travaux, les savantes recherches de Lebert, de Virchow, des professeurs Robin, Vulpian, Verneuil, de Cornil, de Ranvier, seront vos guides dans ces études micrographiques, que vous ne devrez pas négliger. Ces études ne seront dans bien des cas, pour votre diagnostic, qu'une superfétation, j'en conviens, et qu'un luxe inutile. Votre diagnostic sera fait, et parfaitement établi sans elles. Mais il y a aussi des cas de doute, d'incertitude, dans lesquels vous serez très heureux d'invoquer les lumières de l'histologie. Un tubercule cutané, enlevé, ou à enlever, est-il ou n'est-il pas carcinomateux? Telle est la question qui se pose aujourd'hui, et voici comment le microscope y répond.

Dans le carcinôme, les cellules sont épaisses, à contours souvent irréguliers ; elles ont un noyau et un nucléole volumineux ; souvent même il existe plusieurs noyaux dans une cellule,

On trouve, dans le carcinôme, un suc abondant, crémeux, lactescent; et ce suc, délayé dans l'eau, forme une émulsion homogène.

Les alvéoles du tissu carcinomateux sont petites, microscopiques, Virchow a insisté tout particulièrement sur ce caractère.

La trame du tissu carcinomateux est toute différente de la trame du tissu au milieu duquel le carcinôme s'est développé; elle est constituée par un tissu conjonctif, de formation nouvelle.

Telles sont, Messieurs, les notions cliniques, anatomiques et histologiques, à l'aide desquelles vous pourrez déterminer, d'une manière précise, le caractère cancéreux de telle ou telle lésion de la peau.

Et s'il s'agit de discuter la possibilité d'une opération, ses chances de succès, ses indications et ses contre-indications, n'oubliez pas *qu'en sa qualité de cancéreuse* cette lésion, après l'opération, a toujours une tendance à se reproduire. Michon vous l'a dit formellement, dans le passage de sa thèse de concours pour le professorat, que je vous citais tout à l'heure, et tous les chirurgiens vous le diront comme lui.

Est-ce à dire d'une manière générale qu'il ne faut jamais opérer un cancer, parce que cette opération serait inutile et même fâcheuse, en raison de la repullulation du cancer? — Non, certes. Il y a un moment à choisir, il y a telle ou telle condition à déterminer, dans lesquels une opération peut et doit être faite. L'opération est souvent la seule voie de salut qui soit ouverte au malade. Nous avons, dans nos relations habituelles, trois dames, dont l'une a été opérée d'un cancer du sein, il y a plus de quinze ans; l'autre, il y a six ans, par notre habile collègue et savant ami, M. Léon Labbé; la troisième, à la même époque environ, par M. le professeur Gosselin. Or ces trois dames jouissent d'une santé parfaite, et pas la moindre repullulation ne se produit chez elles.

Mais venons au cancer de la peau.

SQUIRRHE

Le cancer de la peau se présente sous deux formes différentes : sous la forme *squirrheuse*, et sous la forme encéphaloïde. La forme squirrheuse est, de beaucoup, la plus fréquente.

Le squirrhe de la peau est constitué par des tubercules d'un volume variable : les uns sont gros comme des pois; les autres, comme des haricots; d'autres, comme des noisettes ; d'autres, comme des noix. Ces tubercules sont durs, rénitants, inégaux sur leur surface, à angles aigus, rocheux; leurs arêtes sont saillantes. Ils sont quelquefois très nombreux ; ordinairement ils sont isolés, quelquefois confluents.

M. Doyon rapporte l'observation d'un homme de cinquante ans, auquel il a donné des soins, et qui était né d'une mère cancéreuse ; cet homme, dit M. Doyon, avait, sur toute la surface de la peau, une quantité prodigieuse de tumeurs cutanées manifestement cancéreuses. Ces tumeurs présentaient un développement très inégal; elles étaient comparables, les unes à un pois, d'autres à une olive, d'autres à un œuf de poule. Quelques-unes étaient groupées et représentaient, par leur confluence, des masses bosselées plus volumineuses encore. A la partie inférieure du ventre, leur réunion formait une espèce de cuirasse dure et inégale ; leur nombre total ne s'élevait pas à moins de 150.

Ces petites tumeurs sont d'abord mobiles sous la peau ; les unes ont leur racine au milieu même de la trame dermique, et les autres dans le tissu cellulaire sous-cutané. Leur volume s'apprécie à l'œil nu ; le doigt, promené à la surface de la peau, sent toutes leurs voussures, toutes leurs saillies, toutes leurs arêtes, toutes leurs inégalités.

Au bout d'un certain temps, la peau qui avait conservé sa couleur normale devient rouge, érythémateuse, au niveau de chaque tubercule. Ceux-ci lui adhèrent, ils cessent d'être mobiles ; ils deviennent douloureux, et sont le siège d'élancements vifs et aigus. Bientôt ils s'ulcèrent. Une sanie purulente, fétide, s'écoule de chacune de ces ulcérations, qui sont arrondies ; leur fond est mamelonné, comme verruqueux ; leurs bords sont saillants, durs, renversés en dehors. Ces ulcères ne se cicatrisent jamais spontanément ; ils tendent au contraire incessamment à s'agrandir.

Les ganglions lymphatiques limitrophes s'engorgent constamment, à une époque variable de l'évolution du squirrhe cutané.

Nous trouvons dans le tome III des *Annales des maladies de la peau* une observation intéressante de cancer de la peau, publiée par M. Cazenave. Tout le membre inférieur gauche offrait une masse dure, mamelonnée, à surface inégale. Des tumeurs ganglionnaires occupaient le pli de l'aine ; et toute l'étendue de la peau du ventre était criblée de tumeurs variant entre le volume d'un pois et celui d'un œuf de poule. A l'autopsie, on trouva que ces tumeurs étaient autant de squirrhes.

Le squirrhe de la peau est beaucoup plus commun chez la femme que chez l'homme. Il peut être primitif, spontané, et se développer sans cause appréciable autre que l'hérédité.

Mais, le plus souvent, le squirrhe cutané est *secondaire*, c'est-à-dire consécutif à un cancer organique. De l'organe cancéreux, le squirrhe s'est étendu et a envahi la peau, sous la forme de, tubercules que nous avons décrits.

Tel est le cas très intéressant du squirrhe de la peau que j'ai observé, il y a deux ou trois ans, chez une de mes malades, qui était couchée au n° 50 de la salle Henri IV.

Cette femme avait quarante-huit ans environ. Elle avait, au sein gauche, un squirrhe considérable et déjà assez ancien, qu'elle n'avait pas soigné du tout, et qui avait pris un volume important. Cette femme n'avait pas cessé ses occupations. Mais s'apercevant que son sein droit se tuméfiait aussi, et que sa peau devenait malade, elle s'était enfin décidée à venir à l'hôpital, et nous la reçûmes dans notre service.

Nous constatâmes une tumeur du sein gauche, ayant au moins le volume des deux poings ; le sein droit était le siège, lui aussi, d'une tumeur, mais moins considérable. Ces deux tumeurs étaient dures, inégales dans leurs contours, mamelonnées; les auréoles, des deux côtés, commençaient à s'ulcérer. Des douleurs aiguës, lancinantes, se faisaient sentir dans les deux seins, et un double engorgement ganglionnaire existait dans les deux cavités axillaires. La peau, au niveau des auréoles, commençait à s'altérer, à rougir et à devenir adhérente aux tumeurs. Il était évident que nous avions là un double cancer squirrheux, occupant les deux seins, et datant déjà d'une époque ancienne, probablement d'une ou deux années, et peut-être davantage; nous ne pouvions faire à cet égard que des suppositions, car les renseignements que nous donnait la malade étaient peu précis.

Cette double lésion cancéreuse n'était pas la seule, ainsi que vous le voyez sur cette belle pièce moulée, sur la malade même, par M. Baretta, conservée dans notre musée, et que je mets sous vos yeux.

Constatez d'abord les deux seins tuméfiés, indurés, squirrheux.

Voyez maintenant la peau, dans toute l'étendue de la région thoracique, au-dessus, au-dessous, en dehors des seins, entre ces deux organes et jusque dans la région abdominale; voyez-la mamelonnée, soulevée par un nombre considérable de petites tumeurs arrondies ou anguleuses. Les unes sont blanches, c'est-à-dire que la peau qui les recouvre a conservé sa couleur normale; les autres vous apparaissent d'un rouge foncé; c'est la peau qui s'altère et qui va s'ulcérer. Parmi ces tumeurs, il y en a qui sont isolées, séparées par de très petits espaces de peau restée saine; les autres, celles qui se trouvent au-dessus des seins, au niveau du manubrium du sternum, sont confluentes; elles se sont réunies et forment là une vaste plaque ou nappe cancéreuse, inégale, ulcérée sur quelques-uns de ses points, et envoyant des irradiations jusque sur la région cervicale.

Mais ce n'est pas tout; un assez grand nombre de ces tumeurs, une vingtaine au moins, ont, ainsi que vous le voyez, perforé la peau, et alors, plus libres dans leur développement, elles ont poussé; elles ont formé, au-dessus du niveau de la peau, des saillies, des reliefs, des proliférations squirrheuses, qui se dressent, comme des pyramides pointues et anguleuses, à une hauteur variable, allant, pour deux ou trois de ces pyramides, jusqu'à 2 ou 3 centimètres environ. Ces pyramides, d'un tissu squirrheux, sont dures, mamelonnées, rougeâtres; quelques-unes sont entamées, et même plus ou moins détruites par l'ulcération; mais vous en voyez cinq ou six qui sont restées intactes et debout, au milieu de toute cette surface tourmentée, mouvementée, soulevée de tous les côtés par ces productions de marrons, ou de tubercules squirrheux, de volume inégal, de couleur bigarrée, les uns d'un rouge vif, les autres violacés, d'autres ayant encore la teinte naturelle de la peau, suivant leur degré d'avancement, de prolifération et de destruction ulcérative. Nous n'avons pas eu la patience de compter tous les tubercules cancéreux disséminés ainsi à la surface de la peau. Mais nous croyons ne rien exagérer en disant qu'il y en a plus de deux cents répartis sur les régions thoracique et abdominale.

Tel est, Messieurs, aussi fidèlement décrit qu'il nous a été possible de le faire, ce cas très remarquable de cancer squirrheux de la peau. Étudiez-le bien attentivement sur cette pièce si belle, qui en est la reproduction exacte, faite avec tout le talent qui distingue M. Baretta.

Quant à la malade, elle succomba dans la cachexie cancéreuse et dans le marasme le plus complet. Les tumeurs, mammaires et cutanées, examinées au microscope, avaient tous les éléments du cancer; les organes intérieurs n'en présentaient pas de trace. Tout ce que nous avons pu faire, comme traitement, a été de soutenir les forces de la malade par des toniques, de manière à la mettre à même de résister, le plus longtemps possible, à la cachexie, et à l'infection constitutionnelle d'un cancer aussi généralisé.

ENCÉPHALOÏDE

La forme encéphaloïde du cancer cutané est la plus rare; c'est aussi la plus grave, car elle est la plus rapide dans son évolution, et la plus prompte à s'ulcérer. C'est elle qui donne les ulcères les plus sanieux et les plus fétides. A son début, elle est caractérisée par des tumeurs de volume variable, qui se ramollissent promptement, adhèrent à la peau, et s'ouvrent à sa surface, en formant des ulcérations fongueuses, sécrétant un liquide abondant, mélange infect de pus et de sang, qui baigne une surface inégale, bosselée, saignante, du plus mauvais aspect. Dans cette forme, la généralisation, l'infection constitutionnelle et la cachexie arrivent plus vite que dans la forme squirrheuse. Il semble qu'il y ait là un degré de malignité de plus.

Nous devons à notre excellent interne, M. Anatole Chauffard, la communication intéressante d'un cas de cancer encéphaloïde de la peau, qu'il a observé, l'année dernière, à la Maison municipale de santé, dans le service de notre collègue M. Cruveilhier, dont il était alors l'interne. Ce même cas a été vu aussi par notre collègue M. Lailler, appelé en consultation auprès du malade.

C'était un homme de quarante-cinq ans environ; il avait, sur le front, sur la lèvre inférieure, sur les joues, sur la poitrine, sur le ventre, sur les bras et sur le dos, un nombre assez considérable de tumeurs tuberculeuses, dures à leur origine, mais bientôt ramollies, ulcérées, devenues fongueuses, et donnant lieu à de petits ulcères sanieux, de mauvais aspect, remplis de fongosités mollasses, ulcératives et saignantes.

Aucun organe n'était cancéreux, c'était donc un cancer de la peau, *primitif* et à forme encéphaloïde. Ce cas est très intéressant, à plusieurs titres : 1° en ce que c'est un cancer à forme *encéphaloïde*, rapide dans son évolution destructive et infectieuse, forme la plus rare; 2° en ce que le cancer cutané est *primitif*, c'est-à-dire en ce que ce cancer s'est déclaré *primitivement* dans la peau, et non pas *consécutivement* au cancer d'un autre organe, comme c'est le plus fréquent, tous les organes étant parfaitement sains; 3° en ce que le malade est un homme. Nous vous avons dit, en effet, que c'est la femme qui, le plus souvent, est atteinte du cancer de la peau.

Ce malade avait une fièvre continuelle, la fièvre du cancer généralisé, la fièvre de l'infection cancéreuse, rapide, et pour ainsi dire galopante, causée par la forme de cancer la plus maligne, la forme encéphaloïde, dont les tumeurs ulcéreuses étaient réparties sur une vaste étendue de sa surface cutanée.

Après huit jours environ passés à la Maison de santé, le malade quitta le service de M. Cruveilhier et retourna dans son pays pour y mourir.

TRAITEMENT DU CANCER CUTANÉ.

Nous serons malheureusement très court sur ce point de l'histoire du cancer de la peau; il n'y a qu'une seule médication efficace, sa destruction. Mais comment le détruire? S'il n'y avait qu'un petit groupe de tubercules cancéreux réunis sur un petit espace, on pourrait, sans doute, en pratiquer l'ablation, au risque de les voir se reproduire bientôt plus nombreux, plus vivaces et plus malins. Mais presque toujours, du moins dans tous les cas qui sont à notre connaissance, le cancer de la peau s'est rapidement généralisé ; des tubercules nombreux se sont répandus sur une étendue de peau considérable, de sorte que toute opération est devenue matériellement impossible ; il a fallu constamment renoncer même à tenter le seul moyen curatif qui fût indiqué ; il a fallu s'avouer vaincu, en présence d'une maladie tout à fait incurable.

La seule chose que nous ayons à faire, c'est de soutenir les forces du malade par une alimentation succulente et par des médicaments toniques et antiseptiques, tels que les diverses préparations de quinquina, afin de le mettre à même de lutter, avec avantage et le plus longtemps possible, contre le principe infectieux du cancer, afin de retarder sa généralisation, l'empoisonnement de toute l'économie, la cachexie cancéreuse et la mort.

Quant aux ulcérations de la peau, il faut les panser, comme des ulcères de mauvaise nature, dans le but d'enrayer, si c'est possible, les progrès de la destruction qu'ils opèrent. Il faut tâcher de neutraliser, ou au moins de diminuer, par des altérants, par des modificateurs locaux, le principe malin et ulcératif qui les caractérise.

Lavez-les avec de l'alcool camphré, avec du vin aromatique, avec une solution de chlorure de chaux, ou de chlorate de potasse. Emplissez-les de poudre de charbon végétal porphyrisé mêlé à de la poudre de tan, de quinquina et de camphre.

Ce qui réussit le mieux quelquefois à détruire le caractère malin d'une ulcération, à arrêter ses progrès envahisseurs, et à la modifier avantageusement, ce sont les applications émollientes, les cataplasmes de fécule de pommes de terre bien cuits et réduits en gelée, la râpure de carottes ou de pommes de terre fraîches et crues. C'est ainsi que vous guérirez, mieux que par tout autre moyen, les ulcères vénériens, phagédéniques, et les ulcères sanieux, fétides et putrilagineux du scorbut. Mais les ulcères cancéreux, y a-t-il une puissance humaine capable de les modifier dans leur malignité, et de les arrêter dans leur marche, irrésistiblement progressive et fatalement délétère?

TRENTE-NEUVIÈME LEÇON

SCLÉRODERMIE

Messieurs,

Dans l'*éléphantiasis des Arabes*, nous avons vu la dégénérescence hypertrophique de toutes les parties constitutives d'un membre, d'un organe ou d'une région : la peau, le tissu cellulaire sous-cutané, les muscles, les tissus fibreux et aponévrotiques ; les vaisseaux lymphatiques et sanguins, les os eux-mêmes, tout est hypertrophié, déformé, altéré par une hypergenèse, dont nous vous avons fait connaître les caractères.

La *pachydermie*, c'est l'hypertrophie restreinte à la peau, intéressant la peau seulement, mais toute la peau, atteignant à la fois toutes les parties qui entrent dans la composition de la peau.

Cette dégénérescence hypertrophique ne porte pas toujours sur un ensemble, sur une collection d'organes, de parties ou de tissus; nous avons vu qu'elle se limite souvent à un petit organe, si petit soit-il, ou à un seul tissu. C'est ainsi que, sous le nom de *papillôme*, je vous l'ai montrée dans les papilles ; dans les follicules sébacés, sous le nom d'*acné hypertrophique*, et dans l'épiderme, suivant les formes qu'elle y revêt, sous les noms de *callosités*, de *cors*, de *cornes*, et d'*ichthyose*.

Ainsi donc, la peau subit fréquemment un travail d'hypertrophie, d'hyperplasie ou d'hypergenèse, qui la modifie, l'épaissit et l'altère dans sa totalité, ou dans quelques-unes seulement de ses parties constituantes. Ce même travail de suractivité morbide exerce aussi quelquefois, nous l'avons vu, son action sur les organes de sécrétion contenus dans l'épaisseur du derme; et suivant que cette action s'adresse à tel ou tel de ces appareils glandulaires sécréteurs, elle y produit une séborrhée, en d'autres termes, une acné sébacée, fluente ou concrète; ou bien des taches pigmentaires, un lentigo, des éphélides, un chloasma.

Mais la déviation de la vitalité normale de la peau n'a pas toujours pour résultat l'augmentation de son épaisseur, son développement hypertrophique et l'exagération de ses sécrétions.

Dans d'autres cas, cette vitalité déviée exerce, sur notre tégument externe, une action ulcérative désorganisatrice et destructive. Telle est l'œuvre des lésions malignes que nous avons étudiées dans nos dernières leçons. Le mycosis fongoïde, la mélanose, le cancroïde, le carcinôme, avant de tuer le malade, commencent par désorganiser et détruire la peau, sur laquelle ils ont parcouru les phases plus ou moins rapides de leur évolution.

Aujourd'hui, Messieurs, nous allons vous parler d'une autre affection cutanée, maligne aussi, soit qu'on la considère relativement à la peau, ou par rapport à la santé générale : c'est la sclérodermie.

SYMPTOMES DE LA SCLÉRODERMIE.

M. Bazin définit la sclérodermie : « Une lésion diathésique, à marche chronique, caractérisée par le retrait, et une forme particulière d'induration de la peau qui devient tendue, rigide, comme rétrécie, et en quelque sorte momifiée. »

A cette définition, donnée par l'illustre et vénéré maître que la science vient de perdre, nous préférons la suivante, qui nous semble plus complète et qui ne préjuge aucunement la nature de la maladie :

Nous dirons donc que le sclérodermie est une maladie à marche chronique, non contagieuse, caractérisée par un état spécial de rétraction, d'induration, de refroidissement, d'amincissement et d'atrophie de la peau, coïncidant avec des altérations semblables, affectant le tissu cellulaire sous-cutané, les muscles, les vaisseaux, les tendons, les os eux-mêmes et les articulations.

La sclérodermie est encore désignée sous le nom de *sclérême des adultes*. Les Anglais l'appellent *sclériasis* ; Alibert, en raison du refroidissement, de la rigidité, et de la constriction qu'elle opère dans les tissus, l'avait dénommée *scrofule momifiante*.

La sclérodermie, Messieurs, est une des maladie les plus bizarres et les plus extraordinaires. Pour mieux vous en faire comprendre les caractères extérieurs, pour vous les faire mieux apprécier et vous les rendre plus palpables et plus saisissants, voici un sclérodermique, je le place sous vos yeux, à côté, et en regard d'un éléphantiasique.

Quel contraste ! voilà certes les deux maladies les plus différentes, les plus opposées ; et ces deux maladies sont bien les deux points extrêmes, les deux pôles de la dermatologie.

Voyez l'éléphantiasis des Arabes ! quelles jambes et quelles cuisses monstrueuses ! leur volume est triplé ; elles n'ont plus ni leur finesse d'en bas, ni leur saillie du mollet, ni leur aspect normal ; ce sont de véritables poteaux, d'énormes masses hideuses, cylindriques, également grosses à leurs extrémités, et tout à fait semblables aux jambes de l'éléphant. Voyez cette peau, touchez-la ; comme elle est épaisse, rugueuse ! Ces rugosités, ces pointes piquantes et cornées, ce sont des végétations épidermiques ; c'est l'épiderme lui-même, induré, râpeux, pachydermisé, hypertrophié, n'ayant plus rien de l'épiderme humain ; voyez tous ces corps saillants et mamelonnés, toutes ces proliférations verruqueuses, isolées les unes des autres par des sillons profonds, ce sont les papilles du derme ; normalement elles sont invisibles à l'œil nu, on ne peut les apercevoir qu'à l'aide du microscope, et les voilà devenues grosses comme des mûres, comme des framboises ! voyez tout cet ensemble informe, défiguré, tout ce membre abdominal énorme, repoussant, de couleur bistrée, de consistance uniformément dure et ligneuse, comme s'il n'était plus composé que d'un seul tissu dur et ligneux lui-même. Voilà l'éléphantiasis des Arabes.

Et maintenant, considérez la sclérodermie : son siège, à elle, se trouve aux régions supérieures, à la face, au cou, aux bras et aux mains. Voyez ce qu'elle a fait des mains : elle les a rapetissées, refroidies, glacées ; elle a effilé, aminci, atrophié les doigts ; elle les a rendus pointus; leurs phalanges ne jouent plus les unes sur les autres; elles sont comme ankylosées et immobilisées dans une demi-flexion permanente, rigide et forcée. Il est impossible de les redresser, de sorte que cette main, ainsi déformée, ressemble à une griffe; elle n'a plus rien de ce qui appartenait à la main : ni sa conformation extérieure, ni ses mouvements, ni sa mobilité, ni sa souplesse, ni sa température, ni sa sensibilité. Ce n'est donc plus une main, c'est une griffe d'un aspect désagréable, impropre à tout usage, ne sachant plus prendre, ni retenir les objets; et, si vous la touchez, elle vous donnera la sensation que donnent le refroidissement et la rigidité d'un cadavre.

Quant à la figure, voyez comme elle est changée, et comme son expression est étrange, singulière, effrayante; c'est une figure de marbre, d'albâtre; elle est pétrifiée, atrophiée, tous les traits sont effacés; ils ont une fixité complète et absolue. La peau est collée sur les os, sans aucun glissement, sans aucune mobilité possibles; elle n'a plus de plis, plus de rides; il n'y a plus de jeu de physionomie, c'est l'immobilité et l'impassibilité d'un cadavre, et, comme on l'a dit, d'un cadavre congelé. La bouche est rétrécie, les lèvres amincies, resserrées et pincées, semblent adhérentes aux gencives. Elles laissent les dents à découvert, ne pouvant plus fermer la bouche que d'une manière incomplète; le nez est aigu, lancéolé; les paupières, atrophiées, immobiles, revenues sur elles-mêmes, sont insuffisantes pour voiler les yeux, dont le globe, trop largement ouvert, paraît démesurément gros et saillant, sur ce visage amaigri, glacé et sans expression.

Tels sont les symptômes les plus apparents de la

sclérodermie, et par lesquels on est tout d'abord frappé à l'aspect d'un sclérodermique. Mais ne nous contentons pas de cette première vue, et pénétrons plus avant dans l'observation et la constatation des phénomènes qui caractérisent la maladie qui nous occupe.

La peau, avons-nous dit, est atrophiée, amincie, revenue sur elle-même, et en même temps indurée ; elle est devenue trop peu étendue, et comme insuffisante pour recouvrir les parties sous-jacentes, de telle sorte que, pour les envelopper, il lui faut exercer sur elles une étreinte, une compression excessives. La peau nous représente, permettez-moi ces comparaisons, un bandage trop serré, qui gêne et ôte le mouvement au membre qu'il comprime ; ou un cuir racorni et desséché ; ou bien une gaine trop étroite pour loger tout ce qu'elle doit contenir. Aussi ses plis et ses sillons ont disparu et se sont effacés, comme sous l'effort d'une distension considérable Il est impossible de la saisir, de la soulever, de la pincer, de la détacher des tissus sous-jacents, de la faire glisser sur eux, tant elle les comprime, tant elle y adhère.

Toute la région sclérodermique est comme étranglée et contracturée ; elle est diminuée de volume, ratatinée et en même temps durcie ; cette induration n'est pas partielle ni limitée à certains points ; elle est uniforme sur toute la région malade.

Par le fait de cette atrophie, de cette diminution de volume, de cette compression et de cette induration, les parties malades sont déformées et plus ou moins immobilisées. Quand ce sont les mains, et c'est le siège le plus fréquent de la sclérodermie, elles sont et restent dans un état permanent et invariable de demi-flexion, puisque c'est leur état le plus naturel, en vertu de la prédominance des muscles fléchisseurs sur les muscles extenseurs. Elles sont immobilisées et comme gelées dans la demi-flexion. Les doigts sont aigus et crochus, les articulations métacarpo-phalangiennes et phalangiennes sont comme ankylosées. Il est encore possible de leur faire exécuter un mouvement dans le sens de la flexion, en exagérant ainsi la flexion habituelle ; mais si on veut les redresser, on sent qu'il y a une impossibilité matérielle, et qu'ils se briseraient comme des tiges rigides et inflexibles.

Ainsi déformée, la main est, comme nous le disions tout à l'heure, semblable à une griffe ; tout mouvement de préhension est devenu difficile, incomplet et même impossible ; si on peut encore saisir un objet, on ne peut pas le retenir ; aussi voit-on les malades laisser échapper les choses dont ils avaient pu s'emparer. . . . .

La sensibilité est notablement émoussée, et la température très abaissée. Les malades éprouvent une sensation de froid habituelle, et cette sensation, vous l'éprouverez vous-même en touchant les parties affectées.

Lorsque la sclérodermie siège à la face, les mêmes phénomènes d'atrophie, d'amincissement, d'induration, de resserrement et d'immobilité se produisent. Toute la figure semble plus petite, elle est osseuse et anguleuse ; ses contours arrondis n'existent plus ; les joues ont perdu leur convexité, elles sont plates et verticales ; la bouche est rétrécie, et cependant incomplètement fermée, par suite de l'atrophie des lèvres. Le nez est effilé, pointu et forme une saillie que l'aplatissement latéral de la face fait ressortir davantage ; la figure, suivant une expression vulgaire que je vous demande la permission de vous faire connaître, malgré ce qu'elle a de trivial, la figure est *en lame de couteau.*

Les paupières, atrophiées comme les lèvres, comme les joues, sont rétractées ; la paupière inférieure est intimement adhérente et collée, en quelque sorte, à l'os de la pommette, à l'apophyse zygomatique et à la lame montante du maxillaire inférieur ; on ne peut lui faire exécuter aucun mouvement sur les os ; il en résulte que les yeux, trop largement ouverts, paraissent trop gros, et font ainsi un contraste désagréable avec le rapetissement de tout l'ensemble.

La peau, après un certain temps, perd sa coloration normale ; chez quelques malades, dit M. Doyon, elle est décolorée, d'un gris jaunâtre, brune, sur les parties indurées. Nous n'avons pas constaté la teinte brune, signalée par notre savant confrère lyonnais ; mais tantôt une décoloration complète, et tantôt une couleur violacée ; de sorte que les parties sclérémisées sont, ou bien d'une couleur tout à fait exsangue et cadavéreuse, ou bien d'une couleur cyanosée, c'est-à-dire que la circulation ne s'y fait pas, ou s'y fait très mal. Le sang ne peut pas pénétrer dans des capillaires comprimés et oblitérés; de là la teinte exsangue et décolorée ; ou, s'il a pu s'y faire jour, il y est retenu et comme emprisonné, d'où la teinte cyanosée ; il y stagne, il s'y accumule en dilatant les capillaires, en les transformant en varicosités. C'est l'ensemble de ces accidents, de ces troubles, de cette gêne dans la circulation en retour des parties malades, quand ces parties sont des régions extrêmes, comme les doigts, que M. Maurice Raynaud a décrits sous le nom d'*asphyxie locale*. L'asphyxie locale est donc, un effet, un accident, un résultat, et, par conséquent, un symp tôme de la sclérodermie, accident et symptôme qui peuvent tout naturellement donner lieu à la gangrène des extrémités.

L'asphyxie locale décrite par notre collègue, M. Maurice Raynaud, est donc, je le répète, veuillez bien le comprendre, constituée par des taches, ou macules vasculaires ; le sang, qui donne lieu à ces taches, est contenu dans des vaisseaux desquels il a peine à se dégager, en raison de la compression que ces vaisseaux subissent, par le fait de la peau que le sclérème a racornie et rendue trop étroite.

Mais, à côté de ces taches, il y en a d'autres, décrites par M. Horteloup, taches sanguines aussi, mais extravasculaires ; celles-là s'ulcèrent fréquemment ; elles donnent lieu à de petites ulcérations, très communes à l'extrémité des doigts, qui laissent après elles des cicatrices blanchâtres et déprimées.

La sclérodermie, ou sclérème des adultes, a pour siège d'élection, nous l'avons dit, les parties supérieures : la face, les bras, les avant-bras, les mains. C'est là où on la trouve le plus souvent ; elle peut occuper toutes ces parties à la fois, ou seulement une seule de ces parties. Mais on peut la voir aussi aux membres inférieurs.

Elle est beaucoup plus fréquente chez les femmes que chez les hommes. M. Collier, qui en a collectionné quarante-trois observations, n'en cite que dix cas appartenant à des hommes.

Pour ce qui nous regarde personnellement, nous n'avons jamais pu en trouver un seul cas chez un homme ; les quatre ou cinq que nous avons vus appartiennent tous à des femmes.

Si la sclérodermie choisit de préférence le sexe féminin, en revanche elle affecte également tous les âges; on l'a vue chez des enfants de huit à dix ans, et chez des vieillards de soixante à soixante-dix ans. Nous soignons en ce moment deux sclérodermiques: l'une est une femme de soixante-six ans; l'autre est une jeune fille de vingt-deux ans.

Ses causes sont inconnues; on a parlé de l'influence du froid; mais rien ne l'a prouvée. MM. Lasègue et Horteloup ont remarqué que, la plupart du temps, les sclérodermiques sont des personnes malingres, malades fréquemment, et habituellement affaiblies, anémiées. Les deux femmes que nous soignons en ce moment ne sont nullement dans ce cas : l'une, celle de soixante-six ans, est au contraire robuste, alerte, voyageant beaucoup pour affaires commerciales; l'autre, la jeune fille, habite la campagne, les environs de Paris, elle est parfaitement conformée, et sa santé avait toujours été bonne. Avouons donc que les causes nous échappent; que si, dans certains cas, nous avons cru pouvoir rattacher la sclérodermie à un mauvais état général, dans d'autres cas, cette relation étiologique s'est trouvée en contradiction avec les faits.

La sclérodermie consiste, nous l'avons vu, en une altération grave, non seulement de la peau, mais encore des tissus sous-jacents, ainsi que nous vous le dirons dans un instant. Or, malgré ces désordres, ces lésions anatomiques, ayant un caractère sérieux; malgré ce ratatinement, cette induration, cette dessiccation, cette atrophie de la peau, des nerfs, du tissu cellulaire sous-cutané, des tissus tendineux, aponévrotique et musculaire; malgré les altérations osseuses et articulaires dont nous vous parlerons tout à l'heure; malgré tout cela, il y a peu de douleurs dans les parties affectées; il y a de l'endolorissement, de la gêne, de la raideur, quelquefois de l'impossibilité dans les mouvements articulaires, mais peu de douleurs vives. Seulement les malades se plaignent habituellement d'une sensation très pénible de froid, qu'ils éprouvent au bout des doigts, et qu'ils comparent à l'onglée.

Comment expliquer cette étrange immunité de douleur, alors que, rationnellement, et en vertu de tant d'altérations anatomiques, en vertu, surtout, de la compression, et même de l'étranglement, que subissent tant d'organes différents, on devrait s'attendre à un état permanent de douleur intense ? Ce fait nous paraît inexplicable, à moins qu'on ne se contente d'hypothèses, de suppositions plus ou moins problématiques et spéculatives, d'idées théoriques, dont chacune pourrait être accueillie par un, *quod est demonstrandum*, qui aurait chance de rester sans réponse satisfaisante.

Constatons donc, sans chercher à l'expliquer, ce fait important, à savoir, que les lésions de la sclérodermie, quelque graves qu'elles soient, sont à peu près exemptes de douleur, et rappelons, en passant, qu'il en est de même pour toutes les lésions de la scrofule, et pour la plupart des lésions de la syphilis.

Si la sclérodermie n'est pas douloureuse, elle a encore le privilège de ne pas troubler la santé générale, du moins dans les premiers temps de son existence.

Elle commence insidieusement, petit à petit, par une induration progressive en intensité et en surface ; sa marche est lente, sa durée peut être de plusieurs années. Au commencement, nous le répétons, il n'y a que peu, ou point de désordres généraux. Mais si les lésions se généralisent ; si les mouvements des membres supérieurs et inférieurs sont compromis, et rendus impossibles, par de véritables ankyloses; si des lésions osseuses graves surviennent, telles que la destruction d'une ou de plusieurs phalanges, alors les forces diminuent, l'appétit se perd, l'amaigrissement se produit, toutes les fonctions physiologiques se troublent et s'altèrent, le malade tombe dans le marasme, et son existence se termine et s'éteint dans l'épuisement et l'émaciation.

Cependant Hébra admet la guérison de la sclérodermie. « Quelquefois, dit-il, la sclérodermie disparaît complètement. La partie indurée devient peu à peu plus molle, plus élastique, mobile, elle reprend sa couleur, sa souplesse normales, et l'affection s'efface tout à fait sans laisser de traces de son existence antérieure. »

Nous sommes de l'avis d'Hébra; dans certains cas, la sclérodermie peut être guérie. L'heureux changement survenu chez une de nos deux malades actuelles nous permet d'espérer sa guérison, ainsi que nous le dirons plus loin.

Après cette étude clinique de la sclérodermie, après vous avoir montré quels sont les caractères extérieurs de cette affection, comment elle se révèle, quels sont ses symptômes, et quelle est sa marche, nous devons vous dire maintenant, d'une manière plus explicite et plus précise que nous ne l'avons fait jusqu'ici, quelles sont les lésions anatomiques qui la constituent. Laissons, sur ce point, la parole à notre excellent interne, M. Anatole Chauffard, « *filius... magnâ de stirpe* ».

ANATOMIE PATHOLOGIQUE DE LA SCLÉRODERMIE.

« Si l'on dissèque un doigt atteint de sclérodermie, on voit très facilement que la peau est à la fois plus dure et plus mince qu'à l'état normal ; elle semble faire corps avec le tissu cellulaire sous-cutané, qui, lui aussi, est devenu comme scléreux, en même temps qu'a disparu le tissu adipeux qu'il contient normalement dans ses aréoles. — Plus profondément, on retrouve les mêmes adhérences, la même fusion du tissu cellulaire sous-cutané avec les plans sous-jacents, musculaires, aponévrotiques, ou osseux. — Enfin les os des phalanges sont ankylosés entre eux, et semblent atrophiés par un travail de résorption interstitielle.

« L'étude microscopique va nous permettre maintenant de descendre dans le détail plus intime des lésions.

« L'épiderme est tantôt normal comme épaisseur, tantôt légèrement atrophié ; les cellules de sa couche profonde, ou corps muqueux de Malpighi, sont granuleuses, vésiculeuses, parfois chargées de pigment.

« Au-dessous du corps muqueux, nous trouvons les papilles du derme ; celles-ci sont moins saillantes, et atrophiées ; on distingue mal leurs anses vasculaires ; le derme tout entier, qui les supporte, est épaissi, induré ; on trouve, dans les interstices de ses faisceaux conjonctifs, de nombreuses cellules embryonnaires, qui attestent l'existence d'un travail inflammatoire, et se montrent surtout pressées autour des capillaires.

« Les glandes sudoripares et les glandes sébacées ne présentent pas d'altération manifeste.

« Le pannicule adipeux sous-cutané, comme nous l'avons déjà vu, a disparu en grande partie, par résorption des vésicules adipeuses, et s'est transformé en tissu fibreux.

« Les vaisseaux sont, d'après Lagrange et Duret, rétrécis, et comme comprimés par la néoformation scléreuse.

« Quant aux nerfs, ils présentent tous les signes de la périnévrite et de la névrite interstitielle, et l'on trouve de nombreuses cellules embryonnaires entre les lames du névrilème.

« Enfin les os sont le siège d'une ostéite raréfiante, qui peut aboutir à la résorption et à la disparition, sur place, d'une phalange, sans que le moindre fragment en ait été nécrosé, ou éliminé au dehors.

« Si nous cherchons maintenant à résumer d'un mot ces différentes lésions, nous voyons qu'elles ont, toutes, pour double caractère, d'être atrophiques et scléreuses. Il s'agit là d'une dermite irrégulière dans sa marche, d'une véritable cirrhose de la peau.

« Du côté du système nerveux central, racines médullaires, moelle et cerveau, les autopsies n'ont, jusqu'à présent, révélé aucune lésion caractéristique. »

ÉTIOLOGIE ET NATURE DE LA SCLÉRODERMIE.

Nous connaissons maintenant la sclérodermie dans ses caractères cliniques, dans ses symptômes et dans ses lésions anatomiques ; le moment est venu de nous demander ce qu'elle est dans sa nature, dans son essence morbide : voyons, à cet égard, l'opinion des auteurs.

« Si nous voulons, dit Hébra (traduction de M. Doyon), exprimer notre opinion sur la nature de la sclérodermie, nous croyons devoir la considérer, dans son processus fondamental, comme un épaississement diffus (coagulation), et une stase de la lymphe dans la peau. Par suite de l'épaississement de ce liquide, tenant, non à des conditions locales, mais à un état général anormal du processus nutritif, la lymphe stagne dans les interstices des tissus, interstices que l'on doit considérer comme des espaces lymphatiques, d'après les idées modernes sur les origines des voies lymphatiques. La lymphe s'écoule imparfaitement, se coagule peut-être, d'où résulterait l'infiltration primitive, mais déjà compacte et dure, de la peau. L'écoulement de la lymphe redevient-il libre? l'infiltration disparaît complètement, et la peau revient à l'état normal. L'état de stagnation persiste-t-il longtemps? Dans ce cas, grâce au superflu des matériaux nutritifs accumulés localement, le tissu conjonctif normal se produira en excès, s'épaissira et s'accroîtra davantage. Les interstices du tissu se rétréciront de plus en plus, d'où il résultera que ce dernier ne peut se laisser pénétrer que par une petite quantité de liquides. Le stroma conjonctif se desséchera de plus en plus et se rétractera, se ratatinera, comme tout tissu conjonctif pauvre en sucs, comme les cicatrices. »

« Grâce à l'opinion que nous avons émise plus haut, à savoir qu'une anomalie dans la nutrition générale de l'organisme servait de base à la maladie, à la lymphostase, on peut expliquer d'une manière naturelle ce fait que la sclérodermie ne se localise pas, suivant le trajet des gros vaisseaux et des lymphatiques, et selon les lois d'une circulation qui serait entravée d'une façon générale ou locale, mais apparaît d'une manière irrégulière et diffuse dans les endroits les plus différents, et comme tout le monde le sait, aux parties supérieures du corps. »

Ainsi, d'après l'illustre médecin du Grand Hôpital de Vienne, la sclérodermie résulte d'une infiltration de lymphe entre les différents tissus qui composent une région, ou un membre. Cette lymphe forme entre ces tissus une sorte de nappe, de couche humide qui reste stagnante et s'épaissit. En s'épaississant, elle se durcit et entraîne l'épaississement, l'induration et le racornissement de tous les tissus qu'elle pénètre et qu'elle enveloppe. Voilà, pour Hébra, ce qu'est, dans son essence, la sclérodermie ; c'est de la lymphe infiltrée, épaissie, indurée, ratatinée, sous l'influence d'une anomalie dans la nutrition générale de l'organisme.

Cette lymphe retrouve-t-elle son écoulement? redevient-elle liquide? l'infiltration disparaît complètement, et la peau revient à l'état normal : voilà, pour Hébra, comment peut s'opérer la guérison.

Nous ne saurions admettre la manière de voir du grand dermatologiste viennois. Si, comme il le prétend, la sclérodermie était produite par une infiltration de lymphe, liquide d'abord, stagnante et ultérieurement indurée, il y aurait, dans l'évolution de la maladie, une première période dans laquelle on constaterait l'infiltration, l'œdème, l'augmentation de volume et le ramollissement des parties : or rien de semblable n'a lieu; les parties commencent, dès l'abord, par l'induration et le ratatinement, qui deviennent progressifs.

Comment expliquer, par l'infiltration de cette lymphe, ce phénomène bizarre d'atrophie, d'intussusception, de résorption interstitielle qui fait disparaître les tissus et les os?

Et d'où vient cette lymphe? comment se produit-elle? quelle est cette anomalie dans la nutrition générale?

Nous le répétons, l'explication d'Hébra n'a rien de satisfaisant; elle soulève une foule d'objections; elle n'est qu'une obscurité de plus dans une question déjà si obscure.

Pour M. Bazin, « la sclérodermie est une lésion du même ordre que la kéloïde et les tumeurs fibro-plastiques. Elle naît et se développe sous l'influence d'un état morbide général, de nature diathésique, état qui se traduit par l'infiltration, dans le tissu de la peau, d'un élément de formation nouvelle, l'élément fibro-plastique ».

Notre distingué confrère M. Baudot, l'un des plus brillants élèves de M. Bazin, partage le sentiment du maître.

Il nous est impossible de nous ranger à cette opinion. En effet, que trouve-t-on, dans les recherches anatomiques, *macroscopiques* et *microscopiques?* — On trouve deux choses : de l'*induration* et de l'*atrophie*. Induration de la peau, du tissu cellulaire sous-cutané, des muscles, des aponévroses, des tendons. Mais en même temps que se produit cette induration, ou ce sclérême, il se fait un travail d'atrophie, de résorption et d'intussusception de ces mêmes parties ; ainsi, d'une part, transformation sclérêmateuse, ou induration de tous les tissus mous, induration paraissant s'opérer sous l'influence d'une sorte de travail inflammatoire, sourd et latent, dont l'existence est manifestée par de nombreuses cellules embryonnaires, et par l'état congestionnel du tissu osseux ; et d'autre part, atrophie, résorption, par un travail d'absorption et d'intussusception interstitielle, de ces mêmes parties sclérémisées ; atrophie progressive, pouvant aller jusqu'à la disparition complète de fragments osseux importants, d'une phalange entière.

Voilà ce que constate l'anatomie, mais rien de plus ; elle ne nous montre aucune trace de tissu fibreux, de formation nouvelle. Nous ne voyons nulle part des dépôts, des semis, des infiltrations de concrétions fibreuses, analogues à ceux que vous présentent ces deux belles pièces de notre musée, qui vous fournissent un si bel exemple des caractères de la diathèse fibromateuse. Nulle part, dans aucune région, dans aucun organe, dans aucun membre sclérodermisé, vous ne trouvez la moindre tumeur, même à l'état le plus rudimentaire, qui ressemble à l'une de celles qui existaient, en nombre si prodigieux, et avec un développement si considérable, chez la femme, dont vous avez, sous les yeux, le moulage, qui était atteinte de la diathèse fibromateuse, et dont l'histoire a fait l'objet d'une des leçons de notre premier volume.

Nous ne pouvons donc pas admettre l'opinion de M. Bazin sur la nature de la sclérodermie, puisqu'elle ne repose sur aucune réalité anatomique. C'est une idée ingénieuse, théorique et purement spéculative; mais c'est un système qui s'écroule, en présence du démenti que lui donnent les faits.

M. Horteloup a émis une autre théorie; il essaye d'expliquer les altérations sclérodermiques par des troubles nerveux, provenant du grand-sympathique. Il rappelle cette notion anatomique qui a consacré l'existence, au sein du tissu dermique, de fibres celluleuses contractiles, formant dans la trame du derme de véritables petits muscles de la vie organique. Ces petits muscles, ainsi que l'ont démontré MM. Schiff, Claude Bernard et Marey, se contractent sous l'influence du grand-sympatique; ils entrent dans la composition, non seulement du derme lui-même, mais encore des capillaires artériels et veineux, qui rampent dans son épaisseur. Si leurs contractions normales et physiologiques favorisent la circulation dans les capillaires, leurs contractions anormales et spasmodiques, leur contracture permanente peuvent oblitérer ces mêmes capillaires et y interrompre complètement la circulation, soit en rendant ces vaisseaux imperméables au sang, soit en y retenant indéfiniment, et à l'état de stase, ou d'engorgement fixe et permanent, le sang inclus. C'est ainsi que M. Maurice Raynaud explique l'asphyxie locale, la syncope locale, sur lesquelles il a appelé l'attention, et la gangrène des extrémités, qui en est la conséquence.

Or, dit M. Horteloup, « si les fibres musculaires des canaux vasculaires, en se contractant, diminuent assez leur volume pour empêcher la circulation du sang, nous pouvons admettre que, dans le derme, ces fibres de même nature puissent se contracter pour produire une véritable rétraction »...

Enfin, continue le même auteur, « pour expliquer la persistance de la sclérodermie, il faut admettre que, lorsque la contracture du derme a duré pendant un certain temps, il se produit entre les fibres, condensées, un travail agglutinatif, qui l'empêche de revenir à son état primitif, et est la cause d'une véritable altération matérielle de la peau ».

Cette théorie de MM. Horteloup et Maurice Raynaud est très habile et très ingénieuse, j'en conviens; elle explique parfaitement l'asphyxie, la syncope locale et le ratatinement scléromateux de la peau; mais l'asphyxie locale, la gangrène locale, le sclérème, ou induration, avec racornissement de la peau, ne sont pas la sclérodermie, ils sont des symptômes des lésions partielles de la sclérodermie; c'est un côté, c'est une des faces de la sclérodermie, mais ce n'est pas la sclérodermie tout entière.

L'asphyxie locale et le sclérème de la peau sont à la sclérodermie ce que la pachydermie est à l'éléphantiasis des Arabes.

Dans la sclérodermie, n'avons-nous pas encore l'induration et l'atrophie des muscles, du tissu cellulaire, du pannicule graisseux? N'avons-nous pas le rétrécissement des vaisseaux admis par Lagrange et par Duret? N'avons-nous pas l'altération du névrilème, la névrite interstitielle, l'ostéite raréfiante, et la résorption du tissu osseux? Or tous ces phénomènes qui font partie intégrante de la sclérodermie ne s'expliquent nullement par la seule contracture des fibres celluleuses musculaires appartenant au derme, et gouvernées, d'après les beaux travaux de MM. Schiff, Claude Bernard et Marey, par le grand-sympathique. Personne assurément n'oserait prétendre que la lésion primitive, essentielle, de la sclérodermie n'existe que dans la peau, et que les lésions des autres organes sous-jacents ne sont que des lésions secondaires, consécutives à la lésion primordiale de la peau, sous sa dépendance et résultant uniquement de la compression exercée par elle sur les organes. Évidemment il y a autre chose dans la sclérodermie, et son cadre étiologique est ailleurs et beaucoup plus large.

M. Lagrange prétend faire de la sclérodermie une des manifestations du rhumatisme, une des formes, un des symptômes de la diathèse rhumatismale, et il insiste au point de vue de son étiologie sur l'action du froid.

Combien d'objections encore ne soulève pas cette doctrine! Y a-t-il, d'un côté, une action plus commune, plus fréquente que celle du froid? et de l'autre y a-t-il un effet plus rare que la sclérodermie? la sclérodermie est-elle une des maladies fréquemment observées dans les pays septentrionaux, en Russie, en Norwège, en Laponie, en Sibérie, où non seulement l'intensité du froid est excessive, mais encore où les vicissitudes, les changements brusques de température sont si prononcés et si redoutables? — Aucun auteur ne nous le dit.

Nos marins qui naviguent dans les mers du Nord, et qui restent pendant des mois entiers prisonniers au milieu des banquises dans les régions polaires, et qui sont forcés de faire des escales prolongées sur les plages glacées des Esquimaux, y contractent-ils la sclérodermie? — Non, mais comme me l'a rapporté mon frère Alexandre, au retour de son voyage au détroit de Behring et au pôle Nord, et comme il l'a écrit dans sa thèse inaugurale, ils y contractent le typhus, le scorbut, des congélations partielles, la nostalgie, etc. Mais il n'est pas question de la sclérodermie.

Si la sclérodermie était une maladie rhumatismale, et *à frigore*, est-ce que nous ne la trouverions pas surtout, et le plus habituellement, chez des personnes qui, par profession, subissent l'influence du froid, précisément sur les parties du corps qui sont ses sièges d'élection? Ainsi chez les femmes qui lavent le linge à l'eau courante, chez les ouvriers qui manipulent la glace, rien de semblable n'a été noté. Des deux sclérodermiques que nous soignons actuellement, l'une est une voyageuse de commerce, l'autre est sans profession; ses parents sont de bons et riches propriétaires, habitant les environs de Corbeil. Une troisième que nous avons vue il y a quelques années était marchande de dentelles.

Notre savant collègue, M. Lailler, a constaté, deux fois, des troubles de l'intelligence, et un état névropathique, chez des femmes sclérodermiques; or, faudra-t-il en conclure que la sclérodermie est un des effets des troubles plus ou moins profonds du système nerveux et de l'aliénation mentale? — Nous avons été, pendant près d'une année, interne dans une maison d'aliénés très importante, nous n'y avons vu aucun cas de sclérodermie. Nous y avions pour maîtres d'éminents observateurs, des cliniciens très distingués, le professeur Rostan, MM. Valleix et Lille; or jamais ils n'ont eu l'occasion d'appeler notre attention sur la sclérodermie.

Notre collègue M. Hallopeau et M. Colliez regardent la sclérodermie comme étant sous la dépendance directe de troubles de l'innervation, celle-ci ne se faisant plus normalement; l'influx nerveux n'ayant plus ni son cours normal, ni ses qualités physiologiques, ne peut plus alimenter la peau, et les autres tissus, de manière à les maintenir dans un état sain; or tous ces tissus s'altèrent, se sclérodermisent, sous l'influence de la perversion nutritive qu'ils subissent; les lésions dont ils sont affectés sont des lésions *trophiques*, c'est-à-dire provenant d'une alimentation nerveuse mauvaise, d'un influx nerveux vicié, altéré, ou trop peu abondant; et par conséquent la maladie produite est dénommée une TROPHONÉVROSE!

Nous croyons instinctivement et rationnellement que les lésions scléroderiniques dépendent de lésions nerveuses centrales; et cependant, jusqu'à présent, que nous le sachions du moins, aucune autopsie n'a démontré l'existence de ces lésions présumées ni dans le cerveau, ni dans la moelle, ni dans les racines médullaires. Mais pourquoi ces dénominations nouvelles de *lésions trophiques?* pourquoi ces grands mots nouveaux et médiocrement euphoniques de *trophonévrose?* pourquoi surcharger ainsi le vocabulaire médical, qui l'est déjà trop, surtout quand il s'agit de l'enrichir d'expressions plus obscures encore par elles-mêmes, et plus difficiles à comprendre que les choses qu'elles ont la prétention d'expliquer et qu'elles ne réussissent qu'à rendre tout à fait inintelligibles : « *Obscura obscurioribus dilucidare?* »

Pour nous, la sclérodermie est la conséquence d'un trouble profond et général, survenu dans l'innervation de l'économie, d'un défaut dans la quantité et d'une altération dans la qualité de l'influx nerveux. La peau et les autres tissus ne recevant plus un fluide nerveux assez abondant, assez vivifiant et assez riche pour les entretenir dans leur état de vitalité physiologique et normale, se flétrissent, s'indurent, se dessèchent et s'atrophient, comme se flétrissent et se dessèchent, sur leur tige, des branches qui manquent de sève, ou dont la sève est altérée.

Les dissections, les recherches anatomiques n'ont, jusqu'à présent, montré aucune altération, aucun ramollissement, aucune induration, aucune atrophie, ni de la moelle, ni des racines médullaires. *Il est donc permis de penser que ce défaut, que ce désordre dans l'innervation, ne correspondant à aucune altération matérielle, appréciable et connue, ne sont, par conséquent, qu'un simple trouble fonctionnel des centres nerveux, et qu'ils ne résultent, permettez-moi ces expressions, que d'une sorte d'atonie, d'inertie et d'anémie du système nerveux central.*

Mais, nous l'avouons, cette manière de voir n'est qu'une intuition clinique. Elle est une déduction, que nous croyons logique, de l'observation des faits et de l'absence d'aucune autre explication plus satisfaisante. Tout en l'adoptant et en vous la proposant, parce qu'elle nous semble rationnelle, et parce qu'elle nous paraît préférable à toutes les autres, nous reconnaissons qu'elle peut être accusée de n'être qu'un système, qu'une supposition, et qu'une simple vue hypothétique. Quelque juste, quelque fondée qu'elle soit, il n'en est pas moins vrai que la sclérodermie se dérobe à une notion parfaitement claire de sa nature intime ; elle reste obscure, impénétrable dans sa raison d'être, dans son mode de développement, dans ses causes, comme dans son processus morbide, et on peut dire, à son sujet, que tout est mystère dans cette mystérieuse maladie.

HISTORIQUE.

Et pourtant ce ne sont pas les observateurs qui lui ont manqué. Alibert s'en occupe et lui donne le nom de *scrofule momifiante*, cherchant ainsi à dépeindre, par cette qualification, les principaux caractères de la maladie : l'induration, la dessiccation, le racornissement et l'atrophie des parties qu'elle affecte.

En 1845, Thirial la décrit sous le nom de *sclérême des adultes*.

En 1847, Forget (de Strasbourg) l'étudie et lui donne le nom de *chorionitis*.

En 1854, Gilette publie dans les *Archives de médecine* un travail sur la sclérodermie, et il en réunit quatorze observations.

Lasègue, en 1861, consacre une revue critique, dans le même journal, à l'étude analytique et comparée des faits connus jusque-là.

M. Bazin, dans ses *Leçons théoriques et cliniques sur*

les affections cutanées artificielles, cherche à établir que la sclérodermie est une diathèse fibro-plastique, et qu'elle se traduit par l'infiltration, dans le tissu de la peau, d'un élément de formation nouvelle, l'élément fibro-plastique.

Son élève, M. Baudot, dans son remarquable *Traité des affections de la peau*, adopte cette doctrine.

M. Colliez en publie quarante-trois observations. M. Horteloup, dans un travail très sérieux, s'efforce d'établir que, dans sa nature, la sclérodermie n'est autre chose qu'une contracture et une agglutination du derme, amenant son altération matérielle, et résultant d'un état spasmodique prolongé des fibres musculaires lamineuses dermiques, qui sont sous la dépendance du grand-sympathique,

Les auteurs anglais, Wilson, Balmano Squire, et Tilbury-Fox, la décrivent avec tout le soin et le talent qui distinguent des cliniciens aussi distingués, et ils lui donnent le nom de *scleriasis*. Wilson l'appelle *sclerosis dermatos*, *sclerosis corii*, *sclerosis telæ cellularis et adiposæ*.

Hébra la définit ainsi : « *Sous le nom de sclérodermie des adultes*, dit-il (traduction de M. Doyon), *nous désignons une modification idiopathique morbide de la peau, qui se manifeste principalement par une dureté et une rigidité diffuses et insolites, et une rétraction relative des parties cutanées atteintes.* »

Nous nous permettrons de faire observer à ce maître que sa définition est incomplète, et par conséquent fautive. Elle ne vise que la peau ; or, dans la sclérodermie, comme dans la pachydermie, tout est malade : le tissu cellulaire, les muscles, les aponévroses, les tendons, les vaisseaux, les nerfs et même les os.

M. Verneuil a publié, dans la *Gazette hebdomadaire*, un mémoire très intéressant, à propos d'une observation de sclérême recueillie par M. Mirault, d'Angers. Ce brillant professeur, qui adopte les doctrines de M. Bazin sur la diathèse arthritique, essaye d'établir et de prouver que les accidents sclérodermiques éprouvés par la malade de M. Mirault, d'Angers, se sont développés sous l'influence de l'arthritis; ils seraient devenus, en quelque sorte, une arthritis dégénérée, et une des manifestations les plus graves de l'arthritis.

Comme nous n'admettons pas l'arthritis, nous ne pouvons pas admettre, par conséquent, cette théorie étiologique de la sclérodermie, bien que soutenue avec tout le talent qui distingue le professeur Verneuil.

Dans ces dernières années, la sclérodermie a encore été l'objet de nombreux travaux, et l'on s'est efforcé de déterminer sa nature, ses causes, le processus histologique des lésions qu'elle provoque. Citons spécialement, parmi ces travaux tout récents, les discussions de la Société de biologie en 1871 et 1872, et la thèse de M. Lagrange en 1874, où, pour la première fois, se trouvent décrites les lésions microscopiques de la sclérodermie.

Enfin MM. Hallopeau et Colliez ont voulu faire jouer un rôle prépondérant au système nerveux, et démontrer que les lésions de la sclérodermie ne sont que des lésions trophiques, et, comme ils le disent, une trophonévrose.

TRAITEMENT DE LA SCLÉRODERMIE.

Faut-il soigner la sclérodermie? ou faut-il abandonner, au cours fatal de leur maladie, les personnes qui en sont atteintes? Oui certes, Messieurs, il faut soigner la sclérodermie, et la soigner avec courage, avec persévérance, et, j'ose le dire, avec confiance, car, sur sept cas de sclérodermie observés par Hébra, il y a eu une guérison; et, parmi ceux qui nous sont personnels, l'un, dont nous vous parlerons tout à l'heure, a été si heureusement modifié que nous pouvons espérer la guérison complètement et définitivement.

Nous l'avons déjà dit, et nous le répétons, la sclérodermie est la conséquence d'un trouble profond et général survenu dans l'innervation de l'économie, d'un défaut dans la quantité et d'une altération dans la qualité de l'influx nerveux. La peau et les autres tissus ne recevant plus un fluide nerveux assez abondant, assez vivifiant et assez riche pour les entretenir dans leur état de vitalité physiologique et normale, se flétrissent, s'indurent, se dessèchent et s'atrophient sur leur tige, comme des branches qui manquent de sève, ou dont la sève est altérée.

Les dissections, les recherches anatomiques n'ont, jusqu'à présent, montré aucune altération, aucun ramollissement, aucune induration, aucune atrophie ni de la moelle, ni des racines médullaires. Il est donc permis de penser que ce défaut, que ce désordre dans l'innervation, ne correspondant à aucune altération matérielle appréciable et connue, ne sont, par conséquent, qu'un simple trouble fonctionnel des centres nerveux, et qu'ils ne résultent, permettez-moi ces expressions, que d'une sorte d'atonie, d'inertie, et d'anémie du système nerveux central.

Ce principe une fois admis et dans l'état actuel de la science, il me paraît difficile d'en admettre un autre, ne voyez-vous pas toutes les déductions thérapeutiques qui en découlent ? Est-ce qu'il ne s'y trouve pas une indication formelle des toniques, des excitants, des reconstituants ? Hébra et M. Bazin ont les opinions les plus divergentes sur la nature de la sclérodermie : M. Bazin la considère comme une diathèse fibro-plastique ; Hébra, comme la conséquence de l'infiltration et de la diffusion interstitielle d'une lymphe qui se coagule et se durcit. Ces deux maîtres, malgré la dissemblance de leur doctrine relativement à la nature de la sclérodermie, n'en sont pas moins d'accord pour prescrire le quinquina, le fer, l'huile de foie de morue ; et sur sept malades qu'il a eus à soigner, l'un a été guéri, nous dit Hébra ; et les six autres ont succombé à des maladies qui ne sont point la sclérodermie, mais qui pouvaient bien tenir à la même cause, être la manifestation d'un même principe d'affaiblissement général, de détérioration constitutionnelle, comme la phthisie pulmonaire.

A l'exemple de M. Bazin et d'Hébra, j'emploie dans la sclérodermie la médication tonique, excitante, reconstituante *intus* et *extra*. Voici comment j'ai mis cette médication en usage, chez la jeune fille que je soigne en ce moment, et dont je tiens à vous rapporter brièvement l'intéressante histoire.

Cette jeune personne (Emma Hamel), née de parents sains, très bien portants, cultivateurs, habitant Athis-Mons, village de Seine-et-Oise situé entre Paris et Corbeil, est âgée de vingt-deux à vingt-trois ans environ. Elle est bien constituée, et vigoureusement charpentée ; elle était primitivement bien réglée ; bon appétit ; bonnes digestions ; bon sommeil ; aucune cause de débilitation dans ses habitudes ni dans son hygiène. Nous la soignons depuis dix-huit mois environ. Sa maladie avait commencé progressivement, et sans cause appréciable. Quand elle nous fut amenée, elle présentait assurément le type le plus achevé de la sclérodermie la plus caractérisée : figure de marbre, pétrifiée, immobile, amaigrie, momifiée, sans expression, aplatie latéralement, nez effilé, pointu, en lame de couteau ; bouche incomplètement fermée par des lèvres atrophiées ; dents à découvert ; paupières ratatinées sans mouvement, paupière inférieure collée, adhérente aux os sous-jacents, sans glissement possible ; les yeux largement ouverts, saillants, comme dans l'exophthalmie ; les deux mains en griffes, froides, un peu violacées, donnant au toucher la sensation d'un froid cadavérique ; les doigts en demi-flexion, raides, durs, secs, aigus, sans mouvement spontané possible ; insensibilité tactile très notable ; diminution considérable du volume des deux mains, de la droite principalement ; cicatrices ulcéreuses à l'extrémité palmaire des doigts ; les avant-bras et les bras amaigris et indurés ; rien aux membres inférieurs ; état général mauvais ; faiblesse excessive ; amaigrissement général considérable ; paresse pour tout mouvement qui ne tarde pas à excéder les forces, très considérablement diminuées ; menstruation très peu abondante ; sang très pauvre ; tout travail est impossible ; la malade n'a aucune vigueur, elle ne peut ni saisir ni retenir les objets ; elle ne ressent nulle part de douleur vive, mais seulement un froid général.

Voici quel a été le traitement auquel nous avons soumis la malade, en ayant soin d'alterner les médicaments, de les associer, de les donner isolément, et d'en interrompre de temps en temps l'usage, de manière à ne pas fatiguer l'estomac.

1° STIMULANTS DES FONCTIONS DIGESTIVES. — Élixir stomachique amer de Stoughton.

Élixir de Gendrin (3 cuillerées à café par jour, de l'un ou de l'autre de ces élixirs ; une avant chacun des trois repas, dans un quart de verre d'eau).

Gouttes amères de Baumé (2 gouttes dans une cuillerée d'eau, avant chacun des trois repas).

3 grandes cuillerées à soupe de la potion suivante. Tous les jours en prendre une cuillerée avant chaque repas :

Eau distillée	150 grammes.
Sulfate de strychnine	2 centigrammes.
Sirop de menthe.	25 grammes.

2° TONIQUES, RECONSTITUANTS, ALTÉRANTS. —Vin iodé de Julliard.

Essence de salsepareille iodo-iodurée tannique de Tarin.

Essence ferrugineuse de salsepareille de Fontaine.

Vin de quinquina ferrugineux au malaga d'Yvon.

Sirop de phosphate de chaux de Julliard, de Barbarin et de Dusart.

(6 grandes cuillerées par jour de l'un ou de l'autre de ces médicaments en trois doses, chaque dose à l'un des trois repas.)

Pilules arsenicales suivant cette formule :

Arséniate de soude.	1 milligr.
Extrait de gentiane.	10 centigr.

Prendre six de ces pilules par jour, deux à chaque repas, en même temps qu'une des préparations iodiques, phosphatées ou ferrugineuses, ci-dessus indiquées.

3° Boissons habituelles. — Eau de la Bauche ;
Eau de Capvern;
Eau d'Orezza et de Bussang, avec moitié vin.

4° Traitement externe. — Douches froides générales, et localisées sur la figure et les mains, suivies de frictions énergiques, avec un molleton de laine ; frictions avec la martialine térébenthinée de Tarin (3 grandes cuillerées pour un verre d'eau) sur toutes les parties malades ; frictions avec le baume de Fioraventi, additionné de parties égales de teinture de benjoin et de teinture de cascarille ; frictions avec l'alcool camphré, avec l'huile de cade de genévrier ; massages énergiques et prolongés ; bains ferrugineux cutanés révulsifs de Julliard et de Pennès ; bains gélatineux composés de Tarin.

5° Traitement hygiénique. — Vie très active, beaucoup d'exercice ; gymnastique, mouvement imprimé à toutes les parties malades ; nourriture variée et aussi analeptique que possible.

Tel est le traitement auquel depuis dix-huit mois est soumise notre jeune malade. Nous le répétons : il est bien entendu que tous ces médicaments n'ont été pris que successivement, un à un, deux à deux, trois à trois, avec des interruptions, des variations et des changements combinés de telle sorte qu'il n'y ait aucune fatigue pour l'estomac.

Sous cette influence, et après dix-huit mois de ce traitement, la modification la plus heureuse et la moins contestable s'est produite ; la figure s'est arrondie et engraissée, les paupières sont redevenues mobiles et les lèvres ne sont plus pincées ; elles peuvent maintenant cacher les dents, et fermer la bouche; des rides, des plis se forment au front et sur les joues. Les mains ne sont plus froides, ni raides; elles ne donnent plus au toucher la sensation de rigidité et de froid de cadavre d'autrefois; elles sont redevenues potelées, les doigts sont mobiles; la malade s'en sert à volonté pour le travail, même à l'aiguille, et pour tout ce qui constitue les soins de l'intérieur.

Tout le corps a engraissé, la menstruation est abondante, le sang convenablement coloré, l'appétit développé, les digestions normales, le caractère gai, de triste qu'il était; il y a un entrain, une force, une vivacité qui comblent de joie la malade et ses parents.

Nous avons cru devoir exposer, avec détails, ce cas très intéressant de sclérodermie, ainsi que le traitement auquel nous l'avons soumis. Cette jeune personne est aujourd'hui, nous pouvons le dire, non pas seulement en voie de guérison, mais presque arrivée à une guérison, sinon complète, du moins très avancée. Les heureux résultats qui se confirment et se prononcent tous les jours davantage justifient parfaitement notre manière de voir relativement à la nature de la sclérodermie. Elle est, nous vous l'avons dit, la conséquence d'un état d'atonie, d'inertie, d'anémie des centres nerveux; aussi, sous l'influence d'un traitement stimulant, excitant, tonique, reconstituant, convenablement varié, et persévéramment continué, voyez-vous les parties qui étaient desséchées, atrophiées et immobilisées, reprendre leur souplesse, leur volume d'autrefois, leur mobilité et leur vitalité normales.

QUARANTIÈME LEÇON

KÉLOÏDE

Messieurs,

Il y a, dans les maladies de la peau, un côté pittoresque, qui est, pour leur étude, un attrait et un charme, en même temps qu'un moyen pour l'esprit d'en saisir et d'en retenir facilement les caractères. Ce côté pittoresque, tous les dermatologistes se sont ingéniés à le faire ressortir, soit dans les noms qu'ils leur ont donnés, soit dans les descriptions qu'ils en ont faites.

Alibert veut-il nous dépeindre les plaques croûteuses de l'impétigo ? Il nous les montre semblables à un rayon de miel et il les dénomme *Melitagra flavescens*.

Willan et Batemann veulent-ils nous donner une idée de la malignité rongeante et destructive des lésions cutanées de la scrofule ? Ils les comparent à un loup qui dévore sa proie, et ils les appellent *Lupus*.

A la fin du xe siècle, lorsque les médecins arabes Janus-Damascenus, Albucasis, Avicennes, Rhazès, étudièrent l'altération, la dégénérescence hypertrophique du scrotum et des membres inférieurs, ils y virent une ressemblance avec les parties similaires de l'éléphant; de là le nom d'*Éléphantiasis*, qui, à lui seul, est une description et un tableau fidèle de cette monstrueuse maladie.

Les noms de *Pachydermie*, d'*Ichthyose*, d'*Ichthyosis serpentina;* ceux de *Sauriosis spinosa* et de *Saurídermie*, que nous devons à Wilson, ne nous font-ils pas, tout de suite, comprendre quel est l'état de la peau, quand, épaissie, rugueuse et indurée, elle devient semblable à la peau d'un pachyderme; ou bien quand, se couvrant d'écailles et d'aspérités épidermiques, elle ressemble à la peau d'un poisson, d'un serpent ou d'un lézard?

Plenck ne nous a-t-il pas donné une idée exacte de la verrue, en l'appelant *Porrum* (*poireau*); et les noms de *mûres*, de *framboises*, de *crêtes-de-coq*, de *choux-fleurs*, de *lentilles*, de *lentigines*, de *masque*, ne sont-ils pas, comme de vraies photographies qui nous reproduisent, trait pour trait, les diverses formes que présentent les hypertrophies du corps papillaire de la peau, ses végétations et ses hypersécrétions pigmentaires?

Biett, pour nous faire comprendre comment s'opère la desquamation à la surface des papules et des tubercules syphilitiques, nous montre le feuillet épidermique s'arrêtant à leur base, et l'entourant d'un cercle blanchâtre, qu'il compare à une *collerette*, et le nom de *collerette de Biett*, accueilli et consacré par la science, devient un des caractères les plus sûrs, et en même temps les plus heureusement exprimés, de la dermatose syphilitique.

Ne pourrait-on pas dire encore que cet anneau d'épiderme si remarquable et si régulier qui encadre la lésion syphilitique et dont le champ nous la laisse voir à nu, en est comme la pupille, l'ouverture pupillaire?

Quand Hébra veut nous dépeindre la forme, la couleur et l'aspect des vésicules de la miliaire, il nous les montre sous la charmante et gracieuse image de gouttes de rosée qui perlent au soleil levant dans la campagne.

Ne vous étonnez pas, Messieurs, de trouver tant de fraîcheur et tant de poésie sous la plume savante du grand dermatologiste viennois ; n'est-ce pas le fils de cette Germanie qui a produit Schiller, Mozart et l'immortel auteur des *Huguenots?*

C'est Alibert qui a créé le nom de *kéloïde*, pour désigner l'affection qui va nous occuper aujourd'hui, et ce nom dérivé des deux mots grecs, χηλὴ (pince d'écrevisse), et εἶδος (figure), est encore un de ces noms pittoresques, heureusement trouvés, qui nous dépeignent l'objet, ou la chose qu'ils expriment. En effet, la kéloïde, avec ses prolongements et ses ramifications en forme de pattes, a quelque ressemblance avec un crabe, ou avec une écrevisse.

Retz est le premier qui parle de cette maladie, et il lui donne le nom bizarre et tout à fait impropre de dartre de graisse. Dans son livre intitulé *Des maladies de la peau et de celles de l'esprit*, publié à Paris en 1790, il manifeste l'étonnement que lui cause cette affection qu'il appelle *extraordinaire*, et que, dit-il, il n'a encore observée que trois fois. Il dit qu'elle se présente tantôt sous la forme de nodosités, de noyaux, du volume d'un abricot, et tantôt sous la forme de *rayons*, ayant la longueur d'un doigt, et gros comme des tubes de la pâte italienne appelée *macaroni*. Elle a, dit-il encore, la forme de *grosses cicatrices, avec des plis et replis, comme s'il y avait plusieurs cicatrices les unes sur les autres, ou les unes auprès des autres. Je sens*, ajoute-t-il, *toute la difficulté qu'il y a de saisir le caractère de cette maladie, sans l'avoir vue, par l'impossibilité où j'étais de me la représenter avant de la voir.*

Nous définirons la kéloïde, en disant : qu'elle est constituée par des excroissances de la peau, dures, rénitantes, saillantes, nettement délimitées, se produisant, soit au milieu d'une surface parfaitement saine, soit sous un tissu cicatriciel ; ayant la forme tantôt de nodosités ovalaires, mobiles, sur les tissus sous-jacents ; et tantôt de saillies longitudinales cylindroïdes, se ramifiant en nombre plus ou moins considérable, de manière à ressembler, suivant la comparaison d'Alibert, à des pattes de crabe ou d'écrevisse.

KÉLOÏDE VRAIE. — KÉLOÏDE FAUSSE.

Ainsi que je viens de vous le dire, dans la définition que je vous ai proposée, la kéloïde se produit quelquefois sur la peau saine, et quelquefois au milieu de la cicatrice d'une plaie, d'une brûlure, d'une ulcération, d'une lésion cutanée quelconque ; de là deux espèces de kéloïde : la première est la *kéloïde spontanée ;* la seconde est la *kéloïde cicatricielle.*

Cette division répond à celle qu'avait établie Alibert dans sa *Monographie des dermatoses*, publiée à Paris en 1810. Il y établit en effet deux espèces de kéloïdes différentes : la *kéloïde vraie*, qui s'élève sur une peau tout à fait saine ; et la *kéloïde fausse*, qui se produit sur une cicatrice.

I

KÉLOÏDE VRAIE

La kéloïde spontanée, ou *kéloïde vraie*, se présente habituellement sous la forme d'une saillie, dure, fibroïde, plus blanche que la peau ambiante ; constituée, comme le dit avec raison M. Doyon, par l'hypertrophie du tissu fibreux cutané. La forme de cette saillie est parfois allongée, oblongue ; c'est la kéloïde en *macaroni* de Retz ; c'est la *kéloïde cylindracée* d'Alibert.

D'autres fois d'un noyau central partent, en différents sens, des ramifications, des irradiations, des prolongements fibreux, qui donnent à la tumeur, suivant la remarque d'Alibert, une certaine ressemblance avec les pattes d'un crabe ou d'une écrevisse.

Le plus souvent la kéloïde a une couleur blanchâtre ; elle a la teinte d'une peau décolorée, ou d'un tissu cicatriciel, c'est la *kéloïde blanche*, de M. Bazin. Mais la surface de la kéloïde peut être rougeâtre, arborisée de petits vaisseaux, de varicosités capillaires, analogues à celles qui rampent à la surface d'une tache couperosique ; c'est la *kéloïde rouge, ou vasculaire*, de M. Bazin, et dans ce cas, dit ce maître, la kéloïde a, pour point d'implantation et pour siège, une glande sébacée pileuse ; aussi elle constitue une forme d'acné spéciale, à laquelle on peut donner le nom d'*acné kéloïdique*, et qui s'observe assez fréquemment à la nuque et sur le devant de la poitrine.

Le siège de prédilection de la kéloïde *vraie*, ou kéloïde *spontanée*, est la région sternale. C'est là que nous l'avons vue une fois, chez un jeune homme du département du Nord, qui nous fut envoyé par son médecin, lequel était resté parfaitement ignorant relativement au nom à donner à cette singulière affection.

On trouvait, au niveau du manubrium sternal, sur la ligne médiane, un véritable crabe; une sorte de hideuse araignée, formée d'un renflement, d'un corps central ovoïde, saillant, dur, blanchâtre, duquel partaient, en manière de pattes, des irradiations divergentes, des prolongements cylindroïdes, des espèces d'appendices, se détachant de la peau en voussures longitudinales, en reliefs saillants, mais cependant lui étant intimement unis et incorporés, comme si l'animal s'y tenait cramponné; ce cas était extrêmement remarquable; c'est le seul que nous ayons observé.

Alibert dans sa *Monographie des dermatoses* fait mention de huit cas de kéloïde vraie, observés par lui. Une de ces tumeurs s'était développée à la face; une autre sur le cou; les six autres à la région sternale.

M. Rayer nous dit, dans son *Traité théorique et pratique des maladies de la peau*, publié en 1835, que la kéloïde est une maladie rare, et qu'il n'en a vu que cinq exemples. Dans trois cas, dit-il, ces tumeurs s'étaient développées sur le sternum, sans cause appréciable. Dans un autre, la kéloïde s'était déclarée à la fesse, chez un adulte, sur la cicatrice d'une large brûlure dont il avait été atteint à l'âge de quelques mois. Le dernier cas était celui d'une double kéloïde, survenue sur l'une et l'autre joue, à la suite de la petite vérole.

La peau de la kéloïde vraie conserve ses propriétés normales et physiologiques; les follicules sudoripares sébacés et pileux y sont intacts et la sécrétion de chacun d'eux s'opère régulièrement sur toute la surface kéloïdienne.

La kéloïde commence habituellement par un petit bouton dur, proéminent, ou par une simple tache, ou par une pustule, comme l'a fait observer M. Firmin. Son développement est très lent. Elle n'est généralement pas douloureuse; quelquefois cependant, ainsi que l'a fait remarquer M. le professeur Hardy, elle est le siège d'un prurit très désagréable qui augmente à la chaleur du lit, aux changements de température, et sous l'influence des excès de table. Elle n'entraîne aucun trouble dans la santé générale.

Hébra professe qu'elle n'a aucune tendance à se généraliser; qu'elle ne se complique d'aucun engorgement ganglionnaire; qu'elle ne s'ulcère point, et il cite, ainsi qu'Alibert et M. Rayer, des cas de kéloïde ayant disparu progressivement, en vertu, et par le fait, d'un travail de résorption, d'intussuception interstitielle.

La kéloïde résorbée laisse, après elle, une cicatrice, qui n'est ni rétractée, ni ratatinée, ni enfoncée, ni saillante, ni articulée; elle occupe la même surface qu'occupait la tumeur kéloïdienne elle-même, et son niveau est absolument le même que celui de la peau environnante. « Cette cicatrice, dit M. Firmin, est blanche, fine, unie, régulière, ne présentant pas les irrégularités que l'on trouve habituellement sur les cicatrices ordinaires. On trouve, à la surface de ces plaques, les orifices des follicules pileux et des follicules sébacés dilatés; il en résulte un aspect piqueté particulier. En effet, sur ces espèces de cicatrices, comme sur les tumeurs, on peut distinguer des poils fins et soyeux; dans certains cas même, on a pu distinguer la présence de la sueur. »

« La kéloïde, nous dit M. Rayer, n'a aucune influence fâcheuse pour la santé générale ; l'espèce de tubercule rougeâtre par lequel elle débute tend toujours à s'étendre, mais il ne s'accroît que d'une manière très lente et reste quelquefois stationnaire. On a vu des kéloïdes s'affaisser et disparaître, en partie ou en totalité, et se transformer en des espèces de cicatrices. »

Le plus souvent, il n'y a qu'une seule plaque kéloïdienne ; cependant il peut y en avoir plusieurs. Hébra et Kaposi rapportent le cas d'un officier, chez lequel ils en ont trouvé jusqu'à vingt.

Tels sont, Messieurs, les principaux caractères qui distinguent la kéloïde vraie, ou kéloïde spontanée.

II

KÉLOÏDE FAUSSE

La kéloïde fausse, ou kéloïde cicatricielle, se produit sur les surfaces cicatricielles ; sur les cicatrices en général, quelle qu'ait été la nature de la lésion, dont la disparition a donné lieu à la cicatrice. Ainsi on la voit se former sur les cicatrices des brûlures, des ulcères, des plaies de toute espèce, des ulcérations syphilitiques et scrofuleuses.

« La surface des kéloïdes cicatricielles, nous dit M. Doyon, est inégale, souvent sillonnée de brides épaisses, analogues à celles que l'on trouve à la suite des brûlures. Si dans la kéloïde spontanée la peau conserve ses fonctions normales, il n'en est plus de même dans la kéloïde cicatricielle, où à la place du tégument il s'est développé un véritable tissu de cicatrice. »

La fausse kéloïde est un des attributs de la scrofule. Vous en voyez un exemple remarquable chez la jeune fille du n° 71 de la salle Henri IV. Cette malade avait sur la joue droite une ulcération scrofuleuse, consécutive à des tubercules scrofuleux, en d'autres termes, une scrofulide tuberculeuse ulcérée, ou *lupus vorax en surface*. Après un traitement général convenable, et après l'application plusieurs fois réitérée d'une pommade très irritante destinée à produire une inflammation artificielle et substitutive, sur ces surfaces ulcéreuses *malignes*, le résultat que nous attendions a été produit ; la cicatrisation s'est faite, et il s'est formé une cicatrice inégale réticulée, comme le sont toutes les cicatrices de la scrofule. Mais sur cette cicatrice nous n'avons pas tardé à voir se développer l'hypergenèse, l'hypertrophie d'un des plis cicatriciels ; ce pli cicatriciel hypertrophié forme sur la surface de la cicatrice une saillie, un repli, qui la parcourt dans toute son étendue. Cette saillie, ce raphé que je vous fais voir sur la malade elle-même, constitue la kéloïde, fausse ou cicatricielle. Voyez quel relief considérable elle forme ; son tissu est dur et fibroïde ; elle est plus pâle que la peau ambiante, elle nous représente une éminence cylindroïde, allongée, ayant environ 2 centimètres de longueur ; c'est la partie centrale, et vous voyez prendre naissance sur cette partie centrale, et s'en détacher, sur ses deux faces, des saillies secondaires cylindroïdes, des appendices, dont les directions sont variées, et qui vous représentent parfaitement les pattes de la bête. C'est là un bel exemple de kéloïde cicatricielle, sur lequel j'appelle toute votre attention.

ÉTIOLOGIE ET TRAITEMENT DE LA KÉLOÏDE.

Quelles sont les causes et quelle est la nature de la kéloïde *vraie* ou *fausse?* M. Bazin y voit l'expression d'une diathèse fibro-plastique. — Nous ne partageons pas cet avis. S'il en était ainsi, nous verrions, dans la kéloïde, une tendance à la généralisation, les ganglions lymphatiques s'engorgeraient, ce qui n'a pas lieu. Elle reste une affection locale sans retentissement sur la santé générale et pouvant disparaître spontanément, comme elle est venue, sans plus d'explication possible pour sa disparition que pour sa formation. Nous nous contenterons de dire avec M. Firmin que la kéloïde est une tumeur bénigne, résultant d'un travail organique dont la cause première nous échappe, et nous est inconnue dans son essence. Le tempérament lymphatique et la scrofule y prédisposent; elle est plus commune chez la femme que chez l'homme. Sur huit cas observés par M. Rayer, six étaient développés chez des femmes. Elle se produit en général chez les adultes; elle est rare chez les enfants et chez les vieillards. Une irritation quelconque de la peau, des frictions prolongées, par exemple des vésicatoires répétés, peuvent devenir sa cause occasionnelle ou déterminante.

La kéloïde, nous l'avons dit, n'est pas douloureuse; elle ne donne lieu qu'à quelques démangeaisons, elle ne se généralise pas, elle ne s'ulcère point; Hébra et le professeur Hardy ne l'ont jamais vue ulcérée; ils l'ont vue, au contraire, disparaître spontanément; cela étant, le meilleur traitement n'est-il pas l'absence même de tout traitement? Telle est assurément notre manière de voir,

Cependant il peut se présenter des cas où l'on soit obligé de recourir à un traitement, et de chercher à se débarrasser de cette tumeur. Or, parmi les moyens proposés, un des moins mauvais et des moins dangereux est la *compression.*

« Je n'ai fait, dit M. Rayer, qu'un très petit nombre de tentatives pour obtenir la guérison de semblables tumeurs ; lorsqu'elles se posent sur des parties du corps qui permettent d'exercer une compression assez forte et constante, sur le sternum par exemple, ce moyen me paraît préférable à tout autre... »

« L'excision et la cautérisation des kéloïdes, dans le petit nombre de cas où elles ont été pratiquées, ont été suivies de récidives. Le plus souvent on abandonne ces tumeurs à elles-mêmes, à cause de leur peu de gravité, et du peu de succès des moyens à l'aide desquels on les a combattues jusqu'à ce jour. »

La compression recommandée par M. Rayer a été employée plusieurs fois avec succès par notre savant maître, le professeur Hardy, au moyen de bandelettes de diachylon ou d'emplâtre de Vigo.

Un traitement interne quelconque est toujours resté absolument inefficace, et sans aucune action utile appréciable.

Quant à la destruction de la tumeur par des caustiques, par le caustique sulfo-safrané, par exemple, comme l'avait proposé M. Velpeau, ou bien, quant à son ablation par le bistouri, quel que soit le procédé opératoire employé pour s'en débarrasser, non-seulement elle repousse, mais elle se reproduit dans des conditions plus mauvaises; et de tumeur *bénigne* qu'elle était primitivement, après une seconde ou une troisième récidive, elle a tendance à subir une dégénérescence carcinomateuse, et à devenir une tumeur *maligne*. Ce fait de la dégénérescence des kéloïdes, quand elles repoussent après leur ablation, a été démontré par Broca et par Virchow. Primitivement la structure de la tumeur était purement fibreuse; mais après plusieurs ablations successives, à la seconde ou à la troisième repoussée, vous ne trouvez plus, dans la nouvelle tumeur, l'élément fibreux qui constituait la tumeur primitive, mais vous y constatez l'élément celluleux, vasculaire, avec des sucs cancéreux, et tous les caractères d'un sarcôme.

Nous vous conseillons donc de respecter la kéloïde; comprimez-la, si vous le voulez, couvrez-la, si vous le voulez encore, pour calmer les démangeaisons et les douleurs dont elle peut être le siège, couvrez-la d'emplâtres de ciguë et de Vigo, de pommades résolutives et narcotiques, d'extrait de jusquiame ou de belladone; mais n'y touchez pas autrement, et que, aussi bien par le bistouri que par le caustique, elle soit pour vous un *Noli me tangere*.

QUARANTE ET UNIÈME LEÇON

RAPPORTS ENTRE LES MUQUEUSES ET LA PEAU TRAITEMENT DES ÉCOULEMENTS VAGINAUX

Messieurs,

Ne soyez point étonnés du sujet que nous allons traiter aujourd'hui ; la peau et les muqueuses ne sont pas des membranes qui se soient réciproquement étrangères ; il y a entre elles les affinités les plus remarquables et les plus intimes, et il est impossible de parler de la peau sans parler en même temps des muqueuses.

S'il n'y a pas entre les muqueuses et la peau une identité complète et absolue de structure, il y a du moins entre elles, sous ce rapport, une ressemblance, une analogie bien frappantes. A vrai dire, ne sont-elles pas une seule et même membrane? Les muqueuses ne sont-elles pas la peau du dedans ? Si l'une est le tégument *externe*, les autres ne sont-elles pas les tuguments *internes ?* Les muqueuses ne sont-elles pas la continuation de la peau, qui, sur le bord de nos cavités ouvertes, se réfléchit pour pénétrer dans l'intérieur de ces cavités, et les tapisser, de même qu'au dehors la peau tapisse toute notre superficie, tous nos contours extérieurs?

Aussi, combien de conséquences pathologiques ne découlent-elles pas de cette continuité de tissu et de cette similitude de structure et de fonctions physiologiques?

Ne voyez-vous pas tous les jours l'inflammation de la peau se propager aux muqueuses limitrophes? Dans l'eczéma de la face, les muqueuses labiales, nasales, palpébrales, oculaires, ne participent-elles pas, le plus souvent, à la phlegmasie de la peau? Il y a entre elles une question de voisinage, de continuité de tissu, de mur mitoyen ; et quand l'une s'enflamme, les autres courent grand risque.

Nam tua res agitur, paries cum proximus ardet.

Mais il y a entre les muqueuses et la peau plus qu'une question de continuité, de voisinage et de mitoyenneté ; il y a une question d'équilibre, de balancement, de solidarité ; elles se font réciproquement contre-poids ; l'intégrité, l'état sain de l'une dépendent de l'intégrité et de l'état sain des autres. Si les muqueuses sont malades, la peau le devient aussi. N'avons-nous pas vu des irritations passagères ou chroniques de la muqueuse gastro-intestinale avoir leur retentissement et leur écho sur la peau. La peau se congestionne, s'irrite, elle se couvre de plaques d'urticaire, de papules d'érythème, parce que la muqueuse gastro-intestinale est elle-même phlogosée.

Et, d'autre part, il arrive aussi que l'une ne peut être saine qu'à la condition que l'autre soit malade.

Voyez-vous cet homme fiévreux, haletant, suffoquant, respirant à peine, la face vultueuse? Chez lui, le murmure vésiculaire est remplacé par des râles, secs et humides, sibilants, sous-crépitants. Il tousse, il expectore en abondance des crachats d'un blanc grisâtre ; il a une bronchite grave. Or cette bronchite s'est déclarée le jour où a disparu brusquement un eczéma aigu et fluent, qui couvrait la peau des membres inférieurs, du dos ou de l'abdomen. La peau est maintenant guérie, mais sa muqueuse bronchique est bien malade ; la maladie s'est déplacée; du tégument externe, elle a passé sur le tégument interne.

Voyez-vous cet autre, toussant aussi, mais d'une toux chronique? c'est un tuberculeux. C'était autrefois un psoriasique; sa peau était couverte d'une vaste carapace de squames épaisses ; elle est maintenant saine ; le psoriasis a disparu; mais des tubercules se sont formés dans sa muqueuse laryngo-bronchique; la maladie chronique de la peau a été remplacée par une maladie chronique de la muqueuse respiratoire.

Voyez-vous ce troisième? c'était un dyspeptique ; il mangeait mal, digérait encore plus mal; il maigrissait, il avait de la diarrhée. Cet état gastro-intestinal avait résisté aux moyens de traitement les plus nombreux et les plus rationnels; il était sérieux et inspirait des inquiétudes. Le voilà aujourd'hui guéri, et cela brusquement, et presque du jour au lendemain, au moment où a reparu un vieil eczéma de la nuque, du dos ou du ventre. Sa muqueuse gastro-intestinale est donc guérie, mais à la condition que sa peau soit redevenue malade.

Messieurs, je vous demande pardon de cette trop longue digression sur un terrain qui a été trop glissant et trop entraînant pour moi ; le terrain *des muqueuses et de la peau, considérées relativement à leurs rapports physiologiques*.

Mon excuse, si j'en ai besoin, sera l'importance qui

s'attache à ces belles et grandes questions de physiologie et de pathologie générales et comparatives ; questions inépuisables, essentiellement pratiques, et qui donnent tant d'intérêt à l'étude des maladies de la peau, en même temps qu'elles répandent un si vif éclat sur toute cette branche de la pathologie.

Du reste, vous le voyez, il est impossible de parler de la peau sans parler aussi des muqueuses. Tant de rapports, tant de relations, tant de connexités et tant d'antagonismes existent entre ces deux membranes, que l'histoire de l'une est en même temps l'histoire des autres. Ces deux histoires ne sauraient être isolées, et la dermatologie, sans l'étude et sans la connaissance des lois physiologiques et pathologiques qui régissent les muqueuses, devient, dans un grand nombre de cas, une science aveugle, boiteuse et incomplète.

Combien, en dermatologie, de questions de thérapeutique ne peuvent être élucidées et décidées que par les considérations comparatives les plus précises, déduites de ces lois d'antagonisme, de contre-poids et de solidarité, dont nous vous parlions tout à l'heure !

Tarirez-vous un catarrhe aigu ou chronique de la peau, un eczéma fluent des jambes, au risque de produire par cela même un catarrhe bronchique, qui peut prendre les proportions les plus redoutables ?

Et si vous avez affaire à un catarrhe bronchique, essayerez-vous de le guérir par des applications révulsives, irritantes, faites sur la peau, au risque d'y rappeler et d'y faire renaître un ancien eczéma fluent généralisé, qui, par l'abondance de ses sécrétions, peut mettre en péril la vie du malade, ou du moins qui peut le clouer, pendant de longs mois, sur son lit, et le condamner à une immobilité absolue, au grand détriment de ses travaux et de sa position sociale? Dans une pareille alternative, que ferez-vous? De quel côté sera le plus grand danger? Quel parti sera le plus sûr? Où sera le « *minima de malis* »? Laisserez-vous au malade son catarrhe de la muqueuse bronchique? Ou lui rendrez-vous son catarrhe de la peau?

Ce que nous vous disons de la muqueuse bronchique est, en tout point, applicable à la muqueuse gastro-intestinale. Combien de troubles digestifs sont la conséquence de la suppression d'une affection cutanée! Combien de ces troubles seraient guéris, si, par l'effet du traitement, cette affection pouvait quitter le tégument interne, pour revenir prendre son ancienne place sur le tégument externe! Mais serait-ce préférable? Y aurait-il avantage pour le malade? Quelles sont, en pareil cas, les données et les enseignements de la clinique la plus sage et la plus habile?

Voilà certes des points bien importants et bien pratiques de la pathologie comparée de la peau et des muqueuses; ils mériteraient de longs développements; nous ne faisons que vous les indiquer. Un volume tout entier serait à peine suffisant pour traiter avec tous les détails qu'elles comportent ces grandes et belles questions de la pathologie des membranes et des organes internes, envisagées au point de vue de leur solidarité avec les maladies du tégument externe. Il y a là un contre-poids; il y a là une étroite et intime réciprocité. Ce sont comme les deux plateaux d'une balance dont l'équilibre est souvent difficile à obtenir. De quel côté doit pencher la balance? Comment doit-elle être gouvernée? Voilà ce que les connaissances approfondies et comparatives de la dermatologie et des maladies internes peuvent seules vous apprendre.

Plus tard, je l'espère, nous traiterons ce sujet si vaste et si élevé. Aujourd'hui, pour clore cette seconde série de nos leçons, nous détacherons un feuillet seulement de la pathologie des muqueuses ; ce ne sera pas pour établir et développer un point dogmatique ou un point doctrinal ; ce sera pour quelque chose de plus modeste, pour une simple question de thérapeutique ; nous voulons vous dire comment doit être compris et dirigé le traitement des écoulements vaginaux et utérins.

Messieurs, aucune affection n'est plus commune dans les grandes villes, et à Paris surtout, que le catarrhe de la muqueuse des organes génitaux de la femme. Je ne veux point examiner ici quelles sont les diverses espèces de catarrhes qui peuvent affecter ces organes, sujets très importants sans doute, mais qui nous mèneraient beaucoup trop loin ; je restreins la question, je la resserre dans son cadre le plus étroit ; et je la prends par son côté le plus pratique, le plus vulgaire, le plus usuel.

Une femme se présente à vous, atteinte de ce qui, dans le langage vulgaire, est appelé un *écoulement*. Son linge est souillé de larges taches d'un jaune verdâtre, la face interne et supérieure des cuisses, irritée par le liquide qui s'écoule de la vulve, est d'un rouge vif érythémateux ; il y a là un érythème intertrigineux, qui donne lieu à une sensation de chaleur, de cuisson et de brûlure, sensation qui s'exaspère et qui devient très douloureuse par la juxtaposition des cuisses et par leur frottement l'une sur l'autre, dans la marche. La vulve au lieu d'avoir sa teinte rose pâle normale est d'un rouge vif ; elle est baignée d'un liquide épais, jaunâtre, purulent.

Le vagin, examiné au spéculum, vous présente la même teinte rouge, et le même liquide qui stagne, sur toute sa surface, entre ses plis et ses colonnes. Voilà bien le catarrhe vaginal purulent blénorrhagique.

Cette femme vous dit que depuis très longtemps, depuis plusieurs mois, elle est en traitement, qu'elle prend des injections de diverses natures, émollientes, astringentes, et que, malgré cela, son écoulement persiste.

C'est bien ainsi, Messieurs, que les choses se passent; c'est bien ainsi que vous les voyez se passer, sous vos yeux, à notre clinique du lundi. Combien de fois n'avez-vous pas vu des femmes se présenter à vous dans ces conditions? Combien de déclarations, de plaintes, de doléances semblables n'entendez-vous pas?

Voilà un écoulement qui dure depuis deux, trois, quatre, cinq mois, avec toutes ses conséquences fâcheuses, dangereuses pour la femme qui en est atteinte, plus dangereuses encore par sa virulence, par sa contagion et sa propagation possibles, sinon probables. Il y a là, vous le comprenez, sous ce dernier rapport, un point sérieux, non seulement d'hygiène privée, mais surtout d'hygiène publique.

En y réfléchissant, en peut-il être autrement? Quel est le traitement habituellement prescrit, en pareil cas? ce traitement ne se résume-t-il pas en injections? Or, je vous le demande, quel effet, quelle efficacité peut avoir sur la muqueuse vaginale malade le contact passager d'un courant d'eau émolliente ou astringente? Ce contact n'est que momentané, il ne dure que quelques instants seulement, et il ne touche pas la muqueuse vaginale dans tous ses points. La surface du vagin est très considérable, elle a des cavités, des anfractuosités, des saillies et des enfoncements, des plis et des replis; or il n'est pas possible que l'injection pénètre partout; elle laisse donc forcément un grand nombre de points sans les atteindre et sans les toucher. Ainsi les injections sont insuffisantes, parce que leur action a trop peu d'énergie, parce qu'elle est sans durée, et qu'elle reste partielle, restreinte, et limitée à un certain nombre de points seulement de la surface vaginale.

Voilà le secret de ces écoulements interminables, dont les malades ne peuvent se débarrasser, et auxquels elles finissent, bon gré mal gré, par se résigner, dont elles sont bien obligées de prendre leur parti, et qu'en désespoir de cause elles acceptent comme leur état habituel et définitif.

Vous verrez un grand nombre de femmes mariées être ainsi. Chose remarquable, et sur laquelle j'appelle toute votre attention, leurs maris peuvent n'en pas souffrir; il y a là pour eux comme une grâce d'état, et comme une habitude en vertu de laquelle ce milieu malsain devient impuissant à les impressionner; ils y sont accoutumés, et ils y vivent sans danger, et à l'abri de toute inoculation et de toute atteinte morbide.

Mais que ces mêmes femmes oublient leurs devoirs, qu'elles se rendent accessibles à un amour étranger, les délinquants, qui n'ont pas pour eux le bénéfice de l'habitude, subissent l'influence de la maladie; ils s'en vont punis, contagionnés et inoculés, alors qu'ils pouvaient se croire en sécurité, garantis et couverts par la santé bien connue par eux des maris, souvent leurs amis. Nous avons été bien des fois le confident de pareilles mésaventures et de pareils mécomptes.

Si la muqueuse vaginale malade est inattaquable en raison de sa vaste surface, de ses profondeurs, de ses culsde-sac, de ses anfractuosités, et si elle se dérobe à l'action curative insuffisante des injections, il peut ne pas en être de même de la muqueuse vulvaire.

Celle-ci, moins étendue, plus superficielle, d'un abord plus facile, reçoit beaucoup mieux l'influence des divers topiques émollients, ou astringents, avec lesquels on la met en contact. Aussi verrez-vous souvent la vulve être tout à fait guérie, alors que le vagin persiste à rester malade.

Ces cas, malheureusement trop fréquents, sont insidieux, perfides et dangereux ; un grand nombre de personnes inexpérimentées s'y laissent prendre, et y trouvent la plus amère et la plus cuisante déception. La vulve avait été soigneusement examinée, elle était parfaitement saine, tout à fait irréprochable ; on pouvait donc se croire en toute sûreté, et cependant on est malade! Quelle chose bizarre, étrange, inexplicable! — Oui, la vulve était saine, mais le vagin ne l'était pas; les bords de la coupe avaient été purifiés, mais le poison était resté au fond !

Et voilà comment il se fait que les écoulements, chez l'homme, sont si communs; vous en voyez partout ; nos consultations, nos salles en sont inondées.

Aussi, Messieurs, ce n'est pas par des injections que nous combattons les écoulements vaginaux. Nous avons à leur opposer une méthode de traitement bien plus sûre, bien plus rapide, que nous vous recommandons, à l'aide de laquelle nous les guérissons dans l'espace de huit à dix jours, et dont nous allons vous exposer la théorie et la pratique; cette méthode, c'est le tamponnement.

Disons tout d'abord que le tamponnement est une opération très simple, très facile, et qui n'a aucun des inconvénients purement imaginaires que certains auteurs, tels que Barras, par exemple, se sont plu à lui supposer. Ils ont dit que le tamponnement était très douloureux; — nous vous donnons tous les jours la preuve du contraire. Ils ont dit aussi qu'il est difficilement supporté, qu'il est le point de départ, la cause occasionnelle d'accidents, d'accès d'hystérie ; — c'est là encore une erreur; si ces faits se produisent, ce ne sont que des exceptions; et une exception n'infirme jamais un principe.

Donc, relativement à l'opération en elle-même, aucun obstacle, aucun danger, aucune contre-indication.

Voici maintenant ses avantages et son mode d'action :

1° Le tamponnement isole les parties malades; il les tient éloignées les unes des autres, sans aucun rapport, sans aucune juxtaposition, sans aucun contact, sans aucun frottement qui puissent, en les irritant encore davantage, entretenir et perpétuer l'inflammation dont elles sont le siège.

2° Non seulement il sépare les surfaces malades, mais il les couvre de corps étrangers qui y restent à demeure, et dont la présence permanente modifie la vitalité morbide et déviée, et l'innervation maladive de ces surfaces.

3° Les corps étrangers, employés pour le tamponnement, par le seul fait qu'ils sont des corps étrangers, exercent déjà par eux-mêmes sur les parties malades une action modificatrice salutaire, incontestable. Mais cette action devient beaucoup plus prononcée et beaucoup plus efficace encore, si le corps étranger, au lieu d'être inerte, et de n'avoir par lui-même aucune vertu, est, au contraire, un corps médicamenteux, ou chargé de substances douées de propriétés actives, énergiquement altérantes.

Tel est le mode d'action du tamponnement, telle est sa raison d'être, et telles sont les indications qu'il remplit. Voyons maintenant comment et avec quoi on le pratique.

Plusieurs procédés et plusieurs substances différentes peuvent être employés.

Il y a d'abord le procédé par insufflation.

Le vagin dilaté par le spéculum est d'abord abstergé et débarrassé du muco-pus qu'il contient; puis on y projette par un insufflateur, ou par tout autre moyen, en commençant par sa partie la plus profonde et en finissant par ses parties inférieures, à mesure qu'on en retire le spéculum, des substances pulvérulentes de diverses natures.

On peut faire usage de poudres émollientes et absorbantes, telles que la farine de graine de lin, la poudre de riz, d'amidon, la fécule de pommes de terre, le charbon végétal porphyrisé; ou bien de poudres inertes, simplement isolantes, telles que le sous-nitrate de bismuth, la poudre de lycopode; ou bien de poudres astringentes, telles que les poudres d'alun, de colombo, de colophane, de quinquina. Chacune de ces poudres peut être employée isolément, ou bien quelques-unes d'entre elles peuvent être mélangées, afin qu'à l'action de l'une s'ajoute l'action de l'autre, ou que l'action astringente trop énergique de l'une, de la poudre d'alun, par exemple, soit mitigée et tempérée par les autres.

Ces poudres, ainsi introduites dans le vagin, s'y répandent, s'y étalent, s'y éparpillent et forment une sorte de feutrage sur toute la surface de la muqueuse, qu'elles recouvrent, qu'elles isolent et qu'elles modifient par leur contact.

L'opération est renouvelée toutes les vingt-quatre heures; elle est précédée chaque fois d'injections et d'irrigations, destinées à nettoyer le vagin et à le débarrasser des poudres de la veille.

Ce mode de traitement a de grands avantages, mais il a aussi ses inconvénients, dont le plus sérieux est que les poudres, à l'intérieur du vagin, se collectionnent, se réunissent en grumeaux, en pelotons, quelquefois volumineux, qui se dessèchent, s'indurent, deviennent gênants, douloureux, et que l'on a souvent beaucoup de peine à extraire. Aussi nous ne l'employons pas habituellement; nous lui préférons le tamponnement proprement dit.

Celui-ci se pratique avec des bourdonnets de ouate, ou de charpie, introduits, après la dilatation du vagin par le spéculum. Quelques médecins emploient la ouate; nous lui préférons la charpie, qui est bien plus absorbante. Nous faisons des bourdonnets de charpie, de la grosseur d'une noix environ; nous les lions avec des fils écrus, dont les bouts servent à les extraire le lendemain.

Ces bourdonnets de charpie peuvent être employés secs; ce sont des corps isolants, absorbants, et leur contact permanent exerce à lui seul, et par lui-même, sur la muqueuse enflammée, une action modificatrice importante.

Mais cette action devient plus active et plus efficace, si le bourdonnet de charpie porte avec lui une substance médicamenteuse, douée de propriétés spéciales : alors s'exerce une double action thérapeutique; celle de la charpie, et celle de la substance dont elle est le véhicule.

Le choix de cette substance n'est pas indifférent; il est, au contraire, important; il vous sera dicté par des considérations multiples, sur lesquelles nous devons insister; ces considérations ont trait aux avantages et aux inconvénients des substances employées.

Ne vous servez pas de la glycérine recommandée par quelques médecins; d'abord, par elle-même, elle n'a que peu ou point d'action; ensuite elle à l'inconvénient d'entretenir sur les parties génitales extérieures, et sur les cuisses, une couche huileuse désagréable pour les malades. Vous comprenez, en effet, que la substance liquide dont vous aurez imbibé les tampons de charpie s'écoule toujours plus ou moins en dehors.

Ne vous servez pas non plus d'une solution plus ou moins étendue de perchlorure de fer; c'est un astringent sans doute très efficace, mais en s'écoulant au dehors, comme nous venons de vous le faire remarquer, il a le désagrément de colorer en jaune la face interne des cuisses, et de laisser sur le linge des taches de rouille indélébiles. Or, soyez-en bien sûrs, ces taches ineffaçables qui détériorent le linge, qui lui font perdre de sa valeur, ne manqueraient pas de vous attirer des reproches; on vous accuserait d'avoir employé une pareille substance, ou du moins de ne pas avoir averti la malade de ses inconvénients.

Une solution de nitrate d'argent, si utile dans la conjonctivite, et dans l'uréthrite, chez l'homme, peut, au premier abord, vous séduire par ses propriétés cathérétiques et énergiquement modificatrices. Mais cette solution, si faible qu'elle soit, au contact d'une muqueuse aussi étendue que la muqueuse vaginale, peut déterminer des douleurs dans toute la région hypogastrique; nous en avons vu des exemples; et de plus, en s'écoulant du vagin, elle laisse sur les cuisses des traces noirâtres, persistantes et désagréables, et sur le linge des taches noirâtres aussi et accusatrices, qui, plus tard, sont remplacées par autant de trous.

Il nous est arrivé d'introduire les tampons de charpie, imbibés d'eau, et chargés de poudre d'alun. C'est là une très mauvaise pratique, dont nous avons eu à nous repentir. Voici ce qui se produisait : la poudre d'alun est tellement astringente qu'elle déterminait un mouvement de resserrement, non pas seulement sur les fibres musculaires du vagin, mais encore sur ses muscles constricteurs, mouvement tellement intense qu'il était très douloureux, presque spasmodique, que les tampons ne pouvaient pas être supportés, et que leur extraction devenait très difficile.

Prenez garde aussi, Messieurs, d'employer des substances dont le mélange donnerait lieu à des combinaisons chimiques, inattendues et désagréables pour la malade, mais désastreuses surtout pour vous, dont l'ignorance, ou du moins l'imprévoyance, se trouverait démasquée.

Ainsi, que vous ayez l'idée d'introduire des tampons, imbibés d'une solution de tanin, chez une femme à laquelle, d'autre part, vous aurez prescrit des injections de perchlorure de fer, il se produira, à l'instant même, de l'encre, c'est-à-dire un tannate de fer du plus beau noir, qui s'écoulera du vagin, en faisant, sur la peau et sur les vêtements, des taches dont l'effacement sera long et très difficile à obtenir.

Évitez de vous trouver dans le cas de ce médecin inconsidéré qui, ayant à soigner une fameuse danseuse de l'Opéra pour un écoulement leucorrhéique, lui avait prescrit, à la fois, des lotions d'eau blanche (sous-acétate de plomb) et des bains sulfureux. Confiante dans la science de son médecin, l'*étoile* use largement de l'eau blanche, puis elle se plonge, sans défiance, dans un bain de Barèges, dont elle sort à l'état de négresse. La blancheur de sa peau avait disparu sous une horrible couche de sulfure noir de plomb.

Pour éviter tous ces inconvénients, et en même temps pour exercer une action efficacement astringente sur la muqueuse vaginale, nous employons une solution saturée de tanin. Nous faisons dissoudre 25 grammes de tanin dans 100 grammes d'eau bouillante ; quand cette solution est refroidie, elle est à peu près incolore ; elle ne graisse et ne tache ni le linge ni la peau ; nous pouvons donc vous la recommander.

C'est de cette liqueur que nous faisons usage et voici comment nous procédons :

Nous commençons par absterger soigneusement le vagin. S'il y a du catarrhe utérin, nous introduisons dans le col un long crayon de nitrate d'argent, que nous y laissons séjourner quelques instants, de manière à produire une cautérisation aussi complète et aussi profonde que possible. Puis nous introduisons successivement deux tampons de charpie bien imbibés de la solution tannique, et un troisième, sec. Celui-ci s'imbibe de lui-même, avec le liquide qui s'écoule des deux premiers tampons, et en s'imbibant de ce liquide il le retient et l'empêche de s'écouler au dehors.

La malade doit rester au lit; au bout de vingt-quatre heures, les tampons sont très facilement retirés au moyen des fils par lesquels ils sont liés ; nous faisons donner immédiatement une injection détersive, et de nouveaux tampons sont introduits comme précédemment.

Nous prescrivons la position horizontale, et le séjour

au lit, pour éviter que la partie malade se trouve dans la situation déclive, et pour la mettre à l'abri des frottements, et des tiraillements qui s'y produisent toujours par le fait de la marche.

Donc, immobilisation absolue; éloignement absolu de toute excitation du sens génésique; tamponnement renouvelé chaque matin, après une injection, par le procédé et avec la solution tannique que nous vous avons indiqués. Tel est le traitement avec lequel nous combattons les écoulements vaginaux blénorrhagiques. Après huit à dix jours de ce traitement, les écoulements les plus intenses, les plus virulents, sont habituellement guéris, ils n'existent plus, et la muqueuse vaginale a repris sa teinte normale, rose pâle, et ses granulations se sont effacées.

Les écoulements leucorrhéiques, qui, par leur abondance, fatiguent les malades, doivent être soumis au même traitement externe, sans préjudice, bien entendu, de la médication interne.

Nous n'avons pas besoin de vous dire que vous ne devrez jamais pratiquer le tamponnement pendant la grossesse, ni à l'époque des règles.

Messieurs, nous terminons aujourd'hui la deuxième série de nos leçons. Nous sommes loin d'avoir épuisé notre sujet. Aussi nous espérons bien, dans une troisième série que nous commencerons bientôt, reprendre avec plus de détails les parties que nous n'avons fait encore qu'effleurer.

FIN

TABLE DES MATIÈRES

PREMIÈRE PARTIE

IMPORTANCE DES MALADIES DE LA PEAU

MALADIES DE LA PEAU CHEZ L'ENFANT

SEPTIÈME LEÇON.

HUITIÈME LEÇON.

NEUVIÈME LEÇON.

DIXIÈME LEÇON.

ONZIÈME LEÇON.

DOUZIÈME LEÇON.

TREIZIÈME LEÇON.

QUATORZIÈME LEÇON.

MALADIES DE LA PEAU CHEZ LE VIEILLARD

QUINZIÈME LEÇON.

SEIZIÈME LEÇON.

DIX-SEPTIÈME LEÇON.

DIX-HUITIÈME LEÇON.

DIX-NEUVIÈME LEÇON.

SECONDE PARTIE

TRENTE-DEUXIÈME LEÇON.

TRENTE-TROISIÈME LEÇON.

TRENTE-QUATRIÈME LEÇON.

TRENTE-CINQUIÈME LEÇON.

TRENTE-SIXIÈME LEÇON.

TRENTE-SEPTIÈME LEÇON.

TRENTE-HUITIÈME LEÇON.

TRENTE-NEUVIÈME LEÇON.

QUARANTIÈME LEÇON.

QUARANTE ET UNIÈME LEÇON.

point de vue de leur diagnostic. — Lésions cutanées de la scrofule, au point de vue de leur classification, de leurs caractères anatomiques, de leur pronostic et de leur traitement. — Évolution habituelle des lésions cutanées de la syphilis; syphilis maligne galopante. — Étude symptomatologique comparative des manifestations cutanées de la dartre, de la scrofule et de la syphilis. — Considérations générales sur les caractères communs et différentiels des maladies de la peau. — Dermatologie de la région génitale de la femme. — Influence des maladies de la peau sur la santé générale. — Influence de la santé générale sur les maladies de la peau. — Pathologie comparative des membranes muqueuses de la peau. — Diathèse fibromique. — Traitement des maladies de la peau.

Sceaux. — Imprimerie Charaire et fils.

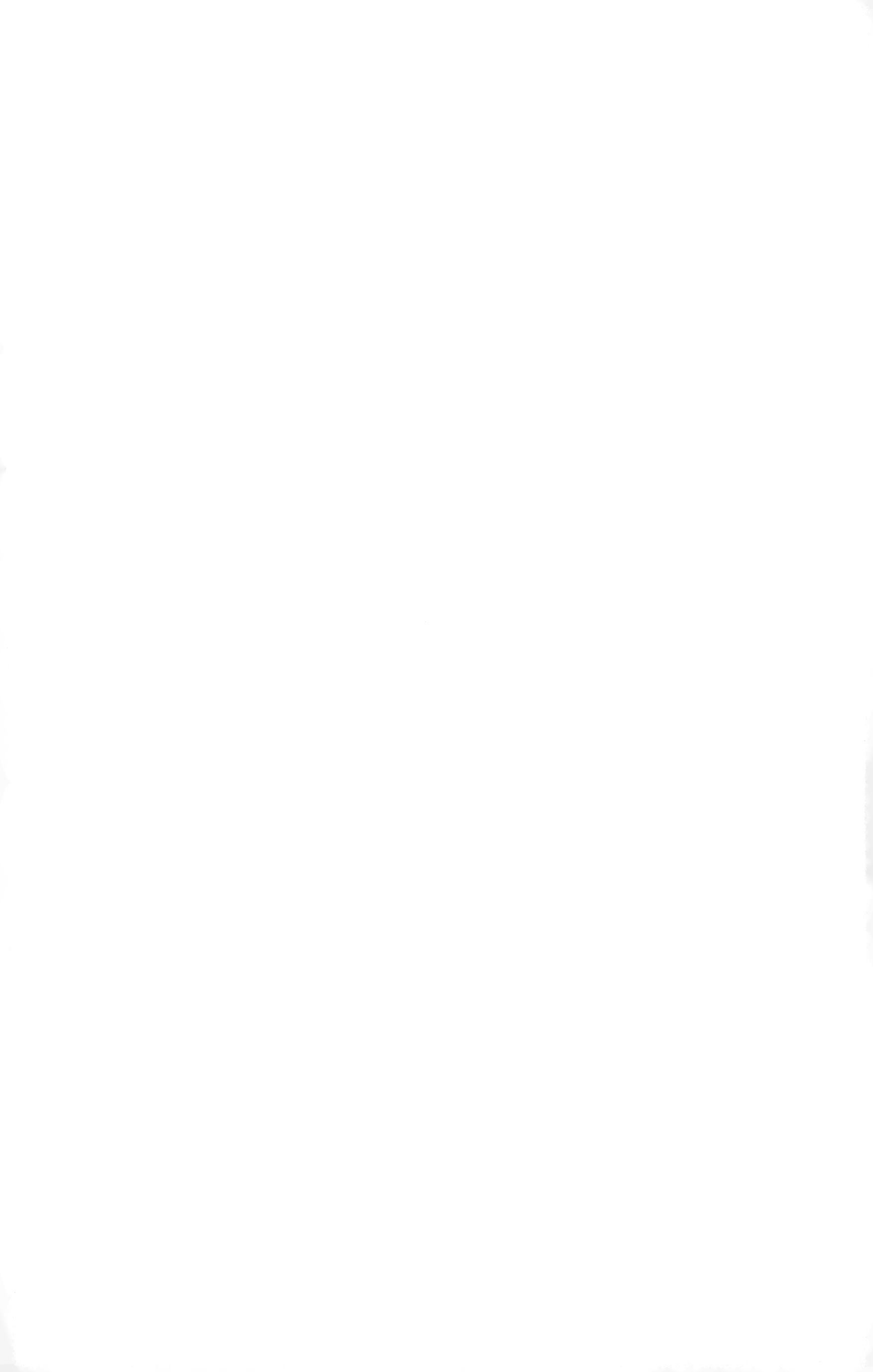